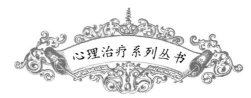

心理治疗系列丛书

总主编　顾瑜琦

IT人员
心理研究与心理素质提升

编　著　胡　征　（湖北工业大学）

顾　萱　（SunGard数据系统公司）

主　审　马立骥　（浙江警官职业学院）

顾瑜琦　（华中现代健康科学研究所）

人民卫生出版社

图书在版编目（CIP）数据

IT人员心理研究与心理素质提升/胡征，顾萱编著.
—北京：人民卫生出版社，2014.6
 ISBN 978-7-117-19022-0

 Ⅰ.①I… Ⅱ.①胡…②顾… Ⅲ.①IT产业-职工-心理
保健 Ⅳ.①R161.1

中国版本图书馆CIP数据核字（2014）第101254号

人卫社官网	www.pmph.com	出版物查询，在线购书
人卫医学网	www.ipmph.com	医学考试辅导，医学数据库服务，医学教育资源，大众健康资讯

IT人员心理研究与心理素质提升

编　　著：胡　征　顾　萱
出版发行：人民卫生出版社（中继线 010-59780011）
地　　址：北京市朝阳区潘家园南里 19 号
邮　　编：100021
E - mail：pmph @ pmph.com
购书热线：010-59787592　010-59787584　010-65264830
印　　刷：尚艺印装有限公司
经　　销：新华书店
开　　本：710×1000　1/16　印张：32　插页：4
字　　数：591 千字
版　　次：2014年6月第1版　2014年6月第1版第1次印刷
标准书号：ISBN 978-7-117-19022-0/R·19023
定　　价：69.00 元
打击盗版举报电话：010-59787491　E-mail：WQ @ pmph.com
（凡属印装质量问题请与本社市场营销中心联系退换）

心理治疗系列丛书编写委员会

特邀顾问　张厚粲　薛崇成　李心天　王效道　徐　斌　黄光英　李恢樵
总 主 编　顾瑜琦

副总主编（按姓氏笔画排序）

马立骥　杜文东　李建明　杨艳杰　洪　炜　徐又佳　霍莉钦

编　　委　丁晓娟　马成勋　王　伟　王　峥　王　挺　王　健
王安胜　王宗琴　王建平　王胜男　王艳郁　王耀堂
包小兰　开治中　古淑清　叶　苹　叶　苗　叶沐镕
田　峰　付文波　付亚亚　丛杰兹　乐　岭　朱东梅
朱志先　朱金富　刘晓丽　刘晓柳　齐宝全　许蔓笒
孙红梅　纪　瑛　杜立华　杜亚牧　李　坤　李　瑛
李　琛　李艺华　李业成　李凤兰　李林英　李凌霞
李　薇　李　涛　李红政　李　颖　李新文　吕　航
陈　倩　杨　劲　杨　奕　杨丽莉　杨秀贤　杨绍清
杨俊清　杨美荣　杨　婷　吴绪康　邱小慧　何少津
何江军　何金彩　余秀冰　况　利　况维宏　冷　平
辛　光　宋　磊　宋雪佳　宋晶晶　郑　珮　周丽丽
张　宁　张　泽　张　悦　张　博　张建英　张新风
张　畲　张　严　张志群　张瑞蓉　张鹏飞　张映玲
陈允恩　张思宇　陈　倩　陈玉华　陈玉辉　陈苗苗
陈顺森　陈　莺　陈向一　范学胜　林蕙瑛　柳　苗
杭荣华　易　媛　罗红格　罗舒予　周秀云　孟　馥
郝春东　胡　青　胡　征　胡　珍　胡晓华　胡鸿勤
柳长征　段建勋　施　越　姜能志　贾东明　夏　倩
顾　怡　顾　萱　徐　红　徐　晔　徐又佳　徐汉明
高丽珍　郭聪荣　席晓慧　唐忠波　涂哲明　陶　林
梁玉梅　黄雪薇　曹　雁　盛晓春　崔光成　隋嫚秋
蔡立颖　葛　超　葛　操　韩刚亚　韩熊燕　舒　成
谢中垚　阚墨春　蔡克银　谭余龙　熊　卫

3

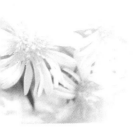

审　　定

马　莹	马立骥	王　挺	王耀堂	包小兰	仇剑崟
方　刚	方　新	叶　苗	田维才	付文清	江光荣
吕　航	朱东梅	刘　丹	刘　波	刘　盈	刘修军
孙宏伟	杜文东	李建明	李晓驷	陈　倩	杨　劲
杨凤池	杨彦春	杨艳杰	杨蕴萍	杨俊清	杨　婷
严光俊	吴汉荣	吴任钢	吴均林	吴献群	何少津
佘双好	余　琳	余建华	余毅震	辛　光	张　本
张　宁	张　颖	张国民	张树峰	张海音	张志群
张映玲	陈玉华	陈向一	罗正里	周謦竹	郑晓边
赵旭东	胡　征	柳长征	段建勋	侯志瑾	施琪嘉
闻公玉	姜乾金	洪　炜	姚树桥	贾晓明	顾　萱
钱铭怡	钱福永	徐　红	徐　明	徐　晔	徐又佳
徐汉明	徐震雷	高丽珍	郭　丽	唐登华	黄光英
黄尚珍	黄雪薇	谢念湘	戚玉才	渠淑坤	隋嫚秋
傅文清	蒙　衡	熊承良	潘　丽	霍莉钦	戴晓阳
魏常友	瞿　伟				

4

丛书总主编的话

当马加爵事件在人们心里造成惊叹和惋惜；当上海袭警事件在社会上引起波澜和热议；当深圳某公司员工跳楼惨剧以难挡之势连续发生；当部分名校的学生不堪压力结束生命，而使人们为之扼腕；当我们在新闻里看到地震遗孤那惊恐不安又深邃难懂的眼神，当抑郁症已被称为"心理感冒"，跃上高致死率疾病榜时，人们开始反思，良药哪里找？不知不觉中，越来越多的人们开始把目光投向方兴未艾的心理学，心理咨询与治疗逐渐受到人们的关注和重视。于是街头巷尾的议论中，茶余饭后的闲聊时，"心理咨询"这个词汇渐渐多了起来。大多数人开始摒弃对心理咨询和心理治疗的偏见，考虑更多的是如何找到医术精湛、适合自己的心理医生，如何用心理咨询与治疗的知识在最短的时间内治愈疾病，解除痛苦，重新享受健康快乐的人生。

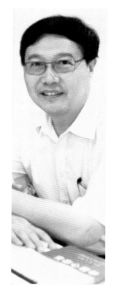

然而，在我国，来访者所期盼的专业心理医生的数量有限，从业队伍亟需扩大。于是在我国，开设心理学专业的高校逐渐增多，心理学继续教育也面向有志者开放。这两个群体是心理学从业队伍的主要来源。其中继续教育群体是非常重要，也非常难得的。因为接受继续教育者多是已经有了其他事业或家庭生活的成人，他们有更丰富的人生阅历，但他们要学好心理学、通过心理学职业资格考试也有一定难度。但是除了心理学的队伍需要他们以外，我们知道，当今科技发展日新月异，经济，金融全球化的进程不断加快，特别是以网络经济为代表的新经济的出现，正在深刻地影响和改变着人们的生活。面对新形势，人们的知识结构、学识水平、生活观念、综合素质等都需要去适应新形势的需要。而继续教育则为那些上进的人们提供了一个平台，让人们有机会通过继续教育不断更新知识，去适应时代、实现自我。

那么，继续教育需要的各种优秀教材和业务书刊就是必不可少的了！故

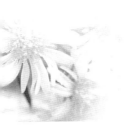

而人民卫生出版社的领导们决定委托我们，以传播专业知识，介绍治疗方法，推广先进经验为主要内容的心理咨询和心理治疗系列丛书编撰出版，不仅仅是适时的，而且是非常必要的。

这套系列丛书涉及了心理学的多个方面，其特点是：①突出实践。实践出真知。通过对来自临床实践的第一手资料的整理、总结、推广和应用，以及在应用中的检验和积累，使之在治病救人的同时，不仅为心理治疗在理论上的升华提供了佐证，也为促进本土心理卫生事业的发展做出了有益的探索。②注重实用。丛书的重点内容在于"治疗"二字，实用性强。针对来访者的具体病情和症状，详尽地介绍了治疗的方法及注意事项，具有较强的示范作用，便于读者操作。③面向实际。丛书根据我国心理治疗的实际情况，对以往书刊中未涉及到的内容以及较薄弱的环节，都做出了必要的有益的填补。拾遗补阙，兼收并蓄。通过多侧面多角度地介绍心理咨询与治疗方面的信息，力图使本书臻于全面和完善。尽量打开更多的窗口，让学生看到一个充满活力、丰富多彩和充满人性光辉的心理学世界。

在编写过程中，各位专家投入了极大的热情。同时也得到了海内外相关著名高校的领导和国内外著名专家教授的大力支持和帮助，从而使丛书编委会人才济济，阵容强大。在此，谨向各位著者、相关高校的领导、文献资料的提供者、出版社、特别是潘丽主任、编审排校人员以及所有为本丛书编辑出版提供鼎力相助的单位和个人，致以深深的谢意！

科海深幽，医理博精。由于水平所限，时间所限，丛书中一定存在不足，甚至不当之处，恳请专家、同仁和广大读者批评指正，以便再版时进一步修订完善。

丛书总主编　顾瑜琦
2011 年 1 月 1 日

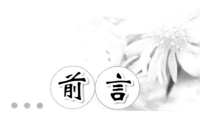

心理健康问题，一直不太被大众所关注。在中国，改革开放 30 多年，人民的物质生活有了极大的改善，但由于受传统文化的影响、就医模式的习惯与医疗手段的限制，大多数民众对于心理健康观念的意识不强、认知不甚明清，甚至对于心理健康问题讳莫如深。正是这些因素的存在，使得社会没有对心理健康问题产生应有的重视。

但是我们必须意识到，忽略心理健康问题不等于心理健康问题不存在。从 IT 研发人员的过劳死到 IT 代工厂员工的连环跳，从 IT 创业者的硅谷综合征到学生的网络沉溺，从 IT "技术宅"的剩女剩男到 IT "白骨精"的身心倦怠，从"微博控"的焦虑症到"短信达人"的强迫症……这一桩桩由于心理问题而导致的极端行为的密集爆发，鲜血的痛楚为我们撕开了遮羞布，将我们不愿去正视的心理健康问题曝光于大众眼底，令我们不得不重新审视这个信息时代……

看着那些肩负创新使命，立志科技报国的民族 IT 企业被员工的心理问题所困扰，看着那些饱含工作激情，拥有高科技知识的 IT 人才被心理危机所折磨，看着那些原本纯真、活泼、可爱的学生因沉迷网络而无法自拔时，看着那些手机使用者们身陷紧张、烦躁、焦虑等负面情绪时……不由地令人心生感慨：要是有一本书，能够给饱受心理危机折磨的 IT 人员以心理启迪，给深陷沉迷于网络的学生以心理疏导，给身陷负面情绪烦恼的手机使用者们以心理抚慰，给被员工的心理问题所困扰的企业以心理教育，那该有多好啊！

在顾瑜琦教授和马立骥教授的鼎力支持和悉心指导下，我们多次到 IT 行业进行调研并查阅了国内外一些相关资料，对 IT 人员进行了大量走访，掌握了很多珍贵的第一手资料，着手编写中国首批反映 IT 人员的心理健康问题及维护心理健康的书籍。

本书的目的是对中国 IT 人员在心理健康方面的问题做出总结，并进行心理学知识的普及，对其主动开展心理疏导，调节其负面情绪，排除困扰，抚慰心灵；根据不同岗位的 IT 人员的实际情况，因人而异，提高他们的心理健康素质，

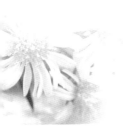

使其永远以积极乐观的态度对待工作、事业、家庭、生活中的困难、障碍和挫折，培养健康的生活方式和情趣，始终保持以良好的精神状态和平和的心态幸福地过好每一天；对于企业而言，我们的本意是通过对心理学知识的广泛学习与应用达到减少或缓解由于IT员工的精神状态导致对工作缺乏热情、效率低下，精神压力大而导致的产品故障率、损耗率上升、企业绩效下滑，对工作满意度降低，导致人员流动频繁等紧迫问题……以保证企业员工工作效率的提高和保持企业最佳的经营状况；对于正处于成长阶段的IT使用者，特别是学生而言，可以助其点亮心灯，走出网络泥潭，培养其健康的人格；对于手机使用者而言，可以助其在日常生活、工作中保持平和的心态；对于处于发展阶段的中国而言，也是保证其社会稳定，构建和谐社会，科学发展贡献一份力量。

全书共十三章，首先介绍了心理学的基础知识（第一章）→然后向大家阐明健康的基本涵义（第二章）→再针对IT人员存在的心理健康困扰（第三章）→指明人生首先是从适应开始（第四章）→通过知己（第五章）→知彼（第六章）→感悟人类最美好的感情——爱情的本质（第七章）→认识由压力、情绪带来的各种各样的心理问题（第八章、第九章）→进而对人格展开分析（第十章）→帮助自己识别各种心理障碍，战胜心理危机（第十一章、第十二章）→最后将心理学应用于发展自我（第十三章）。

本书在编写过程中，我们始终坚持科学性与实用性、理论与实践相统一的原则。在撰写体例上，每章或以真实的案例引入，或以心理小故事开始，使读者轻松进入其氛围、理解其内容，在写作规范上，无论是内容选择，还是实训设计，都力求持之有据，科学合理，客观可行，做到既合目的又合规律。在内容组织上，既有本学科经典的理论观点和方法，又有涵盖本学科的最新、最实用的资料。在写作风格上，以浅显而简洁的语言来解释那些生涩的，玄奥的专业名词和理论，尽量做到专业但不学究，生动但不低俗。

本书由专门从事IT工作和心理学工作的学者编写，既从理论上探讨了

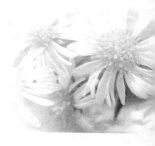

现实性的问题，又充分结合实际探讨了 IT 人员应如何进行自我心理辅导。本书具有五个特点：一是所论述的问题符合当代 IT 人员的实际心理需要，能解决 IT 人员目前所面临的各种实际问题，具有一定的实践意义和指导意义；二是理论联系实际，全书内容有一定的理论作为指导，但对理论的讲解深入浅出，并没有占据很大的篇幅和采用过于晦涩难懂的语言；三是本书内容生动有趣，可读性强，避免了枯燥乏味和传道似的说教，全书文字具有一定的生动性、通俗性和可读性，对于非专业人士也有一定的指导作用；四是写作人员均为专门领域的研究人员，具有一定的理论基础和实践经验，每章均有简单明了、针对性强的心理实训内容，便于 IT 人员和心理工作者随学随用，本书既可作为 IT 人员进行自我心理调整的指导书，又可作为广大心理工作者开展心理辅导的工具书；五是本书内容不仅对现在遇到的实际问题有帮助，而且也对 IT 人员今后的成长与发展具有指导作用。

其中最大的亮点是从 IT 人员的角度看待和理解他们的心理问题，摒弃教条、说教的内容；同时配以名言警句及哲理小故事、温馨小美文，将深奥的心理学知识融会贯通于一个个妙趣横生、饱含人生哲理、通俗易懂的故事中，读来清新、自然，书中的每一章都遵循案例导入—概念释义—调节适应—心理测评—心理实训等内容进行阐述，让读者在获得基本的心理学知识后再掌握一些心理调适的基本技能，以帮助 IT 人员轻松地运用心理学知识维护自己的身心健康。

通过对本书的阅读，衷心希望读者朋友们能从中得到一些有益的启示，并积极行动起来，让你、我、他都能健康永驻，让人生精彩、幸福……

虽然我们在本书的写作过程中力求完美，但由于种种原因，难免存在着不足之处，欢迎各位读者批评指正！

编　者
2014年5月

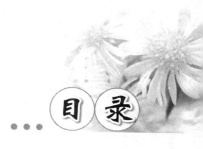

目 录

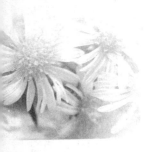

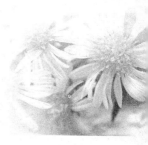

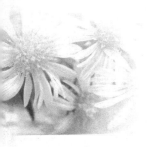

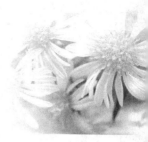

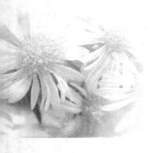

16

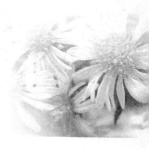

第十章 IT人员人格发展与心理健康

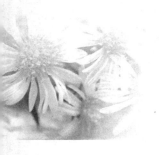

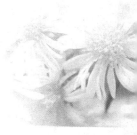

第十二章　IT 人员的心理危机与干预

第十三章　IT 人员的发展与心理健康

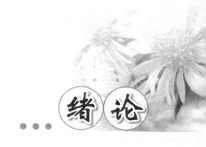

IT（Information Technology），即信息技术的首字母缩写。目前 IT 业的划分方法各式各样，其中以美国商业部的定义较为清楚和合理，它将国民经济的所有行业分成 IT 业和非 IT 生产业，其中 IT 业又进一步划分为 IT 生产业和 IT 使用业，IT 生产业包括计算机硬件业、通信设备业、软件、计算机及通信服务业，至于 IT 使用业几乎涉及所有的行业。总的说来，IT 人员包括了 IT 研发人员、IT 生产人员、IT 服务人员、IT 销售人员、IT 使用人员、网民等。

从"小月月事件"到"郭 MM 炫富"，从"网络恶搞"到"全民偷菜"，从"贾君鹏"到"犀利哥"的风行，从"屌丝"到"土豪"等网络热词的爆红……狂欢过后，静坐观心，我们不禁自问：是什么原因让人们热衷于在虚拟网络上上演着一幕幕的娱乐饕餮盛宴？是什么造就了芙蓉姐姐、凤姐这些网络红人并越骂越红？是什么让人们半夜从温暖的被窝里爬起来"收菜、偷菜"不亦乐乎？是什么让奶奶和孙女争电脑"打植物僵尸"？是什么让 IT 代工厂的员工们频发跳楼惨剧，而同事们却对此持"打酱油"的心态？是什么魔力让学生们忘记了睡觉和吃饭把生活的重心搬到网上？白领们因何热衷于网购乐此不疲地秒杀，连拆快递都成为一种乐趣？外表柔弱的虐猫女、虐兔女们因何做出如此残忍的举动？为何国内著名 IT 企业的员工频频过劳死？电影《泰囧》、歌曲《江南 style》为何火遍大江南北？央视的"你幸福吗"采访节目为何屡遭网友们围观"吐槽"？……

这个社会怎么了？明明是在进步着，却好像倒退了许多。有多少年轻夫妻下班回家后连话都懒得说上几句，各自独面电脑成一统，管它家务与沟通。世界在信息化的运转中走向完美，却隔膜了人心。也许，网络中有许多被数字生活折磨得失去自我的人；也许，他们已把虚幻的世界与自己曾经的理想混为一谈，分不清是非。人们的心灵被网络信息潮水般包围，新旧交织、正误杂陈、虚实难辨。于是，有的人心灵底片上就出现矛盾，产生了无穷无尽的"问题"，有的人把自我头脑的独立思考卖给了人云亦云的百度；把亲情友情乃至爱情抛给了微博、微信；把心理健康托付给了网络心理小测验；把生命、青春沉迷于网游世界……

让生活失去色彩的，不是伤痛，而是内心世界的困惑；让脸上失去笑容

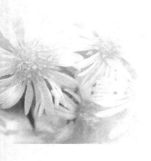

的，不是磨难，而是禁闭心灵的缄默；没有谁的心灵，永远一尘不染。放松心情，在信息的天空里翱翔，我们可以到达世界上任何一个地方，只要你有一颗健康的心。

人人都有两扇门：一扇是家门，成长的地方；一扇是心门，成功的地方。假如从生命的起点直至终点，都拥有健康的心理，成功与幸福将伴随您的一生。当下，电脑、手机、网络如水银泻地般侵入了人们的工作和生活，并深刻地影响和改变着传统的面目和模式，所谓"无网不生活"。可以说在当今的信息社会里人人都可被称之为IT人员。所以，了解IT人员的行业发展、心理状态、行为模式和特殊偏好等方面的状况，是关注数字化时代中民众心理健康走向的一个最直接而有效的方式。然而令人担忧的是，大多数IT人员还存在着一些认识上的误区和偏差，认为心理健康的普及与教育仅仅只是针对那些存在着心理问题的人群而言的；其实，心理健康教育的实质，是通过向正常人群普及心理保健知识，以达到提高人们生活质量的目的。然而，当我们自身在面对心理天堂的撒旦时，常常是以一个偏执狂的方式把它排除在可以伴随生命的元素之外，恐避之而无不及，即使偶遇驱魔人传授御敌之术，也如同一片过期的阿司匹林，在水里化得了无影踪，聊用做催眠的安慰剂罢了。这一切都是有意的，不仅是因为无知跟敏感，还有不肯自我洞悉的脆弱。脆弱是导致痛苦的罪魁祸首，都不知它是何时萌蘖，但有触得到的疼痛。疼痛是忧郁与悲伤的形式，而忧郁与悲伤则是灵魂痛苦的呈现……

特别地，用这本书来启迪心智，保健身心——你的、我的、大家的。

因为，心灵不死、憧憬无限……

● 今天，网络已覆盖了我们工作和生活的方方面面，可以说在无"网"不在的信息化社会中，人人都是 IT 人员。近年来，IT 业界频频出现员工自杀、跳楼等极端行为，看似风光的企业，看似体面的工作，如此一桩桩的悲剧事件，不禁让人发问：这是怎么啦？昔日令人美慕的 IT 人员们，为何纷纷采取这样的方式来结束自己如花般的生命？惨剧的发生是必然？还是偶然？怎样预防此类悲剧的再次重演？

● 你用什么来构建自己的未来？是大脑，还是心灵？你想看看"心的容貌"吗？你听说过潜意识吗？你对自己浩瀚的潜意识知晓多少？

● "哇，你是学心理学的！那你知道我现在心里在想什么吗？你会不会催眠啊？听说学心理的人整天和'变态'打交道耶！我抑郁了，你帮我咨询一下吧……"相信大家对心理学这三个字都不陌生，对心理咨询也可以说是耳熟能详，但你是不是对心理咨询敬而远之，恐避之而无不及？认为只有"心理有问题"的人才会去做心理咨询，并将其视为是一件很不光彩的事？且认为心理健康教育针对的是心理上有毛病的一类人？亲爱的读者朋友们，以上的观点是对心理学的误解，我这么说，大家很可能会有些不太服气，现在就让我们一起来看看几个有关心理学的常识问题吧。

第一节　人类自身的科学——心理学

说起心理学，很多 IT 人员会有一股神秘莫测的感觉传遍全身，甚至想起许多所谓诡异的东西来试图勾勒心理学的大概模样：意念控制？看透人心？洞悉情感？或者认为心理学与相面、算命等差不多……

一、何谓心理学

自 2010 年国内某著名 IT 代工厂员工第一跳自杀起至今，这家 IT 高新科技企业已发生 N 起连环跳自杀事件，引起了社会各界乃至全球的关注。无独有偶，国内另一家有着十几万人的著名 IT 企业亦接连发生员工自杀、过劳死事件。近年来，IT 业界频繁出现员工自杀的悲剧，看似风光的企业，看似风光的工作，如此一桩桩的悲剧事件，不禁让人发问：这是怎么啦？昔日令人艳羡的 IT 人员，为何纷纷采取这样的极端行为？惨剧的发生是必然？还是偶然？怎样预防、杜绝此类悲剧的再次发生？

人们将目光移向了心理学，将希望寄托于心理健康教育。

心理学是什么？

心理学一词源于古希腊语，意即"灵魂之科学"。在汉语中，我们习惯于把思想和感情叫做"心"，把条理和规则叫做"理"。心理就是心思、思想和感情的总称，而心理学则是关于心思、思想和感情等规律的学问。也就是说，心理学是研究人的心理活动及其发生、发展规律的科学，是人类为了认识自己而研究自己的一门基础学科。心理学与我们的生活密切相关。这是因为，人的任何活动都伴有心理现象。通常说的感觉、知觉、记忆、思维、想象、情感、意志以及个性等都是心理现象，也称心理活动。

心理学是一门既古老又年轻的科学。人类探索自己的心理现象，已有两千多年的历史，所以说它古老。说它年轻，是因为心理学最初并不是一门独立的学科，而是包含在哲学中，直到 19 世纪 70 年代末，心理学才从哲学中分离出来，成为一门独立的专门研究心理现象的科学。尽管年轻，但科学的心理学有着巨大的生命力，它已越来越广泛地渗透于人们生活实践的各个方面。到现在为止，还没有一门科学像心理学这样对人的行为和精神过程做如此引人入胜的研究——既可以看到神经细胞的微观世界，又可以看到文化体系的宏观分析；有健康心理带来的生命奇迹，也有心理疾病造成的人生悲剧。应该说，广大 IT 人员对这门学科的了解是既熟悉又陌生，既喜欢又害怕。

我们每一个人都可以算是一名业余的心理学家。当你才三四岁的时候是不是已经会揣摩别人的心思了呢？你懂得怎样把玩具藏起来让其他小朋友找不到，你甚至还会略施小计，提供错误的线索去误导他们。当妈妈生气的时候，你便能从她的神情和语气上判断出来，而乖乖地停止胡闹；一旦发现妈妈雨过天晴，你就又开始提出你的小要求了。作为父母，则应该知道如何正确地实施奖惩以纠正小孩的不良行为、养成良好的习惯。所有上述这些现象都是基于对他人心理的观察和推论。也就是说每个正常的人，都能对他人在日常生活中的感情、思维和行为进行一定程度的推测。这就是心理学和心理学家所努力研究和解释的内容之一。

心理学把人的行为分为两类：一类是可以直接观察的行为和反应，如吃饭、穿衣、写字、看电视、弹琴等，称为外显行为；另一类是内隐行为，如知觉、注意、思想、观念、想象、欲望、意愿等。内隐行为其实就是心理活动。

心理学研究的主题就是探讨个体做些什么？如何做的？为什么这么做？如何改变？等等。

二、心理学的研究目标

心理学的研究目标是陈述心理现象、解释心理现象、预测心理活动、调节和控制人的心理活动和行为。

（一）陈述心理现象——是什么

陈述心理现象是指对人类行为从不同等级、不同角度进行观察和描述，如你在美术馆看到一幅梵高的名画《向日葵》，在一个概括的水平上，你可能用画名和作者来描述它，如这是梵高画的向日葵，在一个更细微的水平上，你可能会用语言叙述这幅画的特征，如这幅画画的是绚丽的黄色的向日葵，每朵向日葵都表现出各种的花姿。

（二）解释心理现象——为什么

解释行为意味着我们能说明人类行为产生的原因。例如，为什么苹果公司的 CEO 乔布斯能够创造出一个又一个商业神话和新奇产品？改变和影响着全球人们的生活方式和对未来科技的认识。很多人把乔布斯的成功归结于他与生俱来的天赋，认为普通人是无法达到的。但是，根据心理学家的研究，天赋起的作用并没有人们想象中的那么重要。几乎任何人，都有可能在他没有天赋的领域成为世界级（或至少是顶尖）的大师。心理学研究表明，坚韧不拔、知难而进、勇于创新、敢于冒险等等都是成功者所具备的心理素质，正是这些优异的心理品质使 IT 英雄们似乎拥有无穷无尽的意志力和行动力，没有什么能阻挡他们前进的脚步。然而在现实生活中，面对失败和困难时，大多数人总是找各种冠冕堂皇的借口来搪塞，而不是尽自己所能去克服，这样就养成了推卸责任、懒惰散漫的性格。你和乔布斯之间唯一的差距在于付出。如果我们足够专注和付出，人人都可以成为乔布斯。至此，我们可以给乔布斯能够创造 IT 历史上最辉煌的商业奇迹和给人们带来一系列堪称艺术品的电子产品这一现象一个解释了。

（三）预测心理活动——将要发生什么

心理测评的功能之一就是预测，心理工作者使用心理测量的方法来预测人们在学业、职业生涯和生活中能否取得成功，并提出相关建议。

（四）调节和控制人的心理活动——改变什么

根据预期的结果改变影响行为的条件，进而使人的行为发生某种预期的变化。例如：一位心理工作者建议，对办公环境重新粉刷和布置将有助于提高人们的工作效率，就是运用了行为控制的原理，同样地，行为控制的原理在复杂仪器的设计中也被广泛运用，以尽量避免在操纵仪器时发生人为误操作的现象。

三、心理学的主要流派及其代表人物

1879 年以来，整个心理学界出现了过去从未有过的繁荣局面。相继出现了各种各样、大大小小上百个心理学派。这些学派，有从内在的意识去研究，有从外在的行为去研究的；有从意识的表层去研究的，有从意识的深层去研究的；有从静态，有从动态；还有从生物学、数理学、几何学、物理学、拓扑学、民族学、文化学等等其他不同角度去研究的。所有的学派、包括相互继承的学派，在他们的心理研究对象、范围、性质、内容以及方法上都既有联系，又各不相同。这百余年心理学发展的速度以及研究成果，远远超过人类历史上对心理研究成果的所有总和，对心理现象探索研究的深度和广度，也都达到了前所未有的程度。而贯穿心理学百年史的主干线，就是各大心理学派形成发展的历史。

（一）精神分析心理学派

精神分析产生于 19 世纪末叶，此时，资本主义开始进入帝国主义阶段，随着工业革命的到来，大量的人离开原来田园式的乡村生活，涌入到城市，阶级矛盾日益尖锐，整个社会精神沮丧，惶惶不可终日，以致神经症和精神病发病率增高。精神分析就是在这样一种特定的社会历史条件下产生的。

精神分析理论属于心理动力学，是现代心理学的奠基石。它的影响远不是局限于临床心理学领域，对于整个心理科学乃至西方人文科学的各个领域均有深远的影响，它的影响可与达尔文的进化论相提并论。精神分析学派的创始人弗洛伊德被喻为深入人类内心世界的"精神考古学家"，其思想改变了人类对自身的认识，著有《性学三论》、《梦的释义》、《图腾与禁忌》、《日常生活的心理病理学》、《精神分析引论》、《精神分析引论新编》等，弗洛伊德以后精神分析学派有了很多的发展，也有很多新的理论，用简短的文字很难加以概括，限于篇幅，这里就其主要理论观点做一简述，以飨读者。

1. 精神层次理论 该理论是阐述人的精神活动，包括欲望、冲动、思维，幻想、判断、决定、情感等等，会在不同的意识层次里发生和进行。不同的意识层次包括意识，前意识，潜意识（又称无意识）三个层次，好像深浅不同的地壳层次而存在，故称之为精神层次。如图 1-1 所示，亦称为冰山模型。

（1）意识：人的心理活动有些是能够被自己觉察到的，只要我们集中注意力，就会发觉内心不断有一个个观念、意象或情感流过，这种能够被自己

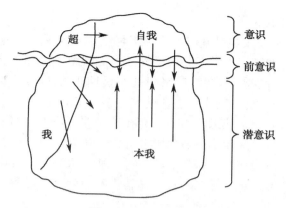

图 1-1　心理结构图

意识到的心理活动叫做意识。如感觉、知觉、情绪、思维等。

（2）前意识：又称下意识，介于意识和潜意识之间，起着"稽查者"作用，绝大部分充满本能冲动的潜意识被其控制，不可能变成前意识，更不可能进入意识。

（3）潜意识：又称无意识，指无法被个体感知到的那一部分心理活动。主要是不能被客观现实、道德理智所接受的各种本能的冲动和欲望、已经被意识遗忘了的童年时期不愉快的经历、心理创伤等。

2. 潜意识与意识相互转变的机制和途径

（1）压抑：是指把意识所不能接受的欲望、冲动、意念、情感和记忆等抑制在潜意识之中；

（2）转移：潜意识的本能并不会因为被压抑而消失，反而力量会变得更强大，渗透力更强，它或者顺利进入意识领域，或者在某种条件下通过伪装进入意识领域，这就是转移；

（3）升华：理想的转移方式是把本能冲动转化到成被社会所认可或赞许的目标、对象方面去，这就是升华。

如果本能冲动找不到任何升华渠道，就会造成心理变态，导致精神病障碍的发生。

3. 精神分析的人格理论　1923 年，弗洛伊德发表《自我与本我》一书，进一步完善了他的潜意识理论，早期的意识、前意识、潜意识的心理结构被表述为自我、超我、本我组成的人格结构。

本我是生物本能的我，它追求快乐（又称为原我，即原始的自己）；自我是心理社会的我，它追求现实；超我是道德理想的我，它追求完善。

三个"我"处于协调状态时，人格出现健康状况；当三者互不相让，产生敌意时，就会产生心理疾病。关于人格理论的详细内容请读者朋友们参见本书第十章的相关内容。

4. **本能理论**　人类最基本的本能有两类：一类是生的本能，另一类是死亡本能或攻击本能，生的本能包括性欲本能与个体生存本能，其目的是保持种族的繁衍与个体的生存。弗洛伊德在后期提出了死亡本能即桑纳托斯（thanatos），它是促使人类返回生命前非生命状态的力量。死亡是生命的终结，是生命的最后稳定状态，生命只有在这时才不再需要为满足生理欲望而斗争。只有在此时，生命不再有焦虑和抑郁，所以所有生命的最终目标是死亡。死亡本能派生出攻击、破坏、战争等一切毁灭行为。当它转向机体内部时，会导致个体的自责，甚至自伤自杀，当它转向外部世界时，会导致对自身以外的攻击、仇恨、谋杀等。

5. **性本能理论**　很多学者说弗洛伊德是泛性论者。在他的眼里，性欲有着广义的含意，是指人们一切追求快乐的欲望，性本能冲动是人一切心理活动的内在动力，当这种能量[弗洛伊德称之为"力必多"（Libido）]积聚到一定程度就会造成机体的紧张，机体就要寻求途径释放能量。弗洛伊德将人的性心理发展划分为5个阶段：

（1）口欲期（0~1岁多）：刚生下来的婴儿就懂得吸乳，乳头摩擦口唇粘膜引起快感，叫做口欲期性欲。婴幼儿处于一种完全不自立的状态，依赖母亲或其他养育者生活。基本没有行动能力，"口是婴幼儿生活的中心和兴趣的中心。吃奶用口，饥饿或者不舒服的时候，用口哭叫；愤怒的时候，用口咬母亲的乳头，抓到东西都往口里塞；这是婴幼儿唯一认识手段。

（2）肛门期（1~2岁多）：1岁半以后学会自己大小便，粪块摩擦直肠肛门黏膜产生快感，叫做肛门期性欲。大约从1岁开始，持续到两岁。在这一阶段，排泄机能成为幼儿性快感的主要目标，幼儿从排泄活动中得到极大的快乐。这一阶段的主要任务是通过按时大小便的训练培养幼儿的自我控制能力。如果这一阶段性心理发生冲突，就会造成肛门型的人格。这种人不是过于放肆、无礼，就是极度吝惜、保守。

（3）生殖器期（3~5岁左右）：亦称性蕾期。儿童到3岁以后懂得了两性的区别，开始对异性父母眷恋，对同性父母嫉恨，这一阶段叫性蕾欲期，其间充满复杂的矛盾和冲突，儿童会体验到俄狄浦斯（Oedipus）情结（或称为恋母情结）和厄勒克特拉（Electra）情结（或称为恋父情结）。这种感情更具性的意义，不过还只是心理上的性爱而非生理上的性爱。儿童性教育是健康教育的一个重要组成部分，自从出生后，婴儿的衣着、婴儿的谈话，以及对婴儿行为的要求等，都包含了性别差异的社会化过程。性身份在3岁左右确立，到3岁之后，随着语言技能的发育、思维能力的发展和情感的日趋复杂化，儿童在家庭和周围世界里逐渐意识到自己的性身份。

（4）潜伏期（6~12岁）：在经历过恋母/恋父情结后，性心理进入潜伏期，儿童的性欲潜伏下来，避开异性，与同性为伍。性力从自身转向外界，转向学习、游戏和运动。快感来源主要是对外部世界的兴趣。

（5）生殖期（12岁至成人）：成年人成熟的性欲以生殖器性交为最高满足形式，兼具繁衍后代的功能，这就进入了生殖期，与青春发育同步进入两性期。男女均从与异性接触中寻求乐趣。此时性腺发育成熟，具有成年人的性欲和自觉的性意识。

6. 释梦理论 即梦的分析，弗洛伊德按照精神分析的观点把梦的内容所表示的意义分为两个层次：一个是表层意义，称之为梦的显意即显梦；一个是深层意义，可叫做梦的隐意即隐梦。显意即梦者能回忆起来的梦境及意义，也就是"能说出来的梦"；隐意即隐藏在显梦后面，或混在其中的某些要求、动机、愿望和观念。隐梦变为显梦的过程称为梦的工作。

（1）梦的表现形式与运作机制：主要反映在以下4个方面：

凝缩："意即显梦的内容比隐梦简单，好像是隐梦的一种缩写体似的"，隐梦非常细致具体，显梦则是概括而精练。在人的梦中，"数人合为一人"的例子屡见不鲜。在这些压缩的梦像之中，将A的相貌、B的衣服、C的职业、D的性格、E的爱好，统统汇集到一个人身上。在梦中也将许多事情压缩，比如时间、地点、人物、事件、语词等等。在梦的工作中，各个部分经过压缩合成之后就会在人的头脑中形成一个非常模糊的印象，就像好几个影像同时投射到一张底片上一样。

移置：是指在隐梦的内容中，对某个人或某种事的看法会被转到别的人或事物身上。这样做是为了躲过心理稽查。如有一个人在梦中经常看到别人在搞同性恋，经过分析，原来是他本人的潜意识中有搞同性恋的冲动，这种冲动在梦中表现出来，为了逃避心理稽查，把自己的冲动转嫁到别人身上。

视象：是指用形象生动的视觉图像表示抽象深奥的思维。显梦内容主要是用视觉形象表示出来，而隐梦往往是抽象思维。当然有一些显梦也有思想或知识的成分。如把哲学论文改编成连环图画，但这样会造成梦不可避免有大量的省略，导致不伦不类，难怪有些人总是无法理解梦，因为梦中的图像无法将表示思想关系的语词表达出来，就只好省略掉。

润饰：使梦前后连贯，富有逻辑；梦的润饰也叫再度校正。润饰在显梦形成中有重要作用。因为梦的压缩、移置、意象使得隐梦变得面目全非。经过润饰，梦的材料被排成一定次序和一定的连贯性。梦的润饰就成了梦的工作的最后一道程序，它把隐梦最后密封起来让人们去破译。

（2）释梦方法：即释梦的技术（即自由联想法）。病人述说一个梦、一种经验、一个观点等，分析者告诉病人任意自由思索，但分析者不能对病人有任何暗示和启发；分析者按照梦的工作的相反程序，运用自由联想法开始分析这个病者的梦；最后，由分析术表明在梦中病者表现出的愿望，得出梦的含义。心理治疗的目的，就是根据患者的显梦去解析其隐梦的含义，从而找出当事人潜意识中的问题。

（3）梦的实质：弗洛伊德把梦的实质理解为梦是一种愿望的达成，它可以算是一种清醒状态下精神活动的延续，是由高度错综复杂的智慧活动所产生的。他引用大量的梦的例证证明梦的意义在于愿望的满足。他指出，使愿望在梦中得到满足可用于维持精神的平衡，同时也是为了保护睡眠不受干扰。

弗洛伊德多次进行自我实验，他故意吃很咸的食物，控制饮水，在口渴的状态下入睡，晚上他在梦中痛饮甘泉。而他从梦中醒来后确实想喝水。梦中的喝水可以缓解他的渴，他就不用醒来，睡眠得以保证。弗洛伊德认为这是一种"方便的梦"。

7. 心理防御机制理论　弗洛伊德的女儿安娜·弗洛伊德在其父亲理论的基础上，提出了著名的"心理防御机制理论"。心理防御机制是自我的一种防卫功能，很多时候，本我、自我和超我三个"我"之间，经常会有矛盾和冲突，这时人就会感到痛苦和焦虑，这时自我可以在不知不觉之中，以某种方式，调整冲突双方的关系，使超我的监察可以接受，同时本我的欲望又可以得到某种形式的满足，从而缓和焦虑，消除痛苦，这就是自我的心理防御机制，它包括压抑、否认、投射、退化、隔离、抵消转化、合理化、补偿、升华、幽默、反向形成等各种形式。人类在正常和病态情况下都在不自觉地运用。运用得当，可减轻痛苦，帮助渡过心理难关，防止精神崩溃，运用过度就会表现出焦虑、抑郁等病态心理症状。

8. 移情　来访者的移情即患者对心理医生的情感反应。移情有正移情和负移情，正移情是患者将积极的情感转移到医生身上，负移情是患者将消极的情感转移到医生身上。心理医生对患者也可能产生同样的移情，心理医生对患者的移情称反向移情。反向移情是指治疗者对移情的心理治疗性回应、对移情的处理方式、或面对移情而采取的恰当的治疗性反应。在反向移情中，治疗者不可随意地、按照自己的偏好来"反应"，不可感情用事，应克制，把握自己作为医生的客观角色，认真对待患者在移情中表现出的态度及行为。不应表现出气愤、不感兴趣或过分同情。治疗者还可借助反向移情来控制或调整患者的移情，如避免患者陷入偏离治疗方向的情感纠葛，或促使患者进一步移情、促使其重复表现自己的和对治疗者的态度及行为方式，直至发现问题、满足进一步治疗的需要。借助移情，把病人早年形成的病理情结加以重现，重新经历往日的情感，进而帮助他解决这些心理冲突。

9. 精神分析的现代理论　作为最重要的心理学理论之一，精神分析理论自 20 世纪初创立以来，就不断有着各种新的发展，产生各种新的理论，由弗洛伊德的经典精神分析理论开始，荣格创立了心理分析理论，阿德勒埃克森等人也分别构建了不同的理论体系，在精神分析学派的现代发展中，自我心理学、客体关系理论与自体心理学一起构成了现代心理动力学的三大理论学派。这三大理论流派一直指导着心理动力学的临床实践。

所有的精神分析理论，都是关于怎样解释：过去的经历是如何影响现在的；病人的内部世界是怎样影响外部的世界的。

（1）自我心理学：弗洛伊德理论体系中蕴涵着的自我心理学思想，后经其女儿安娜的过渡，最终由哈特曼建立，并经艾里克森等人发展，逐渐形成精神分析的自我心理学。自我心理学研究我们认识和感受自我的方式，关注主观体验，即人们如何感受和看待自己。

（2）客体关系理论：第二次世界大战以后，社会趋于稳定，人们也已适应了城市生活，人与人之间的关系成为主要的心理问题，由英国心理学家罗纳德·费尔贝恩和梅兰妮·克莱因等人发展创立了客体关系理论。

客体关系即人际关系，客体可等同于"他人"。该理论认为，人格形成的关键在于人际关系而非弗洛伊德理论中"力必多"的推动作用。人类最基本的动机是寻求他人的动机，而人类的一切活动，究其根源都是为了与他人建立满意的关系。客体关系理论是从精神分析的角度来研究人际关系以及内在的精神结构是如何从过去的人际关系中成长起来的一种理论。

（3）自体心理学：20 世纪 90 年代，社会的高速发展，使人的内心结构和意识发生了改变，人们不再追求社会的同一性（即与团体理想一致的内在保持感和团体的归属感），而更在乎自我的认同，心理学理论也因此朝向自体心理学理论发展。

自体心理学由美国精神分析学家海因兹·科胡特（Heinz Kohut，1913—1981）提出，不同于精神分析领域的"驱力理论"和"关系理论"，科胡特通过对自恋型人格疾患的研究，提出了对人格结构、人格发展及其动力的新解释，主要关注的是自体的发展及自体客体转移关系。

自体心理学中关于自体（self）的概念可理解为心理上的健康表现为一个人对自己认同上的稳定，这种感受让他对今日与昨日的自己感受为同一个人，即使在面对对于自尊的失望或威胁时也是一样。

科胡特用"自恋力必多"替代了传统的力必多。认为人终其一生都在追求自恋的满足，每个人本质上都是自恋的。真正的心理健康，并不是改掉自恋的习惯，完全融入"客体爱"中，而是这两者的健康共存。

（4）依恋关系理论："依恋"是寻求与某人的亲密、并当其在场时感觉安全的心理倾向。狭义依恋指母婴依恋。儿童期的依恋关系对日后的人格发展有很大的关系。早期母婴关系的品质决定了人一生的幸福感——一个不受欢迎的孩子不只觉得自己不受父母欢迎，而且相信自己基本上不被任何人欢迎。相反，一个得到爱的孩子长大后不仅相信父母爱他，而且相信别人也觉得他可爱。广义依恋除了母婴依恋之外，还包括儿童依恋、青少年依恋以及各种类型的成人依恋。成人依恋理论认为，成人婚恋关系中的情感联结满足以下标准：①把依恋对象作为寻求和保持亲近的目标；②在压力情境下把依恋对象作为寻求保护和支持的对象；③在探索外部世界时，将依恋对象作为安全基地。三者缺一不可，他们之间的情感联结也可以被理解为一种依恋关系。

自我心理学家认为，心理治疗技术必须朝着更为积极的方向发展，要在弗洛伊德经典的治疗规则中，增加新目标，即通过增加新的行为储备扩大对行为（包括对内部冲动和外部压力）的有意识控制。

客体关系心理学让我们明白为什么自己在和别人交往中会有这样或者那样的问题。心理工作者和来访者关系建立得如何，在这一过程中，双方建立关系的模式都在起着作用，而更源头的影响则是在我们与养育者互动中发展起来的，那些说不清道不明的东西。

在当前精神分析发展中，自体心理学占有理论和实践的前沿位置，怎么在心理治疗中以人性的态度，深入地理解来询者作为人类天性中的幻想，而又能使之发展出适应社会生活的健康结构，构成了自体心理学派治疗的主要思考研究命题——自体必须被自我所养育；自我是父母功能的内化；不良的父母功能产生功能缺损的自我，继而不能胜任自体养育的功能，造成脆弱或破碎的自体……

自我心理学、客体关系心理学、自体心理学是精神分析发展的重要产物及延伸。作为理论支持，他们让心理工作者明白了如何更好地理解来访者，更好地促进治疗关系，如何更有效地与来询者一起工作。

精神分析学派重视对心理动力因素的研究是值得肯定的，但过分夸大了潜意识的作用。

（二）行为主义心理学派

20世纪初，美国的资本主义发展已进入垄断阶段，垄断资本主义迫切要求充分利用人的全部潜力来提高生产效率。行为主义心理学否定意识，认为心理学应该探索行为规律，从而预测和控制人的行为。这些主张符合垄断资本的利益，得到了他们的支持，逐渐发展成为心理学的第二大势力。行为主义心理学派由美国心理学家华生在巴甫洛夫条件反射学说的基础上创立，行为主义学派反对研究意识，主张研究行为；反对内省，主张用实验方法。行为主义学派以刺激—反应之间的关系作为心理学的研究内容，在行为主义看来，心理学只需要探索刺激与反应之间的关系就可以了。强调心理学应该以行为作为研究对象；直接的观察和测量是心理学研究的科学方法；强调人的行为不是生来就有的，而是在后天生活环境中习得的。

另一代表人物斯金纳在巴甫洛夫经典条件反射学说的基础上提出了操作性条件反射，他自制了一个"斯金纳箱"，在箱内安装一个特殊装置，压一次杠杆就会出现食物，他将一只饿鼠放入箱内，它在里面乱跑乱碰，自由探索，偶然一次压杠杆就得到食物，此后老鼠压杠杆的频率越来越多，即学会了通过压杠杆来得到食物的方法，斯金纳将其命名为操作性条件反射或工具性条件作用，食物即是强化物，运用强化物来增加某种反应（即行为）频率的过程叫做强化。斯金纳认为强化训练是解释机体学习过程的主要机制。

班杜拉不同意华生和斯金纳的外界刺激是行为的决定因素的观点。相反，他认为人的认知能力，对行动结果的预期直接影响人的行为表现。他把强化视为个体对环境认知的一种信息，即强化物的出现等于告诉个体行为后果将带给他的是惩罚或奖赏，人们正是根据这种信息的预期决定自己的行为反应。同时，班杜拉还认为人类的学习大多发生于社会情境中，只有站在社会学习的角度才能真正理解发展。他将自己的理论称为社会认知学习理论。

其理论核心为观察学习，斯金纳认为学习是一个渐进的过程，在这个过程中，有机体必须主动学习。但班杜拉认为在社会情境下，人们仅通过观察别人的行为就可迅速地进行学习。当通过观察获得新行为时，学习就带有认知的性质。典型的例子就是儿童的大部分学习都是通过观察、模仿进行学习。

班杜拉认为观察学习包括 4 个部分：①注意过程：如果没有对榜样行为的注意，就不可能去模仿他们的行为。能够引起人们注意的榜样常常是因为他们具有一定的优势，如更有权力、更成功等。②保持过程：人们往往是在观察榜样的行为一段时间后，才模仿它们。要想在榜样不再示范时能够重复他们的行为，就必须将榜样的行为记住。因此需要将榜样的行为以符号表征的形式储存在记忆中。③动作再生过程：观察者只有将榜样的行为从头脑中的符号形式转换成动作以后，才表示已模仿行为。要准确地模仿榜样的行为，还需要必要的动作技能，有些复杂的行为，个体如不具备必要的技能是难以模仿的。④强化和动机过程：班杜拉认为学习和表现是不同的。人们并不是把学到的每件事都表现出来。是否表现出来取决于观察者对行为结果的预期，预期结果好，他就会愿意表现出来；如果预期将会受到惩罚，就不会将学习的结果表现出来。因此观察学习主要是一种认知活动。

社会学习理论的教育意义：社会学习理论认为儿童不需要强化，仅通过观察榜样的行为就可获得学习，因此榜样对儿童有重要影响。对儿童来说，不仅教师、父母、同伴是重要的榜样，大众传媒也是重要的榜样。这就要求教师和父母以身作则，为儿童树立正面的榜样，同时要注意儿童与哪些人交往，阅读的书籍，观看的电影、电视、录像是否健康等。

儿童的行为由外塑而渐内发，这既是个体逐渐成熟的结果，更是教育引导的结果。不仅要用各种标准来规范儿童的行为，更重要的是引导学生认同、采纳这些标准，并对自己的行为进行调节，成长为具有自我调控能力的人。

外在奖赏及榜样对高标准的设定和维持有重要影响是毫无疑问的。班杜拉认为自我控制和坚持严格的成就标准的原始动机来自于个体的内心，而非外在的环境。当人们实现了追求的目标时，就会觉得有能力，就会感到自豪、骄傲；如果无法达到标准时，就会感到焦虑、羞愧和没有能力。这种从成功的经验中衍生出来的能力信念叫做自我效能。自我效能是一种期望结构，具有动机的性质。学生自我效能的高低，影响他对任务的选择、投入、努力的大小及遇到困难时的坚持性。教师应帮助学生保持相对准确但却是较高水平的期望和效能，避免让学生产生无能的错觉。要培养学生具有能力是可变的信念，减少相对能力信息。通过给学生布置有相当挑战性但难度又合理的任务和作业，让他们在这些任务上取得成功来提升学生的自我效能信念往往比说教更有说服力。

行为主义心理学派的局限性在于将传统心理学中有关"心"的成分完全舍弃，致使心理学的研究内涵趋于窄化，难免有削足适履的缺陷，其对人的本质的理解无疑极为偏激。另外行为与心理、意识虽然有着密切的联系，但毕竟有所区别，绝不能把两者完全等同或相互替代。因为单单研究行为的规律并不能完全揭示心理的规律。

（三）人本主义心理学派

人本主义心理学在 20 世纪 50~60 年代兴起于美国，是美国当代心理学主要流派之一。代表人物是罗杰斯和马斯洛。人本主义从社会科学的角度强调人的独特性和自主性，主张人是一种自由的、有理性的生物，具有个人发展潜能，认为人的行为主要受自我意识的支配，要想充分了解人的行为，就必须考虑到人们都有一种指向个人成长的基本需要。

马斯洛认为人类行为的心理驱力不是性本能，而是人的需要，需要是人的行为积极性的源泉。人类的各种活动都是在需要的推动下进行的，需要越强烈、越迫切，其产生的心理动力就越大，对人们行为的支配力量也就越强。他认为人的需要可以分为两类，一类是随生物谱系上升而逐渐减弱的本能，属于缺失性需要；另一类是随生物进化而逐渐显现的潜能，属于成长性需要。缺失性需要和成长性需要可以从低到高分为 7 个层次，依次是生理的需要、安全的需要、归属与爱的需要、尊重的需要、认识和理解的需要、审美的需要、自我实现的需要。这 7 种需要包括了人的全部需要，人的所有行为的心理动力都来源于此，人发展的所有目的也是为了满足这些需要，如图 1-2 所示。

罗杰斯关于人格的基本假设是：每个人都具有一种固有的、先天的维护自我、提高自我、自我实现的动机，这是人最基本的、也是唯一的动机和

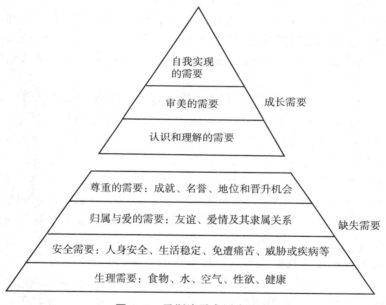

图 1-2　马斯洛需求层次理论

目的，它指引人朝向满意的个人理想成长。马斯洛提出的所有需要层次都可归入这一动机中。按罗杰斯的看法，每个人心中都有两个自我：一个是他的自我概念，即实际自我；一个是他打算成为的自我，即理想自我。如果两种自我相当接近，人们的心理就是健康的；反之，如果两种自我评价间差距过大，心理问题就容易出现。

人本主义心理学反对仅仅以病态人作为研究对象，不赞成把人看作是"本能"牺牲品的精神分析学说，也不认同把人看作是物理的、化学的、客体的行为主义思想。主张研究对人类进步富有意义的问题，关心人的价值和尊严。但是人本主义心理学忽视时代条件和社会环境对人先天潜能的制约和影响。

（四）认知心理学

认知心理学是在行为主义失败，而信息论、控制论、系统论以及计算

机科学发展起来的条件下产生的。它产生于 20 世纪 70 年代初，目前，正处于高潮期。代表人物主要有米勒、西蒙、布鲁纳等。认知心理学有广义、狭义之分。广义的认知心理学是指凡是研究人的认识过程的，都属于认知心理学。而目前西方心理学界通常所指的认知心理学，是指狭义的认知心理学，也就是所谓的信息加工心理学，它是指用信息加工的观点和术语，通过与计算机相类比，采用模拟、验证等方法来研究人的认知过程，认为人的认知过程就是信息的接收、编码，贮存、交换、操作、检索、提取和使用的过程，并将这一过程归纳为四种系统模式：即感知系统、记忆系统、控制系统和反应系统。强调人已有的知识和知识结构对他的行为和当前的认知活动起决定作用。其最重大的成果是在记忆和思维领域的突破性研究。现代认知心理学的基本观点就是把人看成是信息传递器和信息加工系统。

以上介绍的几大心理学派无论从其对对象、任务、范围、方法以及从其规模和波及的领域来看，对心理研究的客观推动作用都是巨大的。它们都曾经充当过心理研究过程中的主角，代表过一个时期的心理学历史发展的倾向，客观地左右过心理学史的发展。当代心理学基本理论的主体，也主要是博采几大学派学说之长，汲取它们合理的有价值的部分而形成的。对于同一事物，由于经验、视角的不同会有不同的看法和理解。认识的不同导致方法论的不同。因此，在一项研究发展到一定阶段，出现较大分歧甚至出现流派是很正常的。流派的出现恰恰说明了心理学研究获得了极大发展。

不同的理论帮助我们理解我们自身作出了不同的贡献，如果把人比作一部汽车，则：精神分析理论提供了动力引擎和燃料；人本主义理论把人请到了驾驶座上；社会学习理论提供了车轮、指示信号和其他操作仪器；认知理论则为旅行加上种种注释，使所计划、组织的旅行方式符合人为实现目标所选择的心理地图；最后，自我理论提醒驾驶员考虑他的驾驶行为对后座的人员和行人负有责任。

四、心理学常见的认识误区

（一）消除对心理学的误解

相信许多 IT 人员对心理学这三个字都不陌生，可以说是耳熟能详。尤其是当代青年人更是通过网络对其有着广泛的"了解"，有的自认为是"心理专家"，由于大多数 IT 人员并没有真正地接触到心理学本身，只是通过一些传闻和不专业的图文介绍或阅读市场上的"通俗心理学"书籍，往往会对心理学产生某些误解，我这么说，大家很可能会有些不服气，亲爱的 IT 朋友们，现在就让我们一起来看看几个有关心理学的常识问题吧。

1．很多人误以为心理学家能猜透他人的内心世界，看透他人的心，并将心理学家归类为算命先生这个类别，人们错误地认为心理学就是研究心理的学科！

{纠正}在许多影视剧中，常常会有这样的情节：拥有心理学知识的男女主角和心理医生都能够轻易地洞悉他人的心理并给予专业的点评，然而，心理活动并不仅仅是人的所思所想，它具有丰富的内涵。心理学家是通过观察人的外显行为从而研究其心理活动规律。再高明的心理学工作者也不可能具有所谓的"读心术"。影视剧中描写的只是文艺作品带有夸张的剧情而已。

2．心理咨询越来越被大众所接受，各种心理咨询公司、心理咨询热线不断地出现在人们的视野中，由于第一印象的作用，人们便以为心理学就是心理咨询！

{纠正}心理咨询只是心理学的应用之一。心理咨询是为了帮助人们解决生活中因为心理问题引发的生活困难，比如压力宣泄，情绪管理，婚姻情感培养，人际关系处理等等，帮助来访者个人成长，学会自己解决自己的问题，从而更好地生活。所以，当我们需要调整认知，转变态度，获得支持的时候，可以选择心理咨询。我们常常要从一个地方到另一个地方去旅行，途中也许会走错路甚至会迷路，这时候就需要停下来找个知道熟悉路怎么走的人来问问路，然后朝着目的地继续前行，这就是心理咨询。但严重的精神类疾病就需要临床医生来诊治了。

3．催眠术　很多人都认为是一种很玄很神秘的技术。一些影视、文学作品中描写的心理医生就是运用这个方法来治疗病人的。因此人们往往会认为心理工作者都会催眠术！

{纠正}催眠术只是心理工作者在心理治疗中使用的一种方法而已，并不是所有的心理工作者都会使用催眠术，也并不是所有的人都能被催眠。更多的心理学家关注的是科学和试验以及观察得出的结果！

4．心理学就是梦的分析　很多人误以为心理学就是"弗洛伊德"，弗洛伊德的研究内容就是释梦。而且很多人都是从《爱德华大夫》这部影片开始接触心理学的！

{纠正}梦的分析需要很强的专业知识与技能，它只是精神分析领域中的一部分，并不代表整个心理活动。因为梦的神秘性，所以才导致这些误解的产生！

5．被心理学研究的人都是变态的人！《沉默的羔羊》、《本能》等影片为观众展现了心理失常中最异常的画面，也为心理学打上了偏见的烙印，中国文化传统的内敛让我们对心理研究产生疑惑，认为心理有问题是很不正常的。近乎于变态的人才要去看心理医生！

{纠正} 大部分心理学家的研究是针对正常人的，精神病学家研究的才是所谓的"变态"，即心理失常的人。心理学研究是为了更好地解释人类行为并控制改正不良行为，从而更好地服务人类，心理咨询是为正常人群解决心理困惑和问题，使之重返快乐之旅，是一门与人们幸福生活紧密相关的科学。

6. 心理学就是故弄玄虚，对心理学产生怀疑、并且失望。有的人认为咨询几次就能包治百病，一旦事与愿违就开始持怀疑的态度。

{纠正} 心理学日益成为一门成熟的科学，同时还随着社会的发展而不断发展。心理咨询要想取得效果并非朝夕之功，是需要长期并且咨访互动才能发挥作用。不能因为一点儿问题，就否认心理学的全部作用！

（二）IT 人员存在的几个心理误区

大多数人对心理困扰往往避而不谈，觉得有了心理问题，就像踩到地雷一样，人完蛋了，这辈子也毁了。于是，即使内心非常痛苦，却在别人面前装作很平静的样子，更不敢去找心理工作者寻求帮助，"心痛"只有自己最清楚。

其实，心理困扰和感冒一样，任何人都有可能中招，也是可以排解的。它不是突然之间发生的，往往是生活和工作中压力没有得到及时地疏导和释放，日积月累，超过了自身的心理免疫力后逐渐形成的。就像患感冒之前，有一段潜伏期一样。消除下面几个误解，有助于 IT 人员们正确认识它，最终战胜它。

1. 心理健康教育 = 针对心理有病的人　大多数 IT 人员误认为心理健康教育是针对那些存在心理问题的人群而言的。其实，心理健康教育的实质，是通过向人们普及心理保健知识，以达到提高人们生活质量的目的，面对心理困扰，应当以预防为主，越早学习心理保健知识越好。

2. 心理问题 = 不光彩　京骂"有病"和上海话"侬有毛病伐"及其他地方话的"神经病"、"有毛病"都是国人贬低、侮辱他人的方式和手段，往往使得 IT 人员们讳言心理问题。在国内，长期以来只重视身体健康而忽视心理健康的就医观念，导致这样一种现象：人们认为身体不舒服去看医生很正常，别人不会轻视自己；而自己心理上有问题去做心理咨询，会被别人认为是不正常，觉得"低人一等"，害怕引来异样的眼光。其实，在外国，由于对心理健康教育的重视和普及，人们早就不把心理问题视为"隐疾"。例如在美国，小伙子在与女友约会前安排会见一次他的心理咨询师，他的女朋友则会为之感动，因为她觉得男友一来对她、对约会很重视，二来认为他很注重生活质量，三是看心理医生的多半是高收入人群。

3. 心理问题 = 精神病 = 靠心理咨询解决　首先，心理咨询针对的是正常人，一般人的心理活动都是正常心理，只是分为健康与不健康，不健康的心理活动又可分为一般性心理问题、严重心理问题和疑似神经症，心理咨询主要面对的是正常心理的不健康人群，如正常人群所面对的一些心理压力，人生选择，职场规划之类，最多解决一些轻微的心理问题（并不能称之为心理疾病），其次，请注意！不要把心理工作者和精神病医生混淆了，心理咨询师是心理学和医学相关专业的人士参加全国统一考试获得心理咨询师职业资格证书，帮助求助者解除心理问题的专业人员，其工作范围包括心理危机干预（如理想、目标和事业的丧失、亲人的意外死亡、人际关系的恶化等导致急剧的精神崩溃）、生活问题咨询（如恋爱、婚姻、家庭及性问题，升学和就业的选择，适应不良等）、身心疾病咨询（如高血压、冠心病等疾病的发生，发展与转归也均与心理社会因素有一定关系），他们不具备处方权，需要注意的是，根据 2012 年 10 月 26 日颁布的精神卫生法第 76 条规定，从 2013 年 5 月 1 日起，心理咨询师将不能再从事心理治疗或者精神障碍的诊断、治疗。心理医生具有处方权，在正规医院的神经科和精神科坐诊，工作范围包括神经症（如强迫症、焦虑症和人格障碍等）、精神病（如神经症适应障碍、精神分裂症和情感性精神障碍等）。

4. 心理问题 = 自我判定 = 不用治　IT 人员一般认为有无心理问题、有何种心理问题、问题严重程度如何只需要自己通过网络上或书籍上的"心理测试"便能自我判定，用不着心理工作者的指导，并认为心理问题只是自己一时想不开，只要自己进行适当的调节，就能解决自己所有的心理问题。需要提醒大家的是，切勿乱给自己贴上心理问题的标签！心理问题的判定和治疗必须靠具有专业知识背景，并受过严格训练，掌握实际操作技能，具有良好职业道德的心理工作者来进行。

除了以上因为对于心理学的种种误解而造成社会大众不愿去看心理医生外，还有很多其他方面的原因，毕竟，人们就医观念的转变还需要一个过程。

总之，尽管现阶段还有许多问题存在，但心理学的普及工作在广大 IT 人员当中还是有了一个长足的进步，心理学研究的范围也逐渐扩大，从脑的功能到人的行为；从儿童的发展到人的老年过程，从主观幸福感到社会稳定等等，未来还将有更加引人瞩目且具原创性的成就。目前对心理学的概念混乱、认知不清、误解的局面只是一个历史阶段，因此，笔者用尽量专业的态度和精神，以浅显而简洁的语言来解释那些生涩的，玄奥的心理学名词和理论，以科学的专业态度，以乐观有趣的内容，帮助读者了解心理学能做什么，解决不了什么，有什么魅力，又有哪些局限。不止为心理科学的传播，亦为幸福快乐的生活。

第二节　横看成岭侧成峰——从心理学视角看人

人的心理现象是自然界最复杂、最奇妙的一种现象，恩格斯曾把它誉为"地球上最美的花朵"。人眼可以看到五彩缤纷的世界，人耳可以聆听优美动人的乐曲，人脑可以贮存异常丰富的知识，事过境迁而记忆犹存。人有堪称"万事之灵"的智慧，能运用自己的思维去探索自然和社会生活中的各种奥秘。人还有七情六欲，能通过活动去满足自己的各种需要，并在周围环境中留下自己意志的印迹。总之，人类关于自然和社会方面的各种知识，在认识世界、改造世界方面所取得的一切成就，都是与人的心理的存在和发展分不开的。

一、认知活动与心理因素

（一）感觉

盼望着，盼望着，东风来了，春天的脚步近了……

小草偷偷地从土里钻出来，嫩嫩的，绿绿的。园子里，田野里，瞧去，一大片一大片满是的。坐着，躺着，打两个滚，踢几脚球，赛几趟跑，捉几回迷藏。在春天的空气中，时而飘来一阵阵沁人心脾的花香，悦耳的鸟鸣声此起彼伏，当你散步于林间小道，或晨读于石凳上，此时此刻，你必定有一种心旷神怡之感。

所有这一切，都始于我们的感觉。踢球跑步产生运动觉和平衡觉，闻到花香是嗅觉，听到鸟鸣是听觉，读书产生语言动觉，看到大自然的美景是视觉……

人体的五种感觉器官之间不仅存在着相互促进和干扰的作用。同时还存在着一种"补偿作用"。当一种感觉器官的功能降低或丧失时，另一种感官的功能会异乎寻常地发达起来，以弥补前者所丧失的功能，使人能很好地适应环境生活。例如盲人，在视觉丧失的情况下，他的听觉功能会高度地发达起来，盲人的听觉不仅能分辨出各种声音，而且还能判断出声音的远近，周围有无障碍物等，起到了一部分视觉功能的作用。如国产电影《听风者》中的盲人特工，他什么都看不见，却什么都"听得见"。

心理学把人的感觉分为外部感觉和内部感觉两大类。外部感觉的感觉器官位于人体表面或接近表面的地方，主要接收来自体外的适宜刺激，反映体外事物的个别属性，主要有视觉、听觉、嗅觉、味觉、触觉等；内部感觉的感觉器官位于肌体内部，主要接收肌体内部的适宜刺激，反映自身的位置、活动和内脏器官的不同状况，包括运动觉（动觉）、平衡觉（静觉）和肌体觉。

此外，人的感觉能力还会随着时间、环境的变化而变化，例如，当你先吃了糖块再去吃梨，你就会感觉"梨"不怎么甜；但如果你先吃杏再去吃梨，你就会感觉"梨"很甜。这就是前后两种感觉的对比引起了感觉的加强或削弱的效果，心理学上称之为"对比现象"。

（二）知觉

趣味练习：看图片，告诉自己看到了什么？

通过观看图 1-3 和图 1-4 的双歧图片，明白看问题的角度不同，同样的一张图片所反映出的图像是不同的。心理学上把这种现象叫做知觉的选择性。

生活中，我们很难停留在只对一个事物的表面认识上（即它的一种颜色或形状，或是别的什么）。我们在利用自己的感觉器官感觉这个世界的同时，

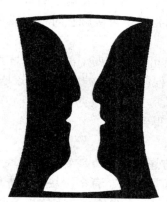 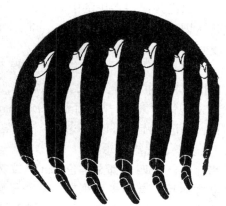

图 1-3 人头像还是花瓶？　　图 1-4 男人还是女人的腿？

一定也利用了我们的知识经验在思考：这是什么？怎么样？而且也会利用多种感觉器官共同感觉同一个事物，如视觉加上听觉器官进行综合的感知。这种综合的感知过程在心理学上称为知觉，即人脑对当前起作用的事物整体属性的反映。

知觉是在感觉的基础上形成的，离开感觉是不可能产生知觉的；同时离开知觉的感觉也是不存在的。知觉是人脑较为复杂的综合分析活动。如当一个香蕉的色、香、味、形等各个属性直接作用于人的各个相关感觉器官时，就在大脑皮层相关的几个中枢神经间建立起一组复杂的、暂时的神经联系，于是就形成了香蕉这一事物的整体印象，这就是对香蕉的知觉。

（三）记忆

记忆是我们再熟悉不过的心理现象了，我们每天都会看到、听到、接触

和经历许许多多的生活现象，这些现象不会马上消失，总会或多或少地留在我们的头脑中，比如，你能在熙熙攘攘的人群中一下子认出你的同事；经过多年之后，当你路过你第一次上班的单位门口时，你也许会对你第一天上班时的情形记忆犹新；你能背诵出你上小学时读过的诗词……所有这些都是记忆的表现。

记忆是经历过的事物在人脑中的反映。人们在生活、工作和学习中感知过的事物、思考过的问题、体验过的情感、实践过的动作，都可以在一定时间内不同程度地保留在头脑中，并在一定的条件下重新呈现出来。不难看出，记忆是一个先记而后忆的过程。我们要记住一件事情，先要接触这件事情。比如，背诵一篇诗词，先要学习这篇诗词，心理学上称之为"识记"；识记过的东西，若能在大脑中保存，就叫做"保持"。能够保持，说明识记是有效果的；识记并保持在头脑中的印象或词语，以后再接触的时候，能够把它们重新认识出来，这叫"再认"；以后当我们不再接触它时，也能在头脑中重现或回忆出来，这叫"再现"。

识记、保持、再认、再现是记忆过程不可分割的四个部分，有人形象地把人的记忆过程模拟为计算机的信息输入、保存、输出的过程并加以研究。

遗忘是记忆的大敌，加强记忆的效果就应该努力地克服遗忘。心理学研究证明：人的记忆能力可以通过培养和锻炼得到提高。

（四）表象、思维与想象

思考 1：一个四面都是黑色的 125 立方厘米的立方体切成 125 块 1 立方厘米的立方体后，有多少块小立方体是三面黑色的？有多少块小立方体是两面黑色的？有多少块小立方体是一面黑色的？有多少块小立方体是无色的？

读者朋友们请告诉我，聪明的您，是如何解答这个问题的？

如果我没猜错，您是不是在头脑中构建或动笔画下了图 1-5，然后开始解题。

这个思考过程在心理学上称之为表象。即当对象不在面前时，我们头脑中浮现出的形象称为表象。

思考 2：请用自己的语言，描绘"枯藤老树昏鸦，小桥流水人家，古道西风瘦马。夕阳西下，断肠人在天涯"这幅凄美的秋景图。

这首小令仅 5 句 28 字，语言极为凝炼却容量巨大，寥寥数笔就勾画出一幅悲绪四溢的"游子思归图"，淋漓

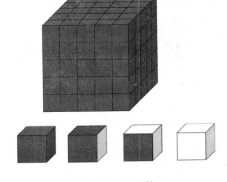

图 1-5　立方体

尽致地传达出漂泊羁旅的游子心。

这幅图画由两部分构成：第一部分由精心选取的几组能代表萧秋的景物组成一幅暮色苍茫的秋野图景；第二部分抒写内心深处无尽伤痛而独行寒秋的天涯游子剪影。

第一部分共18个字9个名词，把读者带入深秋时节：几根枯藤缠绕着几颗凋零了黄叶的秃树，在秋风萧萧中瑟瑟地颤抖，天空中点点寒鸦，声声哀鸣……写出了一片萧飒悲凉的秋景，造成一种凄清衰颓的氛围，烘托出作者内心的悲戚。我们可以想象，昏鸦尚能有老树可归，而游子却漂泊无着，有家难归，其间该是何等的悲苦与无奈啊！接下来，眼前呈现一座小桥，潺潺的流水，还有依稀袅起炊烟的农家小院。这种有人家安居其间的田园小景是那样幽静而甜蜜，安逸而闲致。这一切，不能不令浪迹天涯的游子想起自己家乡的小桥、流水和亲人。在这里，以乐景写哀情，令人倍感凄凉，烘托出沦落他乡的游子那内心彷徨无助的客子之悲。

第二部分里，我们可以看到，在萧瑟的秋风中，在寂寞的古道上，饱尝乡愁的游子却骑着一匹延滞归期的瘦马，在沉沉的暮色中向着远方踽踽而行。此时，夕阳正西沉，撒下凄冷的斜晖，本是鸟禽回巢、羊牛回圈、人儿归家的团圆时刻，而游子却仍是"断肠人在天涯"，此时此刻、此情此景，漂泊他乡的游子面对如此萧瑟凄凉的景象，怎能不悲从中来，怎能不撕心裂肺，怎能不柔肠寸断！一颗漂泊羁旅的游子心在秋风中鲜血淋淋……

上述的思考过程在心理学上称之为想象，即人脑对已存储的表象进行加工改造形成新形象的心理过程，上面那支极为简短的小曲，表达了难以尽述的内蕴，通过"藤、树、鸦、桥、水、家、道、风、马"形象地描绘出天涯游子凄楚、悲怆的内心世界，给人以震撼人心的艺术感受。让人读之而倍感其苦，咏之而更感其心。

思考3：九点连线游戏，要求：笔不离纸，用三条或四条线段把图1-6中所示九点连在一起。

答案有两种，如图1-7所示。

上述的思考过程在心理学上称之为思维，思维是人脑对客观现实间接的、概括的反映。它是在掌握感知材料的基础上，通过大脑进行"去粗取精，去伪存真，由此及彼，由表及里"的制作加工，也就是通过分析、综合、推理、判断等环节，认识事物共同的、本质的特征和内在的联系。

思维与想象是人有别于其他动物的"灵性"所在，是人类认识的高级阶段。人们经常看到刮风下雨、吹气、扇扇子、玻璃窗上结水珠等现象，久而久之就在

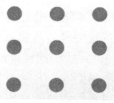

图1-6　九点图

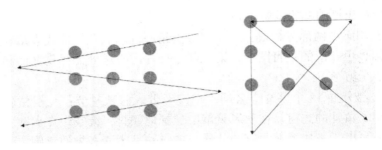

图 1-7 九点连珠

头脑中形成了关于这些现象的感知觉，进而促使人们去思考：这些现象虽然千差万别，但如果把它们连在一起就会发现，它们有着共同之处，即都是空气对流的表现或水蒸气遇冷液化的结果。这种发现说明人的认识已经深入到事物的内部并逐步把握了事物之间的联系，认识由感知阶段上升到思维阶段。科学史的进程表明，所有伟大的发现和发明无一不是思维的结晶。然而科学发现不单纯是思维与经验的总结，它必须把探索之光投向遥远的未来，正如波普尔所言："科学发现近似于试探着说谎，近似于创作神话和诗的想象。"

身处于信息化社会里的 IT 人员在日常的生活、工作、学习活动中就包含着大量的思维和想象过程。

二、心理与人类行为

（一）客观世界是人认识的基础

案例 请你不假思索地将图 1-8 和图 1-9 的内容读出来。

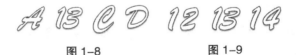

图 1-8   图 1-9

图 1-8 和图 1-9 中都有 *13*，这个 *13* 到底是数字"13"还是英文字母"B"呢？当然，在汉语拼音中，它还读"波"。

心理学研究表明：人对当前事物的认识不仅受事物本身特点的影响，还受该事物所处环境的影响，即环境影响人的行为。A、C、D 为我们构建了一个英文字母的环境，所以当我们面对 *13* 时很容易按照英文字母的规则将其读为"[bi：]"；同样，12、14 为我们构建了一个数字的环境，环境的暗示让我们很容易将 *13* 读为"十三"；当然也可能读成"波"，这要看你的英文经验和汉语拼音知识经验在你头脑中的优势兴奋程度，不过没有汉语拼音知识经验的人是绝对不可能读"波"的。晋·傅玄《太子少傅箴》中的"近朱者赤，近墨者黑；

声和则响清，形正则影直。"就是形容客观环境对人的影响。

（二）人的认识是其行为的前提

案例　有一位经营皮鞋店生意的老板，想把公司的业务拓展到非洲，因此请了两位年轻人小张和小李分别到非洲去做市场调查看看适不适合。他们俩到非洲后，看到人们都在赤脚走路。不久，小张哭丧着脸回来向老板报告："完了！这生意做不成的。"而小李却兴高采烈地向老板说："太好了，这是一个大市场哦！"

为什么两个人同去非洲，遇到相同的事情，可是他们的感觉却不一样呢？他们的感受来源于他们对"非洲之行"的评价和认识，一个感到"有希望"，另一个感到"没有希望"。

（三）行为习惯决定人的命运

案例　从前有三个兄弟，他们很想知道自己的命运，于是去求教智者。听了他们的来意后，智者问道："据说在遥远的天竺国的大国寺里，有一颗价值连城的夜明珠，假如让你们去取，你们会怎么做呢？"

大哥说："我生性淡泊，在我眼里，夜明珠不过是一颗普通的珠子，我不会前往。"

二弟拍着胸脯说："不管有多大的艰难险阻，我一定会把夜明珠取回来。"

三弟则愁眉苦脸地说："去天竺路途遥远，险象环生，恐怕还没取到夜明珠，就没命了。"

听完他们的回答，智者微笑着说："你们的命运已经很清楚了。大哥生性淡泊，不求名利，将来自然难以荣华富贵，但在淡泊之中也会得到许多人的帮助与照顾；二弟性格坚定果断，意志刚强，不惧困难，可能会前途无量，也许会成大器；三弟性格优柔懦弱，凡事犹豫不决，命中注定难成大事。"

心理学研究表明：人的行为反应，做什么样的行动，受其性格的影响。东方古语云："积行成习，积习成性，积性成命"；西方也有名言："播下一个行为，收获一种习惯；播下一种习惯，收获一种性格；播下一种性格，收获一种命运"。在一个人的一生当中，健康的心态与良好的心理素质是成功的关键。一个人情绪稳定、乐观、充满自信，善于与人相处、合作，往往能够更成功地应付生活的荣辱浮沉，也就更容易成功和发展。

由上面三个案例可看出：人的行为并非完全受我们主观意识所控制，影响人的行为的原因有很多。影响人类行为的因素包括：

（1）心理因素：心理活动过程：①认知过程：感觉、知觉、记忆、思维、想象等；②情感过程：喜、怒、忧、思、悲、恐、惊等；③意志过程：自觉确定目标、克服困难、调节自身行为。

（2）客观环境：①自然环境：如生态环境等；②社会环境：如风俗习惯、家庭、群体、经济制度和社会制度等。

（3）生理因素：如性别、年龄等。

第三节　心理学的应用领域

心理学在人类生活中所起的作用越来越大，其应用范围也越来越广。其中经济、健康、管理、工程、军事等领域的应用尤其受重视，如各类心理问题的诊断、辅导与治疗；突发事件的危机管理和干预；工程设计中的人机互动；经济危机下的决策行为；特殊人群的心理测量技术和心理支持等。目前，心理学已经在许多应用领域中形成了多种分支学科。心理学在学科划分上包括基础心理学和应用心理学两大方向。其中，基础心理学包括知觉、注意、记忆、思维、语言、情绪、人格和社会行为等领域；应用心理学目前主要涉及健康心理学、咨询心理学、临床心理学、管理心理学、经济心理学、行为与决策等方面。

（一）教育心理学

是研究教育过程中的心理活动规律，揭示教育过程和心理发展的关系，主要研究内容包括：受教育者知识和技能的掌握，心理的个别差异，道德品质的形成，教育者应有的心理品质等。

（二）医学心理学

是关于疾病和健康的心理学研究，探讨心理因素在维护健康和致病方面的作用，并研究在医疗中医护人员与病人的行为特点。医学心理学家在综合医院、专科医院，特别是在精神病医院中发挥作用，他们用心理测验诊断病人，找出导致心理障碍的原因。

医学心理学还研究精神药物的作用，探讨心理治疗的方法。病人的康复过程也是医学心理学的研究内容，目的是调动病人的心理因素，使他尽快恢复健康。医学心理学家也从事心理咨询和心理卫生工作，对促进人的身心健康提供指导与帮助。

（三）工业心理学

主要包括工程心理学和管理心理学。

工程心理学研究现代工业中人与机器的关系，又称人机系统，即在工程设计中使设备适应人体的活动特点，从而使工作效率达到最高。像工厂的温度、照明和工作条件，航空工业中飞机座舱的仪表显示，车船驾驶系统的合理性都是工程心理学研究的课题。其研究领域还包括工业劳动中职工心理活动的特点和规律。

管理心理学研究职工的选拔训练、评价、使用等人事组织问题和工作动机、鼓励手段、意见沟通、组织结构、领导行为等心理学问题。这些研究的目的是调动人的积极性，充分发挥人的潜在能力，形成和谐的工作气氛和提高工作效率。

（四）商业心理学

研究商业活动中人的心理活动及其规律，运用心理学知识和方法解决商品流通过程中有关的行为问题。它包括市场心理学、消费者心理学和广告心理学。

市场心理学研究市场供求关系中心理因素的作用，消费者心理学研究商品生产、商品流通，以及服务行业中消费者的心理规律，包括购买动机的分析、购买行为的特点等。广告心理学研究商标、包装、广告的设计，其心理效果的评价等。商业心理学的研究在以市场经济为主的国家里很受重视，成为商业竞争的重要手段。

（五）法律心理学

研究人们在司法活动中的心理活动及其规律。法律心理学根据不同的方面，又可分为犯罪心理学、侦察心理学、审判心理学等。

犯罪心理学研究犯罪的动机及对罪犯的教育改造等问题；侦察心理学研究在侦破案件过程中所应依循的心理规律；审判心理学的一项重要内容是分析犯人供词及证人证词的可靠程度；法律心理学的另一重要分支是司法鉴定心理学，这是运用临床精神病学专业知识，对被怀疑有精神障碍的被告或其他诉讼当事人进行心理鉴定，为确定其法律责任提供科学依据。

（六）军事心理学

研究人在军事活动条件下的心理学问题。这些问题包括军事人员的选拔和分类；掌握军事技术和武器的学习过程；军事活动所要求的个性心理特征；心理战术，宣传与反宣传等。军事心理学把军事组织看成是一个小的社会整体，研究其中的社会过程，如指挥员和士兵的关系，战争条件下群体内部情绪的相互影响，军队士气的作用等。

2012 年 11 月 14 日，巴以爆发了新一轮的冲突，尤为令人瞩目的是战争的宣传进入了一个新的领域——以色列军队和哈马斯开启了人类历史上第一场"微博战争"，社交网络由交友工具发展成为了没有硝烟的第二战场并彻底改变了加沙战争的舆论心理战模式。在战争中，心理因素是重点，正所谓"不战而屈人之兵"。网络时代，信息流通顺畅，因特网比以往任何传统的心理战渠道（传单、广播等）更能影响人们的思想和行为，也为心理攻势的实施提供了更加广阔的空间，从而开创了心理战的新领域——网络心理战。

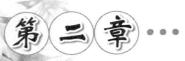

其实你不懂健康——我们不曾知道的健康常识

● 人人都知道健康的重要性，但聪明的你，是否了解健康的真正含义？你知道真正的健康包括哪七个方面的内容吗？你了解"健商"吗？

● 大家也许都做过网络上或报纸杂志上的心理小测验吧？怎么样，灵不灵？你想知道有关心理测评的科学知识吗？或许你做过户外拓展训练吧？回想一下当时的情景，是不是还会有所感触？你知道拓展训练的实际目的和理论依据吗？

● 怎样才算是心理健康？以什么作为心理健康的标准？你的心理健康几颗星？

● 你了解疾病吗？疾病仅仅是由生理和病毒因素引起的吗？让我们一起走进健康心理学，重新认识和理解疾病与健康的相关知识。相信，你一定会不虚此行！

第一节　人生发展的基石——健康

蓝天白云，鸟语花香，大自然赋予人们许多美丽的景色；甜蜜的爱情，真挚的友情，温馨的亲情，多彩的事业，快乐的工作……构筑了我们温馨、幸福的生活。然而，假如失去了健康，这一切都将黯然失色。

一、从一维到七维——颠覆你的健康观

健康的一半是心理健康，疾病的一半是心理疾病。

——洪昭光

但凡活着，我们无不衷心祈愿自己和亲人、友人健康，"祝您身体健康！"，成为人们常用的祝福语。人人都希望健康，并且把健康和幸福联结在一起，但对于什么是健康，不同时期的人们有着不同的理解。

（一）健康的一维概念
传统的健康概念认为健康指的是人的身体处于无疾病的状态，即生理上的健康。

随着社会的进步和发展，人类由于灾荒、瘟疫、贫困、生活条件恶劣等引起的各种疾病已大为减少，但现代社会的竞争和生活节奏的加快给人类带来了前所未有的心理压力，随之一些相关的身心疾病发病率剧增。为此，仅限于生物学上的传统健康概念已与现代社会不相适应。

（二）健康的三维概念

1948 年，在世界卫生组织（WHO）的宪章中首次提出三维健康的概念："健康是一种心理、躯体、社会安定的完美状态，而不仅仅是没有疾病和虚弱的状态"。这一定义促进了健康向三维方向发展，将健康扩展到生理、心理和社会适应三个方面，提高了人类对健康的认识。很多年来，人们一直用这个解释来评价人们的健康状态，但是，近半个多世纪以来，人们并未满足于这种三维度的健康模式和 WHO 的权威性，对此经典定义也颇多评说，有人批评"完满"的要求太高，若以此为标准，恐怕很少有"健康"的人，有人则挑剔说"状态"反映了静止，而健康是一个不断变化的动态过程。

1978 年，WHO 又在召开的国际初级卫生保健大会上通过的《阿拉木图宣言》中重申了健康的含义，指出"健康不仅仅是没有疾病和痛苦，而且包括在身体、心理和社会方面的完好状态"。

（三）健康的四维概念

1989 年，世界卫生组织又将健康定义为："生理、心理、社会适应和道德品质的良好状态"。提出了四维健康的概念，这是对健康较为全面、科学、完整、系统的定义。1990 年世界卫生组织将道德品质修改为道德完善。这说明，健康不仅涉及人的体能方面，也涉及人的精神方面。将道德修养作为精神健康的内涵，其内容包括：健康者不以损害他人的利益来满足自己的需要，具有辨别真伪、善恶、美丑、荣辱等是非观念，能按照社会行为的规范准则来约束自己及支配自己的思想和行为。

（四）健康的七维概念

健康的七维理念是由哈恩（1998）提出的。包括以下内容：

1. 健康的生理维度

人的生理功能和结构是人们从事活动的基础。就生理方面而言，其具体内容包括：体重、感觉能力、强壮程度、生理协调程度、耐久水平，对疾病的敏感性、恢复正常的速度等。

2. 健康的情绪维度

良好的情绪是保持健康的重要条件。情绪不仅影响人们的生理健康，同时也影响人们的心理健康。具体而言，情绪维度的基本内容有：情绪的强度、速度、平衡程度及人对情绪的调节程度。

3. 健康的社会维度

健康的社会维度是指人们的人际能力和人际敏感性。它一方面是指自己洞察他人人际信息的能力，如他人的表情、细微的行为变化等。另一方面，是自己在人际环境中表现出恰当的人际行为的能力。社会维度的主要内容有：人际敏感、人际表现、合作、助人、同情、理解等。

4. 健康的智力维度

正常的智力是健康的标准，也是保持健康的条件。健康智力的内容主要包括：获取和操作信息的能力、辨别事件价值的能力、做出决定的能力，特别是关于健康方面的问题、信念或观念、解决问题的能力等。

5. 健康的精神维度

哈恩认为精神维度是指人们的宗教信仰和实践、对待生命的态度以及与生命体之间的关系、关于人的行为的本质等。

6. 健康的职业维度

职业是人的需要，职业不仅给人带来财富，也给人带来价值观和社会地位，带来人格尊严。严格地说，没有职业的人不能算是健康的。健康的职业维度包括下面一些内容：职业的稳定性、职业的压力、职业的紧张程度、职业的收入、职业中的人际关系、职业环境等。

7. 健康的环境维度

健康环境维度涉及两个方面：一是世界本身的质量问题，如空气、水、气温。日本大地震后的核泄漏事件给人们正常生活诸多不便就是很好的例证。二是人们对待世界的态度和行为方式。

二、重新认识健康与疾病——健康心理学

人是身与心的统一体，即生理是"硬件"，心理是"软件"，好比"人"字的撇和捺，两者缺一不可。对于人类的健康来说，身体健康和心理健康是相辅相成、缺一不可的。身体健康有利于保持心理健康，心理健康又可以促进身体健康；反之，身体的不健康会影响到心理健康的维持，心理的不健康也会导致身体疾病的产生。你也许曾经有过这样的体会，当你生病的时候，你可能会特别容易感到烦躁、不安或心情忧郁；病愈之后，心情也会随之好转。而大量的心理学及医学研究也证明，心理健康与生理健康是密切联系的。

随着多维健康概念的提出，人们对医学模式有了更高的要求，逐渐从生物–医学模式向生物–心理–社会医学模式转变，产生了健康心理学这一学科。

小资料　——**两个身心健康关系的动物实验**

实验1：内心矛盾的猫

将猫放在特制的笼子里，笼内有一压杆，压一下可获得食物。同时也挨一次电击，每次猫都提心吊胆地去压杆，同时也都免不了挨电击。

结果　饥饿的猫想吃东西，又不敢去碰压杆，内心矛盾重重，一段时间后猫的血压升高，得了"高血压病"。

实验2：提心吊胆的猴

笼子里关两只猴，一只四肢被捆住，一只可自由活动。每隔20分钟给笼子通一次电，使两只猴子都挨一次电击。笼中有一压杆，只要在将近20分钟时去压它一下，就可免遭一次电击。那只自由活动的猴子为少受一次痛苦，老是惦记着去做这件事，而另一只猴子反正动不了，也就不操这份心。

结果　那只提心吊胆、疲于奔命的猴子患了"胃溃疡"，另一只却安然无恙。

下面让我们从健康心理学的角度重新认识和理解疾病与健康的相关知识。

（一）疾病的祸首是谁

根据医学界的生物模型，疾病要么来自体外，由于病毒入侵身体引起体内的生理变化所致；要么来自于体内某些偶然的身体变化。这些疾病可能是由几种因素共同作用引起的，如化学失衡、细菌、病毒和遗传倾向。

健康心理学认为，疾病是由生物的、心理的和社会的因素共同作用引起的。生物学因素包括基因、病毒、细菌和结构缺陷等。认知（如对健康的期望）、情绪（如对治疗的恐惧）和行为（如吸烟、饮食、运动或酗酒）等都会引起疾病。

（二）谁该对疾病负责

传统生物医学认为疾病起因于自身无法控制的生物因素，个体的主观、心理因素不能约束生物细菌的变化与发展。

健康心理学认为，疾病是由多种因素综合作用的结果，个体并不是疾病的消极受害者。例如，对行为在疾病原因中所起作用的再认知意味着个体要对其健康和疾病负有一定责任（例如，艾滋病的获得与人们自身的性行为混乱有关系）。

（三）如何治疗疾病

根据生物医学模式，治疗疾病的方法主要是接种疫苗、外科手术、化学疗法和放射疗法，所有这些治疗方法的目的都是改变躯体的状况。

健康心理学认为，治疗疾病不仅需要治疗躯体，而且需要治疗整个人。采取治疗的方法有行为矫正、鼓励改变信念和对应策略，并遵循医嘱。

（四）谁应该对治疗负责

传统生物医学认为医疗职业人员应担负起治疗的责任。

健康心理学认为，由于需要治疗的是整个人，而不仅仅是躯体疾病，因而病人本身对其治疗应负有主要责任，这些责任包括主动求医、服药、改变信念和行为。

（五）健康与疾病

传统生物医学认为，健康与疾病存在质的不同：你要么是健康的，要么是生病的，两者之间不存在过渡状态。

在健康心理学看来，健康与疾病不存在清晰的界限，两者是一个连续体，沿着从健康至疾病或从疾病至健康这个连续体逐渐变化。

（六）心理学与健康

传统生物医学认为，疾病可能对人的行为、情绪感受等心理活动有影响，但它并非是由人的行为、情绪感受等心理因素所引起的。例如，癌症可能使人感到不幸，但它的引发是与情绪无关的。

健康心理学认为，心理因素不仅是疾病的可能结果，也是引发疾病的原因。例如，当一个人具有急躁、没耐性、争强好胜、易激动、行动快、做事效率高、整天忙忙碌碌、经常感到时间不够用等 A 型行为及心理特征时，他就比较容易患冠心病；当一个人长时间处于焦虑、紧张、恐惧、愤怒、敌意和抑郁等情绪状态中时，他就很容易导致血压升高，患上原发性高血压；当一个人经常产生焦虑、愤怒、忧愁、悲伤等不良情绪，并过度地压抑这些不良情绪、使其不能得到合理宣泄时，他就容易患癌症。

研究和实践表明，体力活动累、工作累，不容易累垮一个人；但情绪不好、精神不振，可以击垮一个人。因为这时人的免疫力降低了，使人易于生病，甚至引起突然死亡。因此，经常保持心情愉快、乐观进取的精神，对身体健康是非常重要和有帮助的。

三、心理健康是人的第二生命——走进心理健康

健康的心理是一个人成长的动力和保障，而不健康的心理却是一个人成长的障碍和腐蚀剂，所以有人把生理称为人的第一生命，把心理称为人的"第二生命"。

（一）心理健康的含义

心理健康又称心理卫生，包括两方面的含义：①指心理健康状态，个体处于这种状态时，不仅自我情况良好，而且与社会契合和谐；②指维持心理健康、减少行为问题和精神疾病的原则和措施。

（二）心理健康的标准

以什么作为心理健康的标准？怎样才算是心理健康？你的心理健康几颗星？

★ 智力正常

一般地讲，智商在 130 以上，为超常；智商在 129~110 以上，为优良；智商在 90 以上，为正常；智商在 70~89，为亚正常；智商在 70 以下，为智力落后。

★ 情绪适中

快乐表示心理健康如同体温表示身体健康一样的准确。一个人的情绪适中，就会使整个身心处于积极向上的状态，对一切充满信心和希望。

★ 意志健全

行动的自觉性、果断性和顽强性是意志健全的重要标志。行动的自觉性是指对自己行动的目的有正确的认识，能主动支配自己的行动，以达到预期的目标；果断性是指善于明辨是非，适当而又当机立断地采取决定，顽强性是指在执行决定的过程中克服困难、排除干扰、具有坚持不懈的奋斗精神。

★ 人格统一完整

人格的各种特征不是孤立存在的，而是有机结合的具有一定联系和关系的整体。人格对人的行为进行调节和控制，如果各种成分之间关系协调，人的行为就是正常的；如果失调，就会造成人格分裂，产生不正常的行为。双重人格或多重人格是人格分裂的表现。

★ 自我意识正确

心理健康的人了解自己的优点和缺点，对自己的能力、性格、爱好和情绪能做出恰当、客观的评价，由此来安排自己的生活与工作，不自傲也不自卑；而且，由于了解自我，对自我的期待和所制定的生活、工作目标会切合实际，不会对自己提出过高的期望。

★ 人际关系和谐

人际关系和谐具体表现为：在人际交往中，心理相容，相互接纳、尊重，而不是心理相克、相互排斥、贬低；对人情感真诚、善良，而不是冷漠无情，施虐、害人；以集体利益为重，关心、奉献，而不是私字当头，损人利己等。

★ 社会适应良好

心理健康的人，应与社会保持良好的接触，认识社会，了解社会，使自己的思想、信念、目标和行动跟上时代发展的步伐，与社会的进步与发展协调一致。而不是逃避现实、悲观失望，或妄自尊大、一意孤行、逆历史潮流而动。

★ 心理特点符合年龄特征

人的一生包括不同年龄阶段，每一年龄阶段的心理发展都表现出相应的特征，称为"心理年龄特征"。如果一个人的认识、情感和言行举止等心理行为表现基本符合他的年龄特征，就是心理健康的表现。

除了以上八条外，理解心理健康还需要内外兼顾，所谓内外兼顾是指：对外，人际关系良好，行为符合规范；对内，基本需要获得满足，心理功能正常。与此相反的两种人是：一是只顾自己需要的满足，不顾社会规范，为了达到自己的目的，什么都可以干。这种人一般具有反社会的人格，如许多犯罪分子就是如此。二是有的人千方百计地让自己的行为去符合"社会要求"，即使这种要求是以牺牲自己的主观快乐为代价。比如，过去有很多劳模很努力地工作，从来没有在周末休息过。不是他不想休息，而是按照外界的观念，一休息就不像劳模了。久而久之，他的工作效率降低了，心理状态也自然不会好。（在这里需要特别提醒读者的是：判断一个人的心理是否健康需要专业的心理工作者的测查与诊断，不能随意给自己和他人胡乱下结论。）

心理健康说到底是一种人生态度。幸福的生活、生命的质量更多地还是在于自己内心的体验。有的人腰缠万贯，身体健康却总是找不到幸福，感到痛苦寂寞；而有的人安贫乐土，以积极的眼光看待世界，追求高尚的生活目标，感到无比快乐。这就是心理健康与否的截然不同的两种人生态度。所以，从提高生命质量的角度来看，每个人都应该善于了解自己、把握自己，采取各种有效的方法与措施来预防和治疗心理疾病，从而不断增进心理健康。

心理健康不是一个静态不变的结果，随着人的成长、经验的积累以及环境的改变，心理健康状态也会有所变化。可以说，心理健康是一个不断发展变化着的动态过程。在这个过程中每个人都会遇到各种困扰，但是有心理困扰并不等于心理不健康，最重要的是能有效地解决困扰，这才是心理健康的表现。朝向心理健康的过程也是一个协调发展的过程。我们所要做的也就是以积极的心态，享受生命的过程。

（三）心理健康问题的等级

心理健康问题的等级从健康状态到心理疾病状态一般可分为 4 个等级：健康状态——不良状态——心理障碍——心理疾病。

1. 心理健康状态

可从本人评价、他人评价和社会功能三方面进行分析：

（1）本人不觉得痛苦——即在一个时间段内（如一周、一月、一季或一年）快乐的感觉大于痛苦的感觉。

（2）他人不感觉到异常——即心理活动与周围环境相协调，不出现与周围环境格格不入的现象。

（3）社会功能良好——即能胜任家庭和社会角色，能在一般社会环境下充分发挥自身能力，利用现有条件（或创造条件）实现自我价值。

2．不良状态

它是由于个人心理素质（如过于好胜、孤僻、敏感等）、生活事件（如工作压力大、晋升失败、被领导批评、婚恋挫折等）、身体状况不良（如长时间加班劳累、身体疾病）等因素所引起。它的特点是：

（1）时间短暂——此状态持续时间较短，一般在一周以内能得到缓解。

（2）损害轻微——此状态对其社会功能影响比较小。处于此类状态的人一般都能完成日常工作、学习和生活，只是感觉到的愉快感小于痛苦感，"很累"、"没劲"、"应付"是他们常说的词汇。

（3）能自己调整——此状态者大部分能通过自我调整如休息、聊天、运动、钓鱼、旅游、娱乐等放松方式使自己的心理状态得到改善。

其中可能会有小部分人长期处于不良状态而无法缓解，形成一种相对固定的状态。这小部分人应该去寻求心理咨询师的帮助，以尽快得到调整。

3．心理障碍

心理障碍是因为个人及外界因素造成心理状态的某一方面（或几方面）发展得超前、停滞、延迟、退缩或偏离（其详细内容将在本书的第十一章讨论）。它的特点是：

（1）不协调性——其心理活动的外在表现与其生理年龄不相称或反应方式与常人不同。如：成人表现出幼稚状态（停滞、延迟、退缩）；儿童出现成人行为（不均衡的超前发展）；对外界刺激的反应方式异常（偏离）等等。

（2）针对性——处于此类状态的人往往对障碍对象（如敏感的事、物及环境等）有强烈的心理反应（包括思维、信念及动作行为），而对非障碍对象可能表现得很正常。

（3）损害较大——此状态对其社会功能影响较大。它可能使当事人不能按常人的标准完成其某项（或某几项）社会功能。如：社交焦虑者（又名社交恐惧）不能完成社交活动，锐器恐怖者不敢使用刀、剪，性心理障碍者难以与异性正常交往。

（4）需求助于心理咨询师——此状态者大部分不能通过自我调整和非专业人员的帮助来解决自身的问题，心理咨询师的指导是必需的。

4．心理疾病

心理疾病是由于个人及外界因素引起个体强烈的心理反应（包括思维、情感、动作行为、意志等）并伴有明显的躯体不适感，是大脑功能失调的外在表现。其特点是：

（1）强烈的心理反应——出现思维判断上的失误，思维敏捷性的下降，记忆力下降，头脑粘滞感、空白感，强烈自卑感及痛苦感，缺乏精力、情绪低落或忧郁，紧张焦虑，行为失常（如重复动作，动作减少，退缩行为等），意志减退等等。

（2）明显的躯体不适感——中枢控制系统功能失调可导致所控制的人体各个系统产生功能失调：如影响消化系统则可出现食欲减退、腹部胀满、便秘或腹泻（或便秘—腹泻交替）等症状；影响心血管系统则可出现心慌、胸闷、头晕等症状；影响到内分泌系统可出现女性月经周期改变、男性性功能障碍……等等。

（3）损害大——此状态的患者不能或勉强完成其社会功能，缺乏轻松、愉快的体验，痛苦感极为强烈，"哪里都不舒服"、"活着不如死了好"，是他们真实的内心体验。

（4）需心理医生的治疗——此状态的患者一般不能通过自身调整和非心理科专业医生的治疗而康复。心理医生对此类患者的治疗一般采用心理治疗和药物治疗相结合的综合治疗手段。在治疗早期通过情绪调节和药物快速调整情绪，中后期结合心理治疗解除心理障碍，并通过心理训练达到社会功能的恢复并提高其心理健康水平。

四、不为人知的健康密码——健商

健康是人生的首要财富。正如古希腊哲学家赫拉克利特所说："如果没有健康，智慧就难以表现，文化就无从施展，力量就不能战斗，财富变成废物，知识也无法利用。"有了健康就有了希望，有了希望就有了一切。健康是人类关注的永恒主题。

乔布斯是世界IT领域科技、人文和商业三位一体的传奇人物。从iPod到iPhone，从Mac到iPad；当今世界没有一个IT公司，能像乔布斯的苹果系列产品一样给我们如此惊艳、如此艺术、如此酣畅、如此期待的美好享受。然而在2011年10月5日，乔布斯传奇被癌症所阻隔了，终年56岁。这已经不是第一个IT企业家英年早逝了。搜索一下不难发现，这种不幸好像经常降临在IT企业家身上，网易代理首席执行官孙德棣辞世时年仅38岁、爱立信中国公司总裁杨迈因心脏病离开人世时才54岁，中国著名的反病毒专家王江民心脏病猝逝时仅59岁……他们的离去，令中国的IT业屡失传奇，斯人已去，留下的是无尽的悲伤、惋惜和沉重的警示：关注IT人员的健康问题刻不容缓。

让我们一起来看看由某健康体检中心与《时尚健康》杂志社于2004年共同开展的对软件园区IT人员"健商"的调查结果：据统计，参与调查的员工人数为2642人，企业为82家，这个数字与预计参与的企业数量差距很大——仅仅有 7% 的企业参与（该软件园区共有 12000 余家企业），这也从一个侧面反映了软件园区 IT 人健康意识的淡漠。

1. 健康意识尚待提高

调查发现 IT 人员普遍存在着健康意识不强的现象，在疾病的防治方面存在着"一个不足"和"三低"的问题。"一个不足"是对存在的疾病危害和严重性认识不足，随之也就出现了"三低"，即知晓率低：不知道自己存在什么病；治疗率低：得病了不重视、不采取积极、正规的治疗；有效率低：即便是去治疗了，但并不彻底，没有再继续就诊检查是否痊愈。正因为如此，才使得 IT 人员的健康问题日趋严重。IT 人员体检与"健商"调查见表 2-1。

表 2-1　IT 人员体检与"健商"调查

	员工"健商"调查	硅谷综合征	相关症状	体检结果
饮食	14.1% 早中晚餐都不规律；都很有规律的比例为 0	只有早餐规律	时常胃痛，食欲缺乏，睡眠质量差，口腔溃疡	脂肪肝、胃肠疾病、微量元素缺乏
睡眠	48.9% 的人睡眠时间不超过 6 小时	58% 承认睡眠没有规律；50% 肯定自己睡眠中有打鼾的症状；33% 的比例认为自己的睡眠质量很差	注意力不集中、健忘、易疲劳	体质下降
运动	64.2% 的人坐公交车上下班；11.1% 自驾车	83% 的被调查者没有运动习惯，只是不定期偶尔运动	经常处于疲劳状态；上楼或运动时感到心慌、气短、胸闷、憋气	体质下降、心肺功能减弱、免疫力下降、骨质疏松
心理健康	关于心理健康状况：42.1% 选择"不清楚"；22.3% 选择"有些问题"	46% 的被查者存在心理健康轻度异常，其中个人承认有强迫症状、焦虑、偏执占 58%	精神压力大，莫名其妙心烦意乱，遇小事易生气，容易紧张、恐惧、多疑，遇事往坏处想，强迫自己达到目标	心理轻度异常

注：硅谷综合征的案例请读者详见本书第三章的内容

[资料来源：《时尚健康》（男士版）2004 年 6 月号]

2. 工作压力大

调查中 80% 以上的人认为工作、学习压力很大，"终生学习，学习终生"成为软件园区 IT 人员的普遍诉求。97% 的 IT 人士有"继续深造"的计划，其中 51.05% 的人会选择"在岗学习"——这反映出 IT 领域信息更新的速度极快，不及时补充、更新自己的知识和技能就意味着被淘汰。

3．对自己的心理健康不了解

调查显示 42.1% 的人不清楚自己的心理健康状况，心理学家分析这种现象与心理健康并未引起 IT 人员的足够重视有关。

4．不舒服时宁可自己买药

几乎一半的人在身体不舒服时选择自己买药，去医院就诊的人仅占5.2%。这不仅仅说明软件园区 IT 人员的就医观念弱，也说明软件园区不具备方便的就医条件，如果软件园区就有自己的健康保健医生，那么员工生病时就可以随时联络咨询医生，提供最佳的就医指导。

对软件园区企业人力资源经理的调查显示：有 45.3% 的人力资源经理认为"组织旅游"作为对员工的福利更有吸引力，只有 10.7% 的人力资源经理选择"发体检卡"，这说明企业考虑的是"怎样做更吸引员工而不是更有利于员工"。培养员工注重自身健康的意识，企业所起到的观念上的引导作用至关重要。影响体检的因素 70.5% 是预算，如果企业将员工的福利资金转移到健康上来，那么健康文化就在潜移默化的引导中形成了。

IT 人员并非不关心自己的健康，调查显示，78.9% 的人都是因为工作忙、要挣钱而没有时间和精力去关注健康。透支青春和体力去拼命工作的代价其实是很惨重的，当你拥有金钱和事业的同时伴随着健康的残缺，我们不得不说这是一个悲剧。殊不知，健康是 1，财富、地位、权力等等都是 0，没有了 1，再多的 0 连起来还是 0。从这个意义讲，其实健康才是 IT 人员最大的财富。

健商（HQ），是健康商数（Health Quotient）的缩写，代表一个人的健康智慧及其对健康的态度。健商不是先天就有的，从宏观上来说是指一个人已具备和应具备的健康意识、健康知识和健康能力，这三个方面缺一不可。

健商包括五大要素：①自我保健——不把自己的健康都交给医生，通过健康的生活方式、乐观的生活态度保持健康；②健康知识——一个人对健康知识掌握得越多，就对自己的健康状况了解得越全面；③生活方式——作息、饮食、价值观等生活习惯和方式，对健康的作用举足轻重；④精神健康——克服焦虑、愤怒和压抑对健康至关重要，精神上感到满足的人，才能健康长寿；⑤生活技能——通过重新评估环境，包括工作和人际关系来改善生活，掌握健康的秘诀和方法。

第二节　是好是差心有数——心理健康的评估

评价一个人健康与否，不能只看他是不是强壮，化验单上的指标是不是正常，还要看他的心理和社会功能是不是处于优良、和谐的状态。如果把人间比作原野，每个人都是在这片原野上生长着的茂盛植物，这棵植物会开出美丽的三色花：一瓣是黄色的，代表我们的身体；一瓣是红色的，代表着我们的心理；还有一瓣是蓝色的，代表我们的社会功能。

这朵三色花，在自己的心里是否娇艳呢？我想是的，但需要自己的精心呵护，需要用善良去培育，用真诚去修剪，用激情去浇灌。还想起了医圣华佗的一句话："善医者，先医其心而后医其身"，诚然如是。

一、心理量化的范式——心理测评概述

案例 IT代工厂应聘第一关——70道心理测试题

2010年8月，国内某著名IT代工厂在人才招聘市场揽下多个展位，面向社会广纳贤才。招聘现场火爆异常，人满为患，前来应聘的人让队伍排到了一公里以外。这次招聘的"试题"也颇有意思，并没有考英语和数学，而是让每个求职者答了70道心理测试题，题目包括"常常思考将来的事情并感到不安"、"一整天孤独一人时常常心烦意乱"等。

对于这些心理测试题，大家的反应不尽相同，众说纷纭。某企业HR说："方法可以，题目不行。在短期内要了解一个人的心理素质，用心理测试的方法是可行的，基本上大的公司也都会采用这种方法，关键是这个问卷的信度和效度不好，心理测试结果的准确与否在于答题人的客观程度。如果去应聘的人知道企业的目的是测试人的心理承受能力，那他完全可以为了得到这份工作去主观改变自己的真实意图，说自己很坚强之类的话。"某位应聘者说："我觉得这个测试题对我个人的心理没啥影响，这种东西只是一个形式，是我去工作的一个程序，其他的就没有想太多了。"39健康网认为，这套测试题存在着三个显而易见的，且缺乏专业理论基础的问题：第一，题目的测试意图太过明显，导致被测试者可以主观改变测试结果；第二，信度和效度不高，这意味着这套题目能否达到目的还有待商榷；第三，常模（即标准）的模糊性，即结果没有可比性。

人的心理堪称是世界上最复杂的事物，看不见也摸不着，要认识它的确不是一件轻而易举的事。

（一）心理测评的概念

由于心理现象的复杂性与易变性，不像物理实体，并不是所有心理现象都可用数量准确地表示出来，也就是说不能像桌椅那样，用把尺子就可以测量。心理测评是心理工作者针对一个人进行测评时所表现出的行为反应进行推论，从而间接地了解人的心理属性（能力、行为、个性特质）的过程。

（二）心理测评的作用

心理测评是以后总决策的辅助工具和理论研究的辅助手段，其主要作用有：

1．人才选拔

如飞行员、航天员等这类特殊职业，对掌握复杂的操作技能和应付意外情况的心理素质要求非常高，凭借个人经验的选拔方法已经不能满足实际的需要，心理测评可以辅助做出更为准确的决策。如世界各国的航天员均须通过心理测评进行选拔。

2．职业指导

随着社会化大生产的发展，人类的分工越来越精细，这就要求在人和工作之间达到人与岗位之间的最佳匹配，可以通过心理测评来帮助参试者选择职业和为用人单位提供选人用人的参考，各种学业、能力、兴趣、性格测评可服务于升学、就业咨询和个人成长指导。

3．教育工作

通过学科测评和智力测评来了解学生的知识水平和心理能力，测定学生的潜能，以利于在教学中因人施教、因材施教。其次，通过心理测评可了解学习困难学生的心理问题或心理缺陷，以利于教育工作者在教育过程中开展针对性的指导。

4．心理咨询

心理健康已经成为衡量人们健康的重要组成部分。心理测试可以对各种心理疾病或心理问题进行判断，进行相关的咨询和诊治，缓解焦虑、抑郁等各种心理问题，调解夫妻、父母、子女、同事等各种人际矛盾。

5．其他

心理测评在理论研究和实际应用中具有建立和检验假设的功能，我们可以用心理测评来收集资料和发现问题。心理学中的许多理论和研究材料都来源于心理测评，比如说能力的个体差异，人格理论等，其假设的基础很多都与心理测评的结果有关。在临床心理咨询中，测评是经常使用的一种方法，它能帮助咨询者和心理治疗者建立有关患者的假设，并同时用测评来检验这一假设。

二、心理测评的使用原则

（一）慎重选择测评和量表

著名的美国心理学家桑代克提出"凡是存在的东西都有数量，凡是有数量的东西都可以测量"，测量就是比较，有比较才有鉴别。如同某物的长度用尺来比较，某物的重量用秤来比较一样，人的心理用"量表"来比较。心理量表是用数字对人的行为加以确定的一种测评工具。由于每一项心理测评都有其特殊的用途和使用范围，所以测评者首先应当对各种测评的功用及特长、优缺点有一个了解，根据不同的目的的选用合适的量表（而且还要注意，不能只是根据测评名称而盲目地选择测评量表，必须了解该测评真正的适用范围和功效，否则就会造成测评使用不当。）。

（二）样本必须具有代表性

对个体测评的评定结果的解释是以其所属特定群体为标准的，在编制测评和制定标准时无法对这个群体中的所有成员进行测量，便只能取样，即以样本代表全体。样本必须有代表性，否则会影响到测评的可信度和有效性，导致结果解释不准。

（三）常模必须标准化

心理测评是一种测量人心理状态的技术手段，例如测评者在人才测评系统中完成心理测评以后，将会得到一个自己的位置，可能被告知你的判断推理能力要比 75% 的人都要高，你会不会觉得不可思议呢？这就好比你之所以能够从血压计显示的数值中了解自己的血压是高了还是低了，那是因为你知道正常的血压范围是多少，这是一个比较的结果。

心理测评的分数必须与某种标准比较，才能显示出它所代表的意义。常模即某一标准化样本的平均数和标准差。它是心理测评用于比较和解释测评结果时的参照分数标准。常模的作用是让测评者明白测评分数的意义。

（四）所选测评必须符合心理测量学的要求

选择某项测评不能仅根据测评的目的，还应考虑该测评是否经过了标准化，它的信度、效度如何，常模样本是否符合你的测试对象，常模资料是否太久已失效等等。

在选择测评这一环节上，出现的另一个问题是，许多人常使用没有重新标准化的经典测评。标准化测评必须经常修订，使测评内容、常模样本、分数解释更符合变化了的时代。目前，就连许多专业人员使用的测评也大多是许多年前的老版本。更有甚者，有人还将国外的测评直接翻译过来使用，而不考虑是否符合我国国情，这种做法是不值得提倡的。

（五）与受评者建立起良好的合作关系

心理量表分为自评量表和他评量表两种，自评量表项目多，内容全，要求受评者具有一定的阅读理解能力，他评量表的实施不限定受评者的知识水平，但需要专业人士的指导才能实施。因此，在进行测评时，评定者与受评者之间一定要保持友好和信任的关系。因为如果受评者不合作，会导致结果不准甚至无法进行评定。

在与受评者建立友好、信任关系的过程中，评定者应起到主导作用。要根据受评者的年龄、性格、经历以及所患疾病的性质调整自己的交往方式。评定者应找机会直接观察被评者在所评定方面的行为，调动其参与意识，增进其评定动机，以提高评定结果的可靠性。

在受评者健康状况不允许时，或者评定者和受评者之间未建立起友好信任关系时，暂时也不宜进行评定。

（六）正确解释测评结果

与普通的物体测量不同，心理测评的结果需要通过解释才能获得确切的意义。①使用当事人所理解的语言；②保证当事人明白该测评测量或预测的内容；③使当事人知道测评结果是与什么团体比较的结果；④要让当事人明白分数只是一个"最好"的估计；⑤使当事人知道如何运用他的分数；⑥应考虑分数将给当事人带来什么影响；⑦让当事人积极参与测评分数的解释。

（七）注意测评的保密

一是要对测评结果保密。由有资格的专业人员妥善保管测评所得结果，未经许可，不得向他人或机构提供这些资料。二是要对测评工具的内容保密。因为泄露测评工具内容，可能会给测评带来影响甚至导致测评失效。

三、滥用心理测评的危害

心理测评如果被滥用，不仅无益于人的心理健康，甚至还会使心理健康的人变得心理不健康。试想，如果一个人被错误地评定为患有某种心理疾病，那对他在心理上的影响将会有多大！

通常，心理测评的滥用表现在两个方面：一是用途上的滥用。《羊城晚报》曾报道过一则这样的消息：广州某学校为提高升学率，竟利用心理健康测评来筛选学生，使某些学生失去参加升学考试的机会。无独有偶，据《工人日报》2012 年 9 月 6 日报道，郑州部分农民工子女入学要"测智商"，这种做法是否合理暂不加评论，但有一点毫无疑问的，就是这种做法是违背心理测评的初衷的，心理测评是用来帮助人们更好地发展自己，而不是使某些人失去发展的机会。心理测评被滥用表现的另一个方面是不符合心理测量学的要求。这种情况更是随处可见。如一些报纸、杂志上刊登的"心理小测验"五花八门，网络上的各种心理测试更是令人眼花缭乱，像测测你的爱情、从戴戒指看你的需求、拍照位置泄露你的个性秘密、看看你的另一半是什么性格？……这些"心理测评"既没有经过心理测量学的技术分析，也缺乏规范的说明。（这里笔者特别提示广大 IT 人员：一些非专业期刊上和网络上的"心理测试"，大部分都是用于娱乐，不可盲信。滥用则贻害无穷！）

如果心理测评倘由个人自行施测，而不懂得分数如何解释，亦会产生不良后果。例如，有人通过一些书籍上的测评自行对照，判断自己是神经症，因而终日惶恐不安。因此，不具备心理测评知识的个人最好不要自己盲目选择测评及自行施测、解释，而应由专业心理测评机构中的专业人员来操作。

第三节　雾里看花——走出心理健康认识的误区

一、心理咨询常见的认识误区

有病看医生，花钱吃药打针。多年来人们心中的"求医问药"模式可谓根深蒂固。几经周折后的心理咨询业虽说正在被人们所接受，但受传统的影响，其中不乏误区的存在。走近它的人发现与自己的要求有差别，开办它的人认为很简单。"我有心理障碍，你直接给我一个解决方法就行了"或者"不就是聊天吗？要那么些讲究干什么？"。嗯，看来有些问题还需要澄清。

（一）有关心理咨询的几个认知误区

1. 心理咨询≠讨教、传授处理问题的良策

多数的心理问题不能以简单的说教来解决。对于求助者来说，他们认为心理咨询就是心理咨询师帮助自己提供解决问题的方法，要求尽快得到处理问题的良方良策，但大多数的问题又都是些社会心理问题，而不同的个性及思维行为模式会有不同的思维趋向，因此不同的人要采用不同的方法。

正规的心理咨询是咨询工作者与来访者在商榷、讨论当中使来访者发现其个性中的不足，并通过咨询来解决和完善这一不足，然后由来访者思考后拿出办法，否则便违背了心理咨询的原则。假如一个人向不同的几位心理咨询师咨询，都给他传授了几种良策，到最后他肯定会不知所措，再假如他走捷径按照讨得的方法去做了，丧失了自己的个性不说，下一步心理咨询师该给他纠正的就是"咨询依赖"了。

2. 心理咨询≠同情＋阅历

有不少来访者、尤其是电话来访者，要求心理咨询师最好遇到过、处理过他们所存在的问题，似乎只有心理咨询师回答是，他们才放心，并认为只有这样的心理咨询师才会同情他、理解他。对心理咨询工作者要求阅历深、经验多这是人之常情（也不排除来访者自己尚未意识到的多疑这一性格特点），不管有无类似的经历，心理咨询师都会以极大的同理心相待，就像一位助产士的轻柔动作未必是从体验生孩子当中学来的一样。还有一种现象，来访者咨询的目的好像就是为了寻求同情，如恋爱中的一方如果自认为条件较优越，而对方又不够热情主动，这时如果按照咨询原理去解决其问题时他会显得不安，也许他（她）会说，"我的条件多优越呀，你应该同情我批评他（她）才对呀！"，试想对来访者赞扬、同情一番，除了当时心情上舒畅一阵之外，他（她）依然领悟不到自身认知方面的缺陷，过后还是又会回到原来的状态。

3. 心理咨询≠爱心＋道德＋能言善辩

在一些媒体的心理栏目中存有这一误区。例如在电台上，听众打电话参

与节目，遇到的问题是配偶有婚外恋，在困惑与迷茫中诉出其苦恼，让人听起来好像全是对方的过错，主持人（有时连带被发动起来的听众）在同情参与者之余，便是群起而攻之的声讨。开办栏目的宗旨是为人们排忧解难，人们对这些主持人的评价或许是"人生的导师"，他们口才好、文笔流畅。他们往往以道德家的眼光来评判来访者的苦恼，把人们的心理问题区分为有对有错、有该干与不该干之别，岂不知在人们的心理问题当中有许多根本就不好用对与错来评判。

实际上，对方有婚外情，在自身方面也许存有多种因素或者说也应负有一定的责任，除了同情之外，还要帮助来访者发现生活当中存在的问题以及认知过程的矫正。就道德方面而言，人们的感情困惑也许就是因为与道德相悖为根源的，毕竟它们是不能相互取代的。相反，对对方或对来访者进行道德谴责还会加重来访者的心理负担。

4. 心理咨询师 ≠ "万能"算命者

有些来访者将心理咨询师神化。认为心理咨询师是搞心理学的，应该一眼就能看出来访者的心理问题，否则就是不称职；另一种是来访者羞于表达内心感受，不愿将自己的心理活动吐露出来，认为心理咨询师能够猜得出。实际上，心理咨询师也是人，只是利用心理学原理，以来访者提供的问题作基础才能对其有所帮助。正如有人感冒发烧时门诊医生先要了解病情后再制定治疗方案一样。

5. 心理咨询 ≠ 声音悦耳 + 善解人意

似乎只要有甜美的嗓音，不管谈什么，能侃能聊、迎合咨询者的心理、能吸引住人，这就是标准。尽管有的媒体打着"心理调适"这一含蓄的字眼，但打电话的来访者在与主持人的对话当中，已经把主持人当成心理咨询师，或把这个过程看作是心理咨询了。所起的作用除了疏泄一下之外其他就很难说了。

（二）什么是正规的心理咨询呢？

心理咨询所要解决的是人们的一些社会心理问题，从业人员不仅要有健康的人格素质，还需具备以下条件：掌握相关的心理学、教育学、精神医学、哲学及社会心理学等相关学科的知识，要有国家相关部门颁发的资格证书，要有相关的从业经历等；这样才有可能了解躯体疾病与心理疾病的联系，对某些以躯体不适为主的患者能发现他们的心理社会根源，再加上贯穿始终的专业及人文内涵的心理咨询的原则，这才是一个合格心理医生所做的心理咨询。

二、如何判断是否需要心理咨询

（一）如何确定自己是否需要心理咨询

心理问题在日常生活中经常会遇到，每个人在成长的不同阶段及生活、工作的不同方面，都有可能会遇到这样或那样的问题。就 IT 人员而言：

1. 当你的工作、生活、情感压力过大或情绪波动过大，例如，失恋、同事相处不良、朋友失信等，使你觉得有点胸闷难受、心区疼痛（但到医院检查，又查不出身体有什么问题）、焦虑不安、容易发火、心情忧郁、失眠时，那你就需要心理咨询。

2. 不管什么原因，如果你觉得自己被某种不良心情压抑超过两周时间，并且这一情况还在持续，那你就需要心理咨询。当你对于某些特定的物体和行为，例如，与人交往困难，怕猫狗，或者当你面对一些社会场景，例如，广场、商场，或者没有特定对象场景的情况下，你都觉得焦虑不安，甚至呼吸困难，心跳加速，那你也需要心理咨询。

3. 当你的某些行为，例如，反复洗手、关煤气等，或者当你对于某一事物的思维反复顽固地出现而无法摆脱，且这样的情况已经持续了一段时间，那你就需要心理咨询。

4. 当你被一些性问题困扰，例如，暴露性器官、喜欢占有异性衣服、不喜欢异性等，建议你进行心理咨询。

5. 遇到亲人丧亡等突发事件之后一个月，如果继续被这些事件干扰你的工作、生活，甚至经常发生做噩梦、哭泣等情况，那可能是创伤后的应激障碍，也建议你进行心理咨询。

6. 你很优秀，也有一定的成就，当你觉得需要一些精神层面的成长或回顾，那你可以进行心理咨询；当你需要更好地发现自己，发掘自己的潜能，提高自己的心理素质与能力时，你也应该进行心理咨询。

7. 其他：除以上外，凡是给你的生活、工作、学习带来较大不良影响且自己又无法克服时，你也应该进行心理咨询。

（二）心理咨询的感觉

想象一片沙漠，你是那里唯一的跋涉者，你走得很累、很孤独、很饥渴，突然眼前出现了一片绿洲或遇到能帮助你的人，感受一下此刻的心情；你捧起一汪清水，珍惜地开始滋润自己的嘴唇、喉咙、肠胃，及至全身；回头看看走过的路，看看这片绿洲，再看看前方的路，洗把脸，然后放步前行，体验一份值得！这个过程就是心理咨询的感觉！

想象一辆空的公车将近，你是排队人群中的一个，现在的位置并不理想，很可能上车就没有座位了，而你的路途遥远，感受此时此刻！你可能有三种选择：其一，不管怎样，上车再说；其二，挤到前面去，抢先上车；其三，随队列前行，排到前面，但等下一辆空车再上。至于最后到底怎样了，由你决定！——与你一起分析具体情形，设想多种选择就是心理咨询，而决定仍然是你的权利，只是决断时多了一些明知。建议广大 IT 朋友们看看岳晓东教授的《登天的感觉》一书。

心理咨询像什么？与说教比，更像聆听；与训示比，更像接纳；与教育比，更像引导；与控制比，更像参与；与侦讯比，更像理解；与制止比，更像疏导；与做作比，更像真诚；与改造比，更像支持；与解答比，更像领悟；与治疗比，更像协助；与拯救比，更像自救；与模仿比，更像创造；与天堂比，更像炼狱；与死亡比，更像重生。

心理咨询师像什么？与朋友比，更像知己；与情人比，更像偶像；与亲人比，更像智者；与佛陀比，更像自己；与自己比，更像疯癫。

（三）心理咨询前的准备工作

心理有问题去看心理咨询师，如同躯体有病到医院看大夫。但由于人们对心理咨询的一般知识了解不多，以至把看躯体疾病的习惯用于看心理咨询师，导致影响了咨询效果。所以去咨询前，略知些咨询常识为宜。

1. 求询者本人要有心理咨询的愿望

心理咨询是以语言沟通为基础的，这种沟通是建立在求询者对咨询师的信任和自愿的基础上的。若求询者没有沟通的愿望或是被亲朋好友带领至此，是不会情愿地谈及真实的自我的，咨询效果会受到影响。

2. 求询者要与心理咨询师建立信任关系

心理问题仿佛是一个脓包，要治疗这个问题，就必须去触碰这个脓包。但是，我们知道，触碰脓包会疼，只有当求询者与心理咨询师建立起良好的信任关系后，才不会有任何障碍，让咨询师去碰触它。

3. 求询者不必担心谈话的内容外泄

心理咨询师工作的原则之一是为求询者保密，但如来访者没有行事行为能力、涉及犯罪等法律问题，有可能发生自伤或伤人的状况等不在保密范围之列，有些求询者因有这种担心，咨询时往往隐去某些问题，不利于咨询师作出诊断和提供帮助。

4. 求询者要有自助意识

一些求询者把心理咨询师当作"救世主"，将自己的所有心理包袱都丢给心理咨询师，以为心理咨询师应该有能耐把它们一一解开，而自己无需思考、无需努力、无需承担责任。

多年来传统的就医观念是生物－医学模式，即病人看病，医生诊断、开药、治疗，一切由医生说了算，要求病人绝对服从、配合，因此求询者自然而然地把这种旧的医学模式带进心理咨询。然而，心理咨询与心理治疗是生物－心理－社会医学这一新的医学模式的产物，心理咨询师只能起到分析、引导、启发、支持、促进求询者改变和成长的作用，他无权把自己的价值观和愿望强加给求询者，更不能替求询者去改变或作决定。

求询者需认识到，"救世主"只有一个，那就是自己。只有改变自己、战胜自己，最终才能超越自我，达到理想目标。倘若把自己完全交给医生，消极被动，推卸责任，只会导致咨询效果止步不前。

5. 求询者勿急于追求效果，欲速则不达。

首先，心理问题、心理疾病不是一天两天形成的，可能是由多种原因造成的。比如人际交往障碍，有的求询者出现障碍的原因是因为性格偏内向、口吃、怕别人讥笑、拒绝与人交往引起的，咨询时首先要打破这一循环链，使求询者改变自身对口吃的认识，消除紧张焦虑情绪，学习与人交往的方法技巧，这是一个积累的过程，并不是短期就能达到的。还有些心理问题或疾患需要有关人员同步参与咨询，如孩子的问题父母参与，婚姻的问题夫妻参与。

其次，许多求询者将心理咨询神化，似乎心理咨询师无所不会、无所不能，什么样的心结都能一下打开，所以常常来诊一两次没有达到所希求的"豁然开朗"的心境，就大失所望，再也不来了。

实际上，心理咨询是一个连续的、艰难的改变过程。心理问题常与求询者的个性及生活经历有关，就像一座冰山，积封已久，没有强烈的求助、改变的动机，没有恒久的决心与之抗衡是难以冰消雪融的，所以求询者需有打"持久战"的心理准备。

6. 理解咨询的时间限定

咨询的整个过程需要根据不同问题、不同个体来做不同的诊断，一般分为前期、中期与后期 3 个阶段。每次约 50 分钟，若时间长、内容多，不便于求询者清晰地理解与接受主要问题的核心部分。

第四节　知行合———IT 人员心理健康训练

播种一种思想，收获一种行为；播种一种行为，收获一种习惯；播种一种习惯；收获一种性格；播种一种性格，收获一种命运。

——萨格雷

行动的寓言——螃蟹、猫头鹰和蝙蝠去上恶习矫正补习班。数年过后，它们都顺利毕业并获得博士学位。不过，螃蟹仍横行，猫头鹰仍白天睡觉晚上活动，蝙蝠仍倒悬。

心理点评 这是艺术大师黄永玉的一个寓言故事，它的寓意很简单：行动比知识重要。

用到心理健康中，这个寓言也发人深省。心理学的知识堪称博大精深。但是，再多再好的心理学知识也不能自动地帮助一个人变得更健康。其实，我知道的一些学过多年心理学的人士，他们学心理学的目的之一就是要治自己，但学了这么多年以后，他们的问题依旧。之所以出现这种情况，一个很重要的原因是，他们没有身体力行，那样知识就只是遥远的知识，知识并没有转化成他们自己的生命体验。

这个寓言还可以引申出另一种含义：不要太指望神秘的心理治疗的魔力。最重要的力量永远在你自己的身上，奥秘的知识、玄妙的潜能开发、炫目的成功学等等，都远不如你自己身上已有的力量重要。我们常常习惯于去外面寻找答案，去别人那里寻找力量，结果忘记了力量就在自己身上。

切记：别人的知识不能自动地拯救你。

如果一些连珠的妙语打动了你，如果一些文字或新信条启发了你。那么，这些别人的文字和经验都只是一个开始，更重要的是，你要把你以为好的知识真正运用到你自己的生命中去。即内化为技能，成为自己的习惯。

犹太哲学家马丁·布伯的这句话，我一直认为是最重要的：你必须自己开始。假如你自己不以积极的爱去深入生存，假如你不以自己的方式去为自己揭示生存的意义，那么对你来说，生存就将依然是没有意义的。

一、心理训练

（一）什么是心理训练

心理训练指通过教学、讨论、游戏、心理剧表演、素质拓展等形式，运用放松、暗示、音乐、模拟等心理技术与方法，结合其他辅助手段和设施、设计特定的情景，并使参与者在其中积极活动，最终达到使其改变心理面貌，养成所预期的技能、习惯与行为，开发潜能，提高心理素质，促进其全面发展的目的。

（二）心理训练的意义

得了感冒一定要去医院吗？不一定。一是感冒不一定重；另外，人们还有一些自己的治疗方法。同样，在心理问题上，有些问题当事人也可以自己解决。通过心理训练就可以使 IT 人员们掌握一些简单的解决一般心理问题的方法。其意义可以概括为以下几个方面。

1. 提高人的心理活动的强度

例如：提高注意的稳定性、集中性；提高观察的精确度、敏锐度；提高记忆的效率；激发思维的创造性；推动正常需要的发展；树立自信，使人积极主动地活动、高效率地工作，减少疲劳、厌倦和无能为力的感觉等。

2. 提高自我控制和调节的能力

一个健康的人应该能够有意识地、适当地对自己的情感表达方式、情绪反应强度、动机的趋向和水平、思维的方向和过程、行动的指向和方式等进行控制和调节。当一个人的自我控制和调节能力处于较高水平时，会表现出以下特征：思维敏捷，逻辑严谨，语言流畅，举止得体，情感表达充分、准确，不卑不亢，动机水平恰当，行为灵活、有效，容易获得满足感等等。

3. 增强应对环境的能力

个人对于所处的自然条件、生活环境、工作氛围、人际关系及自身的内部环境应能够保持良好的适应。当以上环境发生变化时，应能较快地调整自己的应对方式，重新获得良好的适应，不会因为缺乏灵活性而导致各方面出现障碍或身心出现不良反应。

4. 增强心理的耐受力

即对于强烈、持久的精神刺激或压力能够有较强的承受力、抵抗力。例如遇到亲人亡故、事业受挫、希望破灭等短暂而强烈的刺激，或遇到疾病缠身、生活贫困、处境不如意等持久的精神压力时，可以坚强地承受并理智地处理它们，或者以更积极、有效的方式化解压力，使之转变为进取的动力。不会因为刺激和压力而导致心理活动出现紊乱、活动效率下降，甚至情绪失去控制、行为变态、人格萎靡。

5. 改善社会交往能力

要使个人能够保持正常的人际交往，自觉、恰当地选择交往的对象、范围和方式，把握交往的目的、深度与方向，从对自己有益的角度扩大社会联系，增进与他人的交流，从而得到他人的情感温暖、接纳帮助、获取有用的信息。

6. 增强心理的自我康复能力

人生在世，不如意的事情常常会发生，所以人人都有可能在人生的某一段时期心理上蒙受创伤，情绪、行为等暂时偏离常态，严重时可能会导致身心疾病。但是，每个人都有不同程度的自我康复能力，可以自己消除心理创伤的阴影，重新恢复往日的活力。较高的心理自我康复能力就意味着：有较清晰的自我意识，有较积极的人生态度，对改变自己有坚定的信念，并且有良好的学习能力，从态度到行为能够较顺利地纳入到新的模式中去。

信息时代对高层次 IT 人才的基本要求是"高素质"和"创造力"。高素质是指不仅应具有现代科学文化知识，而且还应具备积极健康的心态、健全的心理素质。创造力是指不仅应具备创造的知识技能，而且还应具有良好的创造心理素质。心理健康实训是一项科学性、实践性都很强的教育工作，IT人员的心理实训以促进 IT 人员心理的适应和发展两大任务为主轴，从 IT 人员心理发展的特征和已有心理素质发展水平出发，以 IT 人员的健康个性品质培养为核心，针对 IT 人员工作、学习、生活、交往、成长、恋爱中普遍存在或可能出现的心理问题为重点，根据科学心理学的知行观，着眼于"自我认识—晓理导行—行为强化—反思内化—习以成性（品质）这一路径，通过"诊断"引导 IT 人员正确认识自我，针对具体问题进行策略"训练"，合理应用应对策略，增强自我调节能力，进而达成积极适应、促进主动发展的目标。

二、心理素质拓展训练

拓展训练也称外展训练。原意为一艘小船在暴风雨来临之际抛锚起航，投向未知的旅程，去迎接一次次未知的挑战。户外拓展的理论依据主要是："努力／放弃"（积极／消极）的心理力学模型以及"体验、了解、控制、超越"的心理适应规律。其基本原理为：通过户外体验项目活动中的情景设置，使参加者充分体验所经历的各种情绪，尤其是负面情绪，从而深入了解自身（或团队）面临某一外界刺激时的心理反应与后果，进而学会控制、实现超越。

这一过程主要是通过体验式学习得来：由既独立又密切关联的"亲历—感受—分享—总结—应用"五个环节组成，循环往复构成体验式学习圈（图2-1）。

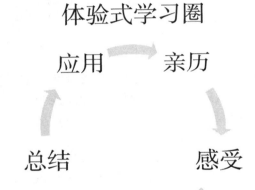

体验式学习圈

应用　亲历

总结　感受

分享

亲历
让团队成员亲身体验一个能够充分参与并与培训目标相关的项目。
感受
发表感受和体会。
分享
讨论、反思与培训目标有关的体验或感受的真正意义。
总结
深层次地推理，将反思提升到"现实世界"的理论依据。
应用
参与者确定如何应用从课程中所学以及如何进行相关技能的练习。

图2-1　体验式学习圈

（一）心理素质拓展训练对个体的意义

其意义有：①释放生活、工作、学习的压力，调节心理平衡；②认识自身潜能，增强自信心；③提高自我控制能力，从容应对压力与挑战；④强化探索精神与创新意识，培养进取心；⑤学会更好地与他人进行沟通与协调，优化人际环境；⑥完善人格，培养勇气、毅力、责任心、荣誉感以及积极的价值观。

（二）拓展训练模块介绍

1. 融冰模块

融冰又称破冰。本模块可帮助队员打破与陌生人之间的隔膜，消除同事间的积怨，激发队员热情，挑战队员自我心理极限，并跨越极限，提高队员的参与兴趣，从而形成良好的团队氛围。

2．信任模块

是拓展训练必不可少的组成部分，本模块所有的项目均针对不信任的原因而设计，并侧重发现信任源及建立信任的微妙细节，从而训练队员勇于负责，相互信任的意识。

3．沟通模块

是每个人在工作中、生活中最重要的环节，也是避免积怨与矛盾最好的盾牌，同时也是积极心态的最佳表现，本模块的项目设计将为队员设置各类沟通障碍及任务，令队员在非正常的沟通环境里寻找沟通渠道，从而领悟沟通的重要性。在本模块的训练中，队员能够充分学习到换位思考的交流方法，以培养队员优秀的沟通意识。

4．挑战模块

本模块重点培养队员的自信心及坚韧不拔、积极向上的优良品质，并充分挖掘队员的潜能，令队员面对压力和挑战时，从容镇定，积极开拓，取得最终胜利。

5．协作模块

协作训练是拓展训练最重要的一部分，一个团队的能量聚集重在合作，在协作训练中，将侧重队员在团队中的自我定位和角色扮演，并领会合作在团队中的巨大作用。

6．士气模块

高涨的士气在团队前进的道路上起着不可磨灭的作用，然而任何的团队士气都具有时效性，不能持久。士气模块在这一点上做了精心的设计，力保团队持久而高涨的士气。

7．分享模块

总结、分享、反馈，即在每个训练项目完成后，队员总结在参训项目中协作、沟通、信任等情况的利益和好处，分享每个人在活动中不同的心理感受，通过总结和分享，活动本身会反馈给每位队员坚定不移的信念及真理，并将所有的感悟联系应用到工作和生活中，达到提高和改进的目的。

拓展阅读　舍身台——最早的心理素质拓展训练场所

在河南省鹤壁市云梦山之东有一道南北长 80 米、高 15 米的悬崖。相传当年鬼谷子聚徒讲学，凡来投师者，必先攀绝壁而上再由台顶跳下，一看他们的勇气，二看他们的诚心。这大概是心理素质拓展训练的雏形吧。

（注：鬼谷子，战国时期纵横家，"中华第一古军校"校长。鬼谷子培养的学生苏秦、张仪、孙膑、庞涓均为战国争雄中呼风唤雨的军事家和外交家。）

第三章
IT人员心理健康问题概述

● 有人说世界上最遥远的距离是莫过于我们坐在一起，而你却在玩手机！你认同此观点吗？你是一名微博控吗？你是否曾有过在手机没有响铃时也会情不自禁地频繁掏出手机查看的经历呢？当你独自一人搭公交车或地铁时，通常你会做什么事？是不是在低头玩手机？

● 在当今职场，几乎每一个人都嚷着一个字——"累"，你呢？有同感吗？为何上演传奇创富神话的IT创业者、企业家们英年早逝？为何拿着高薪、拥有舒适工作环境的IT研发人员频频"抑郁自杀"？

● 人们常说"人生如戏"，可是，你知道演戏也可以让我们更好地认识人生吗？

● 你知道国内某著名IT企业的员工频频过劳死，IT流水线操作工"N连跳"惨剧背后的心理因素吗？用工业机器人代替人工真能杜绝员工自杀吗？

案例一　国内某著名IT企业员工非正常死亡事件

"我这个人有些闷的，典型技术人员的性格，做事稳健而有条理，理智多于激情，这样的性格不知是否适合创业，但我还是不得已选择了这条路，不管风雨如何，都要走下去……我独自走在创业的路上，没有扶持，没有帮助，没有关怀，一个人，毅然地前行，前面是否有锦绣的鲜花和掌声，我不知道。我只知道，北极星那一点点的光辉，是我前进的方向。在路上，只为了尊严地活着，在路上，只为了相亲相爱的人，在路上，只为了亲亲的宝贝……"这段感人的文字是国内某著名IT企业自杀员工张某生前博客中的文字。

张某生前所在的IT企业员工非正常死亡事件回放：

2006年5月28日晚上，年仅25岁，被誉为"最优秀员工"的胡某，因为长期加班过度劳累，在家中猝死。

2007年7月18日下午，26岁的张姓员工在深圳梅林某小区的楼道内自缢身亡，生前曾多次向亲人表示工作压力太大，并两度想要辞职。

2007年8月11日17时30分左右，该IT企业长春办事处员工赵某和人在电话里争吵20分钟后，纵身从7楼跳下身亡，起因为培训。

2007年12月5日上午，一名乔姓员工起床后进入洗手间梳洗时突然倒下猝死。

2008年2月26日该IT企业成都研究所一男性员工李某跳楼自杀，疑为感情问题。

2008年3月6日员工张某在深圳研发基地从3楼跳下不治身亡。

案例二　国内某著名IT代工厂连环跳事件

近年来，国内某著名IT代工厂多次上演"跳楼门"事件，下面我们怀着沉痛的心情来回顾一下这一悲剧性的事件：2007年6月18日，一名侯姓女员工在厕所内上吊自杀；2007年9月1日，21岁的员工刘某辞工两小时后突然死亡；2008年3月16日，28岁员工李某猝死在出租屋内；2009年7月15日，25岁员工孙某跳楼自杀；2010年1月23日4时许，19岁的员工马某在宿舍内死亡；2010年3月17日8时，该厂A园区，新进女员工田某从3楼宿舍跳下，跌落在一楼受伤；2010年4月7日，E厂区外宿舍，宁姓女员工坠楼身亡，18岁；2010年5月6日，该厂A厂区男工卢某从阳台纵身跳下身亡，24岁；2010年5月14日，A厂区北大门附近的员工宿舍，晚间一名梁姓员工坠楼身亡；2010年5月21日凌晨5时许，A厂区宿舍一名南姓男子坠楼，经送医院抢救于5点40宣布无效身亡，20岁；2010年5月26日晚11点，深圳A厂区大润发商场前，C2宿舍一位男性，坠楼身亡；2011年11月23日7时许，C厂区的一名李姓女员工从D65楼跳下，当场殒命！2012年1月1日上午，D工业园一名男性员工坠楼死亡；2012年9月12日上午，一名22岁姓杨的男性员工从E厂区员工宿舍9楼坠至一楼地面，当场身亡；2012年12月10日，18岁的湖南小伙李某上班40天后跳楼身亡。2013年4月24日及4月27日，B厂区一新应聘24岁男工及一入职半年23岁女工在公寓楼相继跳楼身亡。

（附：IT代工厂简介）

IT代工厂简称OEM（Original Equipment Manufacture），其基本含义是IT品牌拥有者自己不直接生产IT产品，而是利用自己所掌握的关键核心技术，负责设计和开发新产品，控制销售渠道，具体的加工任务交给别的企业去做。承接加工任务的制造商被称为IT代工厂。

案例三　硅谷综合征

涌现出千百个传奇的创业故事、创造了无数现代中国科技神话、做出了难以计数国家贡献的IT创业者们，在我们的眼中看来都是超人——他们可以一天工作十几个小时、一周工作六七天、吃着不规律的三餐，同时还要保证高效率的工作和研究，他们不需要娱乐、不喜欢享受、甚至必要的时候可以几天几夜不睡觉创造着商业上和科技上的奇迹……

然而，你、我和 IT 创业者们自己都清楚：IT 创业者只是凡人，超强度工作带来的，只有身体的过度消耗。2003 年 9 月，近 40 名参与 IT 科技园双优评选的优秀企业家和优秀创业者接受了某健康体检中心的全面体检。医生们吃惊地发现：平均年龄为 41 岁、年龄跨度从 29~48 岁的 IT 企业家们竟然有 75% 的人存在颈椎和腰椎疾患，42% 的人过早出现了骨质疏松、骨矿减少的状况，40% 的人出现了该年龄段不应该出现的微量元素缺乏，38% 的人临床诊断为轻中度脂肪肝，而这 4 种疾患在同年龄段的普通人群中都很少出现。

这些企业家的心理表现也非常具有 IT 科技园的特点，他们通常以老板的视角来考虑问题，比如面对"汽车坏了，怎么办？"这样一个简单的问题，一般人都是找人帮忙修理或者拖走，可是这些 IT 创业者则琢磨着自己怎么样才能将它修好。这在无形当中便给自己增大了压力。难怪国内一家著名软件公司的总经理曾在公开场合发出这样的感叹："IT 不是人干的，是阿猫阿狗干的。"话虽有些极端，但是在 IT 创业者们中却具有代表性。为了事业，IT 创业者们在透支健康，甚至生命。

来自 2004—2006 年 IT 科技园 1000 多家高科技企业、57294 位 IT 员工在某健康体检机构的体检数据显示："硅谷综合征"流行于 IT 人员中，发病原因是长期在电脑屏幕前工作，工作压力大，长期脑力支出过度，缺少锻炼等。主要症状是经常腰酸背痛，手指、腕等关节疼痛；记忆力明显衰退；脾气暴躁、焦虑、强迫症、紧张等。

案例四　触目惊心的网络沉迷案例

视网膜裂孔

高三毕业生小宇因高考过后几乎全部时间都在进行疯狂的网络游戏而导致视网膜裂孔，据他说，他每天平均玩 12 个小时以上的网络游戏。

割腕自杀

北京某名牌大学二年级学生宋某，因迷恋网络游戏，被医生诊断为"重度网络成瘾患者"。在被父亲送到医院治疗的当晚，他用玻璃碎片割腕自杀，辛亏抢救及时才保住了性命。

杀害亲人

北京某县 17 岁的初中学生小明，为筹集玩网络游戏的钱款深夜潜入叔叔家，将爷爷、奶奶、叔叔等一家五口杀害，其中一人身中 60 多刀。

家庭暴力

15 岁的王辉（化名）已沉迷于网络 4 年，经常几天几夜不吃不喝地玩游戏。4 年来，他花在网络游戏上的钱近 20 万元。如父母不给他上网费，就揪着父母的头发打，甚至用刀砍伤父亲。现在，父母只好在外面租房子住。

离家出走

沉迷于网络的孙军（化名）13 岁迷上了网络游戏，整日整夜地"泡"在网吧里。在一年的春节前，他私自拿了 2000 元离家出走，在外地网吧过了一个星期，钱花得所剩无几的时候才回来。

仇恨老师

江苏省某市一位 14 岁的花季少女，因沉溺于网络游戏偷同学的钱被老师批评，心理扭曲的她于是仇恨老师，疯狂报复，用菜刀将老师活活砍死。

跳楼自尽

天津市塘沽区 13 岁男孩张某，因沉迷网络游戏不能自拔，从 24 层高的楼顶跳楼自尽，永远地离开了人世……

案例五　不同形式的网络成瘾案例

网络购物成瘾

小静，时尚白领，从 2011 年开始疯狂地迷恋起网络购物。尤其是某些网站推出"秒杀行动"，更让她摩拳擦掌，跃跃欲试。因为不确定什么时候网站会推出活动，小静开始每天不停地浏览各个"秒杀"活动的网购站点，不停刷新页面。做任何事情，都可以突然放下，"就像个神经质一样冲到电脑前刷新一下，以确定是否有新的秒杀活动。"小静自嘲地说，"这样下去，只怕我很快就得精神病啦！"

聊天成瘾

台湾《联合报》2010 年曾报道，一名 15 岁高中男生满脸鲜血的被家人送医，并有脑震荡症状，医师看伤者瘦成纸片人，以为是家暴事件；经旁敲侧击发现，这名高中生由于上网聊天成瘾，废寝忘食致极度营养不良，终因体力不支休克，撞破头部而流血送医。

网络性成瘾

济南一大学男生小朱患上了网络性成瘾，沉溺于"黄网"的诱惑无法自拔。他上网不玩游戏，不聊天，只上黄色网站。"我越陷越深，每次上黄色网站后都非常地自责，害怕被人发现，但很快忍不住又会去看。"小朱说，他的脑子里全是色情内容。走在大街上，只要看到年轻漂亮的女性，心里就会产生占有的冲动；坐公交车，他喜欢挨着女性，内心充满色情想法。

案例六　使用智能手机引发的心理问题

世上最遥远的距离：我们坐一起，你却在玩手机。

微博上流传着这样一句话："世界上最遥远的距离莫过于我们坐在一起，你却在玩手机"。2012年10月16日，有媒体报道称，青岛某家庭聚餐，儿孙全在玩手机，老人一怒之下摔盘子离席。孩子饭桌玩手机惹怒老人这则新闻在微博被转发近万次，引起了众多网友的共鸣。

对于此现象，很多人都深有体会。重庆某网站编辑、28岁的小周是第一批微博玩家，不知道从什么时候开始，他发现朋友聚会时，大家的话越来越少，等菜的时候，大家彼此间很少交谈，都各自埋头玩手机，看微博，发微博，菜一端上来，全部都围上去拍照，又是发微博，"明明都在一个桌子上，大家都在微博中交流"。慢慢的，小周发现很多朋友聚会都变成这样子，他很不喜欢这样的感觉。网友"葉曉紅_"说："每次出去吃饭也好，游玩也好，年轻人都拿着手机按按按，忽略了老一辈的感受。"网友"高氏小文"说："我的朋友也经常这样，明明就坐在对面，竟用手机发微信问我'吃完饭上哪玩去？'当时，我真想用手机把他拍死在餐桌上！"在2011年6月21日的《博客周刊》里，曾经探讨过微博时代的饭桌。并指出："微博改变了饭桌，也造成了现实聚会中的'心灵缺席'。"

"微博控"们的焦虑、强迫情绪。

自从微博与手机绑定后，"移动社交"开展得如火如荼。微博这种网络交友、记录的方式，吸引着越来越多的人参与。

"今天你织围脖了吗"，这句话，成了流行的打招呼方式。微博控的队伍也不断扩大，很多明星，更是成为著名的"微博控"，在微博上，你可以跟偶像平等交流，感觉自己在芸芸众生中冒出了头。在微博上，自己的言论能够被别人看到，使得网民们感觉自我陶醉，有的微博控发展到每天花数小时在手机上发微博换马甲、抢沙发乐此不疲。与此同时，一些微博控觉得越来越抵抗不了微博的磁场——只要一段时间不看微博，就会坐立不安，出现焦虑、依赖、强迫等负面情绪。

与人交际，依赖短信。

小枫平时很内向，跟朋友之间也没有太多话说。他最热衷的就是用手机给朋友发短信。朋友能不断地从他那里收到短信笑话、短信小故事，除了这种方式，他发现自己越来越难与人交往。朋友约他去谈心，他就一副很不情愿与人交流的样子，直接跟他们说用短信联系。

第一节 刻不容缓的心灵关注——IT 人员的心理健康问题

"人的一生就像一趟旅行，沿途有数不尽的坎坷泥泞，但也有看不完的春花秋月。如果我们的心总是被灰暗的风尘所覆盖，干涸了心泉，黯淡了目光，失去了生机，丧失了斗志，我们的人生轨迹岂能美好？"

——拿破仑·希尔

IT（Information Technology），即信息技术的首字母缩写。目前 IT 业的划分方法各式各样，其中以美国商业部的定义较为清楚和合理，它将国民经济的所有行业分成 IT 业和非 IT 生产业，其中 IT 业又进一步划分为 IT 生产业和 IT 使用业，IT 生产业包括计算机硬件业、通信设备业、软件、计算机及通信服务业，至于 IT 使用业几乎涉及所有的行业。总的说来，IT 人员包括了 IT 研发人员、IT 生产人员、IT 服务人员、IT 销售人员、IT 使用人员、网民等。在信息社会里，电脑、手机、网络已无时无刻不在地渗入进现代人的生活和工作中，可以说人人都是 IT 人员。

提到 IT，一般人面对这个朝气蓬勃而又发展迅猛的行业，首先想到的是，这是一个相对体面、高端以及高薪的职业，人们望着这些年轻有为的"IT 骄子"们常常会流露出羡慕、向往、好奇、仰视的神情。然而作为 IT 人员们的心理健康问题却不容乐观，近年来，从 IT 研发人员的过劳死到 IT 代工厂员工的连环跳，从 IT 创业者的硅谷综合征到学生的网络沉溺，从 IT"技术宅"的剩女剩男到 IT"白骨精"的身心倦怠，从"微博控"的焦虑症到"短信达人"的强迫症……这一桩桩由于心理问题而导致的极端行为的密集爆发，鲜血的痛楚为我们撕开了遮羞布，将我们不愿去正视的心理健康问题曝光于大众眼底，令我们不得不重新审视这个信息时代……

一、IT 流水线操作工的心理健康问题

IT 流水线操作工由于连续性、重复性、大量性和简单性的工作特点，使其具有密集型压力，在所有 IT 职业中，IT 流水线操作工在工作中所承受的心理压力指数位居首位。

以国内某著名 IT 代工厂为例，该厂在中国大陆共有 100 万余名员工，实行半军事化管理，拥有以"快速反应、效率第一"而著称的 IT 代工流水线，企业最需要的是可以按部就班、"乐此不疲"的机械、重复劳作的 IT 流水线操作工。流水线上的员工们每天工作 12 个小时、连续工作 13 天休息 1 天，在工作中互相不准讲话，按秒完成工位上一道道最简单的工序，他（她）们

的生活方式基本上是"宿舍—工厂"两点一线，由于枯燥重复的工作性质，加上长期生活在一个相对封闭的环境中，很容易对 IT 流水线操作工的心理造成不良的影响，使其思维、性格和情绪等出现不正常的波动，以至于压力过大而导致心理失衡。

IT 流水线操作工存在的心理健康问题：

1. 简单、重复、易造成心理疲劳

据说，有个美国商人去印第安人居住地旅游，见那里的草帽很精致，问买一顶多少钱，答曰 10 元；又问买 100 顶同样的草帽呢，答曰：每顶 20 元。美国商人百思不得其解，追问个中缘由，印第安人说："做一顶草帽，我们感到很新鲜，做 10 顶草帽我们要耐着性子，而做 100 顶相同的草帽，我们要强忍厌烦！"初听，把它当作笑话；细想，却不无道理。IT 流水线操作工在生产线上，一切得严格按照工艺流程进行，毫无创新，工作枯燥、单调而重复，一批又一批的高新 IT 产品投入市场，而 IT 流水线操作工所从事的工作内容却没有多大变化。工业心理学认为，如果让一个工人长期从事单一、重复的劳动的话，看上去似乎是越做越熟练、越熟练效率越高，但事实上，随着疲劳感的积聚，不仅工人对工作本身的厌恶感会上升、满意度会下降，连带着工作上的差错率也会不断上升（关于工业心理学的知识可参见本书第一章的相关内容）。

2. 盲从、冲动

国内某著名 IT 代工厂的一线员工大部分是 80 后、90 后的新生代群体，其家庭成长环境多是独生子女，他（她）们没有温饱的压力，生存环境的相对安全舒适使得他（她）们的心理耐受性较差，加上个人经历和沟通对象的单一，生活阅历不够成熟，也不太懂得从他人角度换位思考，而劳动力密集型 IT 企业的特点是标准化程度高，IT 代工厂的管理人员们确信，对于简单、重复和标准化程度很高的工作，采取严格的监督和约束可以取得较好的效果，为保证其产品的合格率，IT 流水线操作工们被"锁"在工厂里（IT 代工厂实行半军事化管理），每周工作长达 60 小时，他们被训练成为一台台标准的"机器"，在那个庞大的流水线上，操作工们每天的工作往往就是在一个固定的工位上，机械地焊接着一个个半导体零件或每秒钟往键盘上安装一个按键，一个月要重复这类动作达 100 万次，日复一日，周而复始。标准化的工作使他们之间几乎看不到有任何的差异性。高度同质化的成员构成，让危险因素一旦出现，就很容易产生盲从效应——听到工友同事跳楼的消息，得到其心理暗示，一时抑制不住内心的冲动而导致羊群效应，发生 N 连跳的惨剧。

3．冷漠、孤独

在国内某著名 IT 代工厂发生连环跳事件后，当记者采访该厂员工对此悲剧事件的看法时，惊讶地发现：这家 IT 代工厂的一线员工在讨论自己同事们跳楼自杀事件时，往往流露出出人意料的淡定或者不屑，甚至语出戏谑，似乎每个人都是局外人。他们之间为何如此冷漠？这是导致自杀的原因之一吗？从心理学上分析，一个人到了自杀的边缘，往往是因为对现实彻底绝望了。而绝望又跟一个人没有很好的社会支持系统有非常大的关系。IT 代工厂最基层的管理单位称为"线"，每条流水线一般有一个"线长"负责管理工作，线长管理的人数有几十人甚至上百人之多，令人吃惊的是，"线长"竟然无法叫出自己所管员工的名字，更不用说了解他们的思想和心理状况了。有这样一个事例，一名员工连续三天没有上班，主管线长以为她离开工厂了，于是为其报请自动离职。结果行政人员到宿舍检查后才发现，这位员工发高烧已在床上躺了三天！

IT 流水线操作工在工作期间规定不能随便与同事说话，否则就会被上司批评，这无形中造成了上下级关系的紧张、同事间关系的冷漠，甚至有同住一个寝室近一年还不知道室友名字的情况。如某 IT 代工厂 23 岁的贵州籍员工小蒙，与 2010 年年初跳楼身亡的小马住同一个寝室。小蒙说，他们寝室共住了 10 个人，平时大家基本上没有什么交流，小蒙住了 7 个月，还不知道另外 9 名室友的姓名。这种人与人之间的互不关心、互不来往而引发的心理隔阂，严重地破坏了 IT 流水线操作工们的心理健康，导致他们的心理极易疲劳、注意力极易涣散、事故极易发生。长此以往，冷漠、孤独所引发的紧张、焦虑、不安、烦躁、失望、郁闷等负面情绪如慢性毒药般侵蚀着他们的心智。而他们是否又能够承受得起？是否又有力量去独自应对种种的困难和压力？

4．压抑、劳累

IT 流水线操作工工作的特点就是简单、重复、量大。这种简单、机械的重复劳动会产生很不愉快的心理感受，加上生产流水线上工作时间长，员工工作辛劳且压抑，有的员工实在累得不行了，甚至于在流水线上站着站着就睡着了。"让我们一起来走进 IT 代工厂员工小徐的工作和生活，你就会对他们的压抑情绪有感同身受的认知，小徐是模具普工，每 29 秒就会从流水线上掉下来一个模板，小徐要很好地配合这台"定时吐物"的机器。在这 29 秒中，小徐要先用气枪把模板上的灰尘吹净，再用抹布把油渍擦净，最后用小刀把模板边缘比头发丝还细的毛边刮掉，导致头发和身上全是细小的塑料碎屑。"如果没看到人就远远闻到很重的塑胶味，那一定是我们车间的。"小徐说。有时工厂为了赶进度，会把流水线的速度从 29 秒 / 个，调成 22 秒 / 个。

12 个单调重复的动作，以二十几秒为一个单元，在永不停歇的流水线上，切割着他一天中的 12 个小时，一个月的 28 天。"在这里，空间和时间的概念都被解构了"。宿舍是工厂生产空间的延伸，累得根本无力说话，睡觉是为了恢复以后再工作；车间总是灯火通明让人忘记时间，好在有一扇小窗能在运气好的晴天投进些许阳光。"当阳光照到胸口那个位置时，我就知道再过半小时就可以吃晚饭了。我对时间的概念就来自那扇窗"，小徐在工作日记里这样写道。他说他总有一种强烈的一睡不醒的愿望，"我不是想自杀，不想醒来，是因为醒着的唯一目的就是干活。"

5. 紧张、焦虑

每天 12 小时、日复一日做着重复的机械化工作，变成流水线上可被随时替代的一个零件，去被架空几乎所有可能的社会支持，去过睁眼就为了干活、累到无力交流的生活，甚至，被冤枉、被辱骂、被摆布、失去自由和尊严，生活一点意思都没有。以上只不过是造成 IT 流水线操作工紧张、焦虑情绪的一个原因，无归属感、精神需求难以得到满足是造成他们紧张、焦虑的另一个原因。IT 代工厂的基层员工（主要是 IT 流水线操作工）中，"80 后"、"90 后"的"新生代"外来工已经超过 85%，他们的父辈在农村的收入很低，IT 代工厂这样的工作机会对其父辈来说可以获得相对稳定的收入，养家糊口的压力让他们也比较容易服从，因而比较容易管理。但是，现在的 80 后、90 后外来工，温饱早已解决，加上父母也有收入，家庭的负担没有以前那么重，除了工资外，还包括精神上的很多需求，渴望能"过得更多彩"。主要表现为：城市娱乐不属于他们。密集的劳动让他们看到城市却感受不到城市，偶尔从连接厂区和市区的隧道离开生产世界、进入商业世界，他们常常唏嘘于其间的天壤之别：外界是如此精彩，工厂实在丑陋。他们的前途要么是去类似 IT 代工厂这样的地方打工，要么回乡，可回乡以后还是会再去打工。游离在城乡间的徘徊是注定的，没有人改变得了这个群体的命运。看到城市中各种不公平的现象，包括社会福利、工资待遇等等，而户口问题也限制了他们在城市中的归属感。久而久之，精神需求的荒芜、对自身前途的迷茫和困惑、归属的缺失引发了他们紧张、焦虑的不平衡心理。

6. 恐惧、工作环境"痛苦"

提起在 IT 代工厂的一年半的工厂生活，小丽依然感到很恐惧，一天夜里，她突然惊恐地发现自己不能说话，但医学检查证明，声带、嗓子无任何病变。小丽现已离开那家让她失语的工厂。当问及个中原因，她回答说：在那里，我有一整个月没有说过一句话。她被禁锢在无法言语的世界中，无边的恐惧蔓延开来，她唯有拼命动笔书写……小丽说，进厂之后，工友相互之间不许讲话（即 IT 代工厂特有的"静音模式"，指员工从进入车间开始，就不允许说任何与工作无关的话。即使谈论工作，也要把声音压低到最低，不能让第三人听到），不许打瞌睡，如果违反了就要扣绩效奖、向大家做检讨。"有的女孩子做检讨时声音小，就会挨骂，好多人都被骂到哭，最后还要所有工友在其检讨书上签名。"但是，最让IT流水线操作工们感到恐惧的是所谓的"陷阱测试"，也就是管理人员故意在流水生产线上制造一点小错误，比如线长和内部稽核员经常会在你全神贯注工作的时候，从你的桌子上拿走一个半成品，如果你没有发现，那你就要被处罚了。用时兴的一个新潮语言，就是"钓鱼式执法"。这给员工们的心理上带来了深深的恐惧。IT流水线操作工们入厕需申请，为避免频繁找组长而激怒组长遭到处罚，有的流水线操作工只能选择上班前不喝水，下班后再一顿猛灌。巨大的心理恐惧导致有的IT流水线操作工经常失眠，甚至靠药物安神。

令人担忧的是，工作时间与场所严禁私人谈话的"静音模式"，蹲监般的离岗即作旷工处理的规定，人治甚于法治闹得人人自危的检举稽核工作，无一不在压抑着正常的人性，挑战着人的精神底线。加上IT代工厂自身缺乏痛定思痛的反省意识，甚至变本加厉不断加码，导致肇事机制仍在生效，可以预见，惨剧的一再上演只是时间和概率问题。

7．兴趣和热情降低

某著名IT代工厂的工作环境特别是硬件设施比较完善，可以说是设施一流，"这里有标准的足球场，有三甲医院，有企业大学，有情侣座、卡座、包厢座的网吧，但我们都用不上。"当IT代工厂员工们这样说时，外人着实有些不可理解。

在IT代工厂，员工加班很正常，而且加班制度非常严苛，员工进厂后，可以选择日工作8小时，但工资会很低，如果你选择加班，则工资比较高。谁不想多拿点工资啊？那好，签订加班协议！一旦签了协议，即使你偶尔心情不好、身体不适不想加班，也必须加。在他们操纵机器的同时，机器也操纵了他们：零部件在流水线上的一个个环节中流过，加工成形；他们对工作和生活的兴趣和热情，也在机器特有的节奏中被慢慢消磨。令人难以置信的是，IT代工厂的员工们居然羡慕那些受工伤可以休假的同事，一面聊着笑话一面说自己的工作岗位如何有毒。可见"把人当作机器"的刚性管理手段对员工造成的心理压力乃至伤害有多大——每天身心疲惫，只想多睡睡觉，哪还有时间和精力去打球、上网和休闲？每个月的工资只够维持生活，还要寄些回家，哪还有钱去医院看病？

8．缺乏安全感和未来的希望

"觉得生活没希望了，不知道往哪里走。"说出这句话的时候，在IT代工厂车间流水线上工作了 2 年的 26 岁员工李想（化名），轻轻把头调转向窗口，眼神疲倦又迷惘，脸上流露出与年龄不相称的沧桑感。从 18 岁中专毕业踏入社会至今，他的梦想从来不曾改变："有一份能够成家养家的工作，买房、结婚、生子，让母亲不再为我操劳。"渴望成家立业是人之常情，但在他身上却变得十分遥远。

"我的双手摸过的'爱疯'（某流行电子产品的别名）加起来可以盖一栋二层楼房了，可我拿到手的工资却买不起一间房子用的砖！"李想说。每天，数以万计的"爱疯"从李想和他的同事手里生产出来，流向世界各地的消费者，其中相当一部分是热衷新鲜事物的年轻人，同样年轻的李想却有着截然不同的感受。他的微博详细记录了进入 IT 代工厂以来的状态，经常"加班到精神恍惚"，有时"离岗如厕，太累太困，竟在厕所睡着"，有时抱怨"连续 7 个月工资不到两千了"，很多次还流露出辞职的念头，说"最近回家种田的念头特别强烈"。

"来 IT 代工厂有些时日了，抗拒、愤怒、无奈、忍受、尝试融入……就这么一直走到现在。突然发现自己的意志被逐渐消磨殆尽，对梦想和生活也不做设想，甚至说服自己'生命不过如此'。"每天的生活都是上下班睡觉，城市里没有他的立足之地。李想很多次下定决心抛弃目前的工作，却又被现实打退。机械重复的流水线工作不能带给他任何技能上的提升，走出去并没有丝毫竞争力。"青春一去不返，谁能告诉我未来在哪里？"

9. 自我封闭和心理失衡

从 IT 代工厂频频出现跳楼伤亡事件来看，事发员工的年龄绝大部分在 18 岁到 25 岁之间，只有一名是 28 岁。这些员工上岗时间绝大部分在一年之内，有一些进厂不到一个月。跳楼的大都是普工，大都仅仅是接受完高中或中专教育的正当花季的年轻男女（少数是刚刚从大学毕业的大学生），为何刚刚参加工作短短几个月，就轻易地选择跳楼？这不仅仅是职场压力或是职业方向迷失造成的，究其深层原因是当这些新生代群体进入社会，进入职场，独自面对社会、独立生活，开始走入工作岗位后，外界种种意想不到的困难和新环境下人际关系的不适应，产生各种各样的压力，比如经济上的，人际上的，感情上的等等，这些都非常容易在心理上产生挫败感和心理创伤。在遭受了心理创伤之后，当事人考虑非常片面，注意力全集中在负面信息上，什么事情在他们眼里都变成坏事，经常困扰地念叨着"想不通"或"想不开"，特别是从经济落后地区来到经济发达地区，远离家人、朋友、同学等，成长和独立生存环境的冲突导致他们心理失衡，在陌生环境下封闭自我，又不会自我疏导和调整，没有正常的发泄渠道，便容易走向极端，钻牛角尖，这样的心理机制不断重复，当不良情绪积攒到一定程度之后，心中很容易产生自杀冲动，在外界干预缺失的情况下，悲剧就接二连三地发生了。

二、IT 创业者的心理健康问题

如果要评选出我国哪个地方对国家经济发展贡献最大，或者一个高科技人才和知识分子最密集，再或者一个掌握全国最高尖端技术、与世界距离最近的一个地方，那肯定是中关村科技园区。

自中关村科技园创立之初，"IT 创富"的概念就随着一批又一批创造了奇迹的英雄人物的名字而深深植根于国人心中。王永民、王江民、求伯君、王选、邓中翰、柳传志……每个 IT 创业英雄的背后都有着一段坚忍不拔、踏实苦干的创业故事，成为了全国创业者们的模范教材。

中关村科技园之所以涌现出这么多传奇的创业故事，是因为这里的主角是那些努力奋斗的"超人"——他们可以一天工作十几个小时、一周工作六七天、吃着不规律的三餐，同时保证着高效率的工作和分析判断；他们没有娱乐、没有享受、甚至必要的时候可以几天几夜不睡觉……

但是，当我们对 IT 创业者竖起拇指、对"IT 创业者精神"倍加赞赏的时候，殊不知在某些方面被误导了。求伯君一箱方便面、30 天闭关不出编就 WPS 的故事被人们交口传颂，让人们觉得"英雄"的最高境界就是为了理想、为了事业而忽略一切，包括自己的身体和宝贵的健康。因此，所有中关村科技园区人甚至科技园区以外的人，都把这一点作为自己职业生涯的座右铭。

当我们每个人感到提高生活质量的必要性，越来越意识到健康的重要性时，IT 创业者依旧无奈地受着"IT 创业者精神"的感召，过着"铁人"般的日子。当调查报告爆出"IT 创业者们患上'硅谷综合征'"、"科技园区知识分子平均寿命只有 53.34 岁"的惊人结果时，我们意识到，是时候来给 IT 创业者们会诊了。

下面我们来看看医学家对科技园区的 IT 创业者们体检结果（资料来源：《时尚健康》（男士版）2004 年 6 月号）。

1. 生理检查

80% 以上的 IT 创业者、企业家患有颈椎病，这与工作特点和方式有直接关系，电脑无疑是罪魁；42% 的人出现了骨质疏松，这种现象一般在老年人身上比较常见，如此高发地出现在 IT 科技园区中青年创业者身上，原因是他们"每天太忙，披星戴月，没有时间晒太阳。"尽管企业家们也喝牛奶、骨头汤，但是由于户外阳光活动太少，造成转化骨钙的维生素 D3 缺乏，钙质统统"顺肠而走"，使骨钙沉积功能下降，骨密度降低，造成了骨质疏松。40% 的人出现了该年龄段不应该出现的微量元素缺乏。因为工作忙、生活不规律，加之饮食结构不均衡、进餐无规律，非常容易导致微量元素缺乏，出现脱发、记忆力减退、免疫功能下降、食欲不振等症状。然后还有诸如脂肪肝、激素水平下降等，健康状况着实令人担忧。

2. 心理检查

有40%的企业家有强迫症和敌对症状，这与他们的老板身份有关。比如：订单来了10天之内必须完成——这样的日常工作习惯直接导致了强迫症的形成。从具体表现来看，面对"汽车坏了"这样一个简单的问题，一般人的处理方法要么是找人帮忙修理，要么是拖走，可是这些IT创业者则想着自己怎样才能修好。面对竞争对手的步步紧逼，谈判、竞标、订单不能丢，必须要成功，采取一切方式打败对手，赢得项目——这样的成功欲望导致了敌对心理的形成，这些都在无形之中增大了IT创业者的心理压力。

3. 体质检查

参与IT科技园区双优评选的优秀企业家和优秀创业者们在体质方面所表现出的特点也令人匪夷所思：他们肌肉爆发力很强，但是心肺功能却很弱。心肺功能弱显然是因为缺少运动，并且经常处于疲劳状态，感到心慌、气短、胸闷、憋气；肌肉爆发力强则说明在创业之初，IT企业家们曾经有过相应强度的工作或者体力劳动。这一点非常能够反映IT科技园区"从买电脑开始白手起家"的创业文化。

"IT科技园区人与CBD或者其他地区的职业人群的健康状况截然不同。"体检中心的医学家对体检的结果解释道，"CBD多是跨国企业，企业很重视员工的各种福利待遇和维护员工的身心健康，因此雇员自己也比较注意健康。所以健身中心都集中在CBD不是没有道理的；而IT科技园区多是民营创业企业，一切从零开始，无论对企业还是对员工个人来说，生存的压力都是摆在第一位的，多种综合因素的作用决定了他们健康意识和健康状况的差异。"

人和所有生物一样，其功能都是"用进废退"的，所以心理的"过劳"比体力的"过劳"更具有杀伤力。科技园区的IT创业者们成就动机强，希望尽快拿出成果回报社会，长期处于心理亢奋期，即人们常说的"弦绷得很紧"，长此以往容易诱发生理疾病。

三、IT"白骨精"的心理健康问题

"白骨精"是白领、骨干、精英的代名词，专指那些巾帼不让须眉，拥有高学历、高收入、高层次的"三高女性"。作为职场的半边天，她们有姿色、有知识、有资本，具备涵养，具有修养。可健康心理学家发现，这些职场的"精品女人"们已开始出现心理危机，进而导致面色灰暗、黄褐斑等生理症状日益增多。据三九健康网 2011 年的调查数据显示，九成职场女性表示工作有压力。生活节奏的加快和竞争的加剧，人际交往的机会减少，情感联系的渐渐淡漠，使 IT"白骨精"成为了心理疾病的高发人群。数据反映，仅五成因特网从业女性对因特网本身感兴趣，同时，有高达 98% 的女性存在着不同类型的心理症状，其中以心累、烦躁、抑郁、焦虑居多。

1. 工作依赖症

工作往往成了 IT"白骨精"们生活中的唯一，由于工作压力大、精神长期处于紧张状态，造成一离开工作环境便觉得不适应。通常只有在工作的时候才会觉得自己很充实，认为自己只有在工作上得到承认才有存在的价值，其实这是对周围环境缺乏安全感和不自信的表现。

2. 情感隔离

在一个以男性为主导的企业环境中，性别的差异有时可能被放大，IT"白骨精"们往往有"鹤立鸡群"的感觉，发现自己被"天然地"隔离了。那些升到高层的 IT"白骨精"们不会当众承认自己的劣势，"外表强悍"她们难以找到可以倾诉和求援的知心朋友，大部分时间里处于"情感隔离"的状态，造成负性情绪难以排解，男下属们可以在吃饭时或下班后与其他同事闲聊，而 IT 女高管们可能找不到人与之交谈，内心的寂寞、压抑一天天积累、蔓延。正如电影《穿普拉达的女王》中的女主角那样。

3. 强迫、偏激

有的 IT"白骨精"形容："我们的职务头衔好像是贴在身上的标签，一进入公司大门，随处都是下属瞩目的目光，往往在自豪中产生自赏"，因为别人觉得自己不同凡响，所以她们剥夺了自己犯错的权利，对自己要求颇高，同时也规定下属在工作中要达到她们同样的水准，IT"白骨精"们被无意识的"成功"观念左右着，她们根本不能接受工作中的任何错误，不允许失败，总是要求自己与部属在工作中"更多、更快、更好"。结果，部属被拖得精疲力竭，纷纷"跳船求生"，自己也疲倦不堪，产生强迫、偏激、抑郁等负面心理。尤其是那些处于上升阶段的女强人们，背负着外界更高的期望和更大的压力。殊不知，一些看似外表坚强的"白骨精"们其实也有着一颗脆弱的心，当压力负荷达到极限时，她们会独自一人到一个没人的地方，莫名其妙地大哭一场，哭完过后，依然谈笑风生，对任何事情应对自如。

4. 工作环境带来的心理饱和

IT 业坊间流传着这样的一句话："在 IT 企业工作有三毁，毁身体、毁家庭、毁子女"。下班时间到了，前后左右的同事都还没有想要走的意思，晚上加班到8、9点是常事，经常工作到深夜，甚至有的时候通宵，第二天还是按时上班。IT业有条不成文的行规，平常加班没有加班费，但迟到却是要扣工资的。这是IT"白骨精"们工作生活的真实写照，此外，IT公司还喜欢把会议培训安排在周六或周日，或是两天都占。

由于业余时间少导致IT"白骨精"们无法在家庭和工作之间取得平衡，给她们带来了极大的心理压力，很多时候，往往觉得自己已经做得很努力了，但身边的人还是有怨言。没有正常的宣泄减压渠道、不良情绪得不到释放，日积月累，磨损着IT"白骨精"们的心理，最终使她们的心理呈现饱和状态，恶劣情绪最终以"零存整取"的形式突破心理极限而爆发。

5．心理的"红苹果现象"

日常生活中，你是否注意过这样一种现象——新鲜光亮的红苹果，放久了，里面就会悄悄地变黑，但如果不切开它，你看到的依然是它诱人的红润外表，根本不知道它已经出了问题。

因工作时间长、面对电脑过久、三餐饮食无规律、长时间处在空调环境中侵蚀了女性的健康。更糟的是，许多IT女性只注意容颜保养，尽管她们衣着时尚，举止优雅，年过三十依然保持着良好的身材和姣好的容貌，但她们并没有认识到释放心情、减轻压力对保持健康的重要作用，这就导致了"红苹果现象"在IT女性中越来越普遍，最终造成她们健康失衡。某体检中心针对近一年的1万余名女性受检者数据进行了分析，总结出了威胁女性健康的十大风险疾病，即骨质疏松、隐藏性肥胖、体重超重、血脂异常、脂肪肝、甲状腺功能异常、贫血、肝功能异常、血压高、妇科及乳腺类疾病。而这些疾病大多来自于心理压力和不良的生活习惯。

"我厌烦这种被逼着开发程序的工作，索然无味。"小陈年轻靓丽，已经身为项目经理的她在一次又一次"无聊"项目的消磨中早已丧失了对程序员这份看起来得体的工作的热情。

"焦虑感是现在这些程序员都会遇到的问题，因为能力的成长速度远快于薪水或职位的增长速度，当自己的能力成长到一定时候，而自己的薪水或职位却仍旧无法攀升，那么这份工作的吸引力就会降低，同时也会对自身的前途产生焦虑和困惑"。做过几年程序员的小刘，如今已是一家公司的老总，经历了创业的10年风雨，她能理解这种心态。

除了厌烦与焦虑，还有一种情绪正在侵蚀着IT白领，那就是——无聊。IT部门经理小韩正在无聊与跳槽中徘徊，因为自己所在的单位不接大型项目，只为公司内部开发一些小程序，她少有加班、熬夜，还拿着不菲的工资，在上海这座压力巨大的城市中，悠哉地过着日子。但无聊让她心里很不是滋味。"难道我这辈子就这样了吗？我也经常问自己，可是转念一想，到哪里找这样的工作还房贷？还是就这样吧。"

厌烦、焦虑、百无聊赖，IT"白骨精"们正被这样的负面情绪缠绕着。

四、IT 使用者的心理健康问题

人类社会已进入信息化，网络化，所谓"无网不生活"，现代社会用科技编织着一张网，其威力不容小觑，一旦深陷其中，便会无法自拔。这张"网"就是现代科技的杰作——因特网。网络交友成瘾、网络购物成瘾、网络游戏成瘾……凡此种种网络成瘾的报道，近年来频现于报端。

（一）导致网络成瘾现象的原因

1. 逃避现实

IT 使用者面临着来自于工作、生活、学习等各方面压力，以及来自现实生活中的其他可能烦恼，比如家庭不和、领导批评、朋友疏远等等，承受着比较沉重的心理负担。网络是一个虚拟而诱惑的自由王国，在其中我们几乎无所不能。网络不仅满足了 IT 使用者随意获取各种信息的需要，也给 IT 人员提供了发泄情绪，麻痹自己，忘记烦恼，逃避现实的空间，而且不必承担现实生活中的压力和责任。虚拟世界的这些特点，使得 IT 使用者宁可整日沉溺于虚幻的环境中而不愿面对现实生活。造成心理焦虑、脾气暴躁、性格扭曲等心理问题，对周围其他一切现实事物失去兴趣。

2. 获得尊重和认可

IT 使用者生活在充满竞争的环境中，在以财富为主要标准的评价体系下，很多 IT 使用者得不到足够的尊重和关心。在此情形下，一部分 IT 使用者便会将目光转向自由和开放的网络。因为在网络中，每个人都可以进行自我定位，都可以充分展示自己的特长、优点。一个现实世界的木讷之辈，可能因为在网络聊天群或论坛中口才卓越、观点独特而获得虚拟世界的认可和崇拜；一个社会中的文弱书生，可能由于在网络游戏中英勇善战而一呼百应，统率千军万马；一个在学校里默默无闻的学生，可能凭借网络高手的身份拥有"万民景仰"的地位。可见，网络能虚幻地帮助 IT 使用者找回失却了的自信，获得别人的尊重和认可。

3. 满足生理需要

了解异性、追求异性的生理欲望是人的本能，但这种欲望往往在现实社会中难以得到明确指导（可能产生性心理变态）和满足。而网络上有很多色情内容，网络的匿名、开放、快捷也为 IT 使用者满足性的好奇并从中获得生理满足提供了方便。于是，一部分 IT 使用者在无法自我调节和得到有效指导的情况下，把精力转移到了网络的色情内容上，在网络的虚拟世界中尽情发泄，导致网络色情成瘾。

4. 满足社交需要

网络为 IT 人员提供了一个表达情感的场所，他们可以在匿名状态下，自由地选择交流对象；可以在平等的关系下，无所顾忌地吐露心声；可以在彼此的倾诉中，找到共鸣和理解。基于文本或声音的表达形式屏蔽掉了外貌、身份等社会线索，非同步的网络论坛可以就某个话题进行深入的探讨（在网络上称之为盖楼、灌水），同步性的聊天具有即时回应的特征。这些都能使 IT 人员畅所欲言，找到志同道合的朋友和群体，满足其社交需要。

（二）IT 使用者存在的心理健康问题

1. 行为偏激

对于青少年及其学生这样的 IT 使用者来说，在家长严管时就极易使孩子走向另一个极端，产生偏激行为，造成亲子关系破裂和犯罪现象的发生。有的 IT 使用者一旦电脑出现死机或故障，或因外界的阻碍而无法上网时，便会感到沮丧、焦虑，转而冲动地向电脑或向他人发泄无名之火，狂暴不止，将键盘、鼠标摔得粉碎，或者踩在脚下，严重时进而产生自杀念头和其他刑事犯罪。

2. 自卑、敌对

某些 IT 使用者个人心理极度自卑，认为周围人都看不起自己，把学习成绩、工作业绩比自己好的同学、同事在计算机中模拟成网络游戏中的人物，并设为假想敌人，对他们进行攻击，以发泄自己内心的不满。

3. 自暴自弃

一些未成年女性 IT 使用者性格内向、当情感需求被冷落后，在寂寞无聊之时，通过网聊结识异性进行交往，然后见面，进而网恋，双方发生关系。没想到，在偷吃禁果不久，男方就发来断交信息，面对冰冷的现实，女方心理极易产生落差，长此下去，就可能使之出现烦闷、孤独、无助等倾向，加上没有人加以关心、引导，进而导致自暴自弃等心理反应。出于报复，一些未成年女性 IT 使用者甚至出现消极偏激的行为，破罐子破摔，在网络上同时结交多个男网友，天南地北，网聊、网恋、网婚……最终给自己带来心理和生理的双重伤害。2011 年上映的美国影片《猎狼联线》就生动地描写了此类问题。

4. 身心受损

由于整日面对电脑，身体始终处于一种姿态，眼睛长时间注视显示屏，会导致视力下降、眼睛疼痛、怕光、暗适应能力降低、脖子酸痛、头晕眼花等造成身心疲惫，引起自主神经紊乱，体内激素水平失衡，使免疫功能降低，引发心血管疾病、胃肠神经官能病、紧张性头疼、焦虑、忧郁等，甚至导致死亡。

5. 电脑自闭症

但由于经常长时间上网，整天沉溺于网络幻想中，当某些 IT 使用者真正面对社会和人群的时候，就会因为想象和现实间的巨大落差而产生退缩感，不敢正常与人沟通。网络直接影响的是人的心理，网络在社交中扮演了一个无情的传递者，不需要你在交际中考虑背负的压力，时间久后，从心理上的潜意识里会拒绝现实中的很多人，因为带有目的的交往的确需要有压力作为推力。久而久之，容易导致自闭倾向，甚至会患上"电脑自闭症"。

电脑自闭症又称网络孤独症，由于过分注重人机对话和以计算机为中介的交流形式，使他们淡化了个人与社会及他人的交往。表现为在现实生活中不愿意表露自己的情感，也不关心他人情感的表露，网络使他们对真实的现实产生某种疏远感、淡漠感，甚至不信任感，使他们变得沉默寡言、不善言谈。经常长时间使用电脑，还容易使 IT 使用者造成生活热情缺乏，接受新事物和适应新环境的能力减弱，消磨创造力和事业心，很难提起兴趣；变得敏感多疑，自我中心，忌妒心重，容易因一些小事与人争执，或因自己看不惯的人和事而耿耿于怀；固执己见，没有改变现状的愿望，没有兴奋感，情绪始终没有高潮期等心理问题。使他们成为"孤独的电脑人"、"孤独的上网人"。

6. 网络依赖症

电脑游戏可以让玩家暂时忘掉现实生活中的苦恼，进入自我主动权较大的游戏虚拟世界，他们成了掌握一定权力，富有智慧，勇敢而又灵活的英雄，现实生活中失去的自信在这里找到了。因而当他们接触电脑游戏后，很容易形成心理依赖，这种心理依赖最后的结局往往是在生活中越不成功，就越依赖于电子游戏满足各种心理需要；越依赖电子游戏，就越不关心如何改变现实，工作业绩、学习成绩就越差，由此形成一种恶性循环。

7. 网络强迫症

有部分 IT 人员对使用电脑网络时间失控，无法摆脱时刻想上网的念头，而且随着乐趣的增强，欲罢不能，难以自拔。这些人多沉溺于网聊、网游、网购、刷微博、发网贴等，出现被称为所谓的微博控、偷菜狂、发帖癖。并由此忽视了现实生活的存在，或对发展成为躯体上的依赖，表现为情绪低落、头昏眼花、双手颤抖、疲乏无力、食欲减退等。

2011 年关于网络成瘾的一项研究成果表明：网瘾可导致脑部萎缩，研究人员分别为两批学生（一批正常学生，一批网瘾患者）进行脑部磁共振（MRI），结果发现，上网成瘾者大脑的灰质（grey matter）均出现萎缩，而且上瘾时间愈长，灰质萎缩得愈严重。此外，大脑内部负责传递信息的白质（white matter）亦出现改变。研究人员称，这些脑部结构变异是由上网成瘾所导致，会令网瘾患者认知功能出现缺陷，更容易对因特网产生依赖，甚至出现长期功能障碍。

目前，网瘾已被全球公认为精神病的一种。美国精神病协会（APA）于2013年5月正式出版了《精神疾病诊断与统计手册》第5版。在其第3章关于"网络游戏成瘾"的内容中，全盘采纳了中国医学教授陶然制定的《网络成瘾临床诊断标准》。由于国际上对于精神疾病的认定非常慎重，DSM-5是《精神疾病诊断与统计手册》近20年来的第一次重大更新。

该诊断标准共有9条：①渴求症状（对网络使用有强烈的渴求或冲动感）；②戒断症状（易怒、焦虑和悲伤等）；③耐受性（为达到满足感而不断增加使用网络的时间和投入的程度）；④难以停止上网；⑤因游戏而减少了其他兴趣；⑥即使知道后果仍过度游戏；⑦向他人撒谎玩游戏的时间和费用；⑧用游戏来回避现实或缓解负性情绪；⑨玩游戏危害到或失去了友谊、工作、教育或就业机会。

五、IT销售人员的心理健康问题

凡是销售人员，都把要面对的和承受的各种压力放在心底，平时大家在一起时都不愿意说，见面时总是说"挺好挺好"，打掉牙往肚子里面吞，是天下所有伟大销售人员的性格。

1. 高强度、超负荷工作带来的压力

在著名的摩尔定律（大概每隔18个月时间，IT产品的性能会提升一倍，但价格下降一半，这一定律揭示了信息技术发展的速度）的影响下，IT销售领域的整体生态循环不断加速。在IT行业市场竞争如此激烈的今天，IT销售人员承受着难以想象的生理和心理上的压力。面对客户需求的不确定性，一些"单子"说没就没，加上种类繁多、交错重复的目标考核、工作检查，客户陌生拜访、商务谈判，都无形地加大了IT销售人员的工作压力，导致他们思想和心理压力增大。

2. 对期望值过高带来的压力

从外部讲，客户对IT销售人员的期望值很高，总希望购买到合乎自己需求的，物美价廉的IT产品，而同类型的产品又很多，客户选择余地较大，因此，客户关系管理成了IT销售人员重要的工作内容，从内部讲，随着IT公司销售队伍管理的不断完善，对IT销售人员的业绩考核更为严格，如果月度销量考核未达标，就有可能受到批评，如果未完成季度销量考核，就有可能会被辞退。因此，广大的IT销售人员们都在想尽一切办法来提高业绩。从内心讲，IT销售人员事业成就动机较强，满腔热血，然而残酷的社会现实无情抽打着他们。在功利主义的驱使下，最后只是感觉IT销售是一种纯粹的贸易，跟产品本身无关，曾经有梦的人，失意了；曾经有爱的人，心碎了；曾经有情的人，麻木了。最初入行时的踌躇满志已荡然无存。

3. 经营环境带来的压力

当前，受各种因素的影响，外部经营环境常常制约着 IT 公司的正常发展，一是社会关系网络盘根错节，人情关系复杂；二是市场上商业信用意识淡薄，IT 公司的正当权益遭受侵害的现象屡屡发生。诸如什么批条、回扣、诈骗、不遵守起码的商业信用……这些都是笼罩在中国 IT 销售市场上空的黑幕。与当初 IT 销售人员想象中的纯洁、高尚的高科技毫不相关。

4. 市场环境恶化带来的压力

"远离民企、亲近国企"，这是银行的一条潜规则。一些成立不久的 IT 小微企业面临着一种无可奈何的窘迫：经过几年的拼搏，好不容易慢慢渡过原始积累期，冲破了盈亏平衡点，前方渐渐出现了曙光，只要继续投入就可获得回报，于是大家都想大展身手。但民营小微企业融资难、贷款难，资金的来源希望渺茫。

5. 健康状况带来的压力

IT 销售人员的身体存在着或多或少的毛病，如肌肉松弛，体力下降，还有着类似颈椎增生、骨质疏松和轻度强迫症等症状。其身体健康状况差与长期精神压力大、饮食无规律、正常的睡眠和休息时间难以保障等有很大的关系。

总体而言，很多 IT 销售人员都处于高负荷、高密度、休闲生活单一、生活质量低下的工作生活状态。

六、智能手机使用者的心理健康问题

当你独自在公交站点等车的时候，当你独自搭乘地铁的时候，当你在餐馆点餐等待上菜的时候，你在干什么？可能有一大部分人都是拿出手机，或玩游戏、或聊 QQ、或发微博、或刷微信。中国互联网络信息中心于 2014 年 1 月 6 日发布了第 33 次《中国互联网络发展状况统计报告》。报告显示，截至 2013 年 12 月，中国手机网民已达 5 亿人，手机作为上网终端表现抢眼，不仅超越台式电脑成为第一大上网终端，而且成为了新增网民的重要来源。随着移动设备的智能化，手机早已不再是单纯的"通讯工具"——游戏、阅读、社交……似乎只要一机在手，就能在这个信息时代存活下来。

早上睁眼后第一件事情做什么？估计不少人会回答：拿手机。从 1973 年第一部民用手机问世，到如今智能手机在全球主要国家普及率超过 50%，40 年间，手机对我们的生活攻城掠地。过去只是用来通讯的工具，现在已经覆盖了我们所有的碎片时间，甚至加重了我们生活的碎片化。

英国《周日泰晤士报》在 2013 年做出的一项调查显示，44% 的受访者每天用手机至少半小时，8% 每天用手机 3 小时，3% 每天使用手机逾 5 小时。1/3 受访者坦承自己是低头族，27% 的人曾跟人讲话讲到一半接手机，54% 的人每天用手机上脸书、推特等社交网站，16% 的人每天用手机上社群网站逾 10 次。

对于智能手机为何如此流行的原因，无外乎以下几点。

1. 获取心理认同

26 岁的 IT 公司职员小陈总觉得最近"朋友变少了"，与朋友、同学聚会也是最后一个才得到消息，小陈"坚持"使用功能型手机（仅能接打电话和收发短信）已 7 年，但他再也承受不了来自周围维系人际关系交流途径的压力，不想沦为朋友、同事中的"孤立族"，被"人际边缘化"，终于"弃守"改换智能型手机，"赶流行"发微信、刷微博，在社交网站上发表"庆祝！我成为智能机一族！"留言，不到 10 分钟近 50 名朋友按赞，响应"欢迎进阶智慧人"。

2. 使碎片时间得以利用

美国调查机构发布数据称，智能手机用户平均每天查看手机约 34 次——地铁里、排队时、睡觉前、起床后、上厕所时，智能手机都是人们打发时间的首选。从社会环境角度上分析，由于快节奏的生活、城市扩大化使通勤路线拉长等环境因素，客观上导致了私人时间的碎片化，属于自己的"整块"时间越来越少，但一个人吃饭、赶路的机会却在增多，造成不少年轻人只能抓紧碎片时间，通过智能手机为代表的数字终端提供的丰富 APP（英文 application 的简称，智能手机的第三方应用程序）进行娱乐休闲、与周围好友沟通联络，智能手机也就顺理成章地成为了 IT 族打发碎片时间的首选工具。

3. 生活和工作的好帮手

"智能手机是我不能缺少的小伙伴儿！"在某网络公司工作的杨女士表示。每天晚上，杨女士都会把她的智能手机设定闹铃放在床头，她下载的这款闹铃 APP 有个"小睡"的功能，能在首次铃响后每隔一定的时间再次响起，既满足了她赖床的习惯，同时也不会睡过头。起床之前，她会通过 APP 获取天气状况，决定当天该穿什么衣服，然后浏览微博和微信看看今天朋友们都有什么新动向。出门之后，她会习惯性地塞上耳机，听听已经下载在手机里的流行歌曲。同时，日程安排 APP 会在她重要事情之前 10 分钟通过手机振动对她进行提醒。

杨女士的工作需要她随时可以处理客户的邮件，虽然如此，一到周末，她总是很放心地出去放松，从来不用为了随时到来的工作而窝在家里。"我的小伙伴儿就像一个移动电脑，查看和编辑邮件就不用说了，用它处理和编辑里面的 word 附件一样得心应手。有它在手，走到哪我都能随时工作。"

迷路了查地图，饿了搜索附近美食，无聊了看看新闻，遇到新鲜事儿发个微博，购物也不成问题……智能手机，无孔不入地渗入到生活中的方方面面，给人们带来了实实在在的便捷。

但无法让我们忽视的是，手机成为了人们日常工作、生活中不可或缺的一部分的同时，手机"时尚病"也悄悄地来到了人们的身边，不少人反映手机给自己带来了这样或那样负面情绪的困扰。部分智能手机使用者在离开了手机后便感觉发慌、紧张、心神不宁，总是惦记有没有短信没看，有没有微博、微信的新动态。有心理学家指出，过度依赖手机，会引起心理上的认知和情绪问题，出现焦虑和沮丧，导致社交能力退化。2012 年 10 月 15 日，重庆商报官方转发了一条关于"手机七宗罪"的微博引起了大家的共鸣，微博中归纳的手机七宗罪分别是：①起床后第一件事情是打开手机看；②朋友聚会吃饭先拍照，然后各自玩手机，等到说再见，大家忘记都聊啥了；③每隔一会儿就要打开手机，看看微博微信有没有新信息；④眼睛视力越来越差；⑤总在担心电池不够用；⑥最怕别人借手机，太多秘密都在手机内；⑦丢了手机如同丢了灵魂。

网友们在看过微博后，纷纷表示有同感。网友"假装妹上线"引用电影《手机》中的台词来表达自己的心情：手机连着你的嘴，嘴又连着你的心……再这样闹下去，早晚有一天，手机会变成手雷。

智能手机是否真的已经影响到了人与人之间的正常交流？智能手机给广大 IT 人员们带来了哪些心理健康问题？

1. 冷漠

微博、微信让人与人之间的交流不再受到距离和环境的约束，但他们就像一把双刃剑，一方面，他们交流不再受时空限制；但另一方面，随着社交媒体的增多，现代人面对面交流的时间反而减少，手机像一层气泡隔绝了"自我"和外界的关联，可能使人们彼此之间的亲密感越来越少，亲情友情变淡，导致对周遭产生冷漠情绪。

2. 强迫、焦虑

不少公司的 IT 白领表示"随时都要掏出手机看看，没信号就会格外紧张"。手机已不是充当他们生活、工作中的一个帮手，失去手机对于这些人来说，就好像失去了身体的一部分一样，一旦手机没电或来电频率突然降低就会出现情绪波动，如焦虑、烦躁、抑郁等症状。

3. 幻听

明明没有电话打进来，可耳朵里经常会听见自己手机在响，类似的情况正困扰着许多 IT 白领，严格意义上来说，"手机幻听"只是一种现象，还不至于成为病症，从某些方面可以理解为是由于心理紧张而导致的心理过敏。造成这种现象的原因，主要是因为对手机的过分使用和依赖，手机作为当前科技发展和职业环境下的产物。客户、同事、领导打过来的电话，便成为自己工作的指令，接到指令就得马上投入"工作"。在紧张的心理情绪背景下，必然引发"手机幻听"。

4. 恐惧

受手机恐惧不良影响的以上夜班的 IT 人员和 IT 职业经理人居多。如从事 IT 客服工作的王小姐常常上夜班，她常提醒朋友们，中午前千万别给她打电话，但她仍常常会在酣睡时被手机铃声吵醒。"每当这个时候，我就恨不得把手机摔了。这个电话可能影响我一天的心情。"王小姐说，现在她已经对手机产生了恐惧心理，但又不得不使用手机。

在一家 IT 公司担任管理人员的李先生跟王小姐有相似的经历，每天下班和家人在一起时，他最紧张的就是听到手机响。"一听到铃声响，我就烦得受不了。"李先生说，"它就像是一根线，让人不自由。"

5. 依赖

截至 2013 年底，中国手机网民的数量已经达到 6.04 亿人，很多人都患上了手机依赖症。不少人有这样的感受：当一个人独处的时候手机的耗电速度最快。当你独自一人时，通常你会做什么事？是不是会不自觉地拿出手机，刷微博，聊 QQ，玩游戏，并发出不合时宜的笑声；过度依赖智能手机还容易让人们失去思考动力和能力。

6. 成瘾

有一项调查称，只要能使用智能手机，人们愿意放弃一系列活动：70%的受访者表示愿意放弃喝酒，超过 50% 表示愿意在一周时间内远离咖啡、巧克力等，20% 愿意放弃电脑，还有 1/3 表示宁可放弃一周性生活也不愿意离开自己的智能手机。

7. 孤独

在与互联网、社交网络的无缝融合下，智能手机成为了开启"全线社交"（All Things Social）时代的钥匙，为社交提供了无限可能。如今，手机已成为移动电脑，将"在线"时间无限延长。四川大学社会学教授王卓认为，沉迷线上交流导致的"在线社交疏离"症状，正是借助各种网络社交工具，IT 人员们以一种"身体缺席"的方式进行沟通互动，冲击着传统社会人际关系的基础。长此以往导致的结果就是：在沉默的"屏奴"时代里，"低头族"们亲近陌生人，疏远老朋友。

如加拿大著名传播学家麦克卢汉所言，"媒介是人体的延伸"，智能移动终端的迅猛发展则是这一观点的有力佐证。通过手机，人们获取信息，消化后发布带有个人观点的信息，让人们虚拟空间中获得存在感；与此同时，在浩瀚的"信息海洋"面前，人们或多或少会有被淹没于洪流之中的虚无感。

最后，有研究表明自恋的人容易发微博，据《科学美国人》杂志2012年5月报道，特别爱发微博的人，或许有自恋情结。加拿大多伦多大学心理学研究员索拉雅·麦迪扎德等人招募了100名大学生志愿者，对他们的微博动向进行观察，包括登录频率、在线时间，以及上传照片、发表留言的次数等，并同时用心理量表评估他们的自尊水平和自恋水平。结果显示，较为自恋的人，似乎更容易沉溺在微博上，更新留言、发布一些造型惹眼的照片、显示最近的心得感悟等。

这项发表在《网络心理学、行为与社会网络》期刊上的研究解释说，自恋的人往往需要他人的肯定，而在社交网站上，人们很容易呈现出跟现实不一样的"理想"形象，因此，自恋、夸大等行为更容易得到彰显。但是，对于一些自我评价较低的人来说，经常发微博，或许有利于提高自信心，有其正面作用。

扩展阅读　"微博控"心理解析

黄药师比文招亲，郭靖和欧阳克各自作文，郭靖绞尽脑汁凑够500字，心中惴惴，不料欧阳克只写了140个字，郭靖抱得美人归。欧阳锋大怒，斥子道"让你天天写微博！"

别光笑，你早晨醒来第一件事是不是打开手机看微博？晚上睡觉前最后一件事是不是盯着发光的屏幕看微博？

1. 满足于成名幻象

大多数人都有引起他人注意的欲望，这种欲望可以在微博上得到很好的满足，微博的诞生，让被动关注和吸引力关注成为一件非常容易而有效率的事情。微博仿佛无限扩展了我们的关系网。有道是万事万物皆有联系！你终于可以跟明星平等交流，你对明星发布的消息回帖，所有人都能看见，明星的一举一动一思一想都被你尽收眼底，你终于在芸芸众生的人海中冒出了头，看到了自己的存在。成百上千的人成为你的"粉丝"，你仿佛不再孤单也不再默默无闻。

2. 强大的传播效力

微博这样一个面向大众、信息发布门槛低的平台，通过互联网聚拢起了广泛的大众，这140字如同煽动了一下蝴蝶的翅膀，通过"直播"、"转发""关注"等推广方式使消息传播的速度如病毒般神速，构建起了一个即时分享生活，随时传播信息的新的心理群体。

3. 寻找圈子认同抱团取暖

听不到以及听太多流行和时尚总让人焦虑，内心强大的人不多，要与众人为伍才温暖。不甘寂寞的"抱团"、"取暖"也是一些微博控强烈关注自己收到的回复和转发的原因。圈子在微博江湖上也不可避免地生成。一个微博能持续活跃，一般情况下，要么是它寄托于一个熟悉的圈子里，要么是它重新构建起了一个新圈子。

七、IT研发人员的心理需求问题

IT研发的突出特点是知识密集、人才聚集、高智商者互相竞争。在这种环境里工作，既需要脑力的付出，也需要体力的付出。从人的需求层次来说，IT研发人员往往处于需求的高层次。但在现实生活中，他们却在所有需求层次上均遭到挑战。从最基本的生理需求到最高级的自我实现的需求，都对他们具有冲击性的影响。

1. 生理方面

据调查显示，超过70%以上的IT研发人员在28岁前仍过着单身生活？某著名跨国IT企业的人力资源总监曾这样评价："中国的程序员是世界上最好的程序员，他们不计报酬，没日没夜地工作，没有女朋友，没有节假日。"在IT行业，为保证IT项目的按时交付，通宵熬夜加班对于IT研发人员来说，可谓家常便饭。不难看出，IT研发人员的生活方式与他们所从事的工作性质有着密切的联系。曾有心理学家用"不妨来点性"来作为IT研发人员摆脱抑郁心理的建议。殊不知，人类除了饮食这个最基本的需求以外，还有一个最基本的需求——那就是性。当它不能够被合理满足的时候，人们就会产生焦虑感。IT研发人员常常自嘲"自己吃得比猪还烂，干得比驴还多"，虽然这是带有情绪化的牢骚，但也从侧面反映了他们对自身生活、工作强烈不满的内心现实。

2. 心理缺乏安全感

在外界看来，IT研发人员都是所谓的高帅富，工作稳定，前途似锦。但实际情况是国内的IT企业对员工的在职培训和生涯发展并不重视，加上内部管理不规范，与人性化管理相去甚远，员工跳槽情况严重，导致IT研发人员对自身前途产生迷茫和困惑，不安全心理要远远大于其优越感和安全感，这种现象在35岁左右的IT研发人员中尤为普遍。

3. 归属需要缺失

IT研发人员因其工作特性决定了他们与机器接触多，与人打交道少，使得他们与外界交往的机会较少、渠道较窄，形式也较单一。即使在同一间办公室内，同事之间的交往也大多是通过聊天工具或电子邮件进行。这种交流方式由于缺少了身体语言的直观性和面部表情的生动性，使得IT研发人员之间思想与情感的隔阂越来越大。加上 IT 项目往往要加班赶工期，使得 IT 研发人员很少有空闲与家人一起吃吃饭、逛逛街、聊聊天，导致亲情匮乏。由于以上种种因素的存在，造成了 IT 研发人员爱与归属的需求处于缺失状态。

4. 尊重的需要

IT 研发人员常常会遇到自己的辛勤工作不被客户所认同，自己的建议和想法不被领导所重视，自己的辛苦付出没有得到应有的回报，自己努力上进却不被公司所重用。这些情况均导致了 IT 研发人员的尊重需要被满足的程度不高。

5. 常常被外人所误解

局外人看 IT 这个行业有如下几个特征：高薪、年轻、高深、工作狂。高薪：IT 是个贫富差距很大的行业，一个成功的 IT 创业者的收入与一个普通的 IT 研发人员的收入可谓天壤之别。年轻：所谓年轻或许更多地还是指一种心态。高深：在技术更新快速的 IT 界，想成为一名合格的 IT 研发人员，不时刻努力学习更新知识是不行的。工作狂：很多 IT 研发人员都生活在一种工作狂的文化氛围中，例如国内某著名 IT 企业的"床垫文化"——晚上不回家而睡在办公室里。除了工作以外没有生活，没有朋友，很少顾及家庭，当然也没有休闲活动。

6. 无法完成自我实现的愿望

IT 研发人员非常希望能够利用自己的技术体现自我价值，实现人生理想。年轻的 IT 研发人员在工作中往往带有很大的理想主义色彩，过于美化职业，对工作、生活的期望值较高。然而，这种一厢情愿的想法往往在冰冷的现实面前难遂人愿，这给他们带来了深深的挫折感。

第二节　心理健康管理——IT 人员心理健康的维护

让生活失去色彩的，不是伤痛，而是内心世界的困惑；让脸上失去笑容的，不是磨难，而是禁闭心灵的缄默；没有谁的心灵，永远一尘不染。战胜自我、拥抱健康。沟通，消除隔膜；交流，敞开心扉；真诚，融化壁垒；健康幸福，从心开始。

——佚名

2011 年 11 月，网上一条关于国内一大型搜索网站的员工林某因过度劳累而猝死的微博被大量转发，引发了社会上对 IT 人员健康问题的大讨论。"我国有七成知识分子正处于'过劳死'的边缘。"从事中国知识分子"过劳死"

问题研究的学者娄博士如是说。娄博士在 2006 年"人才蓝皮书"《中国人才发展报告 3》中指出，强大的就业压力，工作回报过低与潜在的价值观的矛盾导致中国人才不断透支生命。"过劳"已成为威胁我国人才身体健康的"杀手锏"。

过了这么多年，IT 人员的健康问题不但没得到改善，反而进一步加剧。腰间盘突出、肩周炎、颈椎病、前列腺、月经不调等等这些常见的病痛对于身经百战的 IT 人员来说实在算是小病。本来庆幸自己健健康康，身无大小病痛。随着众多医学工作者呼吁将"鼠标手"纳入到职业病中，让我们不得不认识到"鼠标手"也是一种病。作为 IT 人员的你，敢说自己全身无病一身轻吗？

然而我们很遗憾地发现 IT 人员的健康问题更多的不是来自于身体，而是心理！很多人在岗位上奋斗多年而没有升迁，薪资没有上涨；很多人和同事政见不合而处处遭受排挤心灰意冷；很多人招人误解无处倾诉；很多人把程序和方案改了又改，最终还是被打回重做。总之，在各种憋屈之下，造成了 IT 人员的心理疾病远大于身体疾病。

一、IT 研发人员心理问题解读

因特网带给人们的便捷与精彩越多，就意味着 IT 人员的付出与创造就越大，这种付出与创造无疑带给了他们极大的自恋满足，同时也注定弥漫着自我否定、焦虑与永无尽头的孤独。

1. 被掠夺的时间

每个个体潜意识中终生追求的是一种自我掌控感：对自己的时间掌控、在掌控的时间内进行自己愿意做的事情！当然，满足自己需要又不伤害他人是生存于世的能力，这种能力意味着妥协，但也有底线，底线是不因为满足了他人而伤害到自己。任何底线被触及，就会出现伤害，不指向他人（组织）、就一定会指向自己。

IT 研发者的高收入是 IT 研发人员强大的工作动力之一，这种动力强大到 IT 研发人员不自觉地接受这样一个观点：为了完成工作任务，自己需要付出额外的工作时间并认为这十足合理！当这种"自觉付出"真实发生后，个体的交际、与家人的互动、娱乐休闲所需的时间在无形中便被减少了，甚至连正常合理的有规律睡眠休息时间也被打破、被部分剥夺。上述被剥夺的都是对一个人终生至为重要的支持系统，当这些支持系统无法持续发挥作用时，个体要保持内心稳定与必要的快乐，就必须成为一个"机器人"，否则，各种困扰与心理冲突都会接踵而至，而且会在个体的"习惯性忽视"中，累积成疾。

2. 自我否定

对于一项创造性的工作来讲，是必须经过无数次的假设、分析、论证、修复与再假设、再分析、再论证、再修复，IT 业更是如此！何况 IT 技术的更新如此之快！

这样的过程对于 IT 人员们来说，其实是对自我的不断修订、不断否定的过程。IT 系统（硬件和软件）不断升级的过程就是 IT 人员不断自我否定的过程，外界很难体会到，IT 系统中每一个功能的增加和错误的改进都要经过 IT 人员无数次的假设、分析、论证。自我否定就意味着自恋受损，必定充满痛苦。创造不能停息，那么痛苦就必须被压抑或被隔离，但显然它们不会消失，而是被压抑至潜意识中了，不断积累导致痛苦的张力增大，然后在某个情境中（如在家里、在交友时、在独处时），这种张力的破坏能量能爆破而出，此时的个体既无法接受，又无法平息。有时候这种张力的破坏以个体的躯体形式表现出来，正如我们不但看到了很多 IT 人员的焦虑、抑郁、恶劣心境等，更看到了很多 IT 人员的肠胃、头痛、背部疼痛、皮炎、心脏疼痛等生理疾病。每一次创造都是一次否定，每一次更新都是一次个体的自恋受损。

3. 竞争

竞争促进社会进步，压力促使个体成长。达到这种效果的前提是个体必须有适当的耐挫能力与有效的压力应对模式，否则就会有伤害。

不断有雄心勃勃的年轻人带着激情与技术闯进 IT 业，他们一手制造了竞争。正如一头年轻的雄狮总是试图挑战老狮王的权威，即便为此死去都无所谓。因为他们不但不怕竞争（或许也有惧怕），最重要的是他们需要竞争。竞争中的"老人"显然都经过了年轻时挑战的艰难阶段，他们小心翼翼地通过运用自己的经验接受年轻人的挑战，他们的闪转腾挪或许能保护他们的地位，但应付挑战者总不是容易的，他们也不得不继续学习（回复到用时间换技能的时期）提高技能。这样战斗的气氛总能持续下去。

二、IT 人员如何面对心理问题

心理健康不是没有心理困扰，而是能否有效地解决困扰。科技的突飞猛进，社会思潮的不断涌现，价值观念的迅速更迭，生活节奏的日益加快，市场竞争的残酷激烈，这些都给 IT 人员带来了强大的心理压力，IT 人员在工作、生活、学习中，不可能处处一帆风顺、事事得意，而种种失败、无奈、委屈都需要我们勇敢地去面对、豁达处理。

1. 坦然面对

心理健康也跟身体健康一样，在人的一生中难免会出现这样那样的问题，出现心理困惑只是生活中的正常状态，没有问题哪有生活可言，因而不必大惊小怪、怨天尤人。

2．不要急于"诊断"

心理问题本身多种多样，成因往往也很复杂，切忌盲目从一些书籍上断章取义，或者道听途说，急于"对号入座"，认定自己患了什么病。弄清问题当然是必要的，但实在不必自己吓自己。

3．转移注意

心理问题往往有这么一个特点，就是越注意它，它似乎就越严重。所以，不要老盯着自己所谓的"问题"不放，不可过分关注自我，而应把注意力转移到学习、生活、工作的方方面面。寻找自己感兴趣的事情并全力投入是很有利于心理健康的。

4．调整生活规律

很多时候，只要将自己不良的生活规律稍加调整，就会给自己整个的精神面貌带来焕然一新的感受。所谓的心理问题也可能随之轻松化解。

5．不要讳疾忌医心理咨询

对于严重的、难以排解的心理问题，就跟对待感冒一样，去主动寻求心理咨询师及心理卫生机构的帮助。

被誉为中国健康教育第一人的洪昭光教授说，要保持心理健康，做到生如夏花绚烂，走如秋叶静美，只需做到一个"中"字。话说人生不如意事十之八九，要做到这个"中"字，就离不开自我调适。即使是最简单的生气，也分三个层次，最低层次的人会哭、闹、酗酒，扰人伤己；中间层次的人会找人聊一聊，泡个热水澡，听听轻音乐，用一种温和的方式排遣负面情绪；最高层次的人就会换位思考，反思自己的过失和不足，有则改之无则加勉。

洪昭光教授还用四句话来概括健康：一个中心，二个基本点，三大作风，八项注意。"一个中心"是以健康为中心。因为健康失去了，那你什么也没有。两个基本点，第一是糊涂一点。小事糊涂，大事清楚，小事认真，整天计较一些鸡毛蒜皮的事，这种人才是笨蛋，所以糊涂一点。第二是潇洒一点。度量大一些，风格高一些，站得高，望得远一些，这样处人处事多好啊。三大作风：助人为乐，知足常乐，自得其乐。永远保持快乐。八项注意：四大基石，四个最好。四大基石：合理膳食，适量运动，戒烟限酒，心理平衡。四个最好：最好的医生是自己，最好的药物是时间，最好的心情是宁静，最好的运动是步行。

台湾著名心理学家梁国书曾经提出这样一个观念，他说："在一个落后的国度或地区，心理学是一种奢侈品；到了中等发展的时候，心理学是一种调味品；到社会高度文明，高度发展的时期，心理学是必需品"。

从认知心理学意义上说，每位 IT 人员既是演员又是观众。IT 人员应该了解自己的心理机制，能够从自己和他人的外部行为表现来推测内在心理过程，从而进行反思内化，形成稳定的心理品质。通过心理行为训练，挖掘和认识自身的不良认知，并学会对认知进行主动调控。

从应用心理学意义上说，每位 IT 人员既是患者又是医生。IT 人员应该学会及时处理日常工作与生活中所产生的一般性心理问题，掌握情绪管理和压力调控的基本技巧，培育良好的心理素质，如此才能正确认识复杂的社会现象，在激烈的竞争中变压力、挫折为动力，更好地争取和把握发展机遇。

从发展心理学意义上说，每位 IT 人员既是学生又是教师。IT 人员成长和历练的每一步都离不开心理学知识的指导。从此种角度上讲，加强心理健康教育，就是"以 IT 人员为本"的健康保健教育，以提高生活质量、人生幸福为目的，引导 IT 人员关注自身心理健康，启动 IT 人员早期心理疏导机制，建立科学的、成熟的心理防御机制，对每一位立志于成功的 IT 人员都具有非常重要的现实意义。

更多的心理调适方法和心理健康知识请读者朋友们参见本书的其他章节。

三、IT 人员心理健康问题的对策

是什么原因造成 IT 人员如此严重的心理问题？心理学家认为：人们所经受的心理挫折以及缺乏正确的心理调节手段，是产生心理问题的直接原因。IT 人员的心理问题，从某种意义上来说，也是主观与客观、理想与现实、个人与社会之间发生摩擦、碰撞和冲突的必然结果。显然，要从根本上解决 IT 人员的心理健康问题，不是一件轻而易举的事情，这需要社会、家庭、企事业单位、IT 人员个体及相关职能部门的共同努力。

2011 年 11 月，国内某 IT 代工厂宣布 2012 年将投入千亿制造 100 万台机器人，用于单调、固定、重复性强的工作，代替那些处于流水线上有血有肉的员工，提高自动化水平和生产效率，同时集团总裁也表示这将"至少"保证杜绝员工自杀行为的发生。用机器人代替人工真能减少或杜绝员工跳楼自杀行为吗？

导致 IT 代工厂员工自杀的原因除了本章前面的分析还有很多，但在导致员工自杀的众多原因之中，绝对不包含 IT 代工厂此前因未购买机器人所致的原因。采购机器人只能缓解 IT 代工厂的劳动成本，并不能从实质上对员工的世界观产生影响，更不能扭转员工的生活态度。IT 代工厂真正要做的，应该

是加强内部工作沟通协作方式、企业文化建设与培养等方面的工作，而不是用机器人代替人工来杜绝自杀事件的发生。IT代工厂购买机器人避免员工自杀的荒唐，在于其真的将员工当成了机器人。

1. 创造条件——满足IT人员的合理需要

需要的满足在很大程度上来源于外部的支持，表现为个体在应激状态下获得的他人帮助。心理学家詹姆斯认为："人性深层的需要是渴望别人的关爱，当代心理学的根本任务就是经由改变人类心智的内在态度，进而改变其生命的外在境遇。"IT人员的需要是多种多样的，但获得心理满足的途径却太少。他们有的对异性倾慕向往，但却苦于没有机会与之相识；有的渴望被理解尊重，但在现实中却难以实现；有的在人际交往中触礁搁浅，却不知如何与之交流。这些合理的心理需要若长期得不到满足，则容易使人产生种种的异常行为或导致个体个性上的缺陷。因此，社会心理援助机构、企业心理辅导部门、家庭成员应该积极行动起来，共同构建起一个立体的心理支持系统，为饱受心理困扰的IT人员们提供心理关怀，帮助他们提高心理免疫力，抵抗负面情绪的侵袭，增强其面对心理危机的技能和信心，殊不知，一句鼓励的话语，会给他们战胜困难的莫大勇气；一个表扬的眼神，会带给他们攀越顶峰的希望；一个肯定的微笑，会让他们体会到被人信任和支持的愉悦。

2. 多方教育——引导IT人员正视需要

人是社会性的群体动物，需要是个体在人类社会生活中逐渐形成的，故必然会受社会环境和现实条件的制约和影响，并打上他所处时代的烙印。正如马克思所说的："特殊人格的本质不是人的胡子、血液等抽象的肉体，而是人的社会特质……人的本质并不是单个人所固有的抽象物，在其现实性上，它是一切社会关系的总和"。因此，单位和社会心理干预机构要开展多种形式的心理健康教育活动，使IT人员认识到，需要的产生不是个人主观随意的行为，个体需要的满足更离不开社会现实环境的制约，只有那些既有利于社会发展又有利于个人成长的需要，才具有实践性。

3. 以人为本——实现IT人员与企业双赢

作为知识型企业，一家IT企业要提高绩效，根本的依靠还是自己的员工。可以说，IT人员队伍的素质决定了IT企业发展的兴衰，而IT人员队伍的素质不仅是指个人素质和技术能力，还有很重要的一条是心理健康。这对IT企业的人力资源管理提出了新的要求，基于IT人员需求的人本管理，就是以满足IT人员的缺失需求为他们建立起社会服务体系，以满足IT人员的尊重需求实行人性化管理，以满足IT人员的自我实现需求完善业绩考核评估制度、引入竞争机制，使IT人员的个人发展与企业的长远目标相一致，实现人岗匹配、人尽其才，最大限度地激发人的潜能，建立起企业与 IT 人员之间的双赢关系。

但同时我们必须认识到，心理健康的维护主要依靠自己，心理问题的治疗除需有心理医生的指导外，也需要依靠自己的信心与毅力。如果掌握了有关心理健康和心理治疗的知识，我们不仅能随时关心和维护自己的身心健康，还可随时修正自己的行为。从此意义上讲，人人都是自己的心理医生。正所谓解铃还需系铃人，一把钥匙开一把锁。本书撰写的主要目的之一就是希望读者能运用本书中介绍的有关心理健康知识，对自己的身心健康进行自我维护。

第三节　IT 人员心理健康实训

一、心理 B 超——心理健康的诊断

对于身体上出现打喷嚏、流鼻涕、不舒服、发烧等现象，普通人即便是不具备医学专业知识，也知道自己得了感冒，同时也会积极地开展治疗。一般情况下，人们知道什么时候需要看医生，什么时候需要吃点药、休息一下就可以了。而这一切反应来源于他对感冒的原因判断。同样，IT 人员对自己心理问题的判断是怎样的呢？我们考查 IT 人员们的教育及生活经验，几乎找不到任何关于心理问题判断的生活经验的影子。到这里，我们可以理解 IT 人员们一旦"心理上感冒"了，就无所适从，既不知道自我解决心理问题的方法，也不知道主动去寻求心理咨询的原因了。

下面简要地介绍一下心理健康评定量表：

（一）症状自评量表

症状自评量表（Symptom Check List 90，简称 SCL-90）由德罗加蒂斯等人于 1943 年编制并于 1975 年修订。症状自评量表是世界上最著名的心理健康测试量表之一，现在普遍得到应用的是由吴文源教授引进并修订的由 90 个自我评定项目组成的版本，此表包含 90 个项目，所以也将此测验简称 SCL-90。SCL-90 包括较广泛的精神症状学内容，从感觉、情感、思维、意识、行为直到生活习惯、人际关系、饮食睡眠等，要求受试者根据自己的实际情况就有无该症状做评定。由于 SCL-90 能够反映广泛的心理症状和准确地暴露被试的自觉症状特征，现已成为临床心理评估中最常用的自评量表。我国最早由王征宇等进行了中文版修订，并在各领域得到了广泛应用。同时随着研究的增多，分别出现了适用于特定群体的常模可供参考。

该量表使用简便，测查角度全面。它对有可能处于心理障碍边缘的人有良好的区分能力，适用于测查人群中哪些人可能有心理障碍、有何种心理障碍及其严重程度如何。在临床上常常作为诊断参考，也可以用作初级的筛查工具。

（二）生活质量与幸福感量表

世界卫生组织生活质量研究组将生活质量（quality of life）定义为"不同文化和价值体系中的个体对于同他们的目标、期望、标准以及所关心的有关生存状况的事情的体验"。对生活质量的考察目前多以生活各领域的幸福感或满意度作为指标，也就是说，人们更多地把生活质量看作一种主观感受。对生活质量的评估可以较好地筛选出影响人们健康的因素，所以在咨询中使用也较多。

1. 生活质量综合评定问卷

由李凌江和杨德森1998年编制完成的生活质量综合评定问卷（General Quality of Life Inventory，简称GQOLI）是评定我国社区各种人群生活质量的综合性问卷，包括74个项目。该问卷主要作为社区普通人群生活质量的评估工具，考察包括躯体功能、心理功能、社会功能、物质生活状态在内的4个维度的20个因子。问卷采用五级评分，评价指标包括总分、维度分、因子分，评分越高，生活质量越好。经检验，问卷的信度和效度均符合心理测量学的要求（李凌江 等，1995）。

2. 总体幸福感量表

总体幸福感量表（General Well-Being Schedule，简称GWB）由美国国家卫生统计中心于1977年编制，主要用于评定被试对幸福的陈述及总体幸福感程度。我国有研究者对该量表作了修订，初步研究发现，修改后的总体幸福感量表具有较好的信度和效度（段建华，1996）。但由于样本较小，尚需作进一步的研究。

（三）康奈尔医学问卷（CMI）

康奈尔医学问卷（CMI）不仅可以帮助我们收集到临床医生经常询问的资料，而且还能收集到大量临床上经常容易忽视的躯体和行为问题，能较全面地了解健康方面的相关问题，为心理诊断提供翔实的临床资料，减少心理咨询师误诊误治情况的发生，CMI在评价精神状况的同时，考虑到全面的躯体症状与精神症状的关系，突出症状和功能在健康评价中的作用，适用于14岁及以上的成人。CMI主要应用于以下4个方面：①在综合医院及精神心理专科门诊筛查精神心理障碍的可疑者；②心理咨询师用于鉴别躯体疾病和心理疾病；③正常人群筛查躯体和心理障碍；④在流行病学研究中，作为一般健康状况的评价指标；⑤医学教学和科研中用来采集标准病史。

CMI 的应用价值：①为医院门诊提供了标准化的采集病史方法及筛查精神障碍的工具；②在正常人群中，早期发现心身障碍者，为开展社区、团体的保健工作提供依据；③了解正常人群心身健康水平，为特殊专业选择人员提供基础数据；④用于指导心理干预措施的实施；⑤用于心身疾病、神经症和躯体疾病的临床研究。

二、心理实训

（一）策略训练

策略训练一：塑造阳光心态练习

如果你想走出郁闷，放松心情，以阳光心态开始每一天，就有必要以自问的方式开始这一天，这些问题会给我们带来正能量和好心情。

1. 我现在已经拥有了哪些最珍贵的东西？

"失去了才知道珍贵。"人们总是追求自己没有的东西，而对于已经拥有的却习以为常，甚至不去珍惜。比如健康的身体、幸福的家庭、学习的机会等。

我拥有的最珍贵的三样东西是：＿＿＿＿＿＿＿＿＿＿＿＿＿

2. 我现在或曾经因什么而感到自豪？

成绩和成功不分大小，每一次成功都意味着向前迈进了一步。你可以为你刚刚战胜一个挑战而感到骄傲，也可以为你帮助了别人而感到幸福，总之一切都值得你自豪。

截至目前我最自豪的三件事是：＿＿＿＿＿＿＿＿＿＿＿＿＿

3. 我今天给自己一个什么样的希望？

每天给自己一个希望，就等于给自己点燃了一盏激情和自信的心灯。

我今天的希望是：＿＿＿＿＿＿＿＿＿＿＿＿＿

4. 我今天能解决什么问题？

试图把问题拖延到明天或以后解决不仅于事无补，还会增加自己的心理负担，并且让问题越积越多，将小问题变成大问题。

我今天必须解决的问题是：＿＿＿＿＿＿＿＿＿＿＿＿＿

5. 我现在就开始行动？

我是一个幻想家，还是一个行动者？我有足够的能力让自己拥有阳光心态吗？我现在就开始行动。

策略训练二：利用心理剧进行心理治疗

人们常说"人生如戏"，可是，你知道演戏也可以更好地认识人生吗？心理剧是一种集体心理辅导法，渗透性极强，它将参与者在工作、学习、生活及交往中碰到的冲突、困惑等及许多"大道理"编成"小剧本"进行表演，不仅仅让参与者受益，观众也在互动中得到教育与熏陶。心理剧题材多取自于身边的例子进行思考创作，表演可以让很多参与者和观众看到自己的生活经历，仿佛自我经历回放。

由于心理剧可以揭示深藏在参与者内心的症结，在知情的观众的协助下，表演者可以发泄或者控制自己的情感，充分体验角色内心世界的变化，在不知不觉中慢慢领悟到些许道理，切身感受"自己成长了"，随着剧情的发展，他们的情感行为最终可以得到抵制，并且去模仿一种正确的行为方式。

（二）反思体验

反思体验一：活动设计之辩论赛

和几个朋友开展一次辩论赛。

正方：认同生活不是对生活中的消极、腐败等丑恶现象的认可。

反方：认同生活就必须得认可生活中的消极、腐败等丑恶现象。

反思体验二：三句话的启示

我 24 岁那年，任职的公司突然倒闭，我失业了。经理对我说："你很幸运。""幸运！"我叫道，"我浪费了两年的光阴，还有 1600 元的欠款没有拿到。"

"是的，你很幸运，"他继续说，"凡是早年受挫的人都是很幸运的，可以从中学习到如何鼓起勇气从头做起，学到不忧不惧。而运气一直很好，到了四五十岁忽然灾难临头的人才可怜，这样的人没有学过如何重新做起，这时候来学年纪太大了。"

我 35 岁时，一位商业顾问对我说："不要因为事情麻烦而抱怨；你的收入多就是因为工作麻烦。一般人不需要负什么责任，没有什么麻烦，报酬也少。只有困难的工作，才有丰厚的报酬。"

我 40 岁时，一位哲学家告诉我："再过 5 年，你就会有重大的发现。就是：麻烦不是偶然出现的，而是经常存在的，麻烦就是人生。"

如今我 50 岁了，回想这三位朋友的启示，真是至理名言。

现在你多少岁了，你对生活中的不如意是怎么看的呢？

第四章
IT 人员的适应与心理健康

● 亲爱的读者朋友们，你满意你现在的工作、生活状况吗？在工作当中，你是否有过疲惫、情绪低落、焦虑、缺乏人情味或个人成就感下降等现象？为何职场新人或跳槽人员普遍存在着失落心理？

● "这是最好的时代，这是最坏的时代。"为何在当今的网络社会中人们普遍呈现"忙—盲—茫"的心理特征？我们又如何调适？走向和谐与幸福。

● 你有过在电脑前一天不挂QQ，不浏览网页，心里就好像少了些什么似的感觉吗？

● 是不是只要埋头于发展自己的专业技术就能获得人生的成功？为何说有什么样的想法，就有什么样的未来？

第一节　近观 IT——IT 行业及其 IT 职业的特点

一、IT 行业特征

外界看IT这个行业有如下几个特征：高薪、年轻、高深、神奇、工作狂。

高薪：高薪是没错，但是 IT 是个贫富差距很大的行业，一个成功的 IT 创业者的收入与一个普通的 IT 人员的收入可谓天壤之别。而中国 IT 人员的薪水又是呈两头小、中间大的梭子型分布，拿低薪和高薪的人少，大部分人都在中间徘徊。真正的 IT 精英收入依然较高，只是从菜鸟走向高薪和高手的道路因为同行者的增加而变得更加崎岖不平。不过这样的生存方式却很重要，只有这样严格遵循自然法则地发展，才使得 IT 这个行业在现在和未来大放异彩。

年轻：中国 IT 人员的年龄主要集中在21~35岁，其中26~30岁比例最高，占到四成；其次是 21~25 岁人群，略少于前者；31~35 岁居第三位，不足两成；剩下不足半成的是其他年龄段的，大都是 35 岁以上的开发人员。

IT 这个行业是一个充满激情的行业，所有人都是抱着迎难而上和求知若渴的心态在工作。所以，年轻的行业和年轻的从业者，谁造就了谁，谁是因谁是果还真不好说清楚。年轻，或许更多指的还是一种心态。

高深：IT 的确是个聪明脑袋的聚集地，是个对个人能力要求比较高的行业。没有真本事会立刻被踢出队伍，IT 研究的是毫无趣味的代码和繁杂的电路，但是创造出来的却是带给人们极大方便的各种软件和电子硬件，这些硬件和软件功能强大，却简单易用。

IT 软件开发人员承担了机器语言和使用者思想之间的翻译工作。其他职业要想培养出一个成手也许不会太难，而在 IT 界，尤其是在竞争越来越激烈的形势下，想变成一个企业乐于聘用的合格开发人员，所要下的工夫绝对不仅仅是熬夜就可以达到的。

神奇：心情不好时，你可以上网到科罗拉多大峡谷去宣泄；想放松时，你可以在非洲丛林里的网页上静听大自然的交响曲；仰望繁星时，你可以随时查到关于每一颗星星的美丽传说。怎么样？网络很神奇吧？追寻着 IT 的脚步，轻松地在信息的天空中翱翔，可以到达世界上任何一个地方，只要你有一颗健康的心。

工作狂：很多 IT 人都生活在一种工作狂文化中，例如国内某著名 IT 企业的"床垫文化"——晚上不回家而睡在办公室里。除了工作以外没有生活，没有朋友，很少顾及家庭，当然也没有休闲活动。多数 IT 人的座右铭是："我工作，我存在"。美国北卡罗莱那大学的心理学教授鲁宾逊说："他们很难与人沟通，对人没有感情。他们觉得工作比其他事情容易得多。他们在工作时才具有安全感，而到了社会生活中，他们是一片空白。"

上述几个特征，大概就是外界对 IT 人的印象吧。总的来说，这是一个说起来很有面子的行业，时髦、多金。同时，这个行业的人工作起来比较辛酸。或许正是这些特征，吸引着一批又一批的年轻人投入其中，创造着自己的神话。

二、IT 研发人员职业的特点

1. 智商要求高

除了 IT，再找出其他对智力依赖如此高的服务行业不太多了，严谨求实是这个行业的标准，再加上熬夜加班，IT 人员的脑子承受着不一般的负荷。IT 人员一边为算法的优化费尽心思，一边又在为找 bug【英文单词，本意是臭虫、缺陷、损坏等意思。现在人们将在电脑系统或程序中，隐藏着的一些未被发现的缺陷或问题统称为 bug（漏洞）】，排除故障抓破头皮。IT 公司员工猝死的事件也让外界对这个行业的玩命程度肃然起敬，但是 IT 这个流行职业还是以其超高的智力劳动和前沿的神奇技术吸引着每个人。虽然累，但是IT 人吃的都是智商做的饭，香！

2．技术更新快

用日新月异来形容 IT 的发展都不够，得是"分"新"时"异，这就意味着 IT 人员必须抓紧时间学习新技术，因为长江后浪推前浪，一浪更比一浪强啊。

大家都知道庄子在《庄子·养生主》中曾经说过："吾生也有涯，而知也无涯"，但是大家可能忘了后面几句："以有涯随无涯，殆已；已而为知者，殆而已矣"。全文的意思是：我们的生命是有限的，而知识是无穷尽的，用我们有限的生命去探求无限的知识，肯定不会有好结果的。

光看硬件产业，在著名的摩尔定律的带领下，计算机配件的性能和价格变脸般地更新着每个人的生活环境。IT 仅仅在其诞生的几十年中就已经发展到如日中天的地步，靠得正是迅猛更新的技术速度！

所以如果你在满负荷的工作之后没有抓紧时间学习新技术，那么结局大概就只是多混了三五年经验，结果反倒贬值了。

3．心理压力大

调查发现，工作任务量过多，学习压力过大，生活节奏过快，饮食和生活不规律，是 IT 职业的特点。关于心理压力来源，受调查者反映最大的压力源自工作，当紧张工作过后，面对家庭或其他问题，他们往往会感到心力疲惫不堪、时常烦躁易怒，性生活不和谐。概括来讲，在 IT 这个光鲜亮丽的行业中，IT 人被称之为草莓一族，他们平均高薪，普遍高压，追赶先进，消费身心。

4．成就感高

身为 IT 人，看着自己设计、研发、生产、制造的种种 IT 产品改变着人们生活，那种自豪感和成就感是其他任何东西都无法与之比拟的。IT 人用着自己的聪明才智，演绎着人生的精彩。

设想一下，你是电子商务网站后台系统的开发人员，你看到别人在电商网站上买卖交易，你会很自豪。因为你通晓这个用来买卖东西平台的来龙去脉，了解整个业务流程，甚至还知道一些别人不知道的 BUG 或窍门。此时，再看着网友们在电脑上一步一步按着你定下的程序操作，内心的窃喜是不言而喻的。就算很少会有人听你讲解这其中的奥妙，因为在他们看来这不过只是"茴香豆"的四种写法，但身为 IT 人，感受那种好似真理掌握在自己手里的感觉，妙不可言。

作为一名 IT 人员，了解和认识 IT 行业特征及 IT 职业特点具有极其重要的现实意义。IT 人员可根据 IT 行业和职业的特点和规律，结合自身的专业、特长、兴趣等实际情况，以良好的心态去积极适应社会、工作、学习、职场和生活，不断地增进自身的身心健康。

【注：草莓一族】现在的年轻人老是被冠上"草莓族"、"水蜜桃族"之类的称号，在所谓的"大人"眼中，是一群成天追逐最新科技、外面光鲜亮丽、但抗压能力低、心理承受能力弱、思想还经不起碰撞的新新人类。

第二节　初入新情境——IT人员的适应不良问题

人的整个一生是一系列的适应阶段，而每一阶段都会对个人的长期调节产生影响。

——珍妮特

一、适应概述

"这是最好的时代，这是最坏的时代。"狄更斯在《双城记》中准确地概括了任何时代投射在人们心头的影子。农业社会里，人们日出而作，日落而息，采菊东南下，悠然见南山。春天播的种子，只有秋天才能收获，经过多年的实践，人们对它的收获都有一种预期。每一天，每一年，人们的生活、工作方式都不会有太大的变化。如今，人类从农业社会发展到信息社会，信息化时代日新月异，使人们的生活、工作方式都发生了巨大的改变，桃花源不再的IT人每天所要面对的新事、难事、急事和突发事件越来越多，使人面对未来的预期有了很多的不确定性，这种不确定性就会给人带来各种压力。从家庭到社会、从学校到职场、从天真无邪的儿童到多愁善感的成人，一次次情景的变换，敲打着人生的音符也撞击着人的心灵。面对新的环境、新的变化、新的角色、新的开始、新的期望，任何人都有可能遇到这样或那样的心理不适应。

生活在不同的时代，就会对生活在这个时代的人提出相应的能力要求。人要生存就要适应这种要求，目前的网络时代，相较于以往任何一个时代，最大的区别在于：每个人都要不断地与时俱进和适应时代发展的要求，提高自己的适应能力。

（一）适应的概念

小故事：心理学家们将一只小猫先放进一间背景全是竖线条的生活空间里，让它自由自在地生活了一段时间，然后又将它放入一间背景全是横线条的生活空间里，结果这只小猫却东倒西歪，站不稳了。

心理学家沃尔曼对适应作了如下的定义："一种与环境融洽和谐的关系，并且拥有符合要求所必需的行为变化，以便一个人能与环境建立起一种融洽和谐的关系。"

（二）适应的分类

适应有积极适应与消极适应。

积极适应是一种健康的适应，它有两种含义：一是改变自己以顺应环境或环境中的某些变革；二是不断地抗争和选择，从一个目标走向另一个目标，这属于发展性适应。

消极适应是一种不健康的适应，它以牺牲个体的发展为代价，表现为三种方式，第一种是反抗现实。由不满现实转而反抗现实，反抗现有的社会规范、社会权威，甚至产生更为严重的反社会行为，其结果是不但不能解决问题，反而带来更为严重的挫折，甚至于毁灭自己。第二种方式是逃避现实。由于个体承受不了现实压力，不从经验中学会面对现实，而以自欺欺人，掩耳盗铃的方式来应付问题，借以获得暂时的满足，但久而久之会造成更大的失败。第三种方式是脱离现实。从现实中退却，沉迷于虚构的幻想中，过的是完全与现实隔离的生活，此种方式易于导致心理疾病。表现为反抗现实、逃避现实、脱离现实，甚至会导致某些不同程度的心理问题或疾病。如图4-1所示。

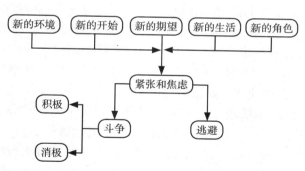

图4-1　积极适应与消极适应

二、IT 人员的工作适应

案例一　小张是一名国际贸易专业的毕业生，最开始小张通过父母的关系进了一家银行工作，毕竟是新人，小张一开始就被安排到柜台熟悉业务，如此日复一日地收钱、点钱，对他来说太枯燥了。作为刚毕业的择业人，小张更向往那些出入高级写字楼、手拎笔记本电脑的白领们，于是，在银行工作还不到半个月，小张就辞去了这个比较稳定的工作，跳槽到一家IT公司，待遇相当不错。但是进入IT公司后，由于小张不懂技术，不能从事研发技术岗位，依然只能从一些繁杂的琐事做起，譬如打字复印、接待、端茶送水等商务工作，新工作的"美丽憧憬"渐渐在小张的心中破灭了，随之而来的是像第一份工作那样的焦虑和烦躁。终于有一天，小张又无法坚持上班了，不到两个星期，他再次放弃了工作。从 IT 公司辞职后，小张对自己是否能够适应正常的工作产生了怀疑——不管什么工作都同样枯燥乏味，不能提起他半点兴趣。现在，一提到上班就充满恐惧，对自己的定位始终很模糊，更加没信心继续找下一份工作。

案例二　王峰（化名）原是广州一家 IT 企业的业务骨干，拥有高学历的他平日里颇受领导器重，所以上头分配给他的任务自然要比别人多一些。但渐渐地，王峰觉得有些心理不平衡了，因为他和同事拿着一样的工资，做的事情却要多很多，而升职却遥遥无期。

于是，王峰在朋友的引荐下，跳到了另外一家 IT 公司任市场部主管，薪水是以前的 2 倍。但他以前是单纯从事专业技术工作，而现在却要每天喝酒应酬谈生意，王峰感到了极度地不适应，他又开始想辞掉这份新工作了。

（一）影响 IT 人员工作适应能力的因素

工作适应是 IT 人员人生适应的主要内容。其理论依据可参考社会心理学的成人发展模型。该模型认为，根据人不同的发展阶段，20 多岁左右开始工作时，主要特征是工作满足感较低，因不现实的期望导致过多的现实冲击，承受能力差。30 多岁时经过社会化和个人成长期后，能克服现实冲击及对工作的不满意感，进入职业稳定期。40 多岁面临中年危机，满意感急速下降。50 多岁时，满意感又重新恢复，接近退休时满意感又开始下滑。20 多岁的 IT 人员急于学习，而 50 多岁的 IT 人员又乐于传授，因而在组织中 20 多岁的与 50 多岁的 IT 人员彼此需要互动，这也符合组织的利益。

在现实中，IT 职场新人或跳槽的 IT 人员普遍存在着失落心理，职场新人在工作初期带有很大的理想主义色彩，过于美化职业，对工作生活的期望值较高。然而，这种一厢情愿的想法难遂人愿。IT 职场新人或跳槽的 IT 人员发现工作环境或工作条件比想象的差，自己得不到想要的待遇时，或者当发现在单位没有被领导重视，自己的工作成果经常遭到同事或领导的否定时，失落和沮丧便会在内心油然而生，他们的情绪会一落千丈，影响着继续努力的信心。

IT 人员的工作适应主要包括：①主动适应工作环境和人际关系；②表现出对他人、同事的尊重与关心；③在具有挑战的工作中体验乐趣；④积极参与工作团队的活动和游戏。

（二）IT 人员工作适应问题的心理调适

可参考图 4-2 循序渐进地进行。

1. 认知失调与喜爱工作

社会心理学家利昂·费斯廷格做过一项说谎实验：让被试者做 1 小时枯燥无味的绕线工作，当被试者离开实验室时，让他们告诉在外面等候参加实

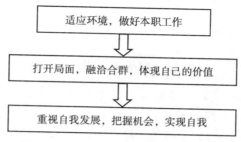

图 4-2 工作适应问题的心理调适步骤

验的被试者（其实是实验助手）绕线工作很有趣，而说谎的报酬便是得到一笔酬金。但有所区别的是，在这些被试者中有一半获得 20 美元，而另一半仅仅得到 1 美元。然后，实验者会请每个被试者填写一张问卷，用来了解他们对绕线工作的感受。其结果出乎意料：得到 20 美元的被试者，对绕线工作普遍表示工作很枯燥无趣；得到 1 美元的被试者，较多人认为工作是有趣的。费斯廷格将此现象称为认知失调。这个实验很好地解释了案例一中的小张和案例二中的王峰工作不如意的原因，当一个人从事他不喜欢的工作的时候，给他过高的奖励，反而会损害他做这项工作的内部动力的可能。小张和王峰并不真正喜欢他们所从事的工作，只是完全靠利益驱动。成功学家卡耐基曾向一位著名的成功人士请教成功的第一要素是什么，他的回答是：做自己喜欢的工作，爱上你的工作。如果你热爱自己所从事的工作，那么工作再忙再累，对你来说，都是快乐充实的事情。工作的最高境界就是快乐。美国成功人士有 94% 以上都是在从事自己喜爱的工作。试想，一个人如果连自己的工作都不喜欢，又怎么指望他能够做出一番成绩呢？

爱因斯坦是这样解释相对论的：当一个小伙子独自一人坐在温暖的火炉旁时，他会觉得昏昏欲睡，仿佛一分钟就像一个小时那样漫长，而当他和一个美丽的姑娘坐在冰天雪地里的时候，他会觉得时间飞逝，一小时就像一分钟那样短暂。这段有趣的话除了向我们解释相对论以外，还告诉我们另外一个道理：做自己喜欢的事，你会觉得快乐无比，充满信心，干劲十足。

2. 正确看待专业对口

"朱元璋开始是当和尚，最后却成了皇帝"。这是学设计出身的香港导演王家卫在回答记者提问："如何看待专业不对口？"的一句回答。

"学我所爱，爱有所学；学有所用，用有所成"，这是每一个 IT 人员的奋斗目标和职业理想。但在现实中并非所有的 IT 人员都能够如愿以偿。人生中我们做出的每个决定，其实没有所谓的对错。这个决定究竟是对是错，其实不在于决定本身，而是取决于自己日后的表现。决定之后，头也不回，尽自己一切努力去欣赏沿途美景，开心而自在，当初的工作选择就成了正确的举措了。

3. 不断发展与提高

小故事：打破关住自己的门

一个木匠做得一手好门。他给自己家做了一扇门，他认为这门用料实在，做工精良，一定会经久耐用。

过了一段时间，门的钉子锈了，掉下一块板，木匠找出一颗钉子补上，门又完好如初。不久又掉了一颗钉子，木匠就换上一颗钉子。后来，又有一块板坏了，木匠就又找出一块板换上。再后来，门闩坏了，木匠又换了一个门闩……

若干年后，这扇门虽经无数次破损，但经过木匠的精心修理，仍坚固耐用。木匠对此甚是自豪：多亏有了这门手艺，不然门坏了还不知如何是好。

忽然有一天，邻居对他说："你是木匠，你看看你家这门！"木匠仔细一看，才发觉邻居家的门一扇扇样式新颖、质地优良，而自己家的门又老又破，满是补丁。木匠明白了，是自己的这种门手艺阻碍了自家"门"的发展。

启示　掌握一门技术很重要，但换一种思维更重要。行业上的造诣是一笔财富，但也是一扇门，会关住自己。面对快速变化的世界，要有勇气、有决心打破关住自己的这扇"无形门"，及时反思和提升自己的"手艺"，这样才能登上更高的山峰，看到更好的风景。

4. 走向智慧和专业成熟

小故事：渔夫的誓言

古时候有一渔夫，是出海打鱼的好手。他有一个习惯，每次打鱼的时候都要立下誓言。有一年春天，听说市场上的墨鱼价格最高，于是立下誓言，这次出海只捕捞墨鱼，好好赚它一笔。但是这次鱼讯所遇到的全都是螃蟹，他非常懊恼地空手而归。等他上了岸才得知市场上螃蟹的价格比墨鱼还要贵。他后悔不已，发誓下一次出海一定要打捞螃蟹。

第二次出海，他把注意力全放在螃蟹上，可这一次遇到的全是墨鱼，不用说他又只能是空手而归。他懊悔地发誓，下次出海不管遇到的是螃蟹还是墨鱼全都打。

第三次出海，渔夫严格遵守自己的誓言，不幸的是，他一只螃蟹和墨鱼都没有遇到，见到的只是一些马鲛鱼。于是，渔夫再一次空手而归……

渔夫没有赶上第四次出海，他在饥寒交迫中死去。

启示　人生最重要的不是努力，不是奋斗，而是抉择！一个人在确立自己的职业目标的时候，不仅仅要符合自身专业所长，也要符合社会需要的实际。而社会需要的实际总是在不断地变化发展着，因此我们要根据不断变化发展的社会实际，调整自己的职业目标。

5. 对工作充满热情

大家知道，德国是奔驰、宝马的故乡。德国货之所以精良，是因为德国人主要不是因为受金钱的刺激，而是用宗教的虔诚来看待自己的职业，来生产产品的。他们大多认为自己的工作是上帝安排的任务，虔诚待之，无比敬业，视产品粗糙为失职，视造假货为耻辱，于是就有了奔驰、宝马、阿迪达斯等品牌的力量。细想起来，我们对工作有多少热情，有多少认真，工作就会有多少质量，多少出色。敷衍工作，何来世界品牌？

6. 学会协调平衡

"工作与生活之间的平衡"已经成为当代管理心理学中的重要课题之一。可口可乐总裁迪森曾说过，生活如同一项抛球运动，你的双手必须轮流抛掷"工作""家庭""健康""朋友"与"精神生活"这五颗球，工作是一颗橡皮球，如果它掉下去，会再弹回来。而其他四颗球，"家庭"、"健康"、"朋友"与"精神生活"是玻璃做的，如果你让任何一颗球落下，它会破损，甚至摔得粉碎。人生没有彩排，每天都是直播。玻璃球一旦摔破了，无论如何粘接都会留下裂痕。因此，我们的 IT 人员们应在自己生命中每一天里重视自己的家庭、健康、朋友与精神生活，正确处理它们与工作的关系，保持良好的人际关系，建立和谐的家庭氛围，找出自己生理上和心理上的健康缺陷，然后有针对性地加强锻炼或治疗，同时要保持良好的生活方式和习惯，加强心理调适，让疾病远离自己。

总之，我们每个人都要关注职业规划的三个层面：第一个层面：爱自己。自我承担与自我尊重，学会做事，先学做人；第二个层面：爱别人。广结善缘、善解人意、善用资源、乐于分享。第三个层面：爱工作。工作是自己人生价值的一部分，爱工作也是爱自己，人生要快乐，工作需要我们全身心地投入，有投入才可能有收获和享受。不妨试试这样的职业规划，它会给我们带来快乐（关于职业生涯规划的详细内容请参见本书的第十三章）。

三、IT 人员的学习适应

案例一　2011 年世界经济形势下滑，实体经济不好，导致电子商务的 B2B（business to business，指进行电子商务交易的供需双方都是企业或公司）业务萎缩。2012 年国内最大的电子商务服务商为应对市场压力，将其 B2B 业务分拆为两部分，公司 CEO 表示鼓励 B2B 事业部的员工在集团内部进行转岗。但最大的困难就是人员的调整，B2B 的销售人员目前有一万一千人，现在 B2B 的员工正在被转往个人业务事业群，但是有多少人能学习适应新角色，这是一个问题……

案例二　在一家 IT 公司做人力资源经理的王经理发现，现在有些员工在学习上自身动力不够，过度依赖企业。员工总寄望于企业能给他什么平台和机遇，而不是他能为企业做什么。殊不知，太被动就意味着不能抓住机会，自己的职业道路只会越走越窄。从个人发展上讲，员工应该主动了解市场需要什么，主动规划个人职业发展取向，主动学习，向前发展，否则没有人能对他们负责。

按照摩尔定律，每隔约18个月就会有更新、更先进的电脑芯片诞生——这意味着一个刚刚走上工作岗位的IT人员就已经面临着知识的更新换代。既要工作又要更新知识还要研发和创新，因此IT人的工作强度和密度之大是可以想象的。所以IT人绝不同于CBD的"白领"、"小资"们，IT人不懂得娱乐、没工夫谈夜生活——IT人的夜生活不是坐在电脑前编写软件，就是行色匆匆地走在加班或者参加各种培训班的路上。

IT职业人士想要不断发展，首先需要知道自己到底应该学习什么，这个可根据其职业和工作转换来决定需要更新和学习哪些知识，同时学习必须要持续进行，但关键是应该有自己的职业目标，告诉你自己应该去学什么东西，掌握哪种技能。

小故事： 有两个和尚分别住在相邻的两座山上的庙里。这两座山之间有一条溪，于是这两个和尚每天都会在同一时间下山去溪边挑水，久而久之他们便成为了好朋友。就这样时间在每天挑水中不知不觉已经过了五年。突然有一天左边那座山的和尚没有下山挑水，右边那座山的和尚心想："他大概睡过头了。"便不以为意。哪知道第二天左边那座山的和尚还是没下山挑水，第三天也一样。过了一个星期还是一样，直到过了一个月右边那座山的和尚终于忍不住了，他心想："我的朋友可能生病了，我要过去拜访他，看看能帮上什么忙。"于是他便爬上了左边这座山，去探望他的老朋友。等他到了左边这座山的庙里，看到他的老友之后大吃一惊，因为他的老友正在庙前打太极拳，一点儿也不像一个月没喝过水的人。他很好奇地问："你已经一个月没有下山挑水了，难道你可以不用喝水吗？"左边这座山的和尚说："来来来，我带你去看。"于是他带着右边那座山的和尚走到庙的后院，指着一口井说："这五年来，我每天做完功课后都会抽空挖井，即使有时很忙，能挖多少就算多少。如今终于让我挖出井水，我就不用再下山挑水了，我可以有更多的时间练我喜欢的太极拳。"

启示 我们在公司领的薪水再多，那都是挑水。而把握下班后的时间挖一口属于自己的井，培养自己另一方面的实力，未来当我们年纪大了，体力拼不过年轻人了，依然还是会有水喝，而且还能喝得很悠闲。

具体来看，IT人员学习适应问题的调适方法主要有：

（一）学会学习

学习如何学习也就是说在没有教师指引的情况下，自己也懂得去学习。学会如何学习要善于在工作中学，从生活中学；从前辈同行中学，特别是学习前辈同行的优点和长处。还需要掌握下列一些常用的方法和技能：学会利用图书馆；学会利用网络资源；学会使用工具书；学会查阅文献资料；学会做学习笔记；学会积累和整理资料；学会对所学知识进行分析、归纳和总结。

还要善于给自己奖励。在学习过程中，当你完成了自己原先预定的目标，这时你不妨及时给自己一些"奖赏"。①语言表扬："我真棒"，"不错"，"有进步"等。②行为奖赏：体验这种成就感；听一曲自己喜欢的音乐；看一会儿想看的电视节目等等。

（二）主动学习

一次性的学校教育，已经不能满足人们不断更新知识的需要。全球范围内，终身学习的思想观念，正在变为社会及个人可持续发展的现实要求，学习越来越成为个人的责任而不仅仅是义务。凡是涉及到对自己而言是新的东西就意味着学习。主动学习就是要以"解决新问题"为核心，发展个人适应新环境的能力。

IT人员在人生发展的每一阶段都会遇到新的工作要求和学习要求，在信息化社会中唯一不变的就是"变化"二字。变化会给人心理上带来一定的恐惧，战胜这种恐惧最有力武器就是学习。印度著名哲学家克里希那穆提说："用学习战胜恐惧"，其义深刻。著名作家王蒙说："学习是一个人的真正看家本领，是人的第一特点，第一长处，第一智慧，第一本源。其他的一切都是学习的结果，学习的恩泽。"

总之，学习是现代人赖以生存的必要条件。爱学习、会学习是每一位IT人员的基本素养之一。"一次性学习时代"已告终结，学历教育已被终身学习所取代。更重要的是，越来越多的人认识到：只有当整个团队具有很强的学习力时，企业才能创造持久的辉煌。这正是学习型组织兴起的根本之源。作为IT人员只有学会学习，才能真正提升专业竞争力。

（三）开放学习

开放的学习态度指学习不限时间与地点、不限于专业和内容、不限于用一种方式和途径、不限于唯一的结果表达。

开放学习还有如下特点：一是自觉学习。针对问题而学，要尽可能多地了解和掌握工作所需的知识，用于提高自身的管理能力和创新能力，更好地指导自身的工作实践。二是交流学习。如果你有一个苹果，我也有一个苹果，那么我们交换，每个人都还是只有一个苹果。但是如果你有一种思想，我也有一种思想，那我们彼此交换后，我们就都有两种思想。与众人分享，自己将会拥有更多的知识。三是快乐学习。子曰："知之者不如好之者，好之者不如乐之者。"翻译过来就是，孔子说："知道学习不如喜欢学习，喜欢学习不如以学习为快乐。"四是改造学习。自我改造，通过学习向创造价值、降低成本、提升能力方向努力，这种改造的效果往往是巨大的。五是国际学习。面对无国界管理的时代，现代IT人员的学习空间也应向国际化扩展，开创全球化学习视野。六是自主学习。制定出自己的工作和学习计划，自主地选择学习项目，提升自己的薄弱环节以迎接各种挑战。

（四）终身学习

当今社会进入了一个终身学习的年代，要想成功，唯有不断地给自己充电，形成学习的习惯。从台湾流行的"新读书主义"我们可以看到学习生活化的意义。其基本口号是：自己再累也要读书，工作再忙也要谈书，收入再少也要买书，住处再挤也要藏书，交情再浅也要送书。

四、IT人员的生活适应

案例 来自北方的小李如愿以偿地被一家南方的跨国IT公司聘用。起初，除了饮食不是很习惯外，他对未来充满期待，希望在职场上好好奋斗、好好工作、好好生活。可不久就觉得有些吃力了，眼前的现实似乎离他想象中的生活越来越远……生活上，晚上常常不是陪客户吃饭、K歌，就是在单位加班，到深夜1、2点回家是经常的事。刚开始时还比较兴奋，但随着时间的推移，他就很不习惯了。他从小就养成了晚上10：30熄灯睡觉的习惯，习惯于早睡的他想早点入睡，但却身不由己，感觉特别累，十分苦恼！工作上也是烦恼不断，项目投标屡受挫折，单位内部竞聘也遭失败，自认为个人能力特别突出的他感到特委屈、特受挫，自己也不知道从什么时候开始经常变得满腹牢骚，常生闷气，别人似乎都不愿意接近自己了。这也让他特别怀念旧时时光，想念父母……

（一）影响IT人员生活适应的因素

多数IT人员选择在经济发达省市的国际化IT企业中工作，不得不远离家门，离开长期依赖的父母以及其他亲人、朋友和熟悉的环境，开始独立生活。首先面临的是环境的变化。如案例中的小李从北方来到南方，由于南北之间在饮食、气候等方面存在差异，会造成一定的不适应。如南方人不习惯北方寒冷、干燥的气候；北方人不适应南方潮湿的环境；南方人吃辣，喜食米饭；北方人口味重、喜面食，等等。其次是个人生活规律的不适应，为了工作及其应酬，对习惯于早睡早起，好静的人来说并不是一件容易的事情！最后，来自于外地的IT人员大都不会说当地方言，在出门办事和上街买东西可能发生当地人偶然的"欺生"现象。

（二）IT人员生活适应问题的心理调适

1. 感受幸福人生

那些具有积极观念的人具有更良好的社会道德和更佳的社会适应能力，他们能更轻松地面对压力、逆境和损失，即使面临最不利的社会环境，他们也能应付自如。做快乐积极的人，不让郁闷、悲伤"病毒"蔓延。

小故事：有位秀才第三次进京赶考，住在一个经常住的店里。考试前两天他做了三个梦，第一个梦是梦到自己在墙上种白菜，第二个梦是下雨天，他戴了斗笠还打伞，第三个梦是梦到跟心爱的表妹躺在一起，但是背靠着背。这三个梦似乎有些深意，秀才第二天就赶紧去找算命的解梦。算命的一听，连拍大腿说："你还是回家吧。你想想，高墙上种菜不是白费劲吗？戴斗笠打雨伞不是多此一举吗？跟表妹躺在一张床上了，却背靠背，不是没戏吗？"秀才一听，心灰意冷，回店收拾包袱准备回家。店老板非常奇怪，问："不是明天才考试吗，今天你怎么就回乡了？"秀才如此这般说了一番，店老板乐了："哟，我也会解梦的。我倒觉得，你这次一定要留下来。你想想，墙上种菜不是高种吗？戴斗笠打伞不是说明你这次有备无患吗？跟你表妹背靠背躺在床上，不是说明你翻身的时候就要到了吗？"秀才一听，更有道理，于是精神振奋地参加考试，居然中了个探花。

启示　心态积极的人，像太阳，照到哪里哪里亮，心态消极的人，像月亮，初一、十五不一样。想法决定我们的生活，有什么样的想法，就有什么样的未来。

心理学家发现，生活中有这样四种心态的人，如图4-3所示。

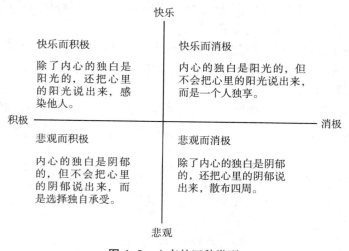

图4-3　心态的四种类型

幸福的感受很特别，一般认为自己最幸福的人，实际上就是世上最最幸福的人。

2．造就幸福人生

人是一种习惯性的动物。无论我们是否愿意，习惯总是无孔不入，渗透在我们生活的方方面面。有调查表明，人们日常活动的 90% 源自习惯。想想看，我们大多数的日常活动都指我们的习惯——几点钟起床，怎么洗澡、刷牙、穿衣、看报、吃早餐、乘什么车上班等等，一天之内上演着几百种习惯。

从小我们就养成了各种各样的习惯，并且被这些习惯所左右，不假思索地按照自己的习惯去做事情。请在某个宁静的夜晚坐下来，拿出一张白纸、一支笔，总结一下你生活中的成功和失败，寻找一下成功和失败的根本原因，把这些原因一条条清晰地写下来，再把你生活中所有的习惯写下来，看看哪些习惯是好习惯，哪些习惯是坏习惯。当你把成功的原因和好习惯列成一栏，把失败的原因和坏习惯列成一栏以后，你会吃惊的发现，你的好习惯就是你成功的原因，而坏习惯也正是你失败的祸根。

美国学者柯维博士在 25 年的咨询顾问工作中，接触到许多形形色色事业有成的人士，同时他将 10 多年来对世界变化的新思考汇集起来，完成了《高效能人士的七个习惯》这本书。作者认为，一名高效能的人士，他们具有七个习惯：习惯一：积极主动，别指望谁能推你走；习惯二：以终为始，忠于自己的人生计划；习惯三：要事第一，先做重要而紧急的事；习惯四：双赢思维，远离斗角场；习惯五：善于沟通，换位思考的原则；习惯六：统合综效，1+1 可以大于 2；习惯七：不断更新，全方位平衡自我。作者所列出的七个习惯，尽管不一定完全适合你，也不是每个人都必须遵循的法则，但对我们还是具有一定的参考价值。

人生的成功并不是看你做了多么惊天动地的大事，而是需要把好的小事坚定不移、乐此不疲地做下去，形成好习惯，成功就离你不远了。

3．和谐幸福人生

亲爱的 IT 人员们，请想一想图 4-4 所示的 2 个圆、2 个三角形和 2 条线段能组成什么图案？

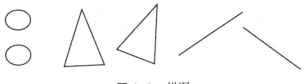

图 4-4　拼图

毋庸置疑，上面的图形可以组成很多种不同的形状组合，我们来看看部分 IT 人员的答案，如图 4-5 所示。

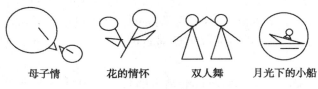

母子情　　　花的情怀　　　双人舞　　　月光下的小船

图 4-5　和谐拼图

你的图案呢？由上面的拼图游戏我们可以知道，和谐创造快乐！没有一个天天跟别人吵翻天的人还会感到自己的生命是充实、快乐的。保持一种与别人和谐相处的关系，亦是心理快乐的源泉。和谐反面是什么？可能有的人把图形拼得七零八落，组成了一个不和谐的图案，不和谐就是失衡、矛盾、混乱、分裂、能量的丧失、消亡。人们常说的心里挺乱，感觉心理不平衡、不统一、纠结、郁闷，甚至绝望就是不和谐的心理体验。什么是幸福？心理欲望得到满足时的状态。用金钱、地位来定义幸福无疑会让人陷入焦虑，人生的终极目标应该是心理成功！在形式上，我们无法与既定的世俗争斗，而在内心，我们都是自己心灵的国王。如果我们能超越自我，主管自己的精神世界，无疑，我们就能走向和谐与幸福。

五、IT 人员的职场适应

案例一　小吴是一所名牌大学的硕士研究生，在学校是有名的"才子"，可他到了新单位后，发现自己没有那么"吃香"了。工作近一个月来，除了接电话、开会、收发传真等琐碎工作，他没有得到任何展示自己的机会。小吴认为，部门里很多同事不过是本科生，论学历才华根本比不过自己，因此他很烦恼。

案例二　刘先生现在已经是一家 IT 公司的部门负责人了。刘先生说，我现在的压力太大了，大得我几乎无法承受，总感觉有好多的工作要做。因此虽然公司没有规定，但我每天都要加班，已经好几个月没有休息过一天了。刘先生说，他已经到了承受的极限了。

一般认为，职场适应良好的人应该具备以下的特点：①个人的能力和兴趣在工作中得到发挥；②心理上的基本需求，如：安全感＼成就感＼社会地位＼认同感＼归属感等得到满足；③对工作满意并达到自己的生涯目标。

下面让我们一起来看看影响 IT 人员职场适应能力的因素及其心理调适方法。

（一）职业倦怠

职业倦怠的 IT 人员身上会出现情绪耗竭、缺乏人情味以及个人成就感下降等症状。情绪耗竭是一种压力反应，个体感到疲惫、情绪低落、焦虑等。缺乏人情味表现为 IT 人员对待同事、客户或工作中碰到的其他人倾向于冷漠的心态。成就感下降的特征是倾向于对自己产生负面的评价、感觉无助以及自尊心下降。

IT 业被认为是一个充满激情和活力的行业，但是不少 IT 人的工作生活并不是充满朝气。压力大、生活枯燥、超负荷工作……根据一项调查显示，多数的 IT 从业人员对自己目前所处的环境不满，他们希望通过自己的努力改变一下环境。调查发现，薪水、职位、兴趣，成为促使 IT 企业员工跳槽的三大关键因素，分别有 33%、27% 和 27% 的人认为这是自己辞职跳槽的首要原因。同时，还有 14% 的人认为自己会因为太疲惫而选择离开……

1984 年，在东京国际马拉松邀请赛中，名不见经传的日本选手山田本一出人意外地夺得了世界冠军。当记者问他凭什么取得如此惊人的成绩时，他说了这么一句话："凭智慧战胜对手。"

当时许多人都认为这个偶然跑到前面的矮个子选手是在故弄玄虚。马拉松赛是体力和耐力的运动，只要身体素质好又有耐性就有望夺冠，爆发力和速度都还在其次，说用智慧取胜确实有点勉强。

两年后，意大利国际马拉松邀请赛在意大利北部城市米兰举行，山田本一代表日本参加比赛。这一次，他又获得了世界冠军。记者又请他谈经验。

山田本一性情木讷，不善言谈，回答的仍是上次那句话："用智慧战胜对手。"这回记者在报纸上没再挖苦他，但对他所谓的智慧迷惑不解。

10 年后，这个谜终于被解开了，他在他的自传中是这么说的："每次比赛之前，我都要乘车把比赛的线路仔细地看一遍，并把沿途比较醒目的标志画下来，比如第一个标志是银行；第二个标志是一棵大树；第三个标志是一座红房子……这样一直画到赛程的终点。比赛开始后，我就以百米的速度奋力地向第一个目标冲去，等到达第一个目标后，我又以同样的速度向第二个目标冲去。40 多公里的赛程，就被我分解成这么几个小目标轻松地跑完了。起初，我并不懂这样的道理，我把我的目标定在 40 多公里外终点线上的那面旗帜上，结果我跑到十几公里时就疲惫不堪了，我被前面那段遥远的路程给吓倒了。"

在山田本一的自传中，发现这段话的时候，我正在读法国作家普鲁斯特的《追忆似水流年》，这部作者花了 16 年写成的 7 卷本巨著，有很多次让我望而却步，要不是山田本一给我的启示，这部书可能还会像一座山一样横在我的眼前，现在它已被我踏平了。

我曾想，在现实中，我们做事之所以会半途而废，这其中的原因，往往不是因为难度较大，而是觉得成功离我们较远，确切地说，我们不是因为失败而放弃，而是因为倦怠而失败。在人生的旅途中，我们稍微具有一点山田本一的智慧，一生中也许会少许多懊悔和惋惜。

（二）浮躁

在心理学上，浮躁主要指那种由内在冲突所引起的焦躁不安的情绪状态或人格特质，一般来说，存在浮躁心理的人做事无恒心，容易见异思迁，总想投机取巧，时常盲动冒险且脾气又大。人心理浮躁，就会终日心神不宁，焦躁不安，看谁都不顺眼。时间长了，很容易丧失收放自如的弹性。

浮躁的主观原因是个人之间的攀比。攀比使得很多人对自己的生存状态不满意。一方面欲望不断膨胀，另一方面又缺乏恒心与务实精神，不能对自己的智力与发展能力做出准确的定位。

从心理学角度来说，浮躁的人容易失去对自我的准确定位，表现为急功近利、盲从潮流。譬如，有的 IT 人员刚工作就渴望拥有高职、高薪，用超越时空的标准构建自己的生存理想；而且，不能等待、不能延迟，即刻就要、马上兑现……当我们的大脑被物质的欲望所充斥，留给精神或心灵的呼吸空间被挤压，自然会感到不安。这样的高期望自然会以失望告终，但不愿接受失望的人必然会沮丧、失落。

被别人承认需要一个过程，笑到最后的人笑得最甜。"是金子总会发光的"，如果你真的足够优秀，就要相信自己，要知道被人认同是需要时间的。有一位年轻人去一家大公司面试，最初只得到了一个清洁工的岗位，可是他相信自己是块"金子"，最终在一次机会中，他做出的成绩令大家刮目相看，获得了大家的肯定。他在推销自己的过程中能够不争一时的先后，才华不外露、锋芒内敛；他目光远大，为自己的发展准备了充分的条件，因此最终获得了成功。所以暂时得不到别人的认同，并非是自己不优秀，也许是"庙小请不起大菩萨"，不要怕那些"小庙"拒绝你，不要因一时的失意而看不起自己，只要你把自己修炼成了"大菩萨"，就一定会有"大庙"等着你。

小故事：焦虑比死神厉害

一天早晨，死神向一座城市走去，一个人问道："你要去做什么？""我要去带走 100 人。"死神回答道。

"太可怕了！"那个人说。

"事实就是这样，"死神说，"我必须这么做。"

这个人跑去提醒所有的人："死神将要来临。"

到了晚上，他又碰见了死神。

"你告诉我你要带走100人,"这个人说,"为什么有1000人死了?"

"我照我说的做了,"死神回答:"我带走了100个人。焦虑带走了其他的人。"

亲爱的读者朋友,在工作中,你有如下感受吗? ①总担心自己知道得不够多;②不打开电脑,不挂上MSN、QQ就无法静下心来工作;③即便半个小时之前已经看过网页的内容,还是忍不住要去刷新。在信息爆炸时代,信息量呈几何级数增长,当新信息进入,已经容纳大量信息的脑子往往来不及腾出足够"空间"再接受新信息,或者不适应新信息的来临,而产生的自我强迫和紧张,从而出现突发性的恶心、焦躁、神经衰弱、精神疲惫等,这种因工作信息接触过多而引起症状被称之为"信息焦虑症"。

即使有了信息焦虑症的一些症状也不必害怕,只要你能理解这种症状,并进行有效地缓解,问题也许很快就会消除,以下是消除信息焦虑症的方法:①养成读书的习惯。读书能稳定一个人的情绪,而且有益于思考问题。②养成看报的习惯。虽然网络能够在短时间内获得大量的信息,但在面对这些海量信息时,往往不加筛选,无论什么信息都看并统统兜进脑海,传统的报刊却可以避免这个问题,通过报纸编辑的筛选,阅读时可能省心得多。③归类和放弃。把信息进行归类,及时放弃那些自己不需要的信息,有利于大脑清理垃圾信息。

六、IT人员的社会适应

案例一　某500强企业的人力资源部经理肖先生诉苦道:单位对今年新招聘的几个IT人员很不满意,这几个IT人员都是80后的女孩子,平时聚在一起喜欢"唧唧喳喳",对领导也很会讨好,但对布置的工作却没有时间概念,经常拖拉。结果有两次被经理训斥,几个女孩子当场就委屈地大掉眼泪,怎么劝也打不住。

现在经理再给她们布置工作,只能这样说:"小李,你乖一点,今天五点下班前一定要完成任务,可以早点下班。""小徐,你不要再和小李说话啦,让她快点做。"简直就是"连骗带哄"。

肖经理认为,现在一些新入职的IT人员虽然功课学业都不错,但由于被家庭过分娇宠,社会适应力较差,在观念中还没有完成学生到职员的角色转变,对待工作的责任心也不强。

案例二　小张应聘到一家IT企业工作,上手很快,再加上自己很注意为人处世,很快就受到了老板的器重,不久即被老板委以办公室主任的重任。上任伊始,小张就就业业,对于老板的知遇之恩充满感激,对于工作充满了激情。

但是好景不长,在小张以初生牛犊不怕虎的勇气与魄力把工作开展得风风火火之后,事情就发生了变化,公司其他几个高管对于年纪轻、资历浅的小张甚是不满,常在老板面前打小张的"小报告"。小张感到非常困扰。

IT人员的社会适应不良多出现于应届大中专毕业生身上,悠闲的校园生活方式被复杂的社会打拼所代替,使这些处于"断乳期"的社会新人们面临着巨大的转型压力。IT人员社会适应不良的常见心理表现如图4-6所示。

(一)影响IT人员社会适应能力的因素

主要有两方面:个体的矛盾和环境的变化。

个体的矛盾:一是理想自我与现实自我之间的矛盾。由于自身阅历的缺陷、思维的局限和个人业务技能的差距,某些IT人员年少轻狂,个人抱负脱离实际,各阶段成功的心理期望过高,自信心过强,对可能出现的困难估计不足,对挫

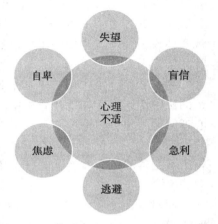

图4-6 社会适应不良的心理表现

折缺乏应有的心理准备,因此一旦求职、跳槽时出现挫折,就会惊慌失措,难以承受。这就要求个体必须做出改变,找到理想自我和现实自我之间的有效结合点来提高个人的生存能力和社会适应能力。二是主观的我和社会的我之间的矛盾。主观的我,是指自己所认识和评价的"我",社会的我,是指别人所认识的和评价的"我"。正确看待别人的评价,找到主观与客观评价之间的平衡点,是个体提高社会适应能力的体现。

环境的变化,是影响个体社会适应能力的另一个主要因素。当个体的外部环境发生变化后,对于个体的适应能力就提出了新的要求,能不能够继续有所发展,将取决于个体对于新环境的适应能力。如受2008年金融危机的影响,一部分企业缩编转岗,使一些IT人员或多或少地出现了焦虑紧张、痛苦压抑、丧失信心等负面心理,由此导致了士气低落、效率下降、事故增加、生产成本上升等一系列问题。在IT人员社会适应不良的心理表现中尤以焦虑最为普遍。

(二)IT人员社会适应不良的焦虑心理

1. 从众焦虑

在无所不通、快速传播的信息时代,从众行为更容易发生。尤其是网络传媒的商业炒作,更加剧了从众心理的发生,如盲目的养生、整形美容,奢靡的消费等都会产生轻率的从众现象,从众之后带来的是许多人的心理失

衡——从众焦虑。

2．竞争焦虑

竞争中有文明也有血腥。在一个法制不完善、市场不成熟的转型时代，竞争焦虑尤其明显。大量靠不正当竞争、垄断、拼爹等形成的暴发户与生活在底层的普通 IT 人员在心理上形成了强烈的反差，加重了部分 IT 人员的竞争焦虑。2012 年初，网络上"屌丝"一词的流行，正是 IT 人员竞争焦虑的现实体现。（注："屌丝"指身份低微、生活平庸，不满无聊生活却又接受现状的年轻人。）

对于 IT 流水线操作工来说，除了上述的焦虑心理外，还有对新环境和未来的焦虑情绪。譬如现在农村中的一些青中年不安于做现代农民，打工从众心理使他（她）们纷纷进入 IT 代工厂，但由于缺乏对工厂封闭的环境、城市的生活方式、文化、习俗等等和进城后导致家庭松散的心理准备不足，加上相当不完善的社会养老、医疗、住房等基本安全保障机制，IT 流水线操作工们普遍缺乏安全感，对未来存在诸多不确定，而产生焦虑情绪。

面对快速变化、多元价值观并存的社会和突飞猛进、日新月异的科技，IT 人员如果没有良好的社会适应能力，就会对其心理健康带来巨大危害，进而损害到个人的长远发展和人生的快乐幸福。

（三）IT 人员社会适应问题的心理调适

建议初入社会的 IT 人员多主动接触了解社会，学会既会做事又会做人。总的来说，转变主要包括两个方面：意识的转变和行为的转变。其中，意识的转变是决定性的，因为人的行为由意识来控制，只有意识有了根本性的变化，行为才能发生根本变化（其理论依据可参见本书第一章的相关内容）。要做到这一点，心理上要实现六个转变，注意读懂社会的"无字之书"。

1．个人往团队转变

学校中的"个人奋斗模式"不再适用于社会，在现代职场中，个人的成功必须与整体的成功结合才有意义。这其中的转变包括：①重个性转变到重标准；②以个人为衡量标准转变到以集体为衡量标准；③讲独创转变到讲协作；④独行转变到合作。

2．从情绪化往理性化转变

情绪化是学生的显著特征之一，这与社会人的高度理性行为是格格不入的。这里的具体转变包括：①情感人转变到社会人（注重游戏规则）；②个人好恶转变到普世价值；③情绪左右转变到公德驱动。

3．从成绩往绩效转变

在学校中，学生考虑的往往是自己的成长，衡量标准是成绩；而在企业当中，社会人考虑的往往是绩效。具体来讲，转变包括：①智慧生活转变到经济生活（考虑经济上的投入产出）；②文化目标转变到利润目标；③个人成长转变到企业成长。

4. 从思维导向往行为转变

学生学习，重在开发智力潜能。学习知识，掌握技能，往往都是思维的训练。这又和社会人的情况有很大的不同，转变也就必不可少。具体包括：①思维至上转变到行动至上；②想到就行转变到做到才行；③理论家转变到实干家；④注重是非分析转变到注重是否合适。

5. 从依托个人资源往依托组织资源转变

这也是与前面的转变相对应的。学生以个人导向为主，相应的依托个人自己的资源来生存和发展，而人在社会中，依托和利用的资源来自于社会。具体来讲：①从利用个人资源转变到依托社会化的资源平台；②从独立发展转变到顺应社会潮流发展；③从依靠个人转变到依附社会组织。

6. 从兴趣导向往责任导向转变

学生的生活更多是遵循自己的兴趣和喜好，而社会人的一个基本特征就是职责所在，义不容辞。这里的转变包括：①个人利益为本转变到社会利益为本；②兴趣所在转变到承担责任；③追求快乐转变到追求责任。

第三节　适应从"心"开始——IT人员适应的策略

理智的人使自己适应这个世界，不理智的人却硬要世界适应自己。

——萧伯纳

人总要学会自己"长大"，不管你愿不愿意，人都是要发展的。发展意味着什么？意味着你将面对更多的变化，意味着你能不断地去适应新的、更加复杂的环境，意味着你具有良好的心理素质、丰富的人生阅历及思想经验。

一、目标管理

小故事： 从前，有两个饥饿的人得到了一位长者的恩赐：一根鱼竿和一篓鲜活硕大的鱼。其中，一个人要了一篓鱼，另一个人要了一根鱼竿，于是他们分道扬镳了。得到鱼的人原地就用干柴搭起篝火煮起了鱼，他狼吞虎咽，还没有品出鲜鱼的肉香，转瞬间，连鱼带汤就被他吃了个精光，不久，他便饿死在空空的鱼篓旁。另一个人则提着鱼竿继续忍饥挨饿，一步步艰难地向海边走去，可当他已经看到不远处那片蔚蓝色的海洋时，他浑身的最后一点儿力气也使完了，他也只能眼巴巴地带着无尽的遗憾撒手人间。又有两个饥饿的人，他们同样得到了长者恩赐的一根鱼竿和一篓鱼。只是他们并没有各奔东西，而是商定共同去找寻大海，他俩每次只煮一条鱼，他们经过遥远的跋涉，来到了海边，从此，两人开始了捕鱼为生的日子，几年后，他们盖起了房子，有了各自的家庭、子女，有了自己建造的渔船，过上了幸福安康的生活。

启示 一个人只顾眼前的利益，得到的终将是短暂的欢愉；一个人目标高远，但也要面对现实的生活，争取他人的帮助。只有把理想和现实有机地结合起来，懂得与人合作，才有可能成为一个成功之人。有时候，一个简单的道理，却足以给人意味深长的生命启示。

我们来到新环境中，该如何使自己适应环境，健康快乐地发展呢？重新确立自己的工作、学习和生活目标是适应的首要条件。如果你知道去哪儿，全世界都会有你的路。目标的确立需要我们静下心来好好考虑——如何选择合适的目标。目标过低时，就会缺乏动力；目标过高时，会因为达不到理想而失望。我们应当从自身和客观实际出发，了解自己的个性特点、能力、优缺点，还有客观的条件，做好"一切从头开始"的心理准备，避免盲目地追随别人或社会"潮流"，迅速给自己以恰当定位。

目标管理可遵循"坚定你的目标，细分你的目标"原则，如果理想与现实生活差距太多，并不是说实现不了，这个时候就要把理想再给划分成更细的小目标，将这些小的理想有序地组合，搭成一个可能通往最终理想的阶梯，然后一步一步地去实现。

在目标的实现过程中，我们应改变对自我、对他人、对环境不恰当的认识，以达到改善人际关系、提高工作或学习效率的目的，使现在的自己不断向理想的自己靠近，并随时根据已经变化了的情况，及时调整目标，以免因为目标脱离实际而无法实现。当然，我们还应当认识到自己是不可能完成所有想要完成的事情，也不是所有的事情都有能力去实现，只要努力做好自己能做的，对不受自己支配的因素，就不要太在意。

二、积极行动

进入新环境之初，有些 IT 人员马上就主动去熟悉生活、工作等环境情况，如了解办公室的位置，办公设备的使用规定，食堂的开饭时间，工作的方法，人际关系的情况等。而有些 IT 人员进入一个新环境后，则非常拘束、胆怯，又不好意思开口与别人交流，所以尽量少走动、少说话，碰到一定要办的事才跟别人沟通。很显然，前者积极独立，后者拘谨依赖。前者在行动中获得了成长，比别人更早地适应新环境，而且还可以给那些对周围环境不熟悉的 IT 人员以指点和帮助，既获得了他人的尊重，又为自己赢得了自信。

世界上大凡有成就的人，都是主动适应之人。在社会里，日常的自我管理，生活中的各种矛盾，复杂的人际关系，工作中的难题，都需要我们积极去面对，不可能逃避或依赖，正所谓我的生活我做主。

而主动适应需要我们在生活实践中去培养、去锻炼。在适应摸索过程中，成功固然是好的，既取得了经验，也提高了能力；失败了也不要太在意，因为失败可以让我们认清行动中存在着哪些不足，并能不断地加以改正，这样总有一天我们也会成功。只要我们敢于尝试自己去解决，就可以从不适应走向适应，同时也增长了自身的能力，积累应变各种环境和社会变化的经验，这会让我们在今后的生活中充满自信和勇气。

三、时间管理

时间无法储藏、无法出租、无法购买、也无法替代、失去了更无法弥补。提高时间的利用效率，IT 人员将获益良多，表现在：①减少 IT 人员的忧虑、紧张、担心等降低工作效率的情绪，使工作效率得以提高，使得 IT 人员总有足够的时间去完成最重要的工作，而不是被一些无关紧要的事所困扰，增加其成就感；②在时间压力小、工作满意程度高的情况下，有利于企业中团队精神的形成，增进同事之间了解和联系，同时使得 IT 人员有更多的时间与家人和朋友相处；③时间安排不合理会导致 IT 人员精神和身体疲惫，饮食不佳，锻炼减少。

时间管理的基本原则：①改变一些生活方式和习惯，优化时间安排，珍惜时间；②先做最重要而紧急的事情，平时坚持做重要而不紧急的事情，尽量完成每一阶段的每项任务，做到日事日毕，日清日高（即今天的工作必须今天完成，今天完成的事情必须比昨天有质的提高，明天的目标必须比今天更高才行，天天有进步）；③在合作分工的社会中，考虑到完全由个人支配的时间只有一小部分，团队成员中的每一个人都应该合理安排时间，提高效率。

四、构建良好的人际关系

小故事：玫瑰与青蛙

一株漂亮的红玫瑰，因为自己是花园里最美丽的花朵而感到骄傲，但是它却发现人们总是站在远处欣赏它而从不靠近。原来，在它的旁边一直蹲着一只又大又难看的青蛙，红玫瑰非常生气，命令青蛙立刻从它身旁消失。青蛙顺从地离开了。没过多久，青蛙再次经过红玫瑰身旁，惊讶地发现它已经凋谢了，叶子和花都已经掉光了。青蛙问："尊贵的红玫瑰，你看起来很不好，发生什么事情了？"红玫瑰答到："自从你走以后，虫子每天都在啃食我，我再也无法恢复往日的美丽了。"青蛙说："当然了，我在这里的时候帮你把虫子都吃光了，你才成为花园里最美丽的花朵。"

启示 红玫瑰自命清高，认为青蛙蹲在自己身旁不仅一点儿用都没有，而且还影响了人们对自己的欣赏和赞美，便毫不客气呵斥青蛙快快离去。红玫瑰的这一举动，不仅伤害了青蛙的自尊心，而且也给自己带来了厄运。这个故事启示我们，只有相互尊重，互相关心，互相帮助，生活才会其乐融融，明天才会更美好。

人生的美好在很大程度上是人际关系的和谐。人对环境的适应，不仅在于对生活方式的改变和协调，更重要的是人际关系的适应。只要拥有良好的人际关系，即使是在陌生的环境中，我们也能获得支持的力量，有归属感和安全感，同时拥有愉悦的心情。

初入一个新环境，要主动地开放自己。感情的交流是相互的，只有当我们打开心窗，与别人真诚地交往，别人才会从我们这里获得更多的友好和安全感，也才会真诚地对待我们。尽管现在社会竞争激烈，利益冲突增多，但是，无论什么时候，那些不过分计较、肯为别人着想的人，总会受到大家的尊重。为此，要本着"求大同存小异"的原则，学习别人的优点，包容别人的缺点，为自己获得更多的友情。

在与人交往中，我们只有捧出真心，学会微笑，学会了解，学会倾诉，才能把自己真正融入于群体之中，才能赶走孤独，才能享受友谊的快乐。

五、做自己的心理咨询师

生活中每个人都会遇到一些心理困惑，正如躯体都会罹患疾病一样，只是出现的时间不同，严重程度不同罢了。如果我们能掌握一些心理调节的方法，为自己调出一个好心情，享受生活的快乐，成为自己的心理咨询师。

1. 正视困惑

一个不思考个人的发展、不去适应随时变化的环境、安于现状的人，也许就会少了许多烦恼和困扰，但他也永远在原地踏步，没有进步。一个人从无知走向有知，从幼稚走向成熟的成长过程中，每一步都是艰辛的，甚至是痛苦的，其中伴随着的是无尽的压力和困惑。只有选择不逃避，积极地面对这些压力和困惑，才会找到解决的方法，才会一次一次地走出困惑，走向成熟。因此，我们要学会正视困惑，勇敢地挑战它，学会在困惑中一步一步地完善自己。

2. 善待心灵

小故事：一个年轻女职员毫无道理地被老板炒了鱿鱼。中午，她坐在单位喷泉旁边的一条长椅上黯然神伤，她感到她的生活失去了颜色，变得暗淡无光。这时她发现不远处一个小男孩站在她的身后咯咯地笑，她就好奇地问小男孩，你笑什么呢？"这条长椅的椅背是早晨刚刚漆过的，我想看看你站起来时后背是什么样子？"小男孩说话时一脸得意的神情。

女职员一怔，猛地想到：昔日那些刻薄的同事不正是和眼前的这个小家伙一样，躲在我的身后想窥探我的失败和落魄吗？我决不能让他们的企图得逞，我决不能丢掉我的志气和尊严！

女职员想了想，指着前面对那个小男孩说，你看那里，那里有很多人在放风筝呢。等小男孩发觉到自己受骗而恼怒地转过脸时，女职员已经把外套脱了拿在手里，她身上穿的鹅黄的毛线衣让她看起来青春漂亮。小男孩甩甩手，嘟着嘴，失望地走了。

启示　生活中的失意随处可见，真的就如那些油漆未干的椅背在不经意间让你苦恼不已。但是如果已经坐上了，也别沮丧，以一种"猝然临之而不惊，无故加之而不怒"的心态面对，脱掉你脆弱的外套，你会发现，新的生活才刚刚开始！

一位曾经产生过轻生念头的IT人员，经过自我调整走出了情感阴影。他说："生与死，往往只有一念之差，想开了是天堂，想不开是地狱。走过生与死的边缘，我懂得了：用一颗阳光的心，可以读懂不幸和痛苦，它们是我生命的重要财富。生命是短暂而幸福的，我要善待心灵，热爱生命，珍惜生命。"

信息社会变化快速，每个人仿佛置身于一个"快餐"式的生活当中：忙忙碌碌，来去匆匆，忙着奋斗，忙着竞争，忙着成功。作为IT人员的我们也同样不能幸免：忙着生活，忙着业绩，忙着考证，忙着工作，忙着恋爱……身外的欲望和诱惑太多了，我们乱花迷眼，没有了"举杯邀明月"的闲情，没有了"两只黄鹂鸣翠柳"的雅兴……我们的心灵蒙上了厚厚的灰尘。为此，我们要时时善待自己的心灵，保持心灵的明丽清静，让心灵保持鲜活，对生命，对生活充满激情。

3. 改变思考方式

小故事：有一个大师，一直潜心苦练，几十年练就了一身"移山大法"。

有人虔诚地请教："大师用何神力，才得以移山？我如何才能练出如此神功呢？"

大师笑道："练此神功也很简单，只要掌握一点：山不过来，我就过去。"

启示　现实世界中有太多的事情就像大山一样，是我们无法改变的，或至少是暂时无法改变的。变换一种方式往往能起到意想不到的效果！人生

111

道路上，改善心智模式和思维方式是很重要的。人只能去适应环境，像水一样顺势而为。如果不能认识到自己的缺点与不足，只是一味地埋怨环境不利，从而把改变境遇的希望寄托在改换环境上面，这实在是徒劳无益的，移山大法启示我们：接受不能改变的，改变可以改变的，如果事情无法改变，我们就改变自己。

生活中，许多心理困扰其实都与我们自己的思考方式有关。在很多时候，我们从来不会怀疑自己的思考方式，常常认为自己是正确的，不假思索地用一种自动化思考问题的方式来解决问题。如有一位 IT 人员，在公司中是业务骨干，凭工作业绩来获得他人的尊重和自信，惯性地推导出"工作业绩不好个人价值就低"的结论。在某次 IT 项目上线调试过程中，由于客户方需求不明确，导致要重新改写部分系统程序，他的自尊心和自信心因此而受到沉重地打击，很长一段时间都觉得在公司里低人一等，抬不起头。

其实，如果能换个角度看问题，每一种困惑都可以找到解决的方案。竞标失败了，不是坏事！失败暴露出了问题，也为下次的进步奠定了基础。晚上走夜路遭劫了，"奉献"了二百元，自己很恼火，那就告诉自己："谢天谢地，幸亏没出生命危险。"总之，换个角度看问题，就会活得更潇洒，更快乐。

4．时刻努力不松懈

小故事：可怕的虚假安全

二战结束后，英国皇家空军统计了在战争中失事的战斗机和牺牲的飞行员以及飞机失事的原因和地点。其结果令人震惊——夺走生命最多的不是敌人猛烈的炮火，也不是大自然的疾风骤雨，而是飞行员的操作失误。更令人费解的是，事故发生最频繁的时段，不是在激烈的交火中，也不是在紧急撤退时，而是在完成任务归来着陆前的几分钟。

心理学家对这个结果丝毫不惊讶，他们说这是典型的心理现象。在高度紧张过后，一旦外界刺激消失，人类心理会产生"几乎不可抑制的放松倾向"。飞行员在敌人的枪林弹雨里精神高度集中，虽然外界环境恶劣，但由于大脑正处于极度兴奋中，反而不容易出纰漏。

在返航途中，飞行员精神越来越放松，当他终于看到熟悉的基地，自己的飞机离跑道越来越近时，他顿时有了安全感。然而，恰恰是这一瞬间的放松，酿成大祸。因此人们管这种状态叫"虚假安全"。

在人生的路上，也有很多"虚假安全"。当你通过重重困难，成功近在咫尺的时候，千万别因放松警惕而放慢你的步伐。

启示　可怕的"虚假安全"事实告诉我们，人们的失败往往不是在最困难的时候，而是在人们精神最放松的时候。本来胜券在握，但精神松懈了，问题就接踵而至，甚至会导致彻底的失败。

有的 IT 人员经过十几年的寒窗苦读，就读于名校，入学后认为大功告成，可以歇歇了，终日沉迷于网络，松懈了专业知识的学习。结果一次次在就业市场上碰壁。有的 IT 人员在项目建设阶段兢兢业业，但是在项目验收的关键时刻放松了警惕，到头来功败垂成。

第四节　IT人员心理适应实训

有勇气来改变可以改变的事情；有胸怀来接受不可改变的事情；有智慧来分辨两者的不同。

——佚名

一、心理 B 超——心理适应测评

心理适应测评的常见量表介绍：

（一）社会适应能力诊断量表

社会适应能力是一个人适应社会生活和社会环境的能力。社会适应能力的高低，从某种意义上说，表明一个人的成熟程度。具有良好的社会适应能力对于大学生走上社会，谋求生存和发展具有重要意义。北京师范大学心理学院教授、博士生导师郑日昌教授编制的社会适应能力诊断量表可帮助参试者进行社会适应能力的自我判别。

（二）心理适应性测验量表

心理适应能力是人的一种综合性心理特征。心理适应性强的人，在遇到各种突发事件时，仍能泰然处之，发挥自己的原有能力，甚至能发挥出超常的能力。适应能力差的人，遇到特殊情况，就不知所措，紧张万分，在这一段时间里显得束手无策，这就是失常。人在生活中经常会遇到各种意外情况，加强适应能力训练，对于提高自己的适应能力具有十分重要的作用。我国心理学家陈会昌教授研制的心理适应性测验量表可帮助参试者进行心理适应能力的判别。

二、心理实训

（一）策略训练

策略训练一：你有多少能自由支配的时间

心理适应的目的是为了很好地生存。而生存的关键是时间。人从出生到死亡每一天都在接触生活，感悟人生，适应环境，一般人一生有多少时间？而每天又有多少时间是自己能够自由支配的？

1. 如果你活了 100 岁，理论时间为 100 岁 × 365 天 × 24 小时 = _____ 小时，哇，我们有这么多的时间啊，稍等，来我们再来算一算，我们每个人一天当中，到底有多少时间是可以自由支配的？如果养成好习惯，每天早上 6：30 起床，晚上平均 19：00 到家，那么花在路上和公司的时间加起来大约为 15 小时，剩余还有 9 小时。扣除每天平均吃晚饭及睡觉的时间为 7 小时。那自由支配的时间为：365 天 × 100 岁 × 2 小时 = _____ 小时。还真的没有什么时间去打牌、搓麻将、K 歌等等耗费时间的事情。

2. 一般过了 70 岁，健康状况会有所下降，因此，人一生实际自由支配时间为：T=365 天 × 70 岁 × 2 小时 = _____ 小时。

3. 如您已经愉快地度了 n 年，则剩余自由支配时间为：T=365 天 × （70 – n）岁 × 2 小时 = _____ 小时。

聪明的 IT 朋友们，人的一生就这么一点可以自由支配的时间，如何把握利用好这点时间是人生大智慧，那还有什么闲情自寻烦恼？是否应当好好珍惜？积极快乐每一天？

策略训练二：准备"应变"

想一想 如何将吹起的气球放入小口瓶，又如何将小口瓶中吹起的气球取出？你也许非常容易做到，但你未必领悟到其中的道理。想想看，能悟出什么道理？《西游记》中的孙行者在西天取经路上，靠着自己七十二变，当然也靠着一行人同心协力，战胜妖魔鬼怪的毅力，最终打通取经的成功道路。

做一做 思"变"

首先写出关于"变"的词语：_____

然后，回忆自己曾经走过的生活道路，想想自己是如何应"变"的？比如，在困难时，你是如何随机应变？在一种办法不能解决问题时，你又是如何变通的？在人前遭遇尴尬时，你是如何应变的？

最后，请写出你对"应变"的思考：_____

提示：要适应环境，就要变通，有时甚至要放弃自己原有的东西，才能适应环境转变的需求，才能获得更大的发展。

策略训练三：套圈实验

准备好套圈，设定目标，但距离由自己定。在游戏过程中，你会发现，站得太近，活动失去难度，失去挑战性，也就没有成就感。所以你会自动向后调整。如果站得太远，活动又太难了，失去希望，一样没有成就感，所以你会自动向前移动，在不断调整中，最终找到具有一定挑战性的位置。

从该实验中你领悟到什么？＿＿＿＿＿＿＿＿＿＿＿＿＿＿＿＿＿

建议你：

1. 在认识上接受变化。既然变化是必然的，你就必须接受；拒绝变化只能让自己僵化。

2. 在情绪上承受变化。转变认识可以调节情绪；转移注意可以调节情绪；活动可以转移情绪；改变环境可以影响情绪……

3. 在行动上应对变化。

策略训练四：烦人事列表（把阻断成功的绊脚石变成垫脚石）

写出当前一月内 5 件让你烦心的事。

1. 内容：谁——时间——地点——什么事情——怎么做。

2. 分清：能控制的事，不能控制的事。

3. 自己想或与他人讨论方案，做出计划，如何解决。

策略训练五：请阅读至少 3 本名人传记，重新审视和修正自己的人生目标。

（二）反思体验

反思体验一：俄国大文豪托尔斯泰解剖自己："我无节制不果断，无恒心，愚笨，浮华和性情急躁，像所有意志薄弱者一样。"针对自己的弱点，他确定了一些生活准则："要有目标地生活，一辈子的目标，一段时间的目标，一个阶段的目标，一年的目标，一个月的目标，一个星期的目标，一天的目标，一个小时的目标，一分钟的目标，还得为大目标牺牲小目标。"

你怎样梳理自己的生活？

反思体验二：你从上述的训练中你认识到了什么？感悟到了什么？改变了什么？形成了什么？还有什么不足？

第五章

IT 人员自我意识与心理健康

● 亲爱的读者朋友，请告诉我，什么动物早晨四条腿走路，中午两条腿走路，晚上三条腿走路？

● 当你闲暇时，静坐观心，曾否问过：人是什么？自己是个怎样的人？希望自己成为一个怎样的人？

● 你知道心理学的源头来自于何处吗？

● 你知道网络围观、跟帖盖楼、微博粉丝背后的心理因素吗？从"贾君鹏"到"犀利哥"，从"芙蓉姐姐"到"凤姐"，网络世界里，是谁捧红了那些"哥"们与"姐"们？

● 为何但凡媒体报道某自杀事件后，当地的自杀率会大幅度上升？难道自杀、跳楼会"传染"？

● 网络上把"东西"称为"东东"、把"网上顾客"称为"亲"等"童言童语现象"为何会广为流行？为什么在网络上雷人囧语总是层出不穷？为何"移动社交"火爆风行？

● 为何曾经风光无限的诺基亚，这位来自于芬兰的手机领域王者在2012年开始走下坡路？

案例一 24 岁快乐男生梦断 IT 代工厂

2010 年 5 月 6 日，卢某从阳台纵身跳下。24 岁的小卢，2009 年 8 月进入国内的一家著名 IT 代工厂工作，每月底薪 2000 元。这个喜欢音乐、曾经参加过湖南快乐男声比赛的男孩，梦想是能当一位歌手。

在厂区外卢某租住的宿舍里发现了他的几张工资单：2009 年 12 月，2781 元；2010 年 1 月 2240 元；2010 年 3 月 3541 元。卢某的基本工资 2000 元，加上加班费，每月会有两三千元的收入，在他入职的 8 个月里，他一共向家里寄过 13000 元。"我记得第一次发工资的时候，他好像就发了 1800 元还是 1900 元，他寄了 1500 元回去，我感觉他很了不起。"工友说。

在卢某生前的博客里，他留下这样一段话："为了钱来到公司，可阴差阳错没进研发组，来到制造组，钱还算多，但是在浪费生命。真的很后悔，现在我的人生第一步就走错啦，很迷茫。"

案例二　国内某著名 IT 企业 26 岁男白领自缢身亡

2007 年 7 月 18 日下午，年仅 26 岁的国内某著名 IT 企业员工张某，在深圳梅林某小区的楼道内自缢身亡。

2007 年 4 月份，张某应聘国内某著名 IT 企业并被录取。5 月 14 日，张某与这家公司签订了为期一年的劳动合同。对此，他很高兴，还打电话告诉了父母。但张某的兴奋并没有持续多长时间，和他住在一起的表弟首先感觉到了这种变化。表弟回忆说，几天之后张某就有些不高兴，晚上经常失眠。张某性格比较内向，外人很难进入他的内心世界，他问张某是否工作压力比较大，张某说表现不好就会被主管批评，还要经常加班。

进入国内某著名 IT 企业只有 60 多天的他，生前曾多次向亲人表示工作压力太大，并两度想要辞职，为此父亲两度来深看望劝说。7 月 18 日下午，张某没有对父母留下一句遗言，飘然而去。

案例三　女学生沉迷网络

小玲，女，17 岁，高二学生。敏感多疑，性格内向，为人单纯，智力正常。人长的白白净净的，个子比较娇小。在班里成绩一般，高一刚入学时稍微好一些，而后来略有退步。在校常规方面表现良好，也听从老师的管理，就是经常离家出走去上网。

通过聊天，其班主任老师发现这位女学生进入高一后，喜欢上一个男生，并写信给这个男生，但遭到了那位男生的拒绝，她感到自尊受到了很大的伤害，此后总感觉周围的同学和老师都歧视她，看不起她，人际关系变得很糟糕，这让小玲觉得自己在哪里都不被理解，时常一个人对着镜子发呆，觉得自己长相很丑，她不敢和同学打交道，经常离家出走，开始迷恋网络聊天。

案例四　IT 科技人员生存样本

IT 科技园区聚集着一批高学历、高智商、进行着高密度脑力劳动的科技人员。小叶是其中的一员，他的 IM 个性签名勾画出了一个活生生的 IT 人员生存样本：睡眠严重不足，每天只睡 4~5 个小时；三餐不定，基本顾不上吃早餐，中午盒饭，晚上随便，必要时还要陪客户酗酒、K 歌；不见阳光导致缺钙，营养不良导致脱发，长期坐在办公桌前缺乏运动导致气喘、脖酸、腰痛；爱上暴力类游戏，现实中可能是个 loser（指那些自信和自尊完全被摧毁，深陷抑郁状态的男男女女）；堵车时产生现实暴力冲动，没时间恋爱，只好在网上追求虚拟快感，离现实越来越远……

案例五 **他的人生因一部手机戛然而止**

小孙在国内一家IT代工厂工作，2009年7月15日该工厂的实验室里丢失了一部手机样品，作为经手负责的小孙，显然嫌疑最大，从而被厂里的保卫部门怀疑。在调查中，小孙自感遭遇不公平对待，这个性格内向腼腆的25岁男生，在次日凌晨3时，选择了跳楼自杀。

据小孙大学期间的辅导员介绍，小孙和很多贫困生一样，从偏远山村来到现代化的大都市，环境的变迁让他觉得不适应，虽没有攀比，但同学间物质生活上的差异，还是让他觉得很自卑。加上其他学生多才多艺，自己的学习还只是中等，本来就不爱说话的他，变得更加沉默。在同学的眼中，小孙虽然内敛沉默，但总喜欢用行动来表明自己。不难想象，调查举动背后隐含的是对他的怀疑，让腼腆内向的小孙选择了用死来"自证清白"。

第一节 我是谁——自我意识概述

知人者智，自知者明；胜人者有力，自胜者强。

——老子《道德经》

一切成就，均始于一个意念，认识了自我，就算是成功了一半。

"人是什么？"这是一个古老而又常新的命题，古希腊哲人柏拉图曾对"人"下了个定义："人就是没有羽毛的两条腿动物。"于是他的反对者提着一只拔光了毛的公鸡，到柏拉图那里反驳说："这就是先生所指的人。"柏拉图这位大哲学家一时无言以对。

【你知道吗？】什么动物早晨四条腿走路，中午两条腿走路，晚上三条腿走路，腿最多时最无能？

这个谜语出自哪里？

这个谜语叫斯芬克斯之谜，出自古希腊神话故事《俄狄浦斯王》。

在故事中，斯芬克斯是个狮身人面的女妖，她每天坐在忒拜城堡附近的悬崖上向路人提出这个谜语，过路人必须猜中，如果猜不中，就要被她吃掉。无数人为此丧生。最后，一个叫俄狄浦斯的青年猜到了答案，谜底是人。

斯芬克斯之谜的谜底把人的一生浓缩为一天的经历，婴儿呱呱坠地，一开始只能在地上爬，成年后两条腿走路，老年的时候，步履蹒跚，要借助拐杖才能走路。所以是四条腿——两条腿——三条腿。如果你能站在一生的角度来认识你自己，这个谜语就不难了。自从谜底被揭开以后，大家可能觉得太简单了，不是吗？可是在此之前，人们为了追寻这个答案却不知付出了多少代价！

《新大英百科全书》中在解释"心理学"词条时引用故事：在古希腊都城德尔阿波罗神庙的入口处，镌刻着一行"天书"——gnothi seauton，好让城市的每一位居民和每一位访客都能第一眼看到它。在三千多年前的古希腊，"gnothi seauton"被当作神谕受到顶礼膜拜，哲学家苏格拉底也最喜欢引用这句话，它的意思是：人啊，认识你自己！就是这句话，经过漫漫几千年的演变，形成了今天的心理学，成为心理学公认的产生源头。

"人是什么？"就人的肉体价值而言，无非是其脂肪能造 7 条肥皂，石灰质能粉刷一间小房，碳含量能造 20 磅焦炭，磷含量能造 2200 根火柴，铁质可铸一枚一英寸的铁钉，还有一匙硫磺，如此而已。

人为什么是万物之灵，因为人有思想、有思维，人们在对"人是什么"的认识基础上开始有了对自我的认识，即自我意识的形成。

一、自我意识的概念

世上有一个人，离你最近也最远；世上有一个人，与你最亲也最疏；世上有一个人，你常常想起也最容易忘记。这个人，就是你自己。人，相遇最多的是自己，然而，最难认识的也是自己。

在现实生活中，我们实际上对自己了解得并不多，而往往对自己身边的人（父母、配偶、子女、朋友）了解得比自己还要多一些。为什么呢？一般来说，当我们自身发生不好的或者不利的事情的时候才会想到自己（去反思）。回想一下，在我们人生成长的过程中，当你遇到挫折、逆境时，你会去发奋图强、战胜困难，然后成长起来。我们一生中很多时候可能都是这样，当不愉快的事情或者痛苦的时候会想到自己（在失意中反省，在失败中反思）。但人们一般又不愿意去想不愉快的事，因为当一个好事情发生的时候，自身心情愉快的时候，为什么还要去想那么多呢？因此我们对自己的了解真的很少，如果一个人真正能够去了解自己的话，那么这个人真的会在社会中很有优势。

奥古斯丁写的《忏悔录》，为什么能够流传近二千余年，为世人所推崇，"忏"是乞求他者宽恕；"悔"是自我揭露过失。奥古斯丁把自己一辈子在行为、言语和思想中的过失都写下来，恳请他者宽恕并要求自己改正，通过对自己的反省，解剖自己的灵魂，来了解自己。

宁静的夜晚，仰望深邃的天空，我们也许会扪心自问：

"我究竟是怎样的一个人？"

"我在别人眼里是怎样的一个人？"

"我能不能做一名合格的 IT 人员呀？

"我满意自己的现状吗？"

"我怎样改变现状成为一名成功的IT人员？

在大社会里，小环境的IT人员究竟处在什么样的位置？"、"希望自己成为一个怎样的人？"通俗地说，这些都叫做自我意识。

正确的自我意识是人的心理健康的标志，也是人类特有的专利。

弗洛伊德曾订做了7枚戒指，分别给予他自己和6位忠实的追随者，每一枚戒指上都刻有一个斯芬克斯的头像，以表示他对心理学的理解和期望。他曾这样告诉他的女儿，要求在他死后，在他的墓碑上刻上这样一句话——"他揭开了斯芬克斯的谜底，他是个本领高强的人"。什么是"自我"，弗洛伊德的"自我三结构说"将"自我"分为本我、自我、超我。什么是"意识"，弗洛伊德提出了"心理三层次说"——意识、前意识、潜意识（具体内容可参见本书第一章的相关内容）。意识是人脑对客观事物的主观反映，自我意识就是自己头脑中对自我（本我、自我、超我）的主观反映（意识），是人格结构的核心部分。自我意识包括三个层次：

本我（生理的我）：这是人格结构的最底层，由先天本能、欲望组成的能量系统，包括各种生理需要，如本能欲望（吃、睡、运动、性等）。本我是无意识的，非理性的，非社会化和混乱无序的。以快乐为原则，身不由己。

自我（现实的我）：从本我中分化出来，处于人格结构的中间层。如现实的想法、态度、信念、观念，个体扮演的社会角色等。自我用于调节本我与超我之间的矛盾。以现实为原则，自我控制。

超我（理想的我）：位于人格结构的最高层次，是道德化的自我，由社会规范、伦理道德、价值观念内化而来。如理想，心愿、要求、规则，"我"该是怎样的人等。超我的作用包括抑制本我冲动，对自我进行监控，追求善的境界。以理想为原则，他不由己。

为使大家更好地理解本我、自我、超我的概念，下面用"赶马车"作为比喻加以说明。

本我——马匹：自动化模式下的机器。

自我——马车夫：导航系统，具体操作员。

超我——乘客：付费的乘客，指挥官。

案例 有个患有抑郁症的IT白领，读书时学习很好，成绩经常排名第一，进入社会工作后业绩一直上不去。

他觉得作为高材生，领导、家人、朋友均寄予厚望，他（超我）认为"我必须成为业绩好的IT人员，我应该加班加点工作"。他（自我）每天晚上在电脑前工作到凌晨2点。半年的时间过去了，他白天迷糊，注意力无法集中，业绩非但没有上去，他（本我）身体却出问题了，失眠头痛，抑郁致最后辞职治疗。

上述案例的中 IT 人员的心理困扰源于超我强大、自我弱小、忽视本我。

超我强大：真正发号施令的是坐在后面的乘客，不顾本我的需求，破坏性使用本我！

本我强大：任意发泄，比如儿童饿了就哭，不分场合地点，不顾前进方向和目标。

自我强大：这个马车夫才是我们人生的导航系统。他是强大的，就会瞄准前进的方向，找到最恰当的路线，又会让马匹快乐前行。

为什么要探索自我？通过以上的介绍，我们知道，本我寻求立刻满足；超我受约束而不能满足；控制自我延迟满足。若三者发生冲突，能得到较好的解决、平衡，心理状况就比较好。我们可以通过认识自我与接纳自我来实现心理健康，控制自己人生的方向，感受到生活的快乐与美好！

二、自我意识的类型

由于自我既包含生物的、生理的因素，又包含社会的、精神的因素，因此，自我意识的内容和形式上也必然是多种多样的。

1. 从内容上划分，自我意识包括 4 个方面：生理自我，社会自我、心理自我和道德自我。其中，道德自我是统帅，生理自我是基础，在生理健康之上，发展心理健康（心理自我）和良好的社会适应（社会自我），就构成一个整体的健康自我意识体系。如表 5-1 所示。

表 5-1　自我意识的类型

类型	自我认识	举例
生理的自我	对自身生理状态的认识和评价	如：对体重、身高、身材、容貌、性别等方面的认识，对身体的痛苦、饥饿、疲倦等感觉
社会的自我	对自己与周围关系的认识和评价	如：自己在朋友、同学、家庭、社会中所处的地位，自己与他人关系
心理的自我	对自身心理状态的认识和评价	如：能力、知识、情绪、气质、性格、理想、信念、兴趣、爱好等
道德的自我	对自己遵守道德行为规范方面的认识和评价	如：遵守法纪、思想政治品质、生活和思想作风

2. 从形式上划分，自我意识表现为认知的、情感的和意志的 3 种形式，分别称为自我认识、自我体验和自我调控。如图 5-1 所示。

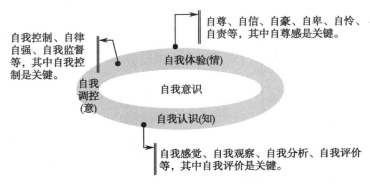

图 5-1　自我意识表现的形式

三者之间的和谐程度以及与客观现实的吻合程度，决定了个体自我意识的健康状况。

三、自我意识的发展

小故事： 有一个年轻人看破红尘了，每天啥也不干，懒洋洋地坐在树底下晒太阳，有一个智者问，年轻人，这么大好的时光，你怎么不去赚钱？年轻人说，没意思，赚了钱还得花没。智者问，你怎么不结婚？年轻人说，没劲，弄不好还得离婚。智者说，你怎么不交朋友？年轻人说，没意思，交了朋友弄不好会反目成仇。智者给年轻人一根绳子说，干脆你上吊吧，反正也得死，还不如现在死了算了。年轻人说，我不想死。智者说，生命是一个过程，不是一个结果。年轻人幡然醒悟。

启示　人生就是一个过程，是一个不断认识自我和完善自我的过程。如图 5-2 所示。

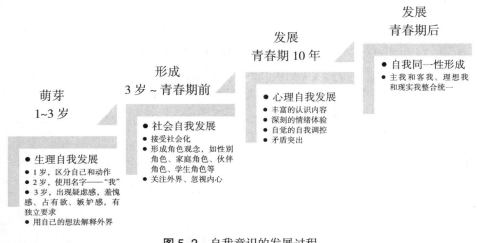

图 5-2　自我意识的发展过程

　　进入青春期，青少年的心理和身体都经历着"疾风骤雨"般的变化。这种变化首先震撼了青少年自身。青少年对自身的关注变得敏感，诸如"我是谁""我想成为什么样的人"等问题几乎引起每个青少年的思索。青少年必须仔细思考全部积累起来的有关他们自己及社会的知识去回答它，如"主我"与"客我"的统一，其中，"主我"就真实的那个自己，"客我"是指自己评价中或者别人评价中的那个自己。并借此作出种种尝试性的选择，最后致力于某一生活策略。一旦他这样做了，他们也就获得了一种同一性，长成大人了。获得同一性，标志着这个发展阶段取得了满意的结局。

　　自我同一性是西方心理学一个重要的概念，但至今没有一个普遍接受的定义。当今社会上普遍对自我同一性的定义，即个体在寻求自我的发展中，对自我的确认和对有关自我发展的一些重大问题，诸如理想、职业、价值观、人生观等的思考和选择。在这一过程中必然要涉及到个体的过去、现在和将来这一发展的时间维度。而自我同一性的确立就意味着个体对自身有充分的了解，能够将自我的过去、现在和将来整合成一个有机的整体，确立了自己的理想与价值观念，并对未来的发展作出了自己的思考。

　　如果年轻人不达到同一性的确立，就有可能引起统一性扩散或消极统一性发展。个体在同一性确立的过程中，如果难以忍受这一过程的孤独状态，或者让别人去替自己的决定，或服从别人的意见，或回避矛盾，拖延时间，就会不能正确选择适应社会环境的生活角色，这类个体无法"发现自己"，也不知道自己究竟是什么样的人和想要成为什么样的人。他们没有形成清晰和牢固的自我同一性。

　　消极同一性是指个体形成与社会要求相背离的同一性，形成了社会不予承认的，反社会的或社会不能接纳的危险角色。如果青年人在这个阶段中获得了积极的同一性而不是消极的同一性或角色混乱，他们就会形成忠诚的美德。忠诚意味着，一个人有能力按照社会规范去生活，尽管它存在着不完善和不和谐之处。这并非要求青少年接受不完善，如果我们热爱我们所在的社会，我们当然希望它变得更加美好，但忠诚意味着我们能在既定的现实中找到自己的位置，在这个位置中能奉献自我，实现自己的价值，在有意义于社会的同时也感受自己生活的意义。

　　由此可以看出，同一性的确立关系到一个人的健康发展，关系到他能否良好适应社会，能否体验到自身的价值和人生的意义。

四、我"特"故我在——正确认识自己的优缺点

　　小故事：有一天，一群动物聚在一起，彼此羡慕对方的优点，抱怨自

己的缺点，于是决定成立一所学校，希望通过训练，使自己成为一个通才。它们设计了一套课程，包括奔跑、游泳、飞翔和攀登。所有动物都报了名，选修了所有的科目。最后的结果是：小白兔在奔跑方面，名列前茅，但是一到游泳课的时候，就浑身发抖；小鸭子在游泳方面，成绩优异，飞翔也还算差强人意，但是奔跑与攀登的成绩却糟糕透顶；小麻雀在飞翔方面，轻松愉快，但就是不能正经奔跑，尤其碰到水就几乎精神崩溃；至于小松鼠，固然爬树的本领高人一等，奔跑的成绩也还不错，却在飞翔课中，学会了溜课。

大家愈学愈迷惑，愈学愈痛苦，终于决定：不再盲目学习别人，好好发挥自己的长处。他们不再抱怨自己、羡慕别人，因此又恢复了往日的活泼和快乐。

[启示] 第一，天地万物，各有所长，各有所短，不能强求。第二，人的价值，在于回归自我，也就是把自己最好的一面充分发挥出来。如果放弃了原有的实在，去追寻那缥缈希望，生活就会充满痛苦和无奈。

心理小练习：填写表5-2

表5-2 我是一个独特的人

我的长处	我的不足
当我再一次看清楚自己的长处和不足之后，我感到：	

第二节 我"思"故我在——自我意识的心理分析

既然太阳上也有黑点，"人世间的事情"就更不可能没有缺陷。

——车尔尼雪夫斯基

一、IT人员的自我意识偏差及其矫正

在自我意识发展的过程中，人的心理也在逐渐发展成熟，个体的自我意识是在外部环境的影响下，通过自我的主观努力形成的。自我发展的历程是一个主观与客观、内在与外在双向互动的过程，自我发展水平就是个体主客

观力量共同作用的结果，因而自我意识出现各种偏差也在所难免。

图5-3　三个"我"

自我意识偏差的根本原因在于三个"我"是否协调（图5-3）。三者有矛盾，会引起个体内心混乱，甚至产生严重的心理问题。

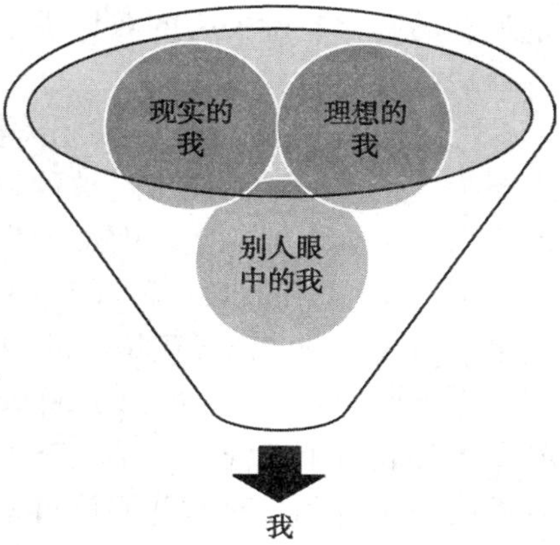

1．自我认识的偏差：导致自我中心与从众心理。

（1）看重"自省"→自我中心。

（2）看重"人言"→丧失自我 → 从众（如网购、盲目跟帖、网络围观、微博粉丝、网络暴力……）。

2．自我体验的偏差：孤独、自负与自卑心理。

（1）自我封闭，感到不被他人理解 → 孤独感。

（2）看待"理想我"与"现实我"的差距 → 自负或自卑。

3．自我控制的偏差：自暴自弃与过分依赖、逆反行为。

（1）困难、挫折→缺乏信心 → 自甘堕落。

（2）过分的独立意向→逆反。

（一）苛求的自我——完美

追求完美是人类的天性之一，但苛求自我，过分追求完美，就会引起适应障碍。相信在很多人眼里，程序员都是对工作一丝不苟、对代码精雕细琢、精益求精的人。瞧，他们在电脑前面一坐就是大半天，如果不是追求完美之人，谁能这样坐得住板凳？程序员都有追求完美的性格。对软件代码的要求很高，他们在编程时，非常注意逻辑是否严谨、运行效率高不高、代码是不是优雅，经常进行代码重构与优化。他们就像有洁癖的家庭妇女，整天扫把不离手，在哪里看到不顺眼的代码，就要改到哪里，如果让他中途接手一个系统，多半最后会让他把整个系统的代码全部重构或者重写了一遍，加班熬夜也要创造出一个完美无瑕的软件程序。

然而完美不等于质量100分，亦并不太适合于IT项目，因为IT项目的目标是花最少的成本、用最少的时间、达到各方满意、实现项目验收，需要的不是一个完美无瑕的产品，而只是符合要求质量的产品。单纯追求产品的完美，而拖延进度、成本超支，这显然不是什么完美的项目。所以在IT项目中，完美主义也是一种错，虽然是一种"美丽的错误"。

【如何克服完美心理】：米洛斯的维纳斯雕像是希腊划时代的不寻常的杰作，她以卓越的雕刻技巧，完美的艺术形象，高度的诗意和巨大的魅力获得

125

了观众的赞赏。她失去的双臂更是令人觉得有一种摄人心魄的魅力，散发出一种缺憾美。

"十全"的是否就一定"十美"？美是否一定要"全"呢？曾几许，有人想为她接上断臂而提出过种种奇思异想，认为如果把她失去的双臂复原的话。那一定会更加完美。但迄今为止仍未有任何设计能取得普遍的赞赏。维纳斯失去了美丽的双臂，但却出乎意料地获得了一种不可思议的抽象的艺术效果，给人一种难以准确描绘的神秘气氛。

启示　生活中，许多人喜欢追求完美，但真正的完美没有人能追求到，于是就有了遗憾，有了痛苦，有了失落感。缺憾也有它的美，就看人们是否能体会得到。有时我们反过来想想，缺陷也是一种恩惠。做人最大的乐趣在于通过奋斗去获得我们想要的东西，所以有缺陷意味着我们可以进一步完美，有匮乏之处意味着我们可以进一步努力。美国有一部电视片，讲的是一位富翁给后代留下了用不尽的遗产，结果他的后代全都变成了吸毒的、自杀的、进监狱的，或者精神病患者。为什么会这样呢？因为这位富翁给自己后代留下的钱太多了，以致他们不需要劳动就可以继承一大笔财产，几乎什么都能买到。所以，当一个人什么都不缺的时候，他的生存空间就被剥夺掉了。如果我们每天早上醒过来，感到自己今天缺点儿什么，感到自己还需要更加完美，感到自己还有追求，这就是我们的精神价值，这难道不是件值得高兴的事情吗？

（二）消极的自觉——自卑

自卑心理是个体由于自我认知偏差等原因所形成的自我轻视和自我否定的情绪体验。在一些 IT 人员身上不同程度地存在着自卑心理，或认为自己其貌不扬，担心被人歧视；或认为自己天资愚笨，将来成不了大器，对未来缺乏信心；或认为自己家境贫寒，时刻担心被人看不起等。在他们身上常常伴随着一些特殊的情绪体验，如害羞、不安、内疚、忧伤、失望等，并出现自怨、自贬、自弃等心理现象。例如，本章"案例二"中的国内某著名 IT 企业员工张某，由于工作任务完成地不好被领导批评，他顿觉得前景暗淡，又感到没有脸面，整日唉声叹气，最后……

【如何克服自卑心理】小故事：珍妮是个总爱低着头的小女孩，她一直觉得自己长得不够漂亮。有一天，她到饰物店去买了只绿色蝴蝶结，店主不断赞美她戴上蝴蝶结挺漂亮，珍妮虽不信，但是挺高兴，不由昂起了头，急于让大家看看，出门与人撞了一下都没在意。

珍妮走进教室，迎面碰上了她的老师，"珍妮，你昂起头来真美！"老师爱抚地拍拍她的肩说。那一天，她得到了许多人的赞美。她想一定是蝴蝶结的功劳，可往镜前一照，头上根本就没有蝴蝶结，一定是出饰物店时与人一碰弄丢了。

思考：①那个发卡真有那么神奇的力量吗？②是什么使别人改变了对她的态度？

结论："心理的发卡"让女孩自己撕掉了自卑的标签，增强了自信心，让她有自信、有勇气主动与他人交往。

克服自卑心理练习——撕标签：例如：①我没有音乐、艺术、体育特长。

撕：兴趣是可以培养的，通过勤奋练习和不断尝试，弱项有可能变为强项，只要不放弃。

②我家庭条件不好，同事们用异样的眼光看我。

撕：我家庭条件不好，但我能够吃苦耐劳，创造财富，同事们用羡慕的眼光看我。

（三）扭曲的自尊——虚荣

虚荣心就是以不适当的虚假方式来保护自己自尊心的一种心理状态。心理学上认为，虚荣心是自尊心的过分表现，是为了取得荣誉和引起普遍注意而表现出来的一种不正常的社会情感。在虚荣心的驱使下，往往只追求面子上的好看，不顾现实的条件，最后反而造成危害。在强烈的虚荣心指使下，有时会产生可怕的动机，带来非常严重的后果。好虚荣者不是通过实实在在的努力，而是利用吹牛、撒谎、作假、投机等非正常手段去沽名钓誉。据中国广播网 2013 年 1 月 3 日报道，淘宝网上有上百个商家售卖"QQ 显示 iPhone 在线"服务，费用是一元两天，一个月是 5 元，销量最高的商家在 30 天卖出了 3000 多件，按照平均每单 5 元来算的话，30 天销售额是在 15000 元以上。另外，还有代发 QQ 空间说说与微博显示 iPhone 图标等收费业务。

如今，iPhone 已然超越手机本身的使用价值，近乎成为标记身份的社会标识，以致消费者趋之若鹜，而售卖"QQ 显示 iPhone 在线"服务的商家，显然抓住了消费者的这种认知心理。有心理学家认为，"QQ 显示 iPhone 在线"之所以能够热销，是因为这些购买者的虚荣心作祟，这种推论不无道理。前不久，一则"18 岁男生告白遭抛弃，因女生选择了送她 iPhone 的男生"的新闻让所有人都哭笑不得，甚至还有不少人不惜卖肾、卖初夜攒钱购买 iPhone，这些非正常现象和非理性行为皆因虚荣心在作祟。

【如何克服虚荣心理】小故事：灰鹅产的蛋特别小，她怕伙伴们笑话，从来不肯给大家看。一天，她在小溪边玩，发现一个和鹅蛋一模一样的鹅卵石，就捡回了家。

过了几天，灰鹅生了大蛋的事大家都知道了。母鸡、白鹅和鸭子都来向灰鹅学习，要她传授生大蛋的经验。灰鹅一本正经地说："像你们生普通的蛋容易，要生这么大的蛋很不容易呀！"

灰鹅一边得意洋洋地讲，一边在蛋上比划着。鹅卵石骨碌碌地滚到了桌子边上，"笃"一声掉了下来，刚好掉在灰鹅的脚上，疼得她大叫起来。

母鸡见蛋从桌子上摔下来竟然没有摔破，对灰鹅说："你的蛋怎么这样坚固，摔都摔不破？"

鸭子觉得奇怪，仔细观察了一下鹅卵石，对灰鹅说："这哪里是蛋，这明明是鹅卵石。你为什么要欺骗大家？"

灰鹅支支吾吾地说："我生的蛋太小，怕大家瞧不起，就……"

白鹅说："各自的能力不同，生的蛋有大有小，这并不奇怪。只要你尽力了，生了小蛋也并没有什么自卑的，大伙也不会瞧不起你。你为了满足虚荣心，以鹅卵石冒充蛋，这种弄虚作假的行为才见不得人，让大伙瞧不起呢！"

启示 万事万物都有各自的能力，寸有所长，尺有所短，天生我才，忌盲目攀比。如果是为了满足自己的虚荣心而不择手段地去欺骗，得一时之得意，最终将会失去更多，为他人所不齿！

（四）退缩的自主——从众

网络用它的虚拟现实技术创造了一个独特的现实的精神文化空间，成为一种强大的社会力量。它以信息海量、更新迅速、互动性强等优点最大限度地吸引了网民的眼球，其信息的娱乐性、多奇性，更是强化了网民的视觉注意力。在这个虚拟的世界中，网民的从众行为比比皆是，自"虐猫事件"后，网络暴力现象愈演愈烈，"铜须门"事件、"史上最毒后妈事件"、"很黄很暴力"事件接踵而至，网民盲目的道德审判、跟风似的恶搞谩骂给当事者心理造成了极大的创伤，而这些无恶意的伤害却往往是在"从众心理"的潜移默化作用下催生的。

从众心理是一种普遍存在的心理，它是在群体舆论的压力下，放弃个人意见而采取与大多数人行为一致的自我保护行为，罚不责众。互联网的信息传播中，很多网民就是在它的支配下表现为对凡事"人云亦云"、"随大流"，"大家都这么认为，我也就这么认为"，"大家都这么做，我也就跟着这么做"，以寻求一种集体认同的安全感。

【如何克服从众心理】小故事：一位石油大亨到天堂去参加会议，一进会议室发现已经座无虚席，没有地方落座，于是他灵机一动，喊了一声："地狱里发现石油了！"这一喊不要紧，天堂里的石油大亨们纷纷向地狱跑去，很快，天堂里就只剩下那位后来的了。这时，这位大亨心想，大家都跑了过去，莫非地狱里真的发现石油了？于是，他也急匆匆地向地狱跑去。但地狱没有一滴石油。

启示 努力培养和提高自己独立思考和明辨是非的能力，遇事和看待问题既要慎重考虑多数人的意见和做法，也要有自己的思考和分析，从而使判断能够正确，并以此来决定自己的行动。

（五）变态的自立——逆反

当我们浏览某网页时，网页中时常会自动弹出一些对话框。随后，该对话框或在屏幕上不断盘旋、或在屏幕的某一角落处闪动。当你试图关闭时，另一个窗口又会马上弹出来，这就是因特网上的"弹出式"广告。网络公司这样做的目的是为了吸引大众眼球，这些"弹窗"之所以大量泛滥，是有些企业一部分 IT 人员用一些怪、奇、丑甚至是黄色的、违反传统道德的东西来迎合逆反心理（由于网监部门的监管，这些内容通常上不了正式的网络页面），在网络平台上"种植"低俗的东西。

【**如何克服逆反心理**】小故事：美国著名作家马克·吐温有一次在教堂听牧师演讲。最初，他觉得牧师讲得很好，使人感动，准备捐款。过了 10 分钟，牧师还没有讲完，他有些不耐烦了，决定只捐一些零钱。又过了 10 分钟，牧师还没有讲完，于是他决定 1 分钱也不捐。等到牧师终于结束了冗长的演讲开始募捐时，马克·吐温由于气愤，不仅未捐钱，还从盘子里偷了 2 元钱。

启示　这种刺激过多、过强和作用时间过久而引起心理极不耐烦或反抗的心理现象，被称之为"超限效应"。超限效应在警示教育中时常发生。如，当某人犯错时，监管部门会一次、两次、三次，甚至四次、五次重复对一件事作同样的批评，使犯错者从内疚不安到不耐烦乃至反感讨厌。被"逼急"了，就会出现"我偏要这样"的反抗心理和行为。可见，监管部门对犯错者的批评不能超过限度，应对犯错者"犯一次错，只批评一次"。如果非要再次批评，那也不应简单地重复，要换个角度、换种说法。这样，犯错者才不会觉得同样的错误被"揪住不放"，厌烦心理、逆反心理也会随之减低，面对子女沉迷网络，父母的唠叨是一样道理。

（六）迷失的自我——盲目

IT 人员大多正处于精力旺盛和朝气蓬勃的年龄段，他们有着广泛的兴趣与爱好，热情、好奇，总想在各方面显示自己的才能和智慧，有强烈的参与意识……在工作、生活的各个方面都想有所收获。如有一名网络工程师看见目前安卓系统（一种智能手机系统）开发很流行，工资待遇很高，就不顾自己的专业方向，利用自己全部的业余时间去学习安卓系统开发的知识，然而，一个人的精力是有限的，主次不分、轻重不择就会失去目标，这实际上是一种无目标的盲目心理，它只会影响人的发展与成功，后来他发现，受自身的专业知识所限，在学习半年后，根本无法继续下去。

【**如何克服盲目心理**】小故事：有一只蚯蚓，看到蛇很威风。它非常羡慕，而且它觉得自己和蛇长得差不多，只是比蛇小罢了，肯定是自己还没完全长大，也可能是自己不幸地被养在蚯蚓穴里，所以才变成这样。它一想自己整天都要躲在黑暗的土里，不能抛头露面就觉得很委屈。但它不甘心，它在心里坚信自己就是一条没长出牙的蛇。

这只蚯蚓不时地爬到地面，想早日变成蛇，抖露自己的威风。它的同伴就劝它："何必上去冒险呢，我们本来就是蚯蚓，就应该在土里松松土。何必羡慕蛇呢？"这只盲目的蚯蚓哪里听得进劝告，它不屑地望了它的同伴一眼，并从此和蚯蚓划清界限，宣布自己已经是蛇了。

于是，这只蚯蚓爬出土，想觅食一些小动物，刚好一只鸭子走过来，看见蚯蚓，伸出扁长的嘴把蚯蚓吃了。蚯蚓在临死前一刻还挣扎说："我是蛇，是还没长出牙齿的蛇。"

启示　不能清醒认识自己往往导致可悲的下场。盲目的崇拜同样不会有一个好的结局。

（七）极端的自信——自负

自负是个体自以为是、自命不凡的一种情感体验和情绪表现。诺基亚曾是手机领域的王者：从 20 世纪 90 年代开始，诺基亚成为手机行业的领军者，在 1999 年成为全欧洲市值最高的公司，2007 年以净利润 72 亿欧元的成绩称霸整个手机市场。但从 2007 年苹果 iPhone 发布之后，这位芬兰王者就开始走下坡路。先是错过了触屏手机的机会，其力推的塞班系统手机也是弊病不断，在与苹果的竞争中败下阵来。与英特尔合作的 MeeGo 平台进程缓慢，又被谷歌安卓平台的系列智能机打得节节败退。

2012 年，有着 147 年历史的诺基亚受尽煎熬，公司连续亏损、裁员、市场份额下滑以及在法兰克福的退市，让业内难以对其重提信心。如今在消费者的心目中，诺基亚早已走下王者宝座，只能用悲情二字来形容诺基亚目前尴尬又艰难的处境。

诺基亚沦落到如今的地步，主要原因还在于其自身的自负。诺基亚在芬兰几乎是一个国家的象征，这让它一直无视外界的看法。在业界都在指出它的缺点时，诺基亚充耳不闻。业内人士说："塞班系统老旧，使得诺基亚的智能手机竞争力不足，再加上谷歌安卓凭借着开放性，也抢了诺基亚不少份额。""诺基亚太自负了，整个手机行业的玩法变了，他还没主动适应变化，这是咎由自取。"Frost &Sullivan 中国区总裁在微博上很不客气地评价说。

【如何克服自负心理】小故事： 在古希腊神话里，法厄同是太阳神阿波罗生活在人间的儿子。等他长大成人后，太阳神就对他许诺，让他随意索取一件礼物，送给他。父亲的话刚说完，法厄同就迫不及待地提出了想驾驶父亲那辆神奇无比的太阳车，以显示自己的能力，这也是他早就梦寐以求的愿望。

　　阿波罗听到儿子这个过分的要求，马上就后悔起来。年轻的儿子根本就不可能控制喷着熊熊烈火的太阳神驹驰骋，但法厄同坚持他能驾驶这辆神奇的马车。由于阿波罗已经发了神圣的誓言，只好无可奈何地同意了。这样法厄同立刻跳上马车，高兴地抓起缰绳开始扬鞭吆喝，但是，四匹长翼的神马由于不习惯被陌生人驾驶，便拉着车子离开了原来的轨迹；无论"法厄同"怎么使劲拉扯缰绳，神马也感觉不到他微小的力量，后来干脆毫无目标地狂奔起来。

　　于是，太阳车跑到哪里，熊熊烈火就燃烧到哪里，所到之处，无论森林、城市，所有的生灵都烧成灰烬，这时，法力无边的众神之宙斯，担心自己的奥林匹斯山也被大火吞噬，就毫不留情地发出了闪电击中了这个不自量力的少年，可怜而自负的法厄同就像流星一样掉进了厄里达诺斯河身亡了。

　　启示　古人云："谦受益，满招损"。说的是，你即使有豪气万丈，纵有超人的才识，也要虚怀若谷。即使优秀的人也要尽量克制自己锋芒毕露的欲望。锋芒可能刺伤别人，同时也会刺伤自己。而谦虚就像是跷跷板，只要你谦逊地压低自己的头，对方就高了起来。一颗谦虚的心是个人自觉成长的开始，也是克服自负的关键。

（八）自私的自我——自我中心

　　自我中心表现为只关心自我的需要、兴趣、利益得失，很少关心他人，不考虑他人感受。

　　中国目前正经历有史以来最广泛的IT创业大潮。2010年当当与优酷的成功上市掀起了新一波的"示范效应"，在北京、上海、广州、深圳等城市，年轻人凌晨簇拥在饭馆谈论融资与项目的场景随处可见。一个抽象而时髦的名词"IT创业者"由此立体起来，他们都有一个普遍共性，就是——他们很忙和以自我为中心。在"不疯魔不成活"的执著与过度膨胀的私欲之间，当硬币的两面不能有效平衡，这种私欲便自觉或不自觉侵入到最亲密的两性关系中，"他总要求我和他讨论他公司的商战问题，我不懂他就骂我笨，我学乖了提出自己看法他又说我不对。"一位IT创业者的女友说，她快要发疯了。他们之间很少有情人絮语，他好像只对他的商业计划书感兴趣，他发来的邮件充满各种各样的问题。除频繁讨论他的创业外，是情感的疏离。他们缺乏与伴侣沟通的耐心和意识，需要伴侣脑力与情绪的绝对配合，这也是为什么很多IT公司在上市前夕为避免遭遇前妻的"干扰"，最终不得不以离婚收场。

　　【如何克服自我中心心理】人们习惯于从自身的角色出发，站在自己的立场上来理解和看待别人，所以不同程度地存在着自我中心式思维。如一个人做酒店里的侍应生，总觉得来吃饭的人对他百般挑剔，真是难伺候；可他作为普通人去饭店里吃饭时，则以顾客的身份嫌侍应生不够尽职尽责。其实，只要学会"角色互换"，就可以很好地克服以自我为中心的缺点。一是换位思考。从自身的角色出发，站在对方的立场上来理解和看待别人，这样可以设身处地地谅解对方的行为和态度。二是共情。当你对别人做出某种行为或表示某种态度时，应当首先考虑到可能给对方心理上造成什么样的影响，如果会给对方造成痛苦，就要考虑如何改变自己的行为。角色互换中可以使你体验到对方在此情景下的感受，防止出现伤害对方感情的举动。

需要指出的是，我们的一些 IT 人员在自我意识发展过程中出现的种种偏差，是由其身心状况和时代特点等决定的，是正常和普遍的。但必须注意加以调整，因为这样才能促进自我意识的统一，促进其心理的发展和成熟，从而走向成功。

二、IT 代工厂连环跳事件的心理学分析
——维特效应和从众心理

"维特效应"一词，来自于文学大师歌德所写的小说《少年维特之烦恼》。该小说讲的是一个青年失恋而自杀的故事。该作品面世之后，风靡欧洲，很多粉丝也效仿书中维特的做法去自杀。所以，"维特效应"就成了效仿自杀的代名词。

研究人员发现，但凡轰动性的自杀事件报道后，在报道所涵盖的地区，紧接着自杀率就会有大幅度的上升，而且宣传越是广泛，随后的自杀者就越多。例如，在媒体报道了玛丽莲·梦露的自杀新闻后，那一年全世界的自杀率增长了 10%。另外，2008 年韩国影星崔真实的自杀也引起了不少影迷的效仿。

在我国，维特效应最为典型的案例就是 2003 年 4 月 1 日张国荣自杀引起的一系列效仿自杀事件。从张国荣自杀的当天深夜到第二天凌晨，短短的 9 个小时内，全香港有 6 人跳楼自杀，而当月，香港共有 131 起自杀死亡事件，比以往月份增长了三分之一。其中，有死者还在遗书中明确表示了自己的选择跟张国荣有关。与此类似，国内某著名 IT 代工厂的跳楼事件，经过媒体大肆报道后，跳楼人数不降反升。

员工"连环自杀"也曾发生在外国企业中。2009 年，欧洲第三大手机运营商——法国电信集团员工自杀成风，18 个月中有 23 人自绝。有分析认为，这与该公司"大幅裁员、转岗和重组"有着直接关系，同时，法国电信不停地要求员工加快工作进度，也严重影响了员工的情绪。

当然，"维特效应"只是导致自杀者选择自杀作为解决问题方式的原因，遇到的"问题"，才是导致自杀事件的根源。也就是说，引发国内某著名 IT 代工厂员工连续跳楼事件并不能简单地归结为任何一个单一的原

因上，因为自杀本身就是一个复杂的社会现象，从来都不是由某个单一的因素所导致的。我们应该从员工心理健康水平、企业管理、企业文化等诸多方面考虑。

心理学家指出，和谐的人际关系可带来愉快的情绪，可以减少孤独感、恐惧感和心理上的痛苦，并能宣泄不快情绪，从而减少心理压力。有心理学家分析，不排除IT代工厂自杀员工自身存在社会阅历浅、抗压能力差、心理脆弱等问题，更主要的是，密集型工作、劳动强度大，进一步增加了其挫折感和孤独感。同时，IT代工厂封闭的环境、等级森严的管理、冷漠的人际关系，无疑都对年轻IT装配人员的自信心和人格产生巨大的冲击。

自杀行为并不是如人们想象，产生自杀的念头以后就会立即实施自杀行为。反而，往往需要经历一段时间的心理准备过程才有行为表现。并且，正如前面所说，自杀并不是单纯由一件事情就可以引发的，而是多方面助长自杀的因素累积到一定的程度后，最终由一个压力或者创伤让自杀者启动了自杀计划。作为有爱心的人们，我们可以多留意周围人的反常举动，例如无缘由地突然打电话给父母、同事，告诉他们"无论发生什么事，你们都要好好活下去"，就应该即刻领悟到这很可能是一个有自杀意图的人发出的求救信号。对这些信号的足够重视，可能会及时挽救一条生命，采用员工互助的方式对于一个有着几十万人的IT企业来说，更加可行。

如据国内某著名IT代工厂自杀员工小马的三姐介绍，小马初到国内某著名IT代工厂公司，感觉不适应，多次想辞工。国内某著名IT代工厂贵州籍员工蒙某说，小马出事前，曾在宿舍床上躺了三天，没有人过问，有舍友看见他大把吃药。司法鉴定结果显示，小马尸体内检验出精神类药物残留物。如果当初舍友间进行员工互助帮扶，也许会挽救一条生命。为什么在IT代工厂中同事往往不愿出手救助自杀者？而仅仅作为旁观者。心理学对旁观者这种冷漠态度的研究表明，当人们看到有其他人在场并可能去救助时，自己常常不去援助，原因是此时会出现一种"责任扩散"的心理现象，没有人觉得一定需要自己出手。一般来说，现场中"潜在的救助者"人数越多，人们等着别人去救助的可能性就越大。这可以给IT代工厂中面对同事自杀而采取冷漠态度这一令人困惑的现象一个解释了。

"一个人的情绪是非常微妙的，如果企业可以真正关心员工的心理健康，为他们解决心理烦恼，员工就会没有后顾之忧地为企业组织发挥自己的才能，甚至发挥出更大潜能。"心理学家们表示，企业应设立员工心理咨询机制并切实发挥作用，同时，可定期组织交流、娱乐活动，给员工过生日，并为员工制定"职业规划"等，让年轻员工们感受到"人情味"。

三、网络中的"自我"审视

网络使越来越多的人在现实世界之外拥有了另一个虚幻朦胧的世界。而网络昵称就是IT人员在这个虚拟天地里自己拟定的区别于他人的标志符号，是网上通行的标示符。

很少有IT人员用自己真实的姓名上网，一般都采用网名（网络马甲），有的IT人员可能有多个网名。人们的网名和现实生活中的真实姓名往往存在很大差异。于是产生了这样一种现象：当我们准备登录网络时，大多数人都会问自己一个迫切的问题：今天我是谁？以什么身份登录？因特网奇妙无穷，其中之一就是能为自己创造一个个新的身份。当人们进入社交网络，你可以决定自己是一个男人，或是一个女人；是一名成功的IT高管，或是一名大学生……因特网把各种可能的自我，生动地带入进我们生活的世界。我们怎么评价网络中的"我"？是肯定它，还是否定它？

现实中，人们被限制在非常狭窄的范围内来表现自我，往往使我们感到很沉重。在和家庭成员、朋友、老师、同事的不断交往中必须保持一致，而要突破日常生活中的这些限制，获得更大范围的经验又有很大困难。然而，因特网做到了这一点，放松了与社会关系的限制。你可以用匿名或换用各种网络马甲的方式在网上表达自己独到的观念或探索自己独特的兴趣，而不必要担心会对现实中的"我"产生什么不良后果，也不需要自己做出什么根本性变化，人们可以在网上扮演各种可能的自我，这些自我与其理想自我可能更为接近。

此外，匿名或"网络马甲"登录提供了人们更多地表现自我的机会，我们可以成为"另一个人"：游戏的玩家、新闻评论家、社会观察家、政治家、文学艺术家、军人等等；因特网还提供了一个宣泄自身情绪的机会，你可以到社交网络上或聊天群组来获得这种宣泄的途径并得到支持。IT人员们热衷于在网络上表达，比如爱上论坛，爱写博客，还相信网络恋情……他们对网络的信任度很高。网络，逐渐成为了他们生活中的一部分，网络不是纯粹的"假"世界，而是生活中被拓宽了的理想面。在网络世界里，他们不再是一股单纯而冲动的社会力量，而是变成了小清新、宅男宅女、网虫、书呆子……他们通过网络重塑自我，把虚拟的网络空间，称为理想。通过网络社交、网络游戏、网络聊天等方式，寻找自我平衡，创造自己理想中的世界。他们流连于网络，原因是在现实中压力太大，而网络世界却正相反，它是无压力、有成就感的。这些恰好抵御了工作、生活中的挫败感。

当然，这样做也会有一定的危险，匿名或网络马甲可能使他们的生活以某种方式分裂，从而导致不适应行为；同时，一些研究认为，人们日益增加的害羞倾向是因为过多地使用了因特网。在网络上，他们可以努力，可以放松，可以表达，也可以成功。网络成了他们价值观的延续，同时网络也提供了释放这种愿望的平台。

IT人员是有着独立意识的主体，他们想为自己做决定，并想踏出自己的道路来。他们在游戏中寻找成功，来补充作为人的价值感；他们在网络上表达，建立个性的自我；通过论坛和博客等输出自己的观点，来弥补现实生活中贫瘠的表达。网络不再是一种工具，而是一面折射自我的镜子。它的消极影响不容忽视，但一种新思路跃然纸上：网络能让IT人员的个人世界趋于完整。

四、IT人员的网络心理解析

1998年5月，在联合国新闻委员会上，联合国秘书长提出因特网是继报刊、广播、电视之后的"第四媒体"。现在，谁也无法小觑网络传播的强大力量，2012年4月26日，人民网官方微博的一条博文引出数千次转发："微博女王"让人民日报人有了强烈的"危机感"，受众比发行量多7倍"。就连某名人微博中的一个小传言都可引发广大IT人员如火如荼的讨论、转发，而事实上，人们居然都不确定这个传言到底是什么，消息却如病毒般蔓延扩散开来，因特网宛如菜市场。无数人在上面神经兮兮地抒情，歇斯底里地发作，或者自说自话地反复描述每天的生活细节，充分展示了旺盛过度的倾诉欲，人际关系的边界不清和需要得到自我认可的极度焦虑……

IT人员的网络心理特征，大致分为以下几种：

1. 无聊

年轻IT人员精力旺盛，有些人有些时候感到无事可做，左也不是，右也不是，只好到网络上东看西看，没话找话，"我无聊我上网"成为了IT人员在无聊的心境下做出的寻求某种心理满足的"去价值"行为，更演变成为一种行为方式、一种时尚潮流，管他实话废话，管他有聊无聊，管他错字别字都不妨碍网上虚拟的朋友之间相互沟通，相互交流。即使是废话，也要烦人烦出个个性。

2. 游戏心态

不知从何时起，东方表达情感的方式日益西化，越来越直接，丝毫不加掩饰。由最早时候的"携子之手，与子偕老"，到现代网络社交的兴起，微信"摇一摇"（微信推出的一个随机交友应用）、陌陌、米聊、KK觅友等新潮移动社交工具的火爆，凭借着年轻人喜欢尝试新事物，相信邂逅和缘分的心理，闪电式的相恋，闪电式的相恶，闪电式的再次相爱……现代的IT青年连浪漫而悠长的恋爱过程都不太耐烦，按下"停止"键，再按"快进"键，最后是"播放"键，"一场游戏一场梦"似的爱情如蛙跳般戏剧性地进行。不论爱情还是其他什么都可以通过网络进行无限地扩大，而这样的效果正是不少

IT 人员们所希望的。

3. "先入为主"

受众注意的"激活"和"警觉"主要表现为对"第一次"出现报道的浓厚兴趣，即人们更愿意接受第一时间得到的信息。到网上参与话题讨论，已成为相当数量中青年 IT 人员的生活方式，网络论坛、QQ 群、社交网络等成为了聚集民意的超级磁场。这就要求在网络高速更新的信息流中，信息发布部门要及时更新，如果在事件发生后，官方信息发布机构在网络上集体失语或信息延迟，就很容易为各种负面的、不负责任的网络谣言传播创造条件，为以后扭转网络舆论方向增加困难。

4. "示弱"

现代社会，人的压力越来越大，QQ、博客、论坛、社交网络等网络舆论平台恰巧为网民们提供了一个情绪表达的空间。网民们自创的、幽默诙谐的、具有鲜活个性的网络语言成为了对平庸、枯燥、刻板的现实生活的温和反抗，生动俏皮的网言网语让枯燥的数字世界生动起来，成为交流情感的一方乐土，让人流连忘返。在网络上，把"东西"称为"东东"、把"网友"称为"亲"等"童语现象"普遍流行，恰到好处地表达了在现实社会中人们不好意思用语言直接表达的思想感情，既简洁实用，又显得诙谐亲切，很难想象这会在网络以外的任何交流方式中出现。它折射出在当前这个高压力、快节奏的社会里，人们对无忧无虑的童年生活的向往和对纯真童心的留恋。而"范跑跑"、"躲猫猫"、"楼脆脆"、"桥粘粘"、"名烟局长"、"名表局长"等网络流行语的广为流传，则是网民们用异化的、批判的、隐喻的语言来宣泄某种平日里不能或不敢表达的情感，借用轻松调侃的词语将腐败、道德沦丧，不公等社会痛点包裹起来，用儿童化的语言来遮蔽公共权力的专横、道德丧失的冷漠，传递着公众对公证、透明、正义的渴望。因为在现实生活中，表现出这样的情绪无异于向权威、向竞争对手、向社会示弱，于是转而在网上进行"无声的"反抗和无奈的调侃，因为在虚拟化的数字空间里，没有人知道你的真实身份，没有人与你形成话语权的竞争，网络便成了网民们直接表达对社会和生活的理解和批评的率真性情的窗口。

5. "示强"

部分 IT 人员希望成为主导社会话语权的领袖，渴望被社会关注、理解和认同。为了对他人施加个人影响，他们往往直言不讳地采用具有冲击力的语言和内容来表达对社会和生活的理解，并着意与传统文化的含蓄、内敛与谦逊相疏离，甚至乐此不疲、"示强"于网络世界，以此来希望成为享有声望的"意见领袖"。"示强"的另一方面往往是视传统和权威于不顾，在传统媒体长年累月的假话、套话、空话的压抑下，他们站在风口浪尖上指点江山，激扬文字，常以"语不惊人死不休"的表达来达到一种放松，并企望以此体验一种快意。言辞的激烈、观念的新奇，网络上"雷人雷语"的层出不穷，是部分 IT 人员通常采用的一种炫耀性的"示强"行为。

6. 猎奇

网络世界里，是谁捧红了那些"哥"们与"姐"们？这一现象不能单纯地归结为 IT 人员的"集体无意识"，相对于报纸杂志、电视电影的"限制性"，互联网的"自由性"更能满足人们的猎奇心理。猎奇心，实际上是人们对于未知事物的好奇。IT 人员们真正关心的并不是"哥"与"姐"的生活状态，而更多的是对一些在现实生活中不易得知的标新立异事物的好奇，网络正逐渐模糊传播链条上传播者和受众者双方之间的界限，传播者和受众者双方彼此以留言、回帖等方式互动，借以打发无聊时间，改变索然无味的日子，寻找新鲜刺激。

7. "本能"

"本我"是人最原始的部分，包括以性冲动和侵犯冲动为主的本能冲动。本我由"求乐原则"支配，追求享受。网络的匿名性使人们敢于更真实地表达自己，而不会担心社会评价。网站的访问率显示出与性直接和间接有关的网站访问率较高。故此，有些网站会用一个引诱性的名字和介绍来吸引人，但是其内容却并不色情。

从网上的调查中可以发现，不同年龄段的性心理有显著的差异。如 18~25 岁的男女在留言中对性的态度表现得都很开放，而 30 岁以上男女的留言则更多反映了其情感的需要。当然，这个结论还有需要推敲的地方，首先留言者登记的年龄是否真实？留言的态度和行为的表现是否是正比关系等。

8. 娱乐心理

从"网络恶搞"到"火星文"，从"人肉搜索"到"全民偷菜"，从"贾君鹏事件"到"犀利哥传说"的风行……借助于网络工具，人们在虚拟网络上上演了一幕幕的娱乐饕餮盛宴。"贾君鹏事件"可以说是一种无聊心境下的无聊表达：一种追寻"无意义"的主张表达；"犀利哥传说"的走红更把网络主体"娱乐至死"的心态表现得淋漓尽致；在这里，流浪人员的形象本来没有过多的意义，然而网友们为了满足其娱乐心理、极度空虚和无聊的心态，需要找到某个具体的对象来宣泄，"犀利哥"便中的了。

总之，IT 不仅是个词语，也不仅是个行业，它也反映着大千世界。

第三节　散发生命的活力——IT 人员完善自我的途径

静坐观心，真妄毕现。静中念虑澄澈，见心之真体；闲中气象从容，识心之真机；淡中意趣冲夷，得心之真味。观心证道，在于自我。

——洪应明《菜根谭》

　　自我意识把人的愿望、爱好、欲望、习惯、利益结合成统一的体系，在日常生活中构成个人的内心世界，因此我们完全可以用自我意识的发展程度来衡量一个人的心理成熟程度和心理健康水平。

　　IT人员用科技改变着人们的生活，其创新成果时时为人们所关注，故IT人员对自我的认识尤为关键，需注意把自我认识与他人评价有机地结合起来，如果太看重自我认识，就会发展成为以自我为中心的认识（如自恋、自负等）；如果太看重他人对自己的评价，就会失去自我，迷失"自我"（如自卑、自傲等），因此，健全的自我意识，可以从对自己的认识、自己对自己的态度、自己对自己的控制这三方面加以衡量。

一、我的自画像——正确地认识自己

小故事：迷失自我的虾

　　虾见到螃蟹身上有时呈现出好看的红色，很是美慕，螃蟹告诉虾，它常常跑到陆地上晒太阳，当强烈的阳光照耀它时，身上便呈现出好看的红色。虾听后兴奋不已，一跃跳到了岸上，也学着晒起了太阳，结果却被太阳晒死了。

　　启示　虾没有充分认识到自身活动的规律和生活习性，盲目跳到岸上去晒太阳，可见，迷失自我的过程，也就是酿造悲剧的过程。生存之道其实很简单，就是要正确认识你自己。可以从以下几个方面来认识自我。

　　1. 自己眼中的我

　　《20个我是谁》造句练习：①你把头脑里浮现出来的答案——写出来。②这是自我分析材料，可以不给别人看。所以想到什么就写什么，不要有顾虑。③回答每次提问的时间为20秒，如果写不出来，可以略去，继续往下写。

　　20个我是谁

　　1. 我是＿＿＿＿＿＿＿＿＿＿＿＿＿＿＿＿＿＿＿＿＿＿＿＿＿＿
　　2. 我是＿＿＿＿＿＿＿＿＿＿＿＿＿＿＿＿＿＿＿＿＿＿＿＿＿＿
　　3. 我是＿＿＿＿＿＿＿＿＿＿＿＿＿＿＿＿＿＿＿＿＿＿＿＿＿＿
　　4. 我是＿＿＿＿＿＿＿＿＿＿＿＿＿＿＿＿＿＿＿＿＿＿＿＿＿＿

5．我是_____

6．我是_____

……

20．我是_____

亲爱的 IT 人员们，我们了解自己有多深呢？请填写表格 5-3。

表5-3　了解你自己

认知内容＼认知形式		理想的自我	现实的我	
			我眼中的自我	我认为别人眼中的自我
生理自我	身高 体重 容貌 身材 风度 性别			
社会自我	亲友关系 同学关系 荣誉 地位			
心理自我	智力 情绪 兴趣 爱好 气质 性格 能力 信仰			
道德自我	理想 意志力 创造性 独立性 自主性			

在我的内心中"我"是怎样的？满意还是不满意？

2．别人眼中的我（镜中我）

心理学家库利指出"人们彼此都是一面镜子，映照着对方"，他人对自己的评价、态度等是反映自我的一面"镜子"，个人透过这面"镜子"认识和把握自己，即"镜中我"的概念。唐太宗李世民曾说："以铜为鉴，可以正衣冠；以人为鉴，可以知得失"。

美国心理学家约翰和哈里提出了关于人自我认识的窗口理论，被称为周哈里窗，又称乔韩窗口。"窗"是指一个人的心就像一扇窗，周哈里窗可作为自我探索的工具。如图5-4所示。

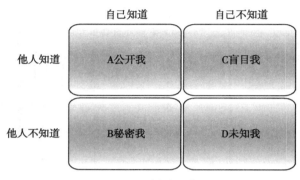

图 5-4　周哈里窗

（资料来源：Joseph Luft & Harry Ingram，1955）

其中 A 区是自己看得到、别人也看得到的部分，例如自己在公众场合所表现出来的各种优缺点，这部分称为"公开我"。

B 区是自己看得到、别人看不到的部分，叫做"秘密我"。例如有些朋友从小是钢琴好手或美工专家，但因为没机会表现，大家都不知道，只有当事人自己心知肚明。

C 区是别人看得到、自己却看不到的部分，叫做"盲目我"。例如我们可能都有一些自己都不知道的小动作或口头禅，需要人家的提醒才有机会改善，或者是一些你认为理所当然的自我要求，但是在别人眼中却是很好的美德。

D 区是自己和别人都没有发现的部分，称为"未知我"，这是我们需要开发的部分。

"镜中的你我"练习：请填写表格5-4。

表5-4　镜中的你我

镜中的你我	优点	缺点
自己认为	A	B
别人认为	C	D

（1）读者可以先行写下自己的优缺点，写完后将 A、B 格封折不予他人看到。

（2）再透过同伴或朋友，请他们写下你的优点和缺点，写在 C、D 格处。

（3）两者对比，就可以发现自己的长处与短处，尤其是"盲目我"的部分。而自己若能将所有的优点充分发挥，将可以进一步拓展"未知我"。

当他人对你的看法与你对自己的看法一致时，说明你了解你自己以及你的外在行为表现出了真正的你。若他人对你的看法与你对自己的看法不一致，说明你还没有真正地了解自己，或者是你的行为没有表现出真正的你。当别人的评价与你的自我评价不一致时，我们应该怎么面对呢？我们要正确地看待别人对自己的评价，对别人提的意见有则改之，无则加勉，促使自己进步和发展。

3. 社会中的我（社会角色）

请看图 5-5 中的比尔·盖茨的社会角色。

图 5-5　比尔·盖茨的社会角色

请仔细思考一下自己在社会中的角色，然后完成图 5-6：

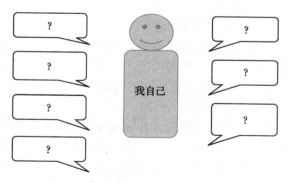

图 5-6　社会中的我

二、为自己喝彩——愉悦地接纳自己

最先和最后的胜利是征服自己。只有科学地认识自我，正确地设计自我，严格地管理自我，才能站在历史的潮头去开创崭新的人生。

——柏拉图

在心理学上，所谓自我接纳，是人对自身以及自身所具特征的一种积极的态度，也就是能欣然接受现实自我的态度。它有三层含义：其一，接受自己的全部，无论是优点还是缺点，无论成功还是失败；其二，无条件地接受自己，接受自己的程度不以自己是否满足自我目标的程度为前提；其三，喜欢自己，肯定自己的价值，有愉快感和满足感。

一个人连自己都不接纳，还怎样去关爱他人？这绝不是自私。没有对自己的接纳，哪里还有成长的希望？还怎样一步步地走向成功，生活的真实是：我们有充分的理由学会自我接纳。如图5-7所示。

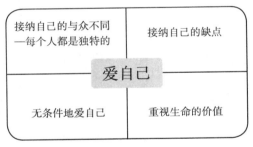

图5-7　接纳自我

（一）自我接纳的理由之一

你也许说，我身上有太多的缺点和失败，还怎么接纳自己？

一个人并非要有突出的优点或成就，才能被接纳。自我接纳是人天生就拥有的权利，因为人无完人，因为每个人都有两方面，有缺点还有优点，有短处还有长处，有失败的时候还有成功的时候。

你看，下面记录的就是人生的两面。

他的一面是：年轻时相当叛逆，在家庭中常和母亲吵架，在课堂上常常睡觉，整天迷恋于电子玩意儿，不务正业，他喜欢辩论，在辩论的时候言语粗鲁，充满讥讽甚至带有侮辱性。在他表达观点时，如果有人激怒他的话，他会暴跳如雷，并会勉强他人接受自己的观点是错误的，对此他却浑然不知，在控制性情方面，他从未成熟过。当你和他一起参加会议时，他总是晃来晃去，还不停地颠膝盖。

他的另一面是：在哈佛大学三年级时，他作出了一个惊人的决定：辍学创业！白手起家，和好友成立了一家电脑公司，即后来的软件巨头，世界上最成功的企业之一，并在31岁时成为了全球有史以来最年轻、最富有的靠自力更生成功的人。在1995年到2007年的13个年头里，他蝉联《福布斯》全球亿万富翁榜的首位。10年后，2008年6月27日，他结束了他在公司的最后一个全职工作日。离职一周前，他告诉记者，他要把自己580亿美元的财产悉数捐给他与妻子名下的慈善基金。"我们决定不留给我们的孩子。我们想把它（财产）回馈给社会，用在影响力最积极的地方。"他说。

这个人，就是世界著名IT公司——微软公司的创始人比尔·盖茨。

比尔·盖茨的人生，对我们不无启示。人生本身就是一个矛盾体，有着互为对立的两面，如果你人生的一面是失败和沮丧，你完全不必懊恼，因为你还有人生的另一面，翻开人生的另一面，也许就是成功和希望。这，就是我们每个人都该接纳自我的一个最充分的理由。

（二）自我接纳的理由之二

你也许说，我一无所长，浑身上下都是缺点，还怎么自我接纳？

有这样一个少年，他认为自己身上都是缺点，最大的缺点是胆小。为此，他很自卑，觉得前途无望。一天，少年鼓起勇气去看心理医生。医生听了他结结巴巴的诉说，十分喜悦地握住他的手："哈，这怎么叫缺点呢？分明是个优点嘛！你只不过非常谨慎罢了，而谨慎的人总是很可靠，很少出乱子。"少年有些疑惑："那么，勇敢反倒成为缺点了？"医生摇摇头："不，谨慎是优点，而勇敢是另一种优点。只不过人们更重视勇敢这种优点罢了，就好像白银与黄金相比，人们更注重黄金。"

少年内心颇为宽慰，眉头有些舒展。心理医生又说："所谓的缺点，至多不过是个营养不足的优点。如果你是位战士，胆小显然是缺点；如果你是司机，胆小肯定是优点。"

有句话说，所谓废物不过是放错地方的好东西。生活的真谛正是这样。我们每个人身上很少有绝对的缺点。所谓缺点，换一个角度就会变成优点。这，是我们每个人都该接纳自我的第二个重要理由。

（三）自我接纳的理由之三

你也许说，我这个人太渺小了，凭什么自我接纳？

一头狮子躺在大树下休息，一只蚂蚁正在急匆匆地赶路。狮子奇怪地问："小家伙，你这是往哪儿去呀？"蚂蚁说："我要到山那边的大草原去，那里可美了。"狮子一听就来了兴趣，对蚂蚁说："你带路，我来背你，我们一起去吧？"蚂蚁说："狮子先生，我不带你去，你是到不了大草原的。"狮子生气了："这个世界上还有我去不了的地方？不就是山那边吗？你慢慢爬吧，我自己去了。"

狮子跑到了一座悬崖前。悬崖宽数十丈，深不可见底，悬崖的对面就是美丽的大草原。狮子犹豫了半天也不敢拿性命开玩笑跳过悬崖，只好垂头丧气地回去了。几天后，蚂蚁也来到了悬崖边。它顺着悬崖爬到谷底，又沿着对面峭壁爬了上去，来到了心仪已久的大草原。

芸芸众生，大多是小人物。但是，我们的生命一样有意义。这，是我们每个人都该接纳自我的又一个充足理由。

自我接纳是一个人健康成长、不断发展的前提。一个人如果不接纳自己，连自己都不敢正视。那他怎么能引导自己向上？更何况，在生活中，不接纳自己的人常会把很多能量用在自我否认和排斥上，带着那么多对自己的不满和失望，甚至否认和拒绝，又怎么可能成长？有了自我接纳，有了不断自我完善的动机和行为，总有一天，自我就会得到发展，得到完善。所以，自我接纳是成功的起点。

（四）自我接纳的理由之四

在美国的一间黑人教堂的墙上刻着这样一句话："在这个世界上，你是独一无二的一个，生下来你是什么，这是上帝给你的礼物（我们无法选择）；你将成为什么，这是你给上帝的礼物"。

人的一生可以做出很多选择，上帝给你的礼物你别无选择，那么，选择一份好的礼物给上帝吧——做一个成功而卓越的自我。

你也许说，我这个人一无所有，一无是处，身患残疾，整个是一个废人，还怎么自我接纳，做一个成功而卓越的自我？

且慢，让我们先走近一位非凡的 IT 英雄。

自他 3 岁开始记事起，他的腿就"已经完了"，他腿部的残疾是脊髓灰质炎（俗称小儿麻痹症）留下的后遗症。"我只知道自己下不了楼，一下楼，就从楼顶滚到了楼梯口。"小时候每天只能守在窗口，看大街上熙熙攘攘的人群。寂寞时候，拿一张小纸条，一撕两半，将身子探出窗外，一捻，往楼下"放转转"，上小学一年级的时候，那条不方便的腿又被自行车压断了一次。对于身上的残疾，他只是"有感觉但不痛苦"，让他感到痛苦的是初中毕业后，没有单位愿意要他。"找了很多单位，不要工资白干，人家都不愿意接收。我觉得我被社会抛弃了。"1988 年，他 38 岁，开始学习计算机，1989 年，中国首次报道界定了计算机病毒，他只用了两三年的时间就成为了中国最出色的反病毒专家之一，45 岁时，他只身一人独闯中关村开办公司，他没学过市场营销，却使自己编写的反病毒软件正版用户接近 100 万，产品份额占据了反病毒市场的 80% 以上，创中国正版软件销售量之最。

他，就是王江民，不可思议谓之传奇。初中毕业，却拥有包括国家级科研成果在内的各种创造发明 20 多项，被誉为中关村最富有传奇色彩的知识英雄、中国 IT 业界的奇才、国际上赫赫有名的"杀毒王"。

孔子说："君子坦荡荡，小人常戚戚。"从心理健康的观点上看，就是君子能自我悦纳，因此心情开朗；而小人不能正确评价自己，故总是自苦、自危、自惭、自卑、自惑，以至自毁。悦纳自己是一种心理状态，与客观环境、本人条件并不完全相关。有人虽然有生理缺陷，但很乐观；有些人虽然五官端正，却并不欢喜自己；有些人虽然并不富裕，但却知足常乐；有些人虽然有钱有势，但却并不觉得快乐。

据说古代有个皇帝，他拥有无数的财宝、无穷的权力，但还是觉得不快乐、不幸福。于是他就去问哲学家，究竟谁是最快乐最幸福的人。哲学家回答说："自认为是最快乐、最幸福的人，就是一个最快乐、最幸福的人。"

成功的规律并不是说只要悦纳自己就能成功，而是说不悦纳自己就无法成功。自卑的人虽也看到身边有许多有利的条件和时机，但他总认为这些条件和时机是为别人准备的，而与自己并不相干，甚至认为自己根本不配接受这些条件和机会。因此他们就不努力奋斗，也没有和别人竞争的勇气。自卑的人就是这样替自己设置了许多障碍，可以说，没有一个人能够越过他自己所设置的障碍。

有这样一句谚语："你之所以感到巨人高不可攀，只是因为跪着。"许多事情别人能做到，你经过努力也能做到，重要的是要悦纳自己，对自己要做出肯定的评价，从而充分发挥自己的优势。

三、掌控自己——你的那颗"软糖"是什么

自我控制是最强者的本能。

——萧伯纳

1960 年，美国斯坦福大学心理学家瓦特·米伽尔把一些 4 岁左右的孩子带到一间陈设简陋的房子，然后给他们每人一颗非常好吃的软糖，同时告诉他们，如果马上吃软糖只能吃 1 颗；如果 20 分钟后再吃，将奖励 1 颗软糖，也就是说，总共可以吃到了两颗软糖。

有些孩子急不可待，马上把软糖吃掉。有些孩子则能耐心等待，暂时不吃软糖。他们为了使自己耐住性子，或闭上眼睛不看软糖，或头枕双臂自言自语……结果，这些孩子终于吃到两颗软糖。

之后心理学家进行跟踪研究，发现那些能等待并最后吃到两颗软糖的孩子，成年以后仍能抵抗各方面的诱惑，具有一种为了更大更远的目标而暂时牺牲眼前利益的能力，即自控能力。他们在自己的行业里做得都很优秀。而

那些急不可待只吃了一颗软糖的孩子，到了成年以后表现得比较固执、虚荣或优柔寡断，当欲望来的时候无法控制自己，一定要马上获得满足，否则就无法静下心来继续做后面的事情，结果成就都很低。

这个实验告诉我们：能抵抗住诱惑的人，成功率远远高于那些不能等待、即刻满足的人。

其实现实生活中存在太多的诱惑，它们总是展示着迷人的一面，引诱我们渐渐远离自己的理想与目标。孩子容易受到软糖的诱惑，IT人员容易受到电脑、网络的诱惑；官员容易受到权力的诱惑；商人容易受到金钱的诱惑……面对诱惑，最有力的支持是来自于自己。内心坚定的自制力是抵御引诱的有力武器。

现在，诱惑你的那颗"软糖"是什么？电脑游戏？网络聊天？网络购物？网络视频……请记住，不要因贪恋路边的美景，而迷失了前进的方向。

意志，心理学的解释为意识的能动作用，是人为了一定的目的，自觉地组织自己的行为，并与克服欲望相联系的心理过程。所以我们可以把意志力理解为一种调节自己的心理，克服欲望达到目的的能力。

历史上有很多不可一世的人，他们能控制一支军队、一个国家，但却不能控制自己，最终身败名裂。古今中外的思想家都曾提到用理智控制自己，是做人的一个基本准则。孔子强调修己和克己。古希腊的柏拉图提出："节制是一种秩序，一种对于快乐和欲望的控制。"亚里士多德说："人与动物的区别，正在于行为与理智"。由此可见自我控制的重要性。从心理健康的角度看，自我控制是自我心理结构中最重要的调节机制，也是心理成熟的最高标志。正如"软糖实验"所揭示的：人的自我控制能力决定成败，具有高度自制力是一切成功者的最突出的意志品质，而缺乏自制力是生活、事业失败者的一个共同特征。

自我意识健全的人，应该是一个有自知之明，既知道自己的优势，也知道自己的劣势，能正确评价自我和自我发展的人，自我意识健全的人，应该是一个心理健康，对自我认识、自我体验和自我控制协调一致的人，自我意识健全的人，应该是积极自我肯定的，独立的并与外界保持一致的人，自我意识健全的人，应该是理想自我与现实自我统一，有积极的目标意识和内省意识，积极进取，永不言弃的人。

第四节　IT人员自我意识健康实训

一、心理B超——自我意识测评

"自我"是心理学中的重要概念。个体的自我评价、自我理想等会影响个体的心理健康、性格、人际关系等方面。

（一）田纳西自我概念量表（Tennessee Self-Concept Scale，TSCS）

由美国心理学家费茨（W.H.Fitts）于 1965 年编制，1988 年进行了修订。该量表基于自我概念的多维观点而编制，主要依据是临床经验。有两种格式，一种供咨询及辅导用，一种供临床治疗及研究用，题目完全相同，都是在 5 点量表上作答，只是记分方式不大一样。适用于 12 岁及 12 岁以上被试者。

量表共有 100 个自我描述的句子，其中 90 题描述自我概念，另外 10 题选自（ME）、个人自我（PER）、家庭自我（FA）、社会自我（SO）以及总体自我。每部分的内容又从三个方面测查：自我认同（ID）、自我满意（SA）和行为（B）。量表有较好的信、效度指标，是应用广泛的人格量表之一。中国台湾心理学家林邦杰 20 世纪 70 年代末曾出版该量表的中文修订本。

（二）自尊调查表（SEI）

自尊调查表（SEI）由 S.Coopersmith 于 1959 年编制，是近几十年来国外心理学家常用的两个主要自尊问卷之一。该量表最初是为儿童设计的，Ryden（1978）修改后适用于成人。

（三）自卑感量表（FIS）

自卑感量表（The Feelings of Inadequacy Scale，FIS）最早由 Janis 和 Field 在 1959 年编制，用于测定一个人的缺陷感（不足感）、自卑感、自我敏感和社交焦虑。自卑感量表被多次修订，目前应用最多的是 Fleming 和 Courtney 在 1984 年的修订版。自卑感量表有良好的信效度。特别是，该量表得分与社会期望倾向不相关，显示它很少受到社会期望作答偏差的影响。对自卑感量表的多次修订，使该量表发展成为一个可靠而有效的测量工具，它既能全面测量整体自尊，也能单独测量自尊的某个方面，从而对个体的自尊水平作出适当的评价。

二、心理实训

（一）策略训练

策略训练一：认识一下他人眼中的"我"

现在请你填写下面的表格，认识一下他人眼中的你：

父亲眼中的我：＿＿＿＿＿＿＿＿＿＿

母亲眼中的我：＿＿＿＿＿＿＿＿＿＿

亲戚眼中的我：＿＿＿＿＿＿＿＿＿＿

爱人（恋人）眼中的我：＿＿＿＿＿＿＿＿＿＿

同学眼中的我：＿＿＿＿＿＿＿＿＿＿

朋友眼中的我：_____

同事眼中的我：_____

现实生活中的我：_____

理想的（期望的）我：_____

请你闭上眼睛 2 分钟，想一想自己在别人眼中是什么样的呢？会不会觉得他人眼中的"我"很新鲜？像个陌生人？

策略训练二："我是谁"心理游戏

实训目标：

1. 协助参与者认识自己眼中的我，及他人眼中的我。

2. 增进参与者彼此熟悉的程度，增加团队凝聚力。

实训步骤：

1. 组织者发给每位参与者一张空白 A4 打印纸。

2. 参与者两两分组，一人为甲，一人为乙（最好是找不熟悉的人为伴）。

（1）甲先向乙介绍"自己是一个什么样的人"，乙则在 A4 纸上记下甲所说之特质，历时五分钟。

（2）组织者宣布活动的规定为："自我介绍者，在说了一个缺点之后，就必须说一个优点"。

（3）五分钟后，甲乙角色互换，由乙向甲自我介绍五分钟，而甲做记录。

（4）五分钟后，组织者请甲乙两人取回对方记录的纸张，在背面的右上角签上自己的名字。然后彼此分享做此活动的心得或感受，并讨论"介绍自己的优点与介绍自己的缺点，何者较为困难？为何会如此？个人使用哪些方法来度过这五分钟？"两人之中须有一人负责整理讨论结果。

3. 参与者三小组或四小组并为一大组，每大组有六至八人。

（1）两人小组中负责统计整理的人向其他人报告小组讨论的结果。

（2）分享后，组织者请每位组员将其签名的 A4 纸（空白面朝上）传给右手边的参与者。而拿到签名纸张的参与者则根据其对此位参与者的观察与了解，于纸上写下我欣赏你……，因为……。写完之后则依序向右传，直到签名纸张传回到本人手上为止。

（3）每个人对其他组员分享他看到别人回馈后的感想与收获。

4. 全体参与者回到原来的位子。

（1）组织者请自愿者或邀请一些参与者分享此次活动的感想与收获。

（2）组织者说明了解真实的我与接纳真实的我之重要性。

策略训练三："理想的我"和"现实的我"游戏

实训目的：让参与者认识"现实的我"和"理想的我"之间的差距。

实训步骤：现在请大家准备一张纸，纸的中间划一道线，在线的左边写上 20 个现实的我，右边写上 20 个理想的我。现在请专心在左边写下你认为在现实中你是个怎么样的人，怎么写都可以，你的性格、与同事上级的关系、或者你的长相，只要你想到有关自己的一切都可以写上；然后在右边想象下你理想中的自己是怎么样的一个人。不要太着急，好好思考一下再下笔，也许这个游戏可以告诉你意想不到的信息。好的，现在写完了，确定没有需要增减后对比下两栏的内容，然后看一看现实中的你和理想的你差距有多大，有多少项是相同的，有多少项是不同的。

游戏做完后大家有什么感觉呢？你的理想自我也许和现实自我可能有许多不相同吧，我希望自己是个事业上成功的人，但实际上我工作一般，无论怎么努力也觉得追不上别人；我希望自己是个漂亮的女性，但实际上我却如丑小鸭一般平凡；我希望自己能赢得每个人的喜欢和认同，同事、朋友、上级，但朋友间的矛盾有时都不知道如何化解……，还有许多理想自我吧，为什么别人能那么聪明、漂亮、人缘好，我就不能呢？

策略训练四："优点和缺点"游戏

实训目的：

1. 令每个参与者对其他人的优点与缺点进行评点。

2. 让每个参与者之间相互反馈自己在成员眼中的优点与缺点。

实训准备：

1. 所需时间：30~45 分钟，视团队人数及组织者安排而定。

2. 小组人数：无限制。

3. 所需物品："优点与缺点"表格，每人一支笔。

4. 游戏概述：此游戏用于要求每个参与者在无任何威胁的情况下，写出其他人的优点及缺点。特别适用于一同工作的，或者团队中互相了解的成员。

实训步骤：

1. 令每个参与者都知道他们将有机会对团队里的每一个人的优点与缺点进行反馈，也就是说，你喜欢或不喜欢某人的哪一方面。

2. 告知每个人这是一项保密的活动，没有人被告知是谁写的他的优点与缺点的内容。

3. 给每个人一张"优点与缺点"表格并告诉他们每人为其他人至少写出一条喜欢或不喜欢。

4. 收集每张答卷，混合一起并对每个人念出写给他们的意见，你首先要从自己的名字念起。

讨论题目：①所有的意见都正确吗？②有没有互相矛盾的意见？③现在是否有人不愿意别人和自己同在一组？

策略训练五：完成下列句子

1. 我最欣赏自己的外表是＿＿＿＿＿＿＿＿＿＿＿＿
2. 我最欣赏自己对朋友的态度是＿＿＿＿＿＿＿＿＿＿＿
3. 我最欣赏自己对学习的态度是＿＿＿＿＿＿＿＿＿＿＿
4. 我最欣赏自己对家人的态度是＿＿＿＿＿＿＿＿＿＿＿
5. 我最欣赏自己对做事的态度是＿＿＿＿＿＿＿＿＿＿＿
6. 我最欣赏自己的性格是＿＿＿＿＿＿＿＿＿＿＿＿
7. 我最欣赏自己的一次成功是＿＿＿＿＿＿＿＿＿＿＿

策略训练六："手指比较"游戏

实训目的：协助参与者认识到：接纳自我需要肯定自身价值。

实训步骤：拿出右手，比较各手指长短、各手指功能，参与者回答。

实训揭示：手指各有长短，各有功能，组成一个整体，作为整体中一部分的手指他们各有自己独特的价值，接纳自我需要肯定自身价值。

启示　要学会面对不完美的自己，接受缺憾的自己。我们每个人都是有缺陷的人，我们周围所有的人也都一样，完美只是一种概念。世上没有真正的完整、完善的人，包括你的父母、朋友，也包括你的偶像和任何你景仰的人。

（二）反思体验

反思体验一：

右边方框中的 4 句话分别表明了对自己什么样的认识？反映出了什么样的心态？

心理点评："你行，我不行"是一种典型的对自己评价过低的自卑心理。在这样的心理下总是过度相信和依赖别人，惟独不敢相信自己。

> 你行，我不行。
>
> 你不行，我行。
>
> 我不行，你也不行。
>
> 你行，我也行。

"你不行，我行"则正好相反，反映了自傲的心态。对他人持怀疑、排斥、敌意、拒绝的态度，对自己评价被不切实际地拔高。

"我不行，你也不行"是一种窝里斗的心态，自己不能的地方也不希望别人能。

"你行，我也行"表现了自信、自尊，同时也尊重他人，与他人公平竞争的心态。

反思体验二：

1. 你认为自己应该控制哪些毛病？
2. 自我控制的方法有哪些，你觉得哪些方法适合你？
3. 如果你控制自己的坏习惯，它们对于你今后的工作有哪些影响？

反思体验三：生命曲线

1. 在一张纸的中央画一个坐标，横坐标表示年龄，纵坐标表示生活的满意度，如图 5-8 所示。

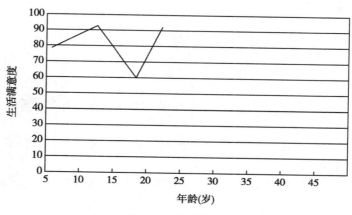

图 5-8　生命曲线

2. 闭目安静地思考一下，找出自己生活中的一些你认为对你具有重要影响的经历，并评价一下自己对这些事件的感受，然后在坐标上用一个点表示，并将事件简要地标注在点的旁边。

3. 将不同的点连成线，边看着曲线边反省，并对未来人生的趋向用虚线表示出来。

4. 思考：①你有什么感悟？②你对过往的人生历程满意么？③你在这张图表中得到了什么启示？

反思体验四：白板黑点

组织者进了房间，在白板上点了一个黑点。他问参与者说："这是什么？"大家都异口同声说："一个黑点。"组织者故作惊讶地说："只有一个黑点吗？这么大的白板大家都没有看见？"

思考：

1. 你看到的是什么？

2. 每个人身上都有一些缺点，但是你看到的是哪些呢？

3. 是否只有看到别人身上的黑点；却忽略了他拥有一大片的白板（优点）？

4. 其实每个人必定有很多的优点，换一个角度去看吧！你会有更多新的发现。

第六章

IT 人员人际交往与心理健康

● 人为什么要与他人交往？我们常常抱怨中国人的人际关系复杂，在国外就不用考虑人际关系了吗？

● 在网上天南海北、"口"若悬河的"大虾"们，为何在现实社会中往往表现得沉默寡言？

● 人们都知道朋友多了路好走，但是最终却只能有很有限的社交圈子，这是为什么？

● 有人想广交朋友，却常常苦恼于无法与之相识，更不知如何与 TA 交往？人际交往的秘诀是什么？发生了人际冲突又如何去处理？人际交往中有利益往来显得很庸俗吗？

● 人际关系会影响到人的心理健康吗？

案例一 IT 研发人员小丁的故事

小丁是个程序员，大学毕业之后就进入了现在这家公司，目前月收入两万有余。前不久休假回家，小丁的父母惊讶地发现，小丁的手指已经明显外翘，变得畸形，颈椎也不好，晚上睡觉总是落枕，还伴随着严重的偏头疼，疼得厉害的时候，甚至没办法抬头说话；小丁的膝盖已经有些吃不上劲儿，需要膝盖用力的时候，就能听见清晰的骨头声音；小丁时常会感到恶心、反胃，会忍不住呕吐，更可怕的是，小丁每天都在失眠，几乎都是凌晨三四点钟才睡，早上八九点钟就起来，起床之后就一定是要对着电脑，一言不发，一坐就是一整天，连饭都在电脑前吃。小丁的情绪常常很烦躁，尤其是在编程的时候，有时父母和他说一句话，他就会立刻爆发，脾气很大。

小丁的父亲来咨询，想给小丁换个工作，可是却不知道该如何和小丁谈这个问题，而小丁自己对于报酬很挑剔，小丁说，他已经不能想象再找一份报酬比目前要低的工作了，而转型成为公司管理型的人员，小丁又觉得自己并不擅长人际交往，他对自己也没有信心，不愿意尝试，甚至是懒得尝试。

小丁的现象，在 IT 业内可谓是司空见惯。

案例二 IT 研发人员的生存状态堪忧

小林是一家 IT 公司的程序员，从大学毕业之后一直从事软件开发的工作，他说："公司里同事间竞争激烈，让人心里总是放松不下来。领导除了关心你的活干完了没有，其他事情很少过问。加班后回家很少有朋友交流，与家人的交流也很有限，整个人的心灵处在持续的紧张、失落、孤独的状态之中。想调整自己的工作状态和心理状态，又觉得力不从心。我担心这样下去真的会垮掉。"

案例三 **IT 流水线装配工的人际关系陷入"荒漠"**

国内某著名 IT 代工厂 23 岁的贵州籍员工小蒙，与 2010 年初跳楼身亡的小马住同一个寝室。小蒙说，他们寝室里住了 10 个人，平时大家基本上没有交流，小蒙住了 7 个月，还不知道另外 9 名室友的姓名。

尽管这家著名 IT 代工厂称，企业理念为"视员工为第一宝贵财富"，但其实，员工的上下级关系和同事关系非常紧张、冷漠。一位该厂的员工说，上班期间随便说话就会被上司批评，甚至记过，所以心里有话也不会去找主管说，也没时间与同事交流。

这家 IT 代工厂有十一个事业群，每个事业群内部还有很多产品事业部，不但每时每刻有大量的员工辞职和进入，而且为了更高效地利用人力资源，各个事业部之间还根据订单的状况，随时调配流水线装配工。很多员工在彼此还不熟悉时就已经离开了，更谈不上互相建立信任，很多同宿舍的员工彼此不了解，他们很可能不在一条生产线上上班，平时没有什么业余时间，加上流动性又很强，所以他们身边多是"熟悉的陌生人"。一名在 IT 代工厂工作多年的员工发表如此感慨。

第一节　环绕着我们的人际世界——人际关系概述

一个人的成功，只有百分之十五是由于他的专业技术，而百分之八十五则要靠人际关系和他的做人处世能力。

——戴尔·卡内基

一、问世间——人际关系为何物

茫茫人海，芸芸众生。有的擦肩而过，"行云流水，过却无踪"，心里不留痕迹；有的稍事踯躅，"风乍起，吹皱一池春水"，心里阵阵涟漪；有的驻足流连，好像哪里见过，于是，"乱石穿云，惊涛拍岸，卷起千堆雪"，沁骨入髓。

有人说："世界上最远的距离，是心与心的距离。"也有人说："世界上最近的距离，只有心与心的距离可比拟。"

人际关系是人与人之间在活动过程中直接的心理上的关系或心理上的距离。无论是亲密关系，疏远关系，还是敌对关系，都是心理上的距离，统称为人际关系。

请思考：

1. 人能够承受多久孤独？

2. 失去交往，你会怎样？

3. 人类失去交往，世界将会怎样？

心理学实验：人能承受多少孤独？

人到底能承受多少孤独呢？1954 年，美国做了一项实验。该实验以每天 20 美元的报酬（在当时是很高的金额）雇用了一批学生作为被测者。

为制造出极端的孤独状态，实验者将学生关在有防音装置的小房间里，让他们戴上半透明的保护镜以尽量减少视觉刺激。又让他们戴上木棉手套，并在其袖口处套了一个长长的圆筒。为了限制各种触觉刺激，又在其头部垫上了一个气泡胶枕。除了进餐和排泄的时间以外，实验者要求学生 24 小时都躺在床上，营造出了一个所有感觉都被剥夺了的状态。

结果，尽管报酬很高，却几乎没有人能在这项孤独实验中忍耐 3 天以上。最初的 8 个小时还能撑住，之后，学生就吹起了口哨或者自言自语，烦躁不安起来。在这种状态下，即使实验结束后让他做一些简单的事情，也会频频出错，精神也集中不起来了。实验后得需要 3 天以上的时间才能恢复到原来的正常状态。

实验持续数日后，人会产生一些幻觉。到第 4 天时，学生会出现双手发抖，不能笔直走路，应答速度迟缓，以及对疼痛敏感等症状。

亚里士多德说："能独自生活的人，不是野兽，就是神。"

二、人际交往的价值

一个人的成就，不是以金钱衡量，而是一生中，你善待过多少人，有多少人怀念你。生意人的账簿，记录收入与支出，两数相减，便是盈利。人生的账簿，记录爱与被爱，两数相加，就是成就。

　　　　　　　　　　　　　　　　　　——谭莉《成就的标准》

一个人多自在，为什么还需要与人交往？因为"人"字由一撇一捺构成，一撇是自己，一捺是别人，其结构是相互支撑。人际关系不仅在中国非常重要，在西方也同样重要。还记得本章第一节中美国研究人类行为的心理学家戴尔·卡内基说的话吗？卡内基分析西方人成功的因素，发现其中有

85% 是跟他的人际关系有关，只有 15% 取决于他的技术。我们常常抱怨中国人的人际关系复杂，但友谊确实能给我们带来很多的便利和好处，比如说你有几个好朋友，当你痛苦的时候你可以向他倾述，在与他人的交往过程中，我们获得了支持、鼓励和肯定，我们不再孤独、无助；同时我们也学会了给予他人尊重、欣赏和关怀，让他们在我们的支持和肯定下获得更好的生活。每个成功者的经历都能够表明，他们所获得的成绩，至少有80% 是由不到 20% 的朋友提供的，这些 20% 的关键朋友对他们的生活起到了重要的作用。

国内最大的 IT 人才服务机构——东方标准人才服务公司依据多年来为IT 人才服务的经验和信息与国内著名心理学研究机构——华南师范大学人才测评研究所强强联合，历时 2 年时间，对北京、上海、杭州、大连、广州 5个城市的 500 多家 IT 企业展开调查，收集了 15000 多份 IT 企业及从业者的样本进行分析研究后，2007 年著就《中国 IT 从业人员心理特征研究报告》。《报告》明确指出：IT 人员应具备的 12 种职业核心素质中最重要的就是沟通能力。然而在实际工作中，沟通能力恰恰是广大 IT 研发人员的软肋，这也可以从另外一个角度揭示出为何一些拥有高超技术水平的 IT 人员在工作事业上屡屡不得志的原因。有调查表明，在 IT 离职人员当中，有 80% 是和职场人际压力有关。

人际交往的价值体现在以下几个方面。

（一）沟通信息

英国作家萧伯纳曾经形象地比喻过人际交往中的信息沟通：如果你有一个苹果，我有一个苹果，彼此交换，那么每人还是一个苹果。如果你有一种思想，我有一种思想，彼此交换，我们每个人就有了两种思想，甚至多于两种思想。

人与人之间的社会交往是信息沟通的最基本的形式。如果抱着万事不求人的态度，事事亲自去琢磨，那么效率一定很低，只会造成"独学而无友，则孤陋而寡闻"（礼记）。IT 人员通过与他人的交往，实现信息的沟通、思想的交流、经验的分享，可以获得很多宝贵、有效的知识和经验。

（二）保健身心

心理学上有一个有名的"社交剥夺实验"。将猴子关在一个笼子里，彻底与外界隔绝，不让猴子与人或其他猴子接触，喂养工作全部自动化。结果，一段时间后，缺乏沟通的猴子开始紧张不安，明显缺乏安全感。以后，再将这些猴子放回到正常喂养的猴子中间，发现它们已不能与同类进行正常的交往，而且，总是蜷缩在笼子的一角，甚至连一些本能的行为也遭到了破坏。

没有社会交往给动物造成了这么大的伤害，更何况是人呢？"社交剥夺实验"证明：人只有在集体中才有一种安全感和归属感。在交往中，人们分享欢乐，倾诉烦恼，从而达到心理平衡。

（三）发展个性

心理学家奥尔波特发现个性成熟的人同别人有良好、融洽的关系，他们可以很好地理解别人，容忍别人的不足和缺陷，能够对别人表示同情，具有给人以温暖、关怀、亲密和爱的能力。良好的个性也正是在与人交往的过程中不断地发展和完善起来的。IT人员在交往中，可以了解到不同人对世界的不同看法、可以"以人为镜"，学习对方好的个性品质，修正自身不良的特点，从而逐渐理解生活，丰富知识，扩大视野，锻炼能力，学会处事，最终获得自身的成长。

三、网络与人际关系

人们都知道朋友多了路好走，但是最终却只能有很有限的社交圈子，这是为什么？社交的成本自然是关键。人们在钢筋水泥的森林中孤独地出没，急切需要快捷便利而又自由的交际方式。如果有办法让你至少可以在时间和距离层次降低社交的成本，那人们自然会乐此不疲。简单来说，网络社交就是这么发展起来的。若要问21世纪有哪项科技成果给世界带来最巨大最深刻的变化，答案非网络莫属。从1987年我国发出第一封电子邮件，到微博时代的"言论核裂变"；从少数精英的高科技梦想，到1/3国人的生活方式……网络无处不在、无所不能的力量使时空的距离越来越失去重要性，世界变得越来越小，人们不再远隔千山万水，从此我们共住一个地球村，天涯若比邻。

（一）网络环境下人际交往的特点

1．间接性和广泛性

在网络交际中，人与人之间以网络为中介，通过即时通讯工具（QQ、MSN等）、网络游戏、电子邮件、网络论坛、社交网络等方式进行沟通与交流，突破了种族、国家、地区等各种各样的有形或无形的"疆界"，使得现实中"熟人社会"的人际关系相形见绌。网际关系是迄今以来人类所面临的最为复杂、最为广泛、最为宽阔、最为开放的关系结构。

2．虚拟性和匿名性

经由网络媒介的人际关系，类似于隔着面具的互动。交往主体隔着"面纱"、以某种虚拟的形象和身份沟通，使用者可以暂时隐匿部分或全部在真实世界中的性别、学历、职业、乃至于地位等身份，甚至跨越地域的限制与远方的其他网友形成互动或交流。这是许多人以匿名性来描述网络人际关系的原因，也是许多人把电脑网络上人际关系排斥为虚假或虚幻的理由。

3. 平等性和非中心化

在网络的世界里，没有现实社会明确的等级制度，没有高低贵贱的尊卑之分，网上的活动都是靠一个公平公正的游戏规则去维护。任何人都可能成为好朋友，无论一个人现实中有多么伟大，当他化身于网络之中时，没有人可以分辨出他的与众不同，他只是小小的普通的一员。没有了专家平民之分，每一个网络参与者都是处于一种交互主体的主体界面环境之中。网络消灭了"客体"这个字眼，消灭了权威式中心化的主体意志，而代之以平等自由的主体间交往，所形成的网际关系是非中心化的。

4. 自由性和主观性

网络跨越了不同的国家、地区、民族和文化，人们不用拘谨什么，在这里，人们可以自由地谈天说地、随心所欲地抒发情绪。这样人们潜意识中被打压的部分可以得到释放，身心也可以得到舒展。交往双方可以自主地选择交往对象、交往时间以及聊天内容，并且每个主体都有权利终止本次交往或以后的交往，他们没有现实生活中认识的忧虑。

（二）网络人际交往的积极影响

通过网络，不同国家、种族的人们实现了自由的交流，由此各种千差万别的价值观念、政治信仰以及生活传统都在发生碰撞、交流和融合。不同文明之间实现了密切充分的交流对话，人们在相互学习、相互理解的过程中逐渐学会了用开放的态度审视自己，用平等的眼光看待他人，从此在思想的高度上真正走向了世界。网络锻造出了一批精神上的世界公民。

1. 有利于扩展人际交流

网络为人们提供了一个超越现实局限和个性束缚的平台，营造了一个方便人们交流与学习的空间，网络中地位的平等性同样也可以减少现实交往中许多因自身经济和身份地位的不同而造成的胆怯心理。在网上，你的社会地位没有任何价值，无论你是一名教授还是一个学生，你的发言权都是一样的。你的话语是否受欢迎没有任何的光环作用，只取决于你的话语是否吸引人或是否为人们所认同。

2. 有利于提高人际认知能力

网络把整个世界联系到了一起，实现了信息全球化，使用网络的人可以实现信息资源共享，这样拓展了人们的视野，扩大了他们的认知范围，开阔了眼界。在进行网络人际交往时除了可以了解到大量的信息外，还能与其他网络主体互动，完成社会化。这种网络交往可以有力地激发和提高人们的人际认知能力。

3．有利于提高自信心

有人曾说："人际一方面靠的是缘分，另一方面靠的是经常的沟通"。而在网络聊天的开始，或许只是彼此在盲目地乱侃，但随着时间的推移，或许会发现彼此间有着许多共同的话题，逐渐由陌生变得熟悉，再到后来的志同道合，成为知心朋友，最终找到情感的寄托。这无疑也是人际交往中一个成功的例子。再比如一些网络游戏，除了可以拓展自己的网友圈，还可以通过游戏排名，提高自己的知名度，满足其成就感，从而增强自己的自信心。

4．有利于宣泄情绪

随着现代生活节奏的加快，人们的生活压力越来越大，特别希望能够有机会宣泄自己的负面情绪，同时又不愿暴露自己的真实身份。而网络则刚好提供了这样一个环境，网络所具有的隐匿性使人们敢于敞开自己的心扉，大胆流露自己内心深处隐藏的秘密。这种网络人际交流可以缓解现实生活带来的压力，消除现实利益冲突带给他们的焦虑，起到宣泄自己不快情绪的目的。

（三）网络人际交往的消极影响

但网络毕竟是现实的虚拟，正如人们常说："花园虽好也并非久留之地"，网络亦如此。在真实生活中，绵延不断的沮丧、困惑和孤独感时时折磨着他们，当最终失去对现实社会交往的兴趣时，精神心理活动也随之走入歧途，导致一些IT人员忽视真实存在的人际关系，不能很好地表达自己的意愿，无法很好地与人沟通，从而产生现实人际交往萎缩和角色错位，这种网上的异常行为发展到一定的程度会导致网络人格心理失真。

1．人际关系障碍

多发生在性格内向者身上，其典型症状是：沉溺于网络，脱离现实，寡言少语，情绪抑郁，社交面狭窄，人际关系冷漠。一个五大三粗的男子汉可以起一个甜蜜动人的女性化昵称，扮演爱情天使；在网上与你谈情说爱的"纯情少女"也许在现实生活中是一个光头老者。这种网络人际交往的虚幻特点使得很多人抱着游戏般的心态参与网上交际，不仅自己撒谎面不改色心不跳，对他人自然也难言信任感。这种网上的人际信任危机可能会迁移到他现实的人际交往中，导致在现实人际交往中对他人真诚性的怀疑和自身真诚性的缺乏，从此就"躲进小楼成一统，管它春夏与秋冬"，进而影响与他人建立和发展良好的人际关系。

2．导致各种情感问题

网上最热门的话题就是网恋。网络在时刻忙于上演那成千上万的爱情喜剧的同时，也在痛苦地吟诵不计其数的失恋故事和叹息感伤。比较常见的情况是，当一方的爱情之火被撩拨得愈燃愈炽时，点火者却突然从网络上消失得无影无踪。此外，"见光死"也是众多网恋故事老套的结局。网络让爱情发生的机会和频率大大提高，也让失恋发生的机会和频率同样都大大提高。

（四）移动互联网与人际关系

亲爱的 IT 朋友们，你是否经常查看你身边人的手机内容？相信很多 IT 人员会回答：没有！是真的没兴趣还是不敢？因为很多人都明白，一个人的手机里面，有另外一个世界。

2014 年 1 月 16 日，中国互联网络信息中心发布的第 33 次《中国互联网络发展状况统计报告》显示，截至 2013 年 12 月，中国网民规模达 6.18 亿人，互联网普及率为 45.8%。其中，手机网民规模达 5 亿人，继续保持稳定增长。手机网民规模的持续增长促进了手机端各类应用的发展，成为去年中国互联网发展的一大亮点。

如果你对于宏观上的数字变化不很敏感的话，移动互联网给人际交往等微观层面上带来的变化，已经被越来越多的人所感受到。如 IT 工程师小张在谈到移动互联网时感慨道："移动互联网方便了人们的交流，虽然现在和许多高中好友不常见面，但是我仍能从微博上随时了解到他们的近况。如果没有移动互联网，可能我们的联系早就断了。"但小张却对移动互联网牢骚漫天："我是一个不爱'跟风'的人，有时候被同学叫去吃饭，他们都在玩微信、刷微博，相互交流哪个软件好玩，我就只能默默坐着，在这个时代似乎不拿手机上网就落伍了。"

移动互联网，尤其是移动互联社交媒体的发展，极大扩展了现实生活中的人际交往，拉近了人与人之间的距离，缩短了时空差距，这是一种史无前例的便捷交往方式。而在网络上一搜索，有关移动互联网的各种负面新闻则蜂拥而至：在大型搜索网站的新闻页，有数千条新闻与"微信诈骗"相关；而在 2012 年的十一黄金周期间，很多人在外出旅游时通过微博直播旅途，持续不断地晒出风景照以及个人照。据警方透露，类似微博很容易被不法分子跟踪关注，他们会准确推断出这些"微博控"的旅行时间、地点和人数，从而寻找"合适"的作案时机，去"微博控"的家中实施盗窃等犯罪行为。

事实上，担心移动互联网影响人际交往模式也并非杞人忧天。中国互联网络信息中心《2011 年中国网民社交网站应用研究报告》中显示：作为未来互联网发展的重要方向，"社交＋位置＋移动"的融合趋势在当今已经初露端倪，截至 2011 年年底，有超过半数的社交网站用户公开了年龄、真实姓名和性别等真实信息，46.1% 的用户使用了真实照片，36% 手机社交网站用户发布过个人所在位置。让人担心的是，在社交网站的用户中，高达 62.2% 的用户表示从未担心过个人隐私的安全性。报告中称：社交类应用的普及正在改变网民、尤其是年轻一代网民的隐私保护意识，越来越多的人不介意提供自己各方面的信息，热衷于在社交网站上展示和分享自己的生活。

需要注意的是，年轻人对社交媒体的依赖和所谓的"网瘾"是两码事，网络是现实的镜子，二者互相渗透融合。在现实中的违法活动在网络上也会有体现，不能因此就把网络看做洪水猛兽，一味排斥，而应当用法律法规、教育措施去引导，提高 IT 人员自身的防范意识。

四、IT 人员人际交往与心理健康

在人的心理卫生保健中，人际关系起着非常重要的作用。良好的人际关系可以缓解心理压力，促进心理健康；反之容易让人产生心理障碍。

如果人际关系恶劣，缺乏知心朋友，则会导致有话不想说，不能说，只有把所有的苦闷压抑在自己心中，久而久之，就会影响到个人的身体和心理健康，严重者会出现心理障碍，更甚者可能会产生心理危机（如本章的案例三）。图 6-1 显示了人在遇到困难时的处理流程。

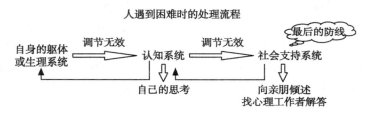

图 6-1　解难流程图

那么人际关系是怎样来影响人的心理健康的呢？良好的人际关系，具有朋友多，人际关系和谐，人们之间互相关心，互相爱护，互相帮助，这样就可以降低心理压力，化解心理障碍，有利于心理健康。

心理健康是保持良好人际交往关系的保证。在交往中，如果不能保持健康的心态，可能会比较敏感、多疑，别人无意中说的一句话、做的一件事，都会认为是针对自己的；对于别人提出的要求，即使自己不乐意去做也不敢拒绝别人，以期能和每一个人都建立良好的人际关系；可能会苛求别人，总要求别人时时、处处都能满足自己的要求；可能会习惯于以自我为中心，不愿为他人着想，不懂得站在别人的角度去看问题，不善于理解别人。

据相关调查显示，IT 企业中的人际关系问题已经列到了心理问题的首位。如同事之间的人际关系、上下级之间的沟通等等。2011 年，西安心理咨询中心对数十家 IT 企业进行了心理调查，调查发现，很多技术人员都不善于和人打交道。"我很害怕管理类型的工作。面对下属我碍于情面，下不了狠心，说不出狠话。""客户的需求让我变得麻木，不断的需求变化使得我们没有了创造的激情"。"我更喜欢面对电脑和代码，而不是面对人。"等等。这

些技术人员的心理都存在着很大的困扰。调查者发现，50%以上的人偶尔与家人和朋友进行交流，28.2%的人"有时候"进行交流，甚至有5%的人选择"基本不交流"。

在人际关系中与他人割裂几乎是所有IT人员产生心理健康问题的主要原因。人际关系冷漠是IT行业的特质，在现代企事业单位中，由于即时通讯工具（如QQ、MSN等）的广泛使用，人与人之间的交流基本上通过网络来进行，面对面的工作交流反而显得是多余的，加上IT行业对技术依赖的强度和技术更新的速度都远大于其他行业，要求从业人员不断地更新知识，IT人员长期处于"习惯性"加班或学习状态，闲暇时间比较少，想要抽出时间来进行人与人的交流显得非常奢侈，导致与家人、朋友面对面的聊天比较少。长此以往就会给IT人员产生一种持续的情绪压力，于是焦虑、烦躁、抑郁、失眠接踵而来，给他们的心理健康造成很大损害。

IT职场的人际烦恼还源自于有限的资源、有限的岗位而导致的一种显性或隐性的人际竞争。竞争可以克服惰性，让人们满怀希望，朝气蓬勃，这是一种健康的心理。但是，竞争也容易使人在长期的紧张工作、生活中产生焦虑，出现心理失衡、情绪紊乱、身心疲劳等问题，尤其是对于失败者，由于其主观愿望与客观现实之间心理落差过大，往往会使他们意志消沉、精神萎靡，甚至出现犯罪或自杀。

启示　从人际交往来说，心理健康要注意以下几个方面：①要有几个知心良友，及时化解心理问题；②要学会与人交往，因为人只有在融入团体才会比较有安全感，而且也容易化解一些产生的心理问题；③与家人建立平等融洽的家庭关系，良好的家庭氛围能让人有一种安全感；④学会去心理咨询，因为心理咨询能化解心理问题，促进心灵成长。

第二节　让心理相容——建立良好的人际关系

我们想的是如何养生，如何聚财，如何加固屋顶，如何备齐衣衫；而聪明人考虑的却是怎样选择最宝贵的东西——朋友。

——爱默生

一、人际交往中的心理偏差

我们并不是看到现实，而是对自己所看到的东西做出解释，并称它为现实。

—— 斯蒂芬·P·罗宾斯

社会心理学研究表明，在人际交往中，对交往对象的认知、印象、态度以及情感等，都会直接影响到交往的正常进行。然而，由于种种原因，交往过程中的人际认知往往会出现心理偏差。

（一）首因效应

首因效应是指首次交往时彼此产生的第一印象对后继交往行为和关系的心理影响。是由知觉恒常性现象而导致的，常导致人际交往的表面性和片面性，如衣着得体的骗子。第一印象一旦形成，要改变它就不那么容易，即使后来的印象与最初的印象有差距，很多时候我们会自然地服从于最初的印象。在现实生活中，首因效应所形成的第一印象常常影响着我们对他人以后的评价和看法。有时我们会听见朋友抱怨："坏就坏在没有给他留下好的第一印象，这要改变就难上加难啦！"

启示 ①建立一个良好的第一印象，展现自己最吸引人的品质。第一次和陌生人见面时，应穿着打扮整齐、干净、谈吐自然，有礼有节。②懂得通过现象看本质，择其善者而从之，其不善者而改之，尤其是见网友时更要注意首因效应带来的错误印象。

（二）近因效应

钱钟书曾说过，一个人说你坏话时间的长短，取决于你最后一次请他吃饭点菜的质量。这是有其心理学依据的，近因，即最后的印象。近因效应，指的是最后的印象对人们认知具有的影响。最后留下的印象，往往是最深刻的印象，这也就是心理学上所阐释的后摄作用。首因效应与近因效应不是对立的，而是一个问题的两个方面。在IT人员的人际交往中，第一印象固然重要，最后的印象也是不可忽视的。因此，在与他人进行交往时，既要注意平时给对方留下的印象，也要注意给对方留下的第一印象和最后印象。

启示 ①认真对待每一次交往，要有好的开始，也要重视好的结尾，否则再好的"第一印象"也没有用，可能功亏一篑。②与他人之间因一时之气而发生冲突或是训责别人时，要开诚布公地积极沟通。记得安慰和道歉，知错马上改，亡羊要补牢。③说话的语序也会影响沟通。④我们在看待人或事物时，要历史地、全面地看，而不能只看一时一事，这样才可避免因近因效应导致的认知偏差。

（三）光环效应（即晕轮效应）

当你对某个人有好感后，就会很难感觉到他的缺点存在，就像有一种光环在围绕着他，你的这种心理就是光环效应。"情人眼里出西施"，情人在相恋的时候，很难找到对方的缺点，认为他的一切都是好的，做的事都是对的，就连别人认为是缺点的地方，在对方看来也无所谓，这就是光环效应的表现。光环效应是由认知整体性导致的。

光环效应有一定的负面影响，在这种心理作用下，你很难分辨出好与坏、真与伪，容易被人利用。所以，我们在社交过程中，"害人之心不可有，防人之心不可无"，要具备一定的设防意识，即人的设防心理。

启示　①理性。不仅要听从心的声音，也要听从大脑的声音，不要被网络上的某些"红人"、"大V"所蒙蔽。②在交往中应避免以貌取人，要实事求是。③横看成岭侧成峰，远近高低各不同。要尽量消除"偏见"，多角度的分析取舍。④正确利用晕轮效应，会达到事半功倍的效果。

（四）刻板效应

商人常被认为奸诈，有"无奸不商"之说；教授常常被认为是白发苍苍、文质彬彬的老人；中国的南方人往往被认为是聪明伶俐、随机应变；北方人则被认为是性情豪爽、胆大正直……这些认识产生的原因就在于心理学上的刻板效应。

刻板效应是社会上对于某一类事物或人物的一种比较固定、概括而笼统的看法。它主要表现为：在人际交往过程中机械地将交往对象归于某一类人，而不管他是否呈现出该类人的特征，都认为他是该类人的代表，进而把对该类人的评价强加于他。刻板效应作为一种固定化认识，虽然有利于对某一群体作出概括性的评价，但也容易产生偏差，造成"先入为主"的成见，阻碍人与人之间深入细致的交流。如2012年的情人节前后，网络上疯传"IT男女标配图"就是人们对从事IT行业的男女们不懂情趣的"刻板印象"的体现。此外，像种族偏见、民族偏见、性别偏见等等认知，也是刻板效应的体现，它常使人以点代面，凝固地看人，容易产生判断上的偏差和认识上的错觉。

启示　①不要从交往对象的性格、地位、背景出发交往。②不要带着"有色眼镜"，穿着"印象外套"交往。

（五）定势效应

在人际交往中，定势效应表现在人们用一种固定化了的人物形象去认知他人。例如：我们与老年人交往中，我们会认为他们思想僵化，墨守成规，跟不上时代；而他们则会认为我们年纪轻轻，缺乏经验，"嘴巴无毛，办事不牢"。与同学相处时，我们会认为诚实的人始终不会说谎；而一旦我们认为某个人老奸巨猾，即使他对你表示好感，你也会认为这是"黄鼠狼给鸡拜年没安好心"。

启示　心理定势效应常常会导致偏见和成见，阻碍我们正确地认知他人。所以我们要"士别三日，当刮目相看"他人呀！不要一味地用老眼光来看人处事。

（六）投射效应

人际关系中的投射效应，即"以己度人"。即在人际认知过程中，人们常常假设他人与自己具有相同的属性、爱好或倾向等，常常认为别人理所当然地知道自己心中的想法。

"以小人之心度君子之腹"就是一种典型的投射效应。当别人的行为与我们不同时，我们习惯用自己的标准去衡量别人的行为，认为别人的行为违反常规；喜欢嫉妒的人常常将别人行为的动机归纳为嫉妒，如果别人对他稍不恭敬，他便觉得别人在嫉妒自己。

启示 ①在交往中要顾及他人的感受。②在交往中遇到问题要理性分析，要学会辩证地、一分为二的对待别人和自己。"己所不欲"时"勿施于人"，"己所欲之"也要学会"慎施于人"。

（七）羊群效应

羊群是一种很散乱的组织，平时在一起也是盲目地左冲右撞，但一旦有一只头羊动起来，其他的羊也会不假思索地一哄而上，全然不顾旁边可能会有狼和不远处更好的草。羊群效应就是比喻人都有一种从众心理，从众心理很容易导致盲从，而盲从往往会陷入骗局或遭到失败。

20世纪末期，网络经济一路飙升，".com"公司遍地开花，所有的投资家都在跑马圈地卖概念，IT业的CEO们在比赛烧钱，烧多少，股票就能涨多少，于是，越来越多的人义无反顾地往前冲。2001年，网络泡沫一朝破灭，浮华尽散，大家这才发现在狂热的市场气氛下，获利的只是领头羊，其余跟风的都成了牺牲者。传媒经常充当羊群效应的煽动者，一条传闻经过报纸就会成为公认的事实，一个观点借助电视就能变成民意。游行示威、大选造势、镇压异己等政治权术无不是在借助羊群效应。

当然，任何存在的东西总有其合理性，羊群效应并不见得就一无是处。这是自然界的优选法则，在信息不对称和预期不确定的条件下，看别人怎么做确实是风险比较低的（这在博弈论、纳什均衡中也有所说明）一种行为方式。羊群效应可以产生示范学习作用和聚集协同作用，这对于弱势群体的保护和成长是很有帮助的。

启示 对网络上的信息不可全信也不可不信，凡事要有自己的判断，出奇能制胜，但跟随者也有后发优势，常法无定法！

【知识扩展】Facebook的启示：网上行为"羊群效应"明显

因特网是新事物层出不穷的地方，而网民如何采用软件、游戏等新事物的行为也成为一个研究焦点。英美研究人员针对著名社交网站"脸谱"（Facebook）用户的一项研究显示，网上行为容易跟风或从众，具有明显的"羊群效应"。英国牛津大学和美国哈佛大学研究人员在2010年的一期美国《国家科学院学报》上报告说，他们分析了 2007 年一段时间内"脸谱"网站所有 5000 万用户采纳新软件的行为。这段时间里"脸谱"网站共发布了 2700 多个应用软件，通常一个软件会有 1000 个左右的用户采用，但有些软件的采用率高得出奇，最多的有 1200 多万个用户采用。

定量分析显示，在流行软件与普通软件之间有一个明显的采用率阈值。如果一个软件每天被下载安装的次数能达到 55 次，那么这个软件的流行度将会急速上升，远远超出阈值下的软件。

参与研究的牛津大学博士费利克斯·里德说，在软件流行度达到上述阈值后，大量用户几乎是完全根据其他用户的行为来选择下载安装某个软件（软件人气榜、推荐榜或下载排名榜），而很少关注其本身的内在特点，表现出明显的"羊群效应"。

过去也有不少研究关注消费者购买行为上的"羊群效应"，但多有局限性，如研究对象仅限于典型产品，消费者数据也难以包括整个用户群体。本次研究分析了"脸谱"网站一段时间内所有软件产品和所有用户的相关数据，其结果不仅对网上营销很有价值，也可用作网络下生活中人群行为的参考。

二、人际交往中常见的心理障碍

生活中没有朋友，就像生活中没有阳光一样；若你想要拥有完美无瑕的友谊，可能一辈子找不到朋友。

——佚名

不知何时起我们开始独自一个人匆匆穿梭在熙来攘往的人群中；不知何时起我们不再依偎在父母的怀中，拒绝他们哪怕小小的帮助；不知何时起我们开始保持朋友间的距离，友谊的桥梁变得氤氲模糊，因为，我们选择了网络。

网络扩大了人们之间的交往范围，使人际交流能够双向互动或多向互动，交流更直接、更快捷；但同时也给人际交往带来了一些不良的影响，使 IT 人员产生了这样或那样的人际交往障碍。

（一）IT 人员人际交往障碍

1. 恐惧心理

很多 IT 人员如同本章案例一中的小丁一样，大多接受过高等教育，具备较高的专业素养，他们害怕管理型的工作并不是因为他们能力不够，而是因为害怕与人交流，由此而束缚了自己的转型或者跳槽。加上 IT 研发管理人员普遍自我认知较高，很希望自己以令人满意的形象与人交往，特别是希望在交往时给异性留下一个良好的印象。但就是由于这种对交往过高的期望值使他们在交往中不能自由发挥，时常显得手足无措，前言不搭后语，重者还会出现心跳加快、呼吸短促、身体抖动等症状，可能出现心理学中的"社交恐惧症"问题。患有社交恐惧症的IT人员常常陷入焦虑、痛苦、自卑之中，严重影响了他们的身心健康和日常交往。

对策 增强自信心，看到自己的长处与优势，肯定自己的价值；不要过分在意别人的评价，患得患失；争取更多的锻炼机会。

2. 孤独心理

孤独感在IT人员中有其心理上的独特性。IT人员们大多时间面对电脑屏幕，极少抬起头来与朋友、同事交流，就是同在一间办公室，都有可能通过聊天软件来传递信息。当与他人交往、了解别人内心世界并希望被他人接受的需要得不到满足时，他们便容易感到空虚，产生孤独感，进而自我封闭、不愿交往。这类IT人员缺乏交往的愿望和兴趣，在工作、学习、生活中往往独来独往，有意远离集体，自我封闭，甚或孤芳自赏。

对策 多参加社交活动，摆脱自我关注，客观地看待现实，把注意力放到外界事物上，而不是自己身上。

3. 自卑心理

自卑是一个人由于生理、心理上的某些缺陷或欠佳而产生的轻视自己的心理现象或状态，认为自己在某个方面或几个方面不如他人的负面的情感体验。自卑感容易使人孤立、离群，抑制自信心的正常发挥。有自卑感的IT人员在交往中的典型表现就是缺乏自信，认为自己能力差，这也不行那也不行，形成一种消极的自我暗示。久而久之，使得自己在自我认识、自我评价上产生偏差，导致自卑而丧失信心。

对策 客观地评价自我，使自我评价与自己的实际状况相符合；建立起自尊和自信，平等地与人交往。

4. 嫉妒心理

嫉妒是指个体在交往活动中，因才能、名誉、成就或机遇等不如他人，而产生的羞愧、怨恨、愤怒等复杂的情感体验。IT技术更新快，业务专业性强。每个IT人员都有要求成功的欲望，有超过别人的冲动。于是，IT人员之间在工作、交友、学习等方面展开了竞争。有竞争自然就会有成败。有的失败者就容易对超过自己的IT人员不服气、不满意；对自己的境遇感到不甘心、不情愿，但又无能为力。于是有些人就会贬低对方，甚至打击、报复对方，以此来缩小相互之间的差别，满足自己的心理需求，这便是嫉妒的表现。

对策 最好的方法是用自己成长代替嫉妒，使别人成为激励自己的动力。

5．猜疑心理

由于网络的虚拟性，网络状态下的人与人之间的交往无法受到现实生活中人际关系的有效约束，具有很大的欺骗性和自由度。猜疑心表现为在交往中，个体根据自己的主观推测而产生的对他人不信任的复杂情感体验。有这种心理的 IT 人员对别人总是抱有不信任的态度，认为人人都是自私的、虚伪的。他们总是以一种怀疑的眼光看待别人，对别人存有戒心。总怀疑别人在议论自己，算计自己。而这些人自己又不肯讲真话，戴着假面具与人交往。

对策　打开自己作茧自缚的封闭思路，理性思考；及时与对方沟通，消除误会、解除疑惑，使事情解决在冲突之前。

6．怯懦心理

怯懦心理主要见于涉世不深，阅历较浅，性格内向，不善辞令的人。怯懦会阻碍自己计划与设想的实现，成为束缚思想与行为的绳索。有些 IT 人员习惯了网络世界的交流形式，在现实生活交流中往往表现羞怯，产生过分的焦虑和不必要的担心，使得在言语上支支吾吾，行动上手足失措，不利于同他人正常交往。

对策　坦然自若地面对交往，不怕失败，不怕被人讥笑，逐步增加人际交往经验。

7．敌视心理

敌视是交际中比较严重的一种心理障碍，这种人总是以仇视的目光对待别人。这种心理或许来自于童年时期的家庭环境，由于受到虐待从而使他产生别人仇视我，我仇视一切人的心理。对不如自己的人以不宽容表示敌视；对比自己厉害的人用敢怒不敢言的方式表示敌视；对处境与己类似的人则用攻击、中伤的方式表示敌视。使周围的人随时有遭受其伤害的危险，而不愿与之往来。有的 IT 人员沉迷于网络暴力游戏，敌视心理往往也不知不觉地转移到现实生活中来。

对策　消除偏见，凡事要多从正面去理解；互相包容、互相谅解、互相支持、互相协助，不斤斤计较，区分开网络与现实。

（二）人际交往不良心态的表现

一般认为人际交往具有如下三种不良的表现：

1．怕被拒绝心态

这是一种在人际交往中以不安全感为主要感受的模式。有这种感受的人有很强的自我保护意识，处处怕被别人伤害，他们在人际交往中表现出退缩，不愿意与人交往，要么担心别人不理睬或者不热情；要么认为世人都很狡猾；担心自己被利用、被欺骗。

2．不会拒绝心态

即不会或不习惯说"不"。这类人常以奉献者的角色与人交往，别人需要什么就满足什么，只要得一声夸奖，什么付出都是值得的。他们习惯为对方考虑，体验对方的心情，即使自己内心不悦，也不愿意或不敢表达。

3．完全依赖心态

即不能没有依靠。众所周知，人际交往是以相互支持、互为收益为前提的，而有些人却过多地依赖他人，以致成为别人的负担。这是一种儿童对成人的幼稚的行为方式，而不是成人与成人间成熟的行为方式。

三、人际交往不良的心理调适

《红楼梦》里有一副对联："世事洞明皆学问，人情练达即文章。"意思是把人情世故弄懂就是学问，有一套应付本领也是文章。能做到"世事洞明"的人恐怕不多，但掌握为人处事的本领，实现人际关系的和谐，只要用心便能做到。

（一）人际交往的原则

人人都希望自己能有一个美好的人际关系世界，都希望多拥有一些朋友，并与他们保持真挚的友谊。尽管每个人可能都有不同的交往动机，对朋友的要求与期望也不尽相同，但是，心理学家仍然从研究中得出了帮助别人赢得朋友，保持友谊，避免人际关系破裂的一般原则。这些原则都是维持人际关系稳定的最基本的要求，检讨一下自己，你做到了吗？

1．诚信原则

小故事：话说诚信被那个"聪明"的年轻人投弃到水里以后，他拼命地游着，最后来到了一个小岛上。"诚信"就躺在沙滩上休息，心里计划着等待哪位路过的朋友允许他搭船，救他一命。

突然，"诚信"听到远处传来一阵阵欢乐轻松的音乐。他于是马上站起来，向着音乐传来的方向望去：他看见一只小船正向这边驶来。船上有面小旗，上面写着"快乐"二字，原来是快乐的小船。"诚信"忙喊道："快乐快乐，我是诚信，你拉我回岸可以吗？""快乐"一听，笑着对"诚信"说："不行不行，我一有了诚信就不快乐了，你看这社会上有多少人因为说实话而不快乐，对不起，我无能为力。"说罢，"快乐"走了。

过了一会儿，"地位"又来了，诚信忙喊到："地位地位，我是诚信，我想搭你的船回家可以吗？""地位"忙把船划远了，回头对"诚信"说："不行不行，诚信可不能搭我的船，我的地位来之不易啊！有了你这个诚信我岂不倒霉，并且连地位也难以保住啊！"诚信很失望地看着"地位"的背影，眼里充满了不解和疑惑，他又接着等。

随着一片有节奏的却不和谐的声音传来，"竞争"们乘着小船来了，"诚信"喊道："竞争，竞争，我能不能搭你的小船一程？"竞争们问道："你是谁，你能给我们多少好处？""诚信"不想说，怕说了又没人理，但"诚信"毕竟是诚信，他说："我是诚信……"。"你是诚信啊，你这不存心给我们添麻烦吗？如今竞争这么激烈，我们'不正当竞争'怎么敢要你诚信？"言罢，扬长而去。

正当诚信感到近乎绝望的时候，一个慈祥的声音从远处传来："孩子，上船吧！"一个白发苍苍的老者在船上掌着舵道："我是时间老人。""那您为什么要救我呢？"老人微笑着说："只有时间才知道诚信有多么重要！"在回去的路上，时间老人指着因翻船而落水的"快乐"、"地位"、"竞争"，意味深长地说道："没有诚信，快乐不长久，地位是虚假的，竞争也是失败的。"

启示　诚信是人际交往的第一准则。诺不轻许，故我不负人；诺不轻信，故人不负我。

2. 互利原则

小故事：有一天，一个教士问上帝：天堂和地狱的区别在哪里？上帝带教士进了个房间，里面有一口煮饭的大锅，一群人团团围着。他们每人手持一把汤勺，但汤勺的柄太长，盛起汤来送不到嘴里，十分别扭。因此，尽管锅里山珍海味颇多，他们却只有挨饿。这就是地狱。上帝说。

接着，上帝又把教士带进另一间房子。这间房子和那间几乎一样，也是一大群人围一口锅就餐，每人的汤勺柄也是那么长，但他们却吃得井然有序，乐在其中。原来，他们是用长长的汤勺互相喂着吃。这就是天堂。上帝说。

于是，教士恍然大悟。

启示　长期以来，人们最忌讳将人际交往和利益交换联系起来，认为一谈利益交换，就很庸俗，或者亵渎了人与人之间真挚的感情，这种想法大可不必有。其实，我们在交往中总是在交换着某些东西，或者是物质，或者是情感，或者是其他。人们都希望交换对于自己来说是值得的，希望在交换过程中得大于失或至少是得等于失。对自己不值得的，或者失大于得的人际关系，人们就倾向于逃避、疏远或中止这种关系。互利性越高，交往双方的关系就稳定、密切；互利性越低，交往的双方关系就越疏远。

3. 尊重原则

小故事：有一个人经过热闹的火车站前，看到一个双腿残疾的人摆设铅笔小摊，他漫不经心地丢下了十元钱，当做施舍。但是走了不久，这人又回来了，他抱歉的对这残疾者说："不好意思，你是一个生意人，我竟然把你当成一个乞丐。"过了一段时间，他再次经过火车站，一个店家的老板在门口微笑喊住他，"我一直期待你的出现，"那个残疾的人说，"你是第一个把我当成生意人看待的人，你看，我现在是一个真正的生意人了。"

启示　"敬人者，人恒敬之；爱人者，人恒爱之"。一份尊重和爱心，常会产生意想不到的善果。

4．宽容原则

小故事：林肯对政敌素以宽容著称，后来终于引起一幕僚的不满，幕僚说：不应该试图和那些人交朋友，而应该消灭他。林肯微笑着回答：当他变成我的朋友，难道我不正是消灭我的敌人吗？

启示　怎样和谐人脉？哲人说：宽容，成为湖泊。天空收容每一片云彩，不论其美丑，故广阔无比；高山收容每一块岩石，不论其大小，故雄伟壮观；大海收容每一朵浪花，不论其清浊，故浩瀚无比！世界上最宽阔的东西是海洋，比海洋更宽阔的是天空，比天空更宽阔的是人的胸怀。

5．适度原则

小故事：有两只相爱的刺猬，由于寒冷而相拥在一起。但谁都知道，长长的刺会刺痛彼此小小的身体，无奈之下，它们只好保持足够的距离，默默地忍受着寒冷。可是天气越来越冷，两个小家伙谁都受不了刺骨的寒风，下意识地又凑到了一起，经过一番努力，它们终于找到了一个最合适的距离：既能获得对方的温暖而又不至于刺痛彼此。

启示　这就是心理学上的刺猬效应。刺猬效应反映了人际交往中的心理距离效应：即每个人都需要在自己的周围有一个自己把握的自我空间，太过拥挤了，自我空间被侵犯了就会发生碰撞。

适度包含三方面的含义：

一是交往的时间要适度。在人的社会性需要中，除了交往、友谊以外，还有工作、学习等内容。当然，必要的交往有利于事业的开展，但两者在时间和精力上又存在着矛盾，在时间分配上，需要把握合适的"度"。有的IT人员沉溺于建立关系网，无心在业务上提高，在工作上开拓，也许一时管用，但终究会是一种本末倒置的做法，为周围同事所不屑。

二是交往的程度要适度。有的IT人员彼此交往，关系好时形影不离，一朝不和，便互相攻击，老死不相往来，这对双方的心理健康和人际关系发展都不利。人际交往，不必短期全线突击、炙热灼人，也不必利益稍有冲突，霎时势成虎牛，应该疏密有度。距离产生美，在你对对方心理是否与你十分相容、志趣是否完全一致尚未作出肯定判断时，不妨先保持一定的距离，把握一定的交往频度，使得今后在进一步的人际关系发展上进退自如。

三是交往的距离要适度。朋友之间保持一定的"距离"是很有必要的。不同程度的朋友宜保持不同的"距离"。这里所说的"距离"，主要是指应有的礼貌和尊敬，有些人一旦与人混熟了，就丢掉了分寸感，进入了所谓不分彼此的境界，但物极必反，一旦到了这种程度，友情就容易走向反面，因为一旦没了距离，就势必会侵入到别人的私人空间中去，给人造成不悦；没了分寸，就会把一些看似小节实则重要的问题放到无关紧要的地位，从而造成误会或摩擦。

（二）人际交往的法则

1. 黄金法则

你希望别人怎么对待你，你就怎么对待别人。黄金法则乍听起来很有道理，但是如果毫无变通地照黄金法则行事，意味着在处理与别人的关系时，是从自身的角度来看问题。它的言外之意是，我们大家都是毫无差别的，我想要的或希望的也恰恰是你想要和希望的。因为，我们大家并不是一个模子里刻出来的。以对待这些人的方式去对待另外一些需求、愿望和希望都大相径庭的人，显然会遭到拒绝和排斥。

2. 白金法则

别人希望你怎么对待他们，你就怎么对待他们。学会真正了解别人——然后以他们认为最好的方式对待他们，而不是以我们中意的方式。这一点还意味着要善于花些时间去观察和分析我们身边的人，然后调整我们自己的行为，以便让他们觉得更称心和自在。白金法则处理问题的出发点是别人，承认人的风格是有区别的，这是白金法则与黄金法则最根本的区别。

（三）把握交往机会

图 6-2 显示了我们大多数人一生当中较具代表性的人际交往关系。人际关系起源于彼此的接触与互动，我们怎样找到我们要认识的人？在此总结一下接触别人的渠道。

1. 老乡

对于离家在外工作的 IT 人员来讲，能在异地遇到几个老乡是非常惬意的事情，因为在他乡是十分需要老乡帮助的。乡情把本不相识的人聚到了一起，形成了人际交往之间互相联系的特殊纽带，可以说老乡是人际交往的一道靓丽风景线。

老乡给我们提供交往的理由，但不是有了这层理由，老乡之间就一定会有良好的交往，就能够彼此认可，这需要我们在交往中进一步确认。但无论如何，想发展关系别忘了你的老乡，他们是你建立人际

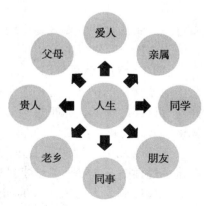

图 6-2　人际交往关系

关系的一个巨大的宝藏。

2. 同学、同事、战友

同学、同事、战友都来自四面八方，能在一起工作、生活、学习很不容易。有的 IT 人员把这比做缘分。的确，我们原本互不相识，但现在不需要理由，我们必须在一起工作、生活，相互交往，建立良好的人际关系其实就是要学会和你身边的同事、同学、战友保持融洽的氛围，当然不可能全部都发展成为密友。而且，你还得学会和你不怎么认可的人在一起，学会宽容和容忍。

3. 兴趣爱好

很多 IT 人员之所以能认识很多人，在交往中显得游刃有余，一个重要的因素是共同的兴趣爱好。兴趣爱好不但能让人享受生活的快乐，同时也是人与人联系的纽带。很多 IT 人员就是通过共同的兴趣爱好找到了趣味相投的人，有了更多的接触、认识、发展人际关系的机会。

如果你有兴趣爱好，千万不要忘了展示，这是绝好的优势。有的 IT 人员在某方面有些特长，但总怕水平不高而不敢与他人接触；也有的 IT 人员说，我没有爱好怎么办呀？其实在某些方面处于较高水平，这固然不错，但水平不高也没有关系。只要你喜欢，你可以向高水平的 IT 人员学习，这样依旧会形成互动，就有了人际交往，当然也就有了人际关系，同时你的业余爱好水平也会提高。

4. 参加各种活动

在我们的社会生活圈里，各种组织会经常举办各种活动，如 IT 技术论坛、IT 技术 QQ 群、文体娱乐、旅游网络平台等等各种形式的交往平台，提供各种人际交往圈层，IT 人员参加活动不但能锻炼能力，还会有机会认识平时不太可能认识的人。

最后，记住，若电话老是不响，你该打出去。很多时候，电话会给你带来意想不到的收获，要知道电话不是花瓶，或仅仅成为一种摆设，要发挥它的价值，让交际变得主动。

（四）让对方认可自己

有了交往的机会，并不等于彼此就建立了良好的人际关系，IT 人员可能往往有这样的烦恼，我很想与对方交往，可对方总是不理我，那么我们如何赢得对方的认可，与之建立人际关系呢？

人际交往的过程实质上是人与人之间的情感、信息和物质交换的过程，在这一过程中，人际吸引是建立交往关系的基础。

人际吸引是人与人之间的相互接纳和喜欢。心理学家阿伦森通过调查得出以下几点：一是信仰和利益与自己相同，二是有技术，有能力，有成就；

三是具有令人愉快或崇敬的品质；四是自我悦纳。心理学家通过广泛研究后认为，人际吸引的条件主要是熟悉、吸引人的个人特征、相似与互补、喜欢与爱情等。

1. 熟悉

在日常生活中，人们更多地将喜欢的情感投向周围与自己有直接交往的对象，并在其中选择交往和合作的伙伴，人际关系的由浅入深，是由相互接触与初步交往而开始的。心理学研究结果表明，熟悉引起喜欢，熟悉本身就可以增加一个人对某种对象的喜欢。

例如 IT 人员进入一家企业后，最初的人际关系都是从宿舍与老乡开始的，相比之下，由于安排在一个屋檐下，彼此的熟悉程度显然高于非本宿舍成员，IT 人员最好的朋友往往都在同一宿舍；而老乡由于地缘关系，在陌生环境里会产生心理上的亲近感。

2. 个人特征

（1）才能：人对有能力的人的态度往往出人意料。表面上似乎在其他条件相等的情况下，一个人能力越高，越完善，就越能受到欢迎。但研究结果表明，实际上在一个群体中最有能力，最能出好主意的人往往不是最受喜爱的人。

在工作实践中，我们常常遇到这样的 IT 员工，因为他的业务能力出类拔萃反而失去了同事们的喜欢与信任。这是因为，一方面每个人都希望自己周围的人有才能，有一个令人愉快的人际关系圈，但如果别人的才能使周围的人们可望而不可及，则会产生心理压力。这就像中国人所讲的"木秀于林，风必摧之"。显然，才能与被人喜欢的程度在一定范围内成正比，超出这个范围，可能会产生逃避或拒绝，任何一个人，都不愿意选择一个总是显得自己无能和低劣的对象去喜欢。因此，一个才能出众但偶尔有点小错误的人在一定程度上比没有错误的人更受欢迎。

（2）外貌：亚里士多德曾说："美丽是比任何介绍信更为伟大的推荐书。"大量的研究表明，外貌魅力会引发明显的"辐射效应"，使人们对高魅力者的喜爱具有明显的倾向性。例如在 IT 公司组织的集体活动中，那些最先受到关注的员工总是在同等条件下具有外貌吸引力的人，人们一般会对美貌的人给予积极的评价，但如果人们感到有魅力的人在滥用自己的美貌时，反过来会倾向于对其实施严厉的制裁。

研究还表明：人们对外貌美的人，有很强的刻板印象。即"美就是好"，人们一般觉得外貌好的人聪明、有趣、独立、会交际、能干等。

3. 个性品质

表 6-1 为美国心理学家安德森在 1968 年开展的一项调查中得出的结论。

表6-1 影响人际关系的主要个性品质

最积极的品质	真诚，诚实，理解，忠诚，真实，可信，智慧，可信赖，有思想，体贴，热情，善良，友好，快乐，不自私，幽默，负责，开朗，信任
中间品质	固执，刻板，大胆，谨慎，易激动，文静，冲动，好斗，腼腆，易动情，羞怯，天真，不明朗，好动，空想，追求物欲，反叛，孤独，依赖别人
最消极品质	古怪，不友好，敌意，饶舌，自私，粗鲁，自负，贪婪，不真诚，不善良，不可信，恶毒，虚假，令人讨厌，不老实，冷酷，邪恶，装假，说谎

由此可见，排在序列最前面，受喜爱程度最高的6个个性品质中，包括真诚、诚实、理解、忠诚、真实、可信都或多或少、间接或直接与真诚有关。而排在序列最后的受喜欢程度最低的几个品质如说谎、装假、不诚实、不真实等也都与真诚有关，真诚受人欢迎，虚伪令人讨厌。一个人要想赢得别人的喜爱，与别人保持良好的交往，真诚是必须具备的品质。因此，建立IT人员之间良好的人际关系，真诚是必不可少的！

4. 相似与互补

相似有着重要的意义，在日常生活中，共同的态度、信仰、价值观与兴趣，共同的语言、种族、国籍、出生地；共同的文化、宗教背景；共同的教育水平、年龄、职业、社会阶层；乃至共同的遭遇、共同的疾病等都能在一定条件下，不同程度地增加人们的相互吸引。

为什么相似导致吸引呢？至少有三方面的原因：

第一，人们愿意与自己相似的人交往，即物以类聚，人以群分。相似使人们更加相互理解，有共同语言。如同事中老乡之间的亲近感，有着相同家庭背景的IT人员往往多一些共同语言等等。

第二，相似的人可以为我们的信仰和态度提供支持。使我们感到自己不是孤立的而是有社会支持的。相似者为我们提供了社会证实的作用。在IT企业中，共同的兴趣爱好往往成为IT人员交往的重要因素，而志同道合更容易成为知己；相反，对于那些在重要问题上与我们意见不合的人，我们可能会对其人格做出负面的推断。

第三，人们以为与自己相似的人会喜欢自己。因为人们倾向于喜欢与自己相似的人，因此想当然地认为人同此心，心同此理，觉得他们也会喜欢自己，这样就形成了良性循环。

与相似相关联的是互补。从表面上看，相似与互补是矛盾的，但实际上，两者是协同的。当交往双方的需要和满足途径正好成为互补关系时，双方之间的喜欢程度也会增加。如在IT人员中，外向型性格的人喜欢与内倾型性格的人友好相处，相互欣赏；家庭经济条件优越的 IT 人员会欣赏那些克服重重困难养家糊口的 IT 人员、依赖性强的人更愿意与独立性强的人交朋友等等。还有一种情况是，补偿作用（compensation），如一个看重工作业绩而自己业绩又不很理想的 IT 员工，更愿意与工作业绩优秀的 IT 人员交往。

四、学会处理人际冲突

一个人的一生受时间、空间和精力所限，就这么一点可以自由支配的时间，又能与多少人交往？是否应当好好珍惜？所以，对自己好点，因为一辈子不长；对身边的人好点，因为下辈子不一定能够遇见！

——佚名

每个人都希望生活能充满阳光，都希望友谊能天长地久，都希望人情能温馨美好，但生活总是现实的，人与人之间的冲突是在所难免的。我们总会发现曾经多么亲密的朋友、多么幸福的伴侣最终却分道扬镳、形同陌路人。如何才能避免人际冲突的发生及人际关系的破裂，是困扰着每一个 IT 人员的现实问题。

心理学家发现（D·Myers，1990），认清人际冲突或分歧的本质，并学会建设性地处理分歧或冲突，可以有效地减少人际关系恶化和破裂的发生。

首先，我们必须懂得，由于每个人有其不同于任何其他人的经历，有自己独特的情感、理解和利益背景，因此，人与人之间出现不一致或冲突是不可避免的。无论什么样的关系，也无论交往双方的关系有多么深刻、情感有多么融洽，都可能出现冲突。因此，我们在同任何人交往的过程中，都要对可能出现的冲突有所准备。

一般情况下，如果一个人在毫无准备的情况下被直接卷入冲突，那么在整个冲突过程中仍然保持冷静的理性是十分困难的。人是情绪化的动物，在人过于激动的时候，思维会受到明显的干扰，很难保持对事情的正确判断，在激情之中做出对人际关系有害乃至犯罪的行为是经常性的。

在实际生活中，很多的人际冲突都是可以避免的。学会用移情的方式去体验别人为什么会采取像他那样的言行，可以有效地帮助我们正确理解别人，避免判断的错误，也可以防止发生不恰当的体验和行为。对于已经发生了的冲突，如果处理得当，就事论事，一般不会给人际关系带来太大的危害。

（一）尽量避免争论

小故事： 在火车上某个车厢内坐了两名乘客，他们正因窗户问题而争论。甲说："天气那么热，不打开窗户，会闷死人的。"说着就将窗户打开。乙则忙将窗户关闭，说："天气这么冷，不关上窗户会着凉生病的。"双方因互不相让而争执不停，最后，还要劳驾列车长前来主持公道。

列车长听了双方的理由后说："我建议不如先将窗户打开，让你们其中一个冻死，然后，再把窗户关闭，让另一个人热死，那么世界就太平了。"

启示　每当我们面对一些问题时，尤其是与他人站在不同的立场上时，必须心平气和地坐下来想对策或解决问题，千万别争执到面红耳赤。这样不但破坏了彼此间的感情，而且还有害身心健康。

人与人之间的争论是很正常的事。但是争论往往都以不愉快的结果而结束。事实证明，无论谁赢谁输都会很不舒服。赢者当时可能获得一种心理满足，但很快会被人际关系恶化的阴影所笼罩，一时的满足心理会变得烟消云散。输者的心理挫折感更加强烈，往往会演化为人身攻击，对于人际关系是非常有害的，争论的结果往往是两败俱伤。

（二）承认自己的错误

小故事：汉高祖七年，韩王信勾结匈奴准备进攻汉朝，刘邦派人到匈奴查看情况。匈奴人知道这一情报后，为了迷惑汉朝，就故意把壮士和马匹都隐藏了起来，在外面看到的都是老弱病残的人，毫无战斗力。探听情报的人回来都说可以进攻匈奴。刘邦又派一个叫娄敬的人再去打探，但是娄敬回来却说的是相反的结果，认为匈奴在耍花招，怕有隐藏或埋伏，不能强攻，要智取为上。此时，汉朝的30万大军已经行进途中，刘邦听了娄敬的话很不高兴，认为他是动摇军心，就下令把娄敬关押在广武，就自己御驾亲征了。结果可以知道被匈奴围困在白登山七天七夜，脱身后，他到广武的第一件事情就是把娄敬放出来，当面向他道歉，并封他为关内侯。

启示　刘邦勇于在下级面前承认自己的错误，其大度胸怀令人钦佩，最终成为了汉朝的开国皇帝。

勇于承认错误是人际关系的润滑剂。当人际关系产生障碍的时候，承认自己的错误是明智之举。虽然承认自己的错误是一种自我否定，但是，承认错误会使自己产生道德感的满足；另外，承认自己的错误是责任感的表现，对他人也具有心理感召力，在此情境中的人际僵局会因此被打破。"对不起"是一种真诚，"没关系"是一种风度；如果你付出了真诚，却得不到风度，那只能说明对方的无知与粗俗！

（三）学会批评

小故事：擦净你的"窗户"

一对年轻的夫妇对面搬来了一户新邻居。第二天早上，当他们吃早饭的时候，年轻的妻子看到了新搬来的邻居正在外面洗衣服。

妻子对丈夫说道："那些衣服洗得不干净，也许那个邻居不知道如何清洗。也许她需要好一点的洗衣粉。"

丈夫看了看了妻子，沉默不语。就这样每次邻居洗衣服，妻子都会这样评论对方一番。

大概一个月后，年轻的妻子惊奇地发现，邻居的晾衣绳上居然悬挂着一件干净的衣服，她大叫着对丈夫说："快看！她学会洗衣服了。我想知道是谁教会她这个的呢？"

她的丈夫却回答到："我今天一大早起来，把玻璃擦干净了。"

启示 在我们作出判断之前，首先要看一下你自己的"窗户"是否干净。我们所看到的东西取决于眼前窗户的纯净度。在作出任何评判之前，我们应该检查自己是否客观，是否能看到对方好的一面，而不仅仅是找出问题审判对方。所以请务必擦净你的"窗户"。

批评是帮助他人成长的良药，诚心诚意的批评，是对人的另一种赞美，你只有诚心诚意地动口，他才会动心。批评是要讲究艺术的，庸者的批评是啰嗦，俗者的批评是漫骂，学会批评的艺术是维护人际关系的重要策略。卡内基总结的批评的艺术是很值得我们借鉴的：批评首先从称赞和诚挚感谢入手，批评前先提到自己的错误，用暗示的方式提醒他人注意自己的错误，领导者应以启发而不是命令来提醒别人的错误，给别人保留面子。

（四）正确对待批评

正确对待批评，能让自己更快地成长。我们会喜欢所有的人吗？不可能！那我们能否要求所有的人都喜欢我们呢？事实上，除非你平庸至极，这样没人会注意你，批评也会少许多；否则，在你的生活中，批评将永远伴随你；你越是出众，受到的批评就越多。

想一想，过分看重批评会如何？我国古代有一个寓言故事，爷爷和孙子赶着一头毛驴到集市上。路上有人议论道："这爷儿俩多傻呀，有驴不骑，却偏要步行。"爷爷一听有道理，就让孙子骑到驴上继续赶路。这时又听有人言："这孙子太不孝了，怎么能让老人走，自己骑驴呢？"爷爷听后便让孙子牵驴，自己骑上去。刚刚走了一段，又听有人说："这老汉也忍心，自己骑驴，倒让小孩子走。"爷爷一听，满面羞红，赶紧让孙儿也骑了上来。却不料又有人说："多么残忍啊，俩人压在一头小毛驴身上！"爷儿俩想来想去决定抬着驴走。结果又惹得众人大笑："哈哈哈，这爷俩真是太愚蠢了。有驴不骑，却要抬着走。"

过分看重批评使人寸步难行。不要活在别人的嘴里、眼里，而是把命运握在自己手里。其实，许多批评者本人并不怎么记着自己说过的话（因多是茶余饭后的闲话！），他们更关注的是他们自己。

IT弄潮儿作为时代的先锋，往往处于各种不同的评论和议论的包围之中，有人会赞扬你、称颂你；有人会批评你、责备你，那么，在各色各样的议论中，究竟哪一个"IT人员"才是真正的"你"呢？在投向你的形形色色的目光中，你自己能否准确无误地分辨呢？你是从这些评论中汲取有益的成分丰富自己、改善自己，还是丧失了自主精神、淹没在他人的议论中无所适从呢？卡内基说过"虽然我不能阻止别人不对我做任何不公正的批评，我却可以做一件更重要的事：我可以决定是否让我自己不受那些不公正批评的干扰。"

有的人批评是为了发泄妒忌的恶气，此时对这类批评者，你的辩解、愤怒和痛苦会让他们感受到一种极大的快感。对此，你可以置之不理！正所谓毁誉皆能当清风过耳。它可以使那些恶意诽谤的毒箭宛如射在软皮囊上一般。如果批评确实是在指出自己的不足，此时你要冷静地分析其中是否含有可供参考、有助于自我完善的东西。这样不仅体现了你的自信和博大，也让你从中获得不断的完善。做到这一点不容易，需要充分的自信和博大的胸怀。拿破仑在被放逐的时候说："除了我之外，没有别人应该为我的失败负责。我是我自己最大的敌人——也是我自己不幸命运的起因。"傻人受到一点点的批评就会发起脾气来，可是聪明的人却急于从这些责备他们、反对他们和"在路上阻碍他们"的人那里学到更多的经验。某位知名人士在获得其领域的一个大奖时曾经这样致谢：感谢那些曾经给我诸多批评与指责的人们，正是这些批评与指责才让我不断努力，获得今天的成就……"

只要我们愿意，一切都可以拿来为我所用，一切都可以成为我们学习的源泉。

（五）学会感恩

感恩是一生的作业：对你的家人、朋友、老师、同学、领导、同事表示感谢。我们常常听到这样的抱怨：甲同事总和自己作对，乙领导对自己不公，丙朋友心胸狭窄，连个小忙都不肯帮……抱怨在生活中无处不在，但没有一个人会喜欢生活在抱怨声之中，过多的抱怨会惹人讨厌，使自己成为孤家寡人。人活于世，实属不易，感恩来自我们对生活的爱和希望，当我们怀着感恩的心态来面对身边的人时，感谢别人的理解进而理解别人、感谢别人的帮助进而帮助别人，感谢别人的支持进而支持别人，感谢别人的赞美进而赞美别人，感谢别人的关心进而关心别人，那么世界上最美好的理解、帮助、支持、感谢和关心都会一齐向你涌来……

感恩的心
感恩伤害你的人，因为他磨炼了你的意志；

感恩欺骗你的人，因为他增进了你的见识；

感恩鞭挞你的人，因为他消除了你的自责；

感恩遗弃你的人，因为他教导了你要独立；

感恩绊倒你的人，因为他强化了你的能力；

感恩斥责你的人，因为他助长了你的智慧；

是的，因感恩我们获得了更多……

人际关系关系到我们一生的成败、甘苦，我们不能不重视它。处理人与人之间的关系的确是一门学问，是一种艺术。有许多具体的原则、警言可供我们参考、借鉴。但是，掌握这门艺术的关键是我们对人性的了解和掌握，是我们对自身的了解和把握。了解他人需要什么，并满足这些需要，就能赢得他人。了解自己的长处和局限，并不断地完善自己，我们就能减少防卫，更坦然地走向他人，更自信地与他人交往。

第三节　心灵沟通的钥匙——打开人际交往的宝典

如果我们想法交朋友，就要先为别人做些事——那些需要花时间、体力、体贴、奉献才能做到的事。

——卡耐基

心理学家认为，人除了睡眠时间以外，其余 70% 的时间都花在人际间的各种直接、间接的沟通上。每个人都希望赢得友谊，建立起良好的人际关系，但并不是人人都能如愿，其中既有个人品质的问题，也有个人交往修养、交往技能、交往技巧等方面的问题。

交往能力不是天生的，它有一个学习训练的过程，交往既是一门学问又是一门艺术，需要人们根据自己的特点和交往的场合，灵活运用，创造性地进行思想交流，巧妙地建立和谐融洽的交际氛围。

一、把握人际交往亲疏

我们遇到的人或与之交往的人不可能都成为我们的朋友，能够使交往关系深化为友谊的人是很少的。忠诚和付出是高贵的品质，友谊是建立在忠诚和付出的基础之上的，友谊关系也各不相同，我们会体验到有些人与自己关系密切一些，有些人与自己关系疏远一些。

为了帮助大家理解人与人关系的不同，根据人际交往的亲密程度，将人与人之间的友谊分为四个层面：联系、相识、朋友、挚友（如图 6-3 所示）。

需要注意的是，以上人际关系交往类型的划分是为了让 IT 人员们理解人

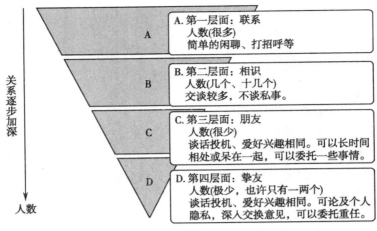

图 6-3　人际交往亲密程度示意图

际交往亲密程度的不同，在现实生活中我们不一定非要将某一人与自己的关系强归于某一类型。

二、增强人际交往修养

小故事： 上帝给了我们一对眉毛和一对眼睛，他们是平行的，所以让我们必须对人对事一视同仁。

上帝给了我们一对耳朵，一只在左，一只在右；所以让我们必须多听取众人的意见，不能只听他人的一面之词。

上帝给了我们一个鼻子，但他有两个鼻孔，所以要求我们对人对事，要有自己的独到见解，而不必一味地和别人一个鼻孔出气。

上帝给了我们一张嘴，一根舌头。所以我们要求不能说两面话。

上帝只给了我们一颗心脏，但他分左右心房；所以我们做事时，不但为自己着想，也应该多为我们周围的人和事着想。

一位德国哲学家曾说："一个人的人格魅力来自于他个人所具有的优秀品质。"要有良好的人际关系，就要有良好的个性品质，因为个性缺陷往往是导致人际关系心理障碍的背景因素，甚至是本质因素。

一般说来，具有豁达大度、克制忍让、谦和热情、正直诚实等优良个性的人，人际关系较为融洽，而心胸狭隘、猜忌多疑、虚伪滑头的人，就不容易搞好人际关系，因此，加强人际关系的个性修养，对于搞好人际关系至关重要。对于 IT 人员来说，尤其要注意提升自己在以下几个方面的个性修养。

（一）豁达大度

豁达大度，是一朵永不凋谢的性情之花。有一次，马拉多纳带着他的团队打一场非常重要的比赛，他从后场得球，他的对手连拉带拽连踢带踹，用了很多不规则的动作，最后马拉多纳还是把球送进了对方的球门里去。过后记者采访他的时候，他一句话几乎感动了全世界的球迷。记者问他："那么多的人踢你，拽你，拉你，踹你，你为什么不生气？"马拉多纳说："没有这么多人干扰我，哪有我做球星的价值？正是由于这些人用了这么多不规则的动作，才展现了我高超的球技。"记者说："那你为什么不报复对手呢？"马拉多纳说："报复对手最好的方法是把球送到对方球门里去。"

佛界有一副对联："大度能容，容天下难容之事；开怀一笑，笑世间可笑之人。"古人常说："将军额上能跑马，宰相肚里可撑船"，这些话无非是强调为人处世豁达大度。在社交过程中，肚量直接影响到了人与人之间的关系是否协调发展。人与人之间经常会发生矛盾，有时是由于认识水平的不同，有时是因为一时的误解造成的。我们如果能够有较大的肚量，以谅解的态度去对待别人，这样就可能会赢得友情，使矛盾得到缓解。反之，如果小肚鸡肠，那即使为了丁点大的小事，相互之间也会争争吵吵，斤斤计较，结果伤害了感情，影响了友谊。

被人误解的时候能微微地一笑，这是一种素养；受委屈的时候能坦然地一笑，这是一种大度；吃亏的时候能开心地一笑，这是一种豁达；无奈的时候能达观地一笑，这是一种境界；危难的时候能泰然一笑，这是一种大气；被轻蔑的时候能平静地一笑，这是一种自信；失恋的时候能轻轻地一笑，这是一种洒脱。

（二）克制忍让

小故事：被称为美国人之父的富兰克林，一生功绩卓绝，这与他的一次拜访不无关系。

一次，富兰克林到一位前辈家拜访。一进门，他的头就狠狠地撞在了门框上，疼得他一边不住地用手揉搓，一边看着比正常标准低矮的门。出来迎接他的前辈看到他这副样子，笑笑说："很痛吧？可是，这将是你今天来访问我的最大收获。一个人要想平安无事地活在世上，就必须时时刻刻记住'低头'。这也是我要教你的事情，不要忘记了"。

富兰克林把这次拜访看成最大的收获，牢牢记住了前辈的教导，并把它列入他一生的生活准则之中。

启示　克制与忍让是搞好人际关系应有的修养和准则。著名思想家卢梭在他的著作《爱弥尔》中说过，"忍耐是痛苦的，但它结出的果实是甜美的"。愚者快乐一时，但痛苦一世；智者痛苦一时，但快乐一世。

在日常生活中常常会出现这种情况：你认为不顺心的事，别人却感到很畅快；你认为事情应当这样办，别人却认为事情那样办可能会更好些。所以，每一个人在社会生活中，都不可能完全的任意行事，而要学会克制和忍让。

明代朱曾说过："君子忍人所不忍，容人所不容，处人所不处"。除了原则问题，要提倡忍让，尊重别人，要能容忍别人的缺点和不足，原谅别人的非礼和失误，不去无端议论，指责别人，更不要诽谤污蔑别人，"忍一忍，风平浪静，让一让，海阔天空"。

当然，在人际交往中发生摩擦和冲突时，要能做到克制和忍让并不是一件容易的事。要做到这一点，一是要不怕吃亏。只要对方不是故意挑衅、存心加害，能放手时就放手，得饶人处且饶人，何必揪住不放呢？特别是当你无意中冒犯别人时，更应该礼让为先，多赔几个不是，何必搞个我是你非？在这些问题上，不妨提倡郑板桥"吃亏是福"的精神。二是要培养自己的自制力。教育家马卡连柯说："坚强的意志——这不仅是想干什么就获得什么的那种本事，也是迫使自己在必要时放弃什么的那种本事。"

需要提醒大家的是，不要以为自制力是一种特殊的能力。相反，人的自制力是在学习、工作和生活中的各种小事中培养和锻炼起来的。培养自制力，应指导IT人员从小事做起。高尔基曾说，哪怕是这对自己小小的克制，也会使人变得更加坚强。比如，早晨是按时起床还是在被窝里再睡一会儿，这对自己的自制力就是一个小小的考验。积小成大，如果我们能在诸如此类的小事上也不放过对自制力的锻炼，那么一旦遇到大事，就会表现出坚强的自制力来。

（三）热情互助

小故事：一桩偷窃案的审理

被指控的罪犯是一位白发苍苍的老妇人。她的脸有一种不健康的灰绿色，看上去憔悴不堪。在偷窃面包时，她被面包店老板当场抓住，并被指控为偷窃罪。审判长威严地注视着这个瘦弱的老人，询问她是否清白或愿意认罪。老妇人嗫嚅着回答："是，我确实偷了面包。我需要面包来喂养我几个饿着肚子的孙子，他们已经两天没有吃到任何东西了。如果我不给他们点东西吃，他们会饿死的。"

审判长的回答是："我必须秉公办事，维护法律的尊严，你可以选择10美元的罚款，或是10天的拘役。"

判决很快结束了。一直坐在旁听席上的市长站了起来。他脱下了自己的帽子，往里面放进去10美元，然后转身对着旁听席上的其他人说："现在，请在座的每一个人都交出50美分的罚金。我们每一个人都应该为自己的冷漠付费，因为我们生活在这样一个需要白发苍苍的老祖母去偷面包来喂养孙子的城市。"

旁听席上的气氛变得肃穆起来。所有的人都惊讶极了，但是每个人都默默地拿出 50 美分捐了出来。

启示 有时候我们的过错并不在于我们做了什么错事，而是我们什么都没有做。当我们的心灵变得冷漠时，这个世界也就失去了爱的力量。而爱是能够超越所有的困难和障碍的，失去它，世界就会从此沉沦，无法挽救。

哈佛大学心理学教授罗伊指出，热情是一种精神特质，代表一种积极的精神力量。研究表明，热情可以弥补一个人 20% 能力上的缺陷；反之，一个人则只能发挥出自身能力的 50%。虽然每个人表达热情的方式和程度有所不同，但热情是人人都具备的，善加利用，即可转化为巨大的能量。凭借热情，我们能感染周围的同事，让他们理解你、支持你，拥有良好的人际关系，假如本章案例三的 IT 员工们热情待人、互帮互助，也许悲剧就不会发生，一个鲜活的生命就不会逝去。

（四）正直守信

《论语》中有"人而无信，不知其可也"，"无信不交，无信不立"；《礼记》中有"不宝金玉，而忠信以为宝。"孔子说："主忠信，徙义，崇德也。""君子耻其言而过其行。"

正直，就是为人要正派，不搞歪心眼。正直的人，为人处世总是光明磊落、坦诚相见；正直的人，凡事能坚持原则、伸张正义，敢于同一切错误的言行作斗争；正直的人，发表意见、处理问题时都能从公出发、秉公办事，不计个人恩怨；正直的人，在待人接物中，既有端庄的风度，又保持人格的尊严。因此，正直的人往往能赢得友谊、信任、钦佩和尊重。

作为正直的"姊妹"，守信在人际交往中是建立友谊的基础。唯有守信，才能使别人放心，赢得别人的信任，才会使别人对你推心置腹，披肝沥胆；相反，卖弄小聪明，喜欢耍滑头的人，自以为得逞，其实，正像俗语"纸里包不住火"所说的那样，最终总要因露出狡猾的尾巴而被人识破他虚伪的面纱，遭人厌弃。

网游《魔兽世界》在中国市场的活跃玩家人数接近 500 万，2009 年 4 月，《魔兽世界》所属公司暴雪终止了与国内代理商九城公司的合作，选择与网易合作。当有记者问起暴雪总裁迈克·莫汉"你为什么选择网易作为其合作伙伴？"，暴雪总裁迈克·莫汉回答："如果用一句话来形容网易和丁磊，我的词汇是正直、诚信。"

犹太人有一句谚语：失去诚信，钱袋子就立不住；缺少谋算，钱箱子就永远装不满。人无论做什么事情，都是需要"本钱"的，对于职场而言，同样如此。一个人无论从事什么样的职业，若想取得事业的成功，都要依赖于良好的人际关系、广泛的社会关系网络和来自他人的帮助（包括物质帮助和精神帮助两方面）。然而，这一切的获得，都需要依靠以正直诚信作为投资，这就是 IT 人员获得成功的"本钱"。

（五）换位思考

小故事：有一天，一个智者在和一个少年谈论为人处世时，智者送给少年四句话：把自己当成别人，把别人当成自己，把别人当成别人，把自己当成自己。

少年依智者之言走过了他人生的一段历程后，也成了一位智者。他是一个愉快的人，也给每个见过他的人带来了快乐。智者的四句箴言好比一帖快乐处方——把自己当成别人，受到挫折、屈辱时，把自己当成别人，便能置身事外，不快自然减轻；功成名就、取得成绩时，把自己当成别人，就不至于得意忘形，让胜利冲昏头脑。把别人当成自己，与人交往，遇事设身处地为别人着想，这事碰到自己头上，我会怎样想，该怎么办？对别人多点同情心，多给点帮助。把别人当成别人，做人不要自以为是，要学会尊重别人，任何时候都不应怠慢别人，不能强求别人怎样做，怎样做是别人的自由，你无权干涉。把自己当成自己，任何人都有自己的独立性、个性，你就是你自己不是别人，但有时你又是别人；把自己当成自己时，就得承担起自己的责任；该把自己当成别人时，就得站在别人的角度看自己，这样就不至于自我封闭。

启示　从对方的立场考虑问题是一种豁达，一种宽容，一种将心比心，也是一种尊重他人、适应他人的成熟态度。它会让你成为一个受欢迎的人。

尽管这世界上的人形形色色，有脾气相投的，也有脾气不合的。但是无论我们喜不喜欢对方，都可能会因为某种原因必须与他交往，这时候，你就更要学会从对方的立场来思考问题，而不要把自己的意志强加于别人或以自己的标准评论别人。这就是所谓"换位"，即设身处地地站在别人的立场上去理解和处理问题。人际交往中的烦恼常常使我们耿耿于怀、心情烦躁，只有换位才会给你更广阔的视野、更宽容的心态、更和平的心境。试试看，使自己置身于别人的处境里："我要是处在他的情况下会有什么感觉？会有什么反应？"

人与人和谐相处，最重要的是学会互相体谅和适应，每个人都应从对方的角度去考虑问题。比如，当别人午睡的时候，尽量放轻动作；自己听音乐时戴上耳塞；有同舍室友亲友来访，热情接待；当对方总是脾气暴躁对人苛刻的时候，想一想是不是他最近的压力太大……

换位思考四部曲

第一步：如果我是他，我需要的是……第二步：如果我是他，我不希望……第三步：如果我是对方，我的做法是……第四步：我是在以对方期望的方式对他吗？

（六）给予分享

小故事：穷人问佛，我为什么这样穷？

佛说：你没有学会给予别人。

穷人：我一无所有如何给予？

佛：我们平常说的施舍，很多人以为是钱施，但其实施舍有很多种，一个人即使一无所有也可以给予别人七种东西。

第一，颜施：你可以用微笑与别人相处；

第二，言施：对别人多说鼓励的话，赞美的话，安慰的话；温柔的话，谦让的话；

第三，心施：敞开心扉，对人和蔼；

第四，眼施：以善意的眼光去看别人；

第五，身施：以行动去帮助别人；

第六，座施：乘船坐车时，将自己的座位让给他人；

第七，房施：有容人之心。

所以佛家称呼众生为施主。

启示 放弃是一种智慧；缺陷是一种恩惠，当你拥有六个苹果的时候，应该把五个拿出来给别人吃，表面上你丢了五个苹果，实际上却得到了五个人的友情和好感。当别人有了别的水果，也一定会和你分享，你会得到一个橘子、一个梨，最后你可能得到了五种不同的水果，五种不同的味道，五种不同的颜色，五个人的友谊。人一定要学会用你拥有的东西去换取对你来说更加重要和丰富的东西。

三、人际交往的注意事项

（一）耐心的倾听

小故事：美国知名主持人林克莱特有一次在节目里问一名小朋友："长大后想要做什么呀？"小朋友天真地回答："嗯……我要开飞机！"林克莱特接着问："如果有一天，你的飞机飞到太平洋上空，燃料没有了，你会怎么办？"小朋友想了想："我会先告诉坐在飞机上的人绑好安全带，然后我挂上降落伞跳出去。"现场的观众笑得东倒西歪。没想到，现场的笑声却把孩子弄哭了。于是林克莱特问他："你为什么要这么做？"

小孩的答案出人意料："我要去拿燃料，我还要回来！"

启示 这就是"听的艺术"。一是听话不要听一半。二是不要把自己的意思，投射到别人所说的话上头。要学会聆听，用心听，虚心听。

一位著名的外交家曾说过这样一句话："社交聚会时，一个忠实的听者

185

是深受欢迎而且难能可贵的——就像撒哈拉沙漠中的甘泉一般。"

与人交往时，用耳朵比用嘴巴更能受到尊重与欢迎。把耳朵出租，耳到、眼到、心就到；静静听，不要插话、也不要加以评论，就是给朋友最好的礼物。

因此，不管赞同还是反对，我们应该先弄懂对方的意思。听别人把话说完——这就是"听的艺术"。

（二）真诚的赞美

美国著名心理学家杰丝·雷耳指出："称赞对温暖人类的灵魂而言，就像阳光一样。没有它，我们就无法开花生长。"美国本土第一位心理学家威廉·詹姆斯亦说："人性最深切的渴望就是拥有他人的肯定。"如果一个人的长处得到别人的肯定，他就会感到自我价值感得到确认，产生"自己人"效应。在人际交往中，如果我们懂得并能满足别人的这种心理渴望，懂得赞美、善于赞美，那么我们的人际关系就会大大改善。

清代诗人袁枚考上状元，到京城任职之前去拜访他的老师，感谢老师多年来的教诲之恩。老师说："你行李准备得怎么样？"他回答："老师，我没有准备行李，只准备了一百顶高帽子。"老师说："帽子带那么多干什么？"他说："帽子不是给我戴的，是给别人戴的"。什么意思呢？拍马屁用的！老师听了很生气："真没出息，不为民做主，拍人家马屁干什么？"袁枚说："老师，不要生气，像老师这样高超卓绝的人才不用拍马屁。"老师说："只有你最了解我"，出门的时候袁枚才说，他的帽子只剩下99顶了！

亲爱的读者朋友们，请记住：赞美是全天下最便宜的礼物，赞美别人，自己一点儿也不吃亏！生活中，我们都渴望得到别人的赞赏和肯定，可是，我们却很少去赞美别人。古语有云"己所不欲，勿施于人，己所欲之，厚施于人。"既然渴望得到别人的欣赏，为什么不学着欣赏别人呢？美丽是很难得的特质，我们可以赞美美丽、赞美漂亮。才华是一个人通过后天努力所得，所以，更需要他人的肯定和赞美。赞美他人的才华比赞美他人的相貌更让人高兴。因此，当你在现实生活中，遇到其貌不扬者时，不妨仔细地将其才华赞美一番，如常用"你真有知识、你真有能力、你真有判断力"之类的话，这样不仅可以使对方身心愉悦，也可以为你迎来更多的赞美。

赞美可以给人带来鼓励和愉悦，可以拉近两人的心灵，但值得注意的是，只有真诚的赞美才有如此的魅力，适时、适度的赞美犹如锦上添花，过度的、不合实际的赞美是虚伪的恭维和吹捧，只会招人反感，会赞美别人是一种能力。

对于任何人，赞美的力量都是无穷的，掌握赞美的艺术就是在为自己赢得力量！

（三）睿智的交谈

睿智的交谈要避免 10 种不正确的谈话方式：①打断别人的谈话或抢接别人的话头，扰乱别人的思路；②忽略了使用解释与概括的方法，使对方一时难以领会你的意图；③由于自己注意力的分散，迫使别人再次重复谈过的话题；④像倾泻炮弹似的连续发问，使人穷于应付；⑤对他人的提问漫不经心，言谈空洞，不着边际；⑥随便解释某种现象，妄下断语，借以表现自己是内行；⑦避实就虚，含而不露，让人迷惑不解；⑧不适当地强调某些与主题风马牛不相及的细枝末节，使人厌烦；⑨当别人对某个话题兴趣盎然时，你却感到不耐烦，强行把话题转移到自己感兴趣的方面去；⑩将正确的观点、中肯的劝告佯称为错误的，使对方怀疑你话中有戏弄之意。

（四）友善的微笑

微笑在社交活动中被称为是"最好的名片"，能够帮助我们建立良好的人际关系。有的人认为自己拙于言表，实在不善于言谈，所以很难受人欢迎。其实不然，不善言谈，微笑总会吧？在交往中，真诚的微笑往往也会给人留下美好而深刻的印象。密西根大学的心理学家詹姆士·麦克奈教授谈他对笑的看法时说，有笑容的人在从事管理、教学、经商等职业时会较有成效。据说，一个纽约大百货公司的人事经理宁愿雇用一名有可爱笑容而没有念完大学的女孩，也不愿意雇用一个摆着扑克面孔的哲学博士。美国心理学家卡耐基曾说，你的笑容就是你好意的信差。你的笑容能照亮所有看到它的人。对那些整天都皱眉头、愁容满面的人来说，你的笑容就像穿过乌云的太阳，一个笑容就能够让他们明白一切都是有希望的。当然，我们所说的微笑是指真正的微笑。真正的微笑是真诚的，是发自内心的，只有这种微笑才能给人以温暖的感觉。

（五）适时的幽默

美国一位心理学家说过："幽默是一种最有趣、最有感染力、最具有普遍意义的传递艺术。"幽默的语言，能使社交气氛轻松、融洽，利于交流。人们常有这样的体会，疲劳的旅途上，焦急的等待中，一句幽默话，一个风趣故事，能使人笑逐颜开，疲劳顿消。在公共汽车上，因拥挤而争吵之事屡有发生。任凭售票员"不要挤"的喊声扯破嗓子，仍无济于事。忽然，人群中一个小伙子嚷道："别挤了，再挤我就变成相片啦。"听到这句话，车厢里立刻爆发出一阵欢乐的笑声，人们马上便把烦恼抛到了九霄云外。此时，是幽默润湿调节了紧张的人际关系。

适度的幽默就像是一根闪着金光的魔杖，轻轻地挥舞着它，可以让苍白的工作开出五颜六色的花朵来。比如：小王是一家外资 IT 公司的秘书，在她与老外经理相处的过程中，总会不失时机地幽他一默。老外经理非常爱干净，有一天，老外经理不小心把可乐打翻在他办公室的地毯上，他激动地嚷嚷道：蟑螂部队准保会因此大规模地袭击他的办公室。小王想了想，微笑着说："绝对不会发生这种事，因为中国蟑螂只爱吃中餐。"老外经理的脸色放晴了，高兴地朗声大笑。

四、善用人际交往技巧

（一）倾听技巧

上帝给人们两只耳朵，一张嘴，其实就是要我们多听少说。①注视说话者，保持目光接触，不要东张西望，注意对方的眼神，适时地以"哦"、"嗯"回应对方，表示自己在倾听。②单独听对方讲话，身子稍稍前倾，情绪适应，神情随着对方的说话内容，而伴之喜怒哀乐。③面部保持自然的微笑，表情随对方谈话内容有相应的变化，恰如其分地频频点头。④不要中途打断对方，要协助对方把话讲下去。如果对方说了一大通以后。⑤得不到你的态度，尽管你是在认真地听，对方也会认为你心不在焉。因此，在对方谈话过程中，不妨加点评语，以表示你在认真地听，如"太好了！"，"真的吗？"，"到底是怎么回事？"，"后来呢？"等等。⑥适时而恰当地提出问题或插话，或者可以说"这一点我很了解"等，边听边想，配合对方的语气表述自己的意见。⑦不离开对方所讲的话题，但可通过巧妙的应答，把对方讲话的内容引向所需的方向和层次。

（二）表达技巧

"甜言一句三九暖，恶语伤人六月寒。"开口说话不难，难在会说话。要使别人对自己说的感兴趣、听得明白，就应当掌握一些说的技巧：沟通没有对与错，只是立场不同、观念不同而已，在表达不同意见时，请你保留对方的立场。

（三）体势技巧

常言道："眼睛是心灵的窗户"。目光接触，是人际交往间最能传神的非语言交往。在交往中通过目光的交流以促进双方沟通，目光的方向，眼球的转动，眨眼的频率，都可以表示特定的意思和流露情感。正视表示尊重，斜视表示轻蔑，双目炯炯会使听者精神振奋。柔和、热诚的目光会流露出对别人的关切、赞许、鼓励和喜爱，目光东移西转，会让人感到是心不在焉。交往中，适当的目光接触可以表达彼此的关注。因此，在人际交往中，不能忽视眼神的作用，平时应注意培养自己眼睛"说话"的能力。

体势包括体态和身体的动作、手势。在人际交往中，人的举手投足都能传达特定的态度和含义。身体略微倾向于对方，表示热情和感兴趣；微微欠身，表示谦恭有礼；身体侧转或背向对方，表示不屑一顾。不同的手势也具有各种含义，比如摆手表示制止或否定；双手外摊表示无可奈何；双臂外展表示阻拦；拍脑袋表示自责或醒悟；竖起大拇指表示夸奖。有些手势动作容易造成失礼，比如，手指指向对方面部，单手重放茶杯等。

（四）声调技巧

同一句话用不同的声调、在不同的场合说出来，可以表达不同的甚至是相反的意思和情感。在人际交往中，恰当地运用声调，也是保证交往顺利进行的重要条件。一般情况下，柔和的声调表示坦率与友情；缓慢、低沉的声调表示同情和关注对方；用鼻音则显示傲慢、冷漠、鄙视，会引起对方的反感。IT人员在人际交往中要细心体会声调的微妙，学会正确运用声调，以加强语言表达的效果。

（五）距离技巧

一位心理学家做过这样一个实验：一个刚刚开门的大阅览室，当里面只有一位读者时，心理学家就进去拿椅子坐在他（她）的旁边。试验进行了整整80人次。结果证明，没有一个被试者能够容忍一个陌生人紧挨着自己坐下——当心理学家坐在他们身边后，很多被试者会默默地移到别处坐下，有人甚至明确地问："你想干什么？"

分析结论：人际距离实际上是使人在心理上产生安全感的"缓冲地带"，一旦受到侵犯，就会产生两种本能反应：觉醒反应和阻挡反应。人与人之间需要保持一定的空间距离，即使最亲密的两个人之间也一样！任何一个人，都需要在自己的周围有一个能掌控的自我空间，这个空间就像一个充满了气的气球一样，心理学上把这个空间叫做"人际气泡"。如果两个气球靠得太近，互相挤压，最后的结果必然是爆炸。这也就是为什么两个本来关系密切的人，越是形影不离就越容易爆发争吵。

美国心理学家爱德华·霍尔在其经典著作《无声语言》中将人际距离分为以下几个区域：

1. 亲密距离（15厘米之内）

这是人际间最亲密的距离，只能存在于最亲密的人之间，彼此能感受到对方的体温和气息。就交往情境而言，亲密距离属于私下情境，即使是关系亲密的人，也很少在大庭广众之下保持如此近的距离，否则会让人不舒服。

2. 个人距离（46~76厘米）

这是人际间稍有分寸感的距离，较少直接的身体接触，但能够友好交谈，让彼此感到亲密的气息。一般说来只有熟人和朋友才能进入这个距离。人际交往中，个人距离通常是在非正式社交情境中使用，在正式社交场合则使用社交距离。

3. 社交距离（1.2~2.1 米）

这是一种社交性或礼节上的人际距离，也是我们在办公室中经常见到的。这种距离给人一种安全感，处在这种距离中的两人，既不会怕受到伤害，也不会觉得太生疏，可以友好交谈。

4. 公众距离（3.7~7.6 米）

一般说来，演说者与听众之间的标准距离就是公众距离，还有明星与粉丝之间也是如此。这种距离能够让仰慕者更加喜欢偶像，既不会遥不可及，又能保持神秘感。

最后，送一则小诗《遇见》给广大的 IT 人员们。

遇见你真爱的人时：要努力争取和 TA 相伴一生的机会，因为当 TA 离去时，一切都来不及了……

遇见可相信的朋友时：要好好和 TA 相处下去，因为在人的一生中，能遇到知己实属不易；

遇见人生中的贵人时：要记得好好感激 TA，因为 TA 是你人生的转折点；

遇见曾经爱过的人时：记得微笑地向 TA 感激，因为是 TA 让你更懂爱；

遇见曾经恨过的人时：要微笑地向 TA 打招呼，因为是 TA 让你更加坚强；

遇见曾经背叛过你的人时：要跟 TA 好好地聊一聊，因为若不是 TA，今天的你不会懂得这个世界；

遇见曾经偷偷喜欢的人时：要祝 TA 幸福喔！因为你喜欢 TA，不就是希望 TA 幸福快乐吗？

遇见匆匆离开你人生的人时：要谢谢 TA 走过你的人生，因为 TA 是你精彩回忆的一部分；

遇见曾经和你有误会的人时：要趁现在澄清误会，因为你可能只有这一次机会解释清楚；

遇见现在和你相伴一生的人：要百分百地感谢 TA 爱你。

第四节　IT 人员人际交往心理实训

一、心理 B 超——人际关系心理测评

此类量表测查的是与人际交往相关的心理特点、状态，有助于了解个体在社交方面的特点和问题所在。

（一）UCLA 孤独量表

UCLA 孤独量表（UCLA Loneliness Scale，Univesity of California at Los Angels）首版于 1978 年，Russell 等人编制而成，曾经在 1980 年和 1988 年

进行了两次修订，分别为第二版和第三版。目前的最新版本为第三版，该量表为自评量表，主要评价由对社会交往的渴望与实际水平的差距而产生的孤独感。UCLA 量表问世以来已被国外学者广泛应用于心理学、教育学和医学等领域。

（二）社会支持评定量表

社会支持与人际关系呈正向联系，社会支持水平高对应的是人际关系好。社会支持被认为是个人处理紧张应激事件问题的一种潜在资源，而这种资源更多的来自于人际关系和人际互动。社会支持本身就强调人与人的紧密关系，同时也是一种双向的社会互动，所以人际关系好的人更容易获得社会支持。

我国学者肖水源（1994）将社会支持分为客观支持、主观支持和对社会支持的利用度三类。主观支持指个人自我感觉获得别人支持的程度，客观支持是个人实际上与他人联系的数量和情况，对社会支持的利用度是指个体在遇到生活事件时能够利用别人的支持和帮助的程度。在此基础上，肖水源于1986 年编制了社会支持评定量表（Social Support Rating Scale，SSRS），包括客观支持、主观支持和对社会支持的利用度三个维度共 10 个项目。该量表适用于 14 岁以上各类人群的健康评估。总分与各分量表分为各自所包含题目得分之和，分数越高，表明个体获得社会支持就越多。大量研究表明，该量表具有较好的信度和效度。

（三）亲和动机量表

亲和动机量表（affiliation motivation scale）由北京大学 Insight Group 于2002 年开发编制。亲和动机对于个体的人际行为和学业表现均具有重要影响，但其测量工具相当匮乏。因此，Insight Group 根据亲和动机的基本内涵，参考国内外有关量表，编制了测量亲和动机的项目库，构成了亲和动机量表，统计结果表明该量表的信效度比较好。

亲和动机是人类的主要社会动机之一，是一种人际领域的需要。亲和动机较高的个体关注于与其他人或团体建立并维持亲密、温暖、友好的关系；而亲和动机较低的个体则可能与他人较为疏远，从而对自身在学业中需要的一些合作、求助等行为产生限制，对学业带来不良的影响。因此测查个体的亲和动机可能从一个侧面提供了某些学习问题的潜在原因。

二、心理实训

（一）策略训练

策略训练：团体心理训练主题——人际交往
主持人开场白，热身活动。

第一单元　寻人启事

目标：

1. 尝试初步的人际交往；

2. 尝试接受、描述自己的容貌特征、兴趣爱好、性格倾向、家庭现状；

3. 学会根据他人提供的特征，捕捉信息，观察他人。

时间：20~40分钟

活动过程：

1. 发给每位团员一张白纸，要求根据主持人的要求仔细填写"寻人启事"；

2. 将"寻人启事"张贴；

3. 每位团员必须揭下一张他人的"寻人启事"；

4. 根据"寻人启事"，找到对方后，俩俩交流、互谈；

5. 主持人请团员推荐"寻人启事"，将有创意、有特点的"寻人启事"在团体中推出、交流。

第二单元　回旋沟通

目标：

1. 用准备好的话题，引起团员表达交流；

2. 尝试向别人表达自己的观点、看法；

3. 尝试倾听别人的观点、看法。

准备话题：

1. 你近5年的职业规划是什么？

2. 假如你中大奖了，你会如何安排你的生活？

3. 假如要你安排公司文化活动，你会如何安排？

4. 假如有机会环游世界，你会去哪些地方，为什么？

时间：15~30分钟。

活动过程：

1. 请成员报数一、二、一、二，报一者在外圈，脸朝里，报二者在里圈，脸朝外，两人面对面；

2. 由主持人交代话题，内圈的团员先表达，外圈者倾听，1~2分钟后，内圈者倾听，外圈者先表达；

3. 主持人换话题，此时，内圈的团员向左移一个位子，外圈的团员不动，其他步骤同上；

4. 话题可换3~6个。

5. 主持人总结，团员表达感想。

第三单元　拼图

目标：

1．在拼图的过程中，体会与他人的合作；

2．主动寻求合作伙伴，并与伙伴配合。

时间：20 分钟。

活动过程：

1．每位团员发拼图一片；

2．将拼图与他人的拼图拼合，能够拼成一块长方形的为一组；

3．一组为 6 人，推选组长；

4．依次介绍，轮到谁介绍时要重复前面人的介绍；

5．介绍方式：我是来自某地的有着某种特点的某人，随后介绍的人须说，我是来自某地的有着某种特点的某人，我旁边的是来自某地的有着某种特点的某人。

第四单元　信任背摔

目标：

1．与他人建立信任关系；

2．体会信任他人的感受。

时间：15 分钟

活动过程：

1．9 人为一组，团队成员除去眼镜、手表等物品；

2．全队每个人轮流上到 1.7M 左右高的背摔台上背向队友；

3．其他 8 位成员，4 人一排，排成两排搭成人床，在其身后用双手作保护；

4．背摔台上的队友身体重心前移尽量垂直水平倒下去；

5．下面的队员安全把他接住即为完成。

第五单元　戴高帽子

目标：

1．打开人际关系最有效的方法：赞美；

2．尝试发现别人的优点、并加以赞美；

3．尝试被别人赞美的感受。

时间：30 分钟

活动过程：

1．约 6~7 人一组；

2．每位团员轮流坐在小组中间，面对其他组内成员，由面对的人对他进行赞美；

3．赞美必须是根据每个人的特点，诚心诚意的；

4．主持人总结。

第六单元　收获爱心

目标：

1．真心诚意向别人表达自己的赞美之情；

2．尝试发现别人的优点；

3．用心体会赞美别人的收获。

时间：20分钟

活动过程：

1．向每位团员发下心意卡，约5~7人为一组；

2．小组内，向每位成员赠送写有赞美词的心意卡；

3．心意卡必须是完整的贺卡形式。

尾声：所有团员围成一个大圈，合唱一首歌，活动在大家"一生有你"的歌声中结束。

（二）反思体验

反思体验一：问问自己

1．你在交往中曾经碰到过哪些交往难题？你当时是如何应对的？

2．如果这些交往难题再次出现在你面前，你将如何去面对？

3．你周围的亲戚朋友曾遇到了哪些交往难题？你当时是如何向他们提建议的？如果现在这些交往难题需要你的建议，你将提供些什么建议？

4．知道"让他三尺又何妨"的典故吗？你是如何理解这个典故的？

5．你觉得与人交往是一件困难的事情吗？

6．在与人交往时，你是扮演听者的角色还是说者的角色？

7．在与人交往时，你有哪些不良心理？

8．与人交往有哪些技巧？

9．你现在最想结交的人是谁？你打算怎样去结交他/她呢？

10．你从策略训练中认识到了什么？感悟到了什么？你的人际交往怎样？如何处理人际矛盾？发现自己有哪些交往问题？今后如何克服这些问题？

反思体验二：叶子的离开

秋天来了，一阵风过，枫叶落了一地。枫树很生气，对风大骂："你这个混蛋，为什么把我的叶子全带走了？"风没有生气，潇洒地走了，顺便还带走了不少枫叶。枫树对风充满了愤怒、指责。这时，旁边的松树说："兄弟，叶子跟风走了，真的是风的错吗？"

小智慧：

1．叶子的离开，是风的邀请，还是树的不挽留？

2. 在一起时间长了，我们容易觉得别人对自己的好是理所当然的事；

3. 当关爱离去，我们总会责怪别人的无情，可却忘了伸出挽留的手；

4. 春去秋来，叶子总要离开，风只是刚好路过。

反思体验三：人际沟通的自我评价

1. 开列自己的人际交往清单；

2. 评价自己的沟通状况；

3. 评价自己的沟通方式。

思考：能否经常与多数人保持愉快的沟通？是否与朋友保持经常性联系？能否常感到自己的意思没有说清楚？是否经常误解别人，事后才发现自己错了？是否经常懒得给别人打电话或上网联络？对哪些情境的沟通感到愉快？对哪些情境的沟通感到有心理压力？最愿意保持沟通的对象是谁？最不喜欢与哪些人沟通？

第七章

IT 人员恋爱婚姻与心理健康

● 什么是爱情？怎样谈恋爱？如何处理失恋？什么是幸福的婚姻？

● 有的人为什么会由爱生恨，为什么有的人会花心？为什么男人大都喜欢漂亮的女人？女人往往钟情于俊雅的男士？

● 你知道爱是一种能力吗？你具备多少爱的能力？你知道爱无能比性无能更可怕吗？你知道爱情也是需要学习的吗？

● 为何当今社会有那么多剩男剩女？他（她）们如何走出单身困局？为何通过结伴旅行可以看出两人适不适合在一起？

● 为何网络疯传的 IT 男女标配图始终与土、闷骚、无情趣相关联？为何网恋、裸聊、微博门等网络情色门事件一次又一次地冲击着人们的眼球？

案例一　网络公司上演"内部版"《非诚勿扰》

2010 年 8 月，上海某知名网络公司的官方微博发出了这样一条消息：网络公司版"非诚勿扰"上演！八月，牵手季节。为给单身的人儿带来幸福，公司邀请近百位窈窕佳人，与众经济适用男联谊。现场有吃有喝，美女如云，速配成功者还有机会获得精心准备的奖品。这是一部属于 IT 人的恋爱白皮书，相遇、回眸、牵手，有时爱情就那么简单。联谊将不定时、不定期、不定式举办，非诚勿扰。

这家位于上海的网络公司借鉴时下一档非常火爆的相亲节目的做法，针对单身员工开展联谊活动，上演一出"内部版"《非诚勿扰》，旨在为公司单身员工寻找幸福的另一半。活动方式贴心、新颖，受到不少员工的好评。

案例二　恋爱就发奖金，婚礼当场送大礼

没时间恋爱，八成员工打光棍，位于成都空港基地的某网络科技公司里，竟然非常有"家"的感觉。三间会议室的桌上都放着灭蚊器，白天是会议室，晚上就变成了"寝室"。每名员工的桌上，都放着洗漱用具，桌子下还有一个"百宝箱"，里面装着枕头和被套。办公室角落密密麻麻一片绿色，全是行军床！

办公室里咋是这样一派景象？关键就是一个"忙"字。这家创立两年的

开发游戏软件的公司目前正处于创业阶段，员工加班已是常态。家住本地的"珞珈月"已经几天没回过家了，吃住都在公司里。她不禁感叹，"幸好男友在国外，要不然，以这样的工作状态两人早就'拉豁'了！"

可是，这样的"幸运儿"并不多，公司一共有60多名员工，大部分都是80后，单身比例竟达到了80%以上。28岁的"真爱一生"就是"骨灰级单身汉"，自从一年多前进入公司后，他就没有时间寻找他的"真爱"，"基本每晚睡公司，几乎从没耍过周末"。

的确，对于从事网络游戏研发的这群年轻人来说，每天相伴他们最多时间的就是电脑，也只剩电脑了。

经过公司领导层讨论，新的制度就此诞生：公司内部员工，一旦确认恋爱关系，公司会在年终给予一定的恋爱发展基金；确定婚姻关系者，婚礼当场给予大礼一份。至于金额，公司称，为给他们惊喜，暂时保密。

案例三　网络疯传 IT 男女标配图

2012年的情人节，一张以上海浦东张江高科技园区（IT企业聚集地）某商务楼为背景，一男子向一女孩单膝跪地送花的照片，在微博上被疯狂转发。作为资深IT男，在某500强公司担任IT高级工程师的Eric，看到此图后打抱不平。Eric表示，随着IT行业持续发展，目前IT男这个群体日益增大。"我始终想不通，为什么IT男在人们眼中的形象，始终与土、闷骚、无情趣关联起来。"

正当所有人还在津津乐道IT眼镜男的卖萌求爱姿势时，又一张名为《IT女上班标准样式装备图》的猛照夺人眼球，更是惹得众多网友拍砖。IT人员的感情生活，再度成为众人关注的焦点。

不穿高跟鞋，神马是裙纸，IT女被称没女人味儿。这张图太丑化IT女了，我认识的IT女都很潮很会玩的。看到自己的闺蜜被PS成了"干物女"（网络语，不恋爱，怕麻烦，干巴巴的女子），在某大型国企工作的小焦立刻提出抗议。

"隔行如隔山，不了解IT这个行业是不知道她们的辛苦的。工作很忙，当然没时间打扮，不过一到周末，就跟一般小姑娘一样的。"焦小姐表示，自己严格意义上也算是IT女，只不过毕业后没有找专业对口的工作，但很多朋友都在IT行业。"我们学理工科的女生逻辑思维比较强，可能某些方面没有那么做作，被说成没女人味有点过分吧。但IT女的优点是办事牢靠，不会感情用事。"

案例四　国内某著名 IT 代工厂员工情感心理实录

2010年5月11日19点左右，国内某著名IT代工厂A园区的一线员工，

24岁的河南姑娘祝某，从租住在工厂附近的9楼跳下身亡。在此之前，其父母已陪在她身边。据这家IT代工厂的通报称，4月30日该女工已向工厂请了假，其自杀可能与情感纠纷有关。

2011年11月23日7时许，家乡位于山西省21岁的员工李某，从B工厂宿舍楼跳下，当场殒命！IT代工厂方面认为李某是因为感情问题而自杀，和工厂的关系不大。

"国内某著名IT代工厂是一个女多男少的企业，女工在恋爱方面经常被玩弄。当时和我同栋楼的一个女工怀孕后被男友抛弃，最终跳楼自杀"，"线上的女员工主要是来自湖北、四川等内地省份的女孩，她们遇到的问题集中在婚恋、家里遇到的各种急难等。"IT代工厂的一名基层管理人员（线长）如是说。

IT代工厂采用的是军事化的管理方法，或许恰是在这种孤立中，性或爱情对于一个个体心灵慰藉的重要性，因此而被放大（有人便因感情跳楼）。对于男性员工而言，有女生的车间就是好车间，有女生的楼层就是好楼层。

"我真想去跳楼了。"小李穿着刚发的劳保鞋踹着金属柜子。进入这家IT代工厂不久后，女友便和他分手了。手机QQ上的责骂几乎让他哭了出来。外边的机器还在轰隆隆地运转，周遭的一切也都若无其事。那几天里，小李甚至看见街上走在一起的情侣就烦。

2010年4月21日中午，小李一反常态强硬地向"胖子"（管理他的线长）请了半天假，去车站送女友回家。他也没想到这一切这么快，女友原本还可以呆上半天，可他身上没有足够的钱可以买点吃的给她，反倒还从她那里拿了一点回程的路费，"太对不起她了，真的很难受，本来让她拿走的钱她也没拿"。

在这样的人口密度里，谈恋爱也是奢侈的。"厂区里找不到地方谈恋爱。"这家著名IT代工厂工会副主席陈某说。而在整个A厂区和B厂区周围，也并无电影院以及市政公园。据曾某（国内某著名IT代工厂员工，死者卢某的好友）回忆，卢某（于2010年5月4日跳楼自杀）在2009年8月进入该著名IT代工厂以来，也尚未谈恋爱。尽管他多才多艺，并且也经常和曾某聊起爱情。

黑网吧可以从另一个途径解决这些青年人的"荷尔蒙"冲动。它们隐藏在"餐馆"或者其他名目的招牌下。有专人负责拉客，拉客的会把他们安排到具体的电脑上，这里有不少"毛片"。在发工资之前，一些工友有时候也在这里轻微地"解决一下问题"。但是他们说"看得难受，不如真的去找个女的"。

如果工资发了，可以去××（地名）。在厂区宿舍区旁，从一个小路口走进去，"小姐"们坐在一栋旧楼下的长凳上。一次80~90元的价格，应该也是专为IT代工厂的男员工们设定的。

"没钱没车没房"，"没有钱你会爱我吗?"。不管是性还是爱情，都会撞上"钱"这堵冰冷的墙。

案例五　虚拟网络性爱泛滥

性爱成瘾并不是个新鲜名词，但在因特网高度普及的今天，它被以更快的速度加以推广：美国《在线观察》杂志的一项调查显示，美国每天约有5万人在网上700多个聊天室中体验虚拟性爱；由MSNBC公司做的一项调查显示，在中国约有10%的18岁以上网民沉迷于网络性爱；而在日本，不仅性爱视频"真人秀"司空见惯，更有约100万名用户购买了"虚拟女友"软件，用高科技来满足性需求。

从偶尔登录色情网站，到进行文字挑逗，体验音频、视频"裸聊"，甚至发展到网下"一夜情"，美国洛杉矶心理学博士马琳·马友指出，让人迈向"性爱成瘾"第一步的，往往是网络上和电视、报纸杂志中那些情色意味较浓的图片。"姿态挑逗的性感女人、半裸上身的健硕男模，这些小广告不断地蹦出来，让人不得不看，使得很多自制力差的人像吸了可卡因一样无法自拔。"

得克萨斯州立大学的赛迪·斯通博士介绍说，绝大多数猎奇者因为在网络上第一次接触色情图片广告而进入其聊天室，进而参与聊天、观看色情图片或下载色情电影；一部分性苦闷者还通过网友介绍进入视频系统，开始了声像虚拟性爱；最终他们中的一部分人成为固定性游戏爱好者，并以色情网站或论坛为据点结交同好者。

这些人中，以18~34岁性取向正常的男性最多，其中也不乏一部分处在青春期的未成年人。

案例六　为何暑期少女意外怀孕量骤升

暑假，应该是中小学生最盼望，也最惬意的日子。暑假，应该是与蓝天白云、休息娱乐、开阔视野……画等号名词。

然而，不知从什么时候起，一提到暑假，上网成瘾、早恋怀孕……这些触目惊心的字眼开始进入我们的视野，给学生本人、家长、学校乃至全社会带来了巨大的困扰。

暑假为什么变味了？究竟是什么原因，让有些中小学生在暑假中迷失了自己？而我们又该如何去面对、去解决，还给青少年一个健康、平安、快乐的暑假？

"在这些意外怀孕的少女中，惊讶地发现，许多孩子意外怀孕的原因是源于网络，在网络聊天中结识，聊出感觉后见面，然后发生性行为，之后意外怀孕的事情，在许多少女身上发生。"某医院妇科门诊的张主任说，当医生询问起其男朋友时，有些竟然都不知道对方确切的身份……性安全，正成为青少年暑期安全一个不容忽视的盲点。

张主任说："性教育的缺位依然很明显，我接触到的这些孩子，她们的性知识竟然大多来自于不健康的网站。绝大多数孩子根本不知道流产会给她本人带来多大伤害，她们当中有相当一部分不止一次地做过人流。"

此外，网络让孩子们汲取营养的同时也能变成"大灰狼"。"共青团12355青少年公共服务平台"的工作人员说："在家长忽略性教育的时候，孩子往往会通过其他渠道了解性知识。""紧急避孕药怎么用？""这样算不算怀孕？"……暑假开始后，因意外怀孕打来电话求助的学生人数大增，超过前两个月同期的15%。

据不完全统计，50%左右的青少年虽然是在无意中接触到网上色情信息的，但自制力较弱的青少年往往出于好奇或冲动进一步寻找类似信息，从而深陷其中。

调查中医生发现，她们对正确掌握避孕知识及紧急避孕知识的不到30%，对再次人流持无所谓态度的占8.2%；其中对性病知识的正确了解只有16.7%。

案例七　IT宅男偷拍女厕

据京华时报2012年7月3日报道，7月2日，一段时长32秒、主题为男子偷拍女厕所被抓的视频在微博上被大量转发。视频显示，一名脚踩橘色人字拖、身穿白色半袖衬衫、黑色长裤的男子在某IT企业写字楼的女厕前被多人围住，男子略带哭腔、跪地作揖求饶，"让我走吧，求你们了，求你们了。"周围员工则大喊报警。求饶过程中，该男子试图起身逃跑，但被众人拦下。

相信对于女性来说，他的做法足以让人鄙视一百次。不过事件过后，有些事情却值得我们思考。作为一名外表光鲜的IT白领，为何他会做出这样的举动？"IT宅男"们的生活究竟有哪些苦闷？我们应该如何正视IT人的心理健康问题？

思考：IT男的"春天"在哪里？

IT男的工作大多是对着电脑完成的，他们不喜欢流连声色场所，不存在语言沟通障碍，只是工作性质决定了他们沉默寡言，生活简单，思想独立，个性鲜明，自给自足是他们的生活方式，只不过这种方式或多或少影响着他们的恋爱进程。眼看着年龄越来越大，见别人都花前月下，你侬我侬，而自己却只能对月空叹，形只影单，想找一个女孩陪自己谈谈风月，却又无奈于自己没机会结识女孩。IT男多数自大学毕业后就一门心思地扑在工作上，别人恋爱他工作，别人失恋他还在工作，辛苦几年下来，事业有所成就，总算没辜负这几年的青春年华。终于不必再那么辛苦的时候，看着身边朋友一个个牵着女友的手招摇于他面前时，他们才发觉，自己已近而立之年，先是立了业，接下来该成家了，可是说到成家，在找女朋友的问题上他又犯了难，去哪找，怎么找，找谁呢？这是让大多数IT"宅男"都感到困扰的事。

第一节　爱是青春的舞蹈——恋爱的艺术

爱情不是花荫下的甜言，不是桃花源中的蜜语，不是轻绵的眼泪，更不是死硬的强迫，爱情是建立在共同了解的基础上的。忠诚的爱情充溢在我的心里。我无法估计自己享有的财富。

——莎士比亚

"不是在培训的路上，就是在上班的路上"，这是大多数IT青年生活的真实写照。晚上、周末上各种形式的培训班成了IT青年的习惯性生活，当有人问IT精英们有没有学习过一种叫做"恋爱"的课程时，他（她）们经过短暂的惊讶后，不禁啼笑皆非，恋爱！还需要学习吗？

不错，爱情就跟IT知识一样，也是需要学习的，不信？大家不妨试着回答一下的以下几个问题。

1. 什么是爱情？
2. 怎样谈恋爱？
3. 什么是幸福的婚姻？

请花费一点点时间耐心思考下，然后，继续往下看。

一、爱情是什么

小故事：爱情天梯

2012年10月30号晚，曾被评为"中国十大经典爱情故事"的"爱情天梯"女主人公徐朝清老人去世。在网络上引发了一场爱情大讨论，11月4号，徐朝清葬礼于"爱情天梯"山脚下举行，各地网友冒雨送行。

56年前，重庆江津区中山古镇高滩村，村民刘国江和比他大10岁的寡妇徐朝清相爱，为躲避闲言碎语，两人携手私奔到深山，她喊他"小伙子"，他喊她"老妈子",相守几十年。为了让爱人出行安全,刘国江在悬崖峭壁上凿石梯,这一凿就是半个世纪,铁铣凿烂了20多个,他一手一手凿出了6000多级的阶梯,每一级的台阶都不会长出青苔,因为每天都会被他用手擦过,这样一来就不会滑。而他,也从一个愣头青变成了一个白发老翁。得知老人的故事,人们把这石阶命名为"爱情天梯"。这个故事经媒体报道后,感动了千万网友。

"小伙子"刘国江于2007年12月7日去世,如今,"老妈子"徐朝清也追随着她的"小伙子"去了。但"爱情天梯"还在,爱情亘古不变。

(一)爱情的含义

爱情使者丘比特问爱神阿佛罗狄忒:"LOVE 的含义是什么?"

爱神阿佛罗狄忒说:

"L"代表着 LISTEN(倾听)——爱就是要无条件、无偏见地倾听对方的需要,并且给予协助。

"O"代表 OBLIGATE(感恩)——爱需要不断地感恩和慰问,需要付出更多的爱,浇灌爱苗。

"V"代表 VALUED(尊重)——爱就是展现你的尊重,表达体贴、真诚的鼓励,悦耳的赞美。

"E"代表 EXCUSE(宽恕)——爱就是仁慈的对待、宽恕对方的缺点和错误,维持优点和长处。

爱情是如此的美妙和神秘,文学家赋予爱情最美好的语言,音乐家赋予爱情最动听的音符……

法国著名作家雨果说:人生有两次出生,头一次是在开始生活的那一天;第二次,则是在萌发爱情的那一天。

诗经《关雎》里说:关关雎鸠,在河之洲。窈窕淑女,君子好逑。参差荇菜,左右流之。窈窕淑女,寤寐求之。求之不得,寤寐思服。悠哉悠哉,辗转反侧。

张爱玲说:在千万人中,遇到了想遇到的人,在千百万人中之间,没有早一分钟,晚一分钟,偏偏在这遇到了你,只能在这儿说一声,哦!你也在这里……

爱其实更多的是个人内心中极其主观的感受。当你说那是爱,那就是爱!当你说那不是爱,那就不是爱了!当你真正爱的时候,你发现自己会发自内心地、无条件地为所爱的人做任何事情。

爱是恒久忍耐,又有恩慈;爱是不嫉妒,爱是不自夸,不张狂,不做害羞的事,不求自己的益处,不轻易发怒,不计算人的恶,不喜欢不义,只喜欢真理;凡事包容,凡事相信,凡事盼望,凡事忍耐;爱是永不止息。这才是爱的真谛!

爱情是一个美好的东西,它具有美的通性:①对人有诱惑性和吸引力;②衍生行为:付出、欣赏、珍惜、感动、了解、保护、占有、让其更好地存在;③副产品:得到时的欣喜,平常的牵肠挂肚,失去后的痛心、不能拥有的无奈!

爱情心理学是研究男女恋爱中的心理现象及其发生与发展规律的科学,即探讨男女在恋爱、婚姻中,爱情的获得及稳固的心理规律,包括恋爱心理和婚姻心理两部分。

(二)爱情的实质

美国耶鲁大学的斯腾柏格教授在大量文献综述和实证研究的基础上提出了著名的爱情三角形理论。认为构成爱的要素有三种:亲密、激情和承诺。它们组成了爱情三角形的三个顶点。如图7-1所示。

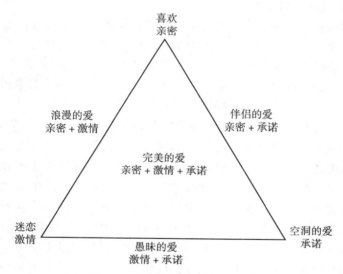

图7-1　斯滕伯格的爱情三角形

亲密是指与伴侣间心灵相近,互相契合,互相归属的感觉,属于爱情的情感成分;激情是强烈地渴望与伴侣结合,促使关系产生浪漫和外在吸引力的动机,也就是与性相关的动机驱力,属于爱情的动机成分;而承诺则包括短期和长期两个部分,短期的部分是指个体决定去爱一个人,长期的部分是指对两人之间亲密关系所作的持久性承诺,属于爱情的认知成分。随着认识的时间增加及相处方式的改变,上述的3种成分将有所改变,爱情的三角形会因其中所组成元素的增减,其形状与大小也会跟着改变。三角形的面积代表爱情的质与量;面积愈大,三角形越大,爱情就越丰富。

斯腾伯格进一步提出：在3种成分下有8种不同的爱情关系组合，其分别为：

1. 无爱：3种成分俱无；
2. 喜欢：只包括亲密部分；
3. 迷恋：只存在激情成分；
4. 空爱：只有承诺的成分；
5. 浪漫之爱：结合了亲密与激情；
6. 友伴之爱：包括亲密和承诺；
7. 愚蠢之爱：激情加上承诺；
8. 完美之爱：3种成分同时包含在关系当中。

二、神秘爱情的科学研究

（一）爱情的大脑基础

心理学实验：心理学家曾做过一项有关爱情的大脑神经基础实验，其结果发表在《神经生理学杂志》上，实验对初涉爱河数周至数月的大学生的大脑扫描图像进行了分析。志愿者被要求凝视心爱的人的照片，同时，研究人员对他们的大脑进行扫描。之后，研究人员将这些大脑扫描图像和志愿者注视其他熟人的照片时的大脑扫描图像进行了对比。这些图像记录下志愿者大脑中血流速度的加快和减慢，这反映出志愿者神经系统活动的变化。

这些图像显示，在注视心爱的人的照片时，志愿者大脑深处的一些与获得奖赏和动机有关的区域特别活跃，如背侧尾状核和腹侧被盖区在大脑的这两个区域里，产生或者接收化学物质多巴胺（dopamine）的细胞密集。当人们对某一事物产生强烈的渴望时，多巴胺就活跃起来。比如，在对网瘾的研究中，神经学家发现，通过玩电脑游戏赚取金钱的人，如果在游戏中获胜，其大脑中的多巴胺就变得异常活跃。可卡因使用者的大脑中也有类似的情况发生，和那些刚刚涉入爱河的人相比，已经保持了一年或者更长时间关系的情侣有这些不同之处：他们的大脑中与长期活动有关的那部分要更加活跃。

研究结果表明：多巴胺、去甲肾上腺素和血液中的复合胺是作用于恋爱的激素。

（二）花心和专一的心理学解释

动物习性学家研究黑猩猩和倭黑猩猩后发现：在原始森林里根本没有长期的伴侣关系，黑猩猩在花心方面是世界冠军。动物习性学家认为，贪淫好色是人类的本性。爱情专一是一种道德，谁发明了爱情？与黑猩猩不同，人类的异性间会维持长久的关系。因为女性需要一个可靠的伴侣帮助她抚养孩子。得克萨斯大学的进化心理学家戴维·巴斯说："两性间完成一次性行为需要男性投入的精力微不足道，而后果则可能是女性十月怀胎，不得不消耗巨大的体力。此外，怀孕也排除了和其他异性结合的机会。"人类学家海伦·费舍尔研究恋爱问题已有 10 年之久，她认为恋爱应该是一种进化的结果——人们进化出爱的能力，把求爱的注意力集中到一个伴侣身上，这样可以节省时间和能量，进一步能够增进其生存和繁殖的机会。

（三）由爱生恨的大脑基础

大脑控制愤怒的基础神经网络与"期望奖赏中心"（这里产生"爱"的感觉）紧密相连。事实上，动物实验已经证实了这些奖赏回路与愤怒回路是多么紧密地互相缠绕。刺激一个猫的奖赏回路时它会感觉特别舒服，不再刺激时它会发火咬东西，而不是保持平静。所以，当爱的驱动受阻时，大脑就将爱的感情转变为狂怒。

为什么我们的祖先把我们的大脑进化成让我们怨恨我们所珍爱的人？愤怒于健康不利：它使血压升高，对心脏造成压力而且还抑制免疫系统。所以，这种由爱而生的恨必是为了解决某些关键的繁殖问题而进化出来的。对此，人类学家海伦·费舍尔的观点是，这是为了让被抛弃的情人从已经走到尽头的恋爱中解脱出来并重新开始而发展进化来的。放弃的愤怒也激发了人们对其后代的争执。这种情况表现在离婚行为中：为了最大限度争到孩子，男人和女人都变得刻毒甚至暴力起来。研究人员发现，在一项由 124 对伴侣参加的研究中，罗曼蒂克的爱与愤怒的感情是独立的，你可以同时具有这两种情感。也就是说，你可以勃然大怒，但同时也仍然深爱着对方。所以，实际上爱的对立不是仇恨，而是漠不关心。

（四）以貌取人的心理学解释

孔雀为什么要开屏？其实，羽翼华美的鸟儿认识到这一点的时间远远早于人类。生长并保持漂亮的羽毛需要许多能量。健壮的尾翎意味着好的免疫系统，对寄生虫的高抵抗力，和较强的争抢能力。数百万年以前，人类的祖先不得不在没有因特网婚姻介绍服务、体检分析（婚检）、社交俱乐部或朋友媒人的帮助下找到一个配偶。他们能够凭借的只有外表。男性始终被具有一定腰臀比例的异性所吸引。细腰丰臀的女性比身材平板的女性更容易生育。奥斯汀大学的辛格认为，最迷人的腰臀比在 0.6 到 0.7 之间。数千年以前，人们并不能规律地获取食物，必须有什么吃什么。当孕期缺少食物时，臀部和大腿的脂肪就会发挥不可估量的作用，尤其是在孕期最后三个月和哺乳期。即便在今天，这种腰臀比也是怀孕成功的最佳条件之一。女性似乎对高个子男人更感兴趣，因为他们有一个明显的进化优势且生育子女的几率也更大。

三、爱情需要学习

完美的爱是学出来的。恋爱是一所学校，教我们重新做人！

——莫里哀

小故事：很久以前，疯狂和真理、希望、激情、热情、爱情、懒惰在一起玩，他们打算玩捉迷藏。于是，懒惰藏到了一块离自己最近的大石头后面，因为它懒得多走路。真理升到天上，希望躲到荆棘深处，激情与热情藏在欲望的火山中，唯独，爱情，她找不到地方，她找呀找呀，最后，看到路边的一朵玫瑰，于是，她藏到了玫瑰的花瓣中。疯狂，开始寻找了。他一下子就看到了懒惰，然后，他听到真理在天上与神仙争吵，于是找到了他。他又看到了隐藏在欲望火山中的激情与热情，寻觅到荆棘中的希望。可是，他找了好久都没有找到爱情。他找呀找，最后终于看到了玫瑰，他不停地摇着玫瑰企图打开它的花瓣，找到爱情，可是，只听到一声叫喊，玫瑰的刺刺伤了爱情的眼睛，她失明了。于是，疯狂很后悔，他决定陪伴爱情一生。所以，爱情如果"盲目"了，那么跟随她一生的，只有疯狂。

启示 如果我们盲目地去爱，最后得到的只能是可怕的疯狂！可怕的是，结果最后才会出现，而等我们知道时，已经来不及了。

在我们从小到大的经历中，学习过很多东西，大到学校里教我们的数理化等各门学科，小到骑自行车、游泳、打球等我们感兴趣的运动，老师和家长告诉我们，想要掌握一项技能，我们必须要通过不断的学习，我们必须要为之付出努力。但是从来没有人告诉我们恋爱也需要学习！

没有经过学习的爱是幼稚的、甚至是危险的，只有通过学习，你的爱才能够成为成熟的爱，这样的话并不是夸大其词。正如弗洛姆在《爱的艺术》中所说：爱需要去学习。因为我们对爱的理解是有偏差的，就爱情而言，弗洛姆说："大多数人认为爱情首先是自己能否被人爱，而不是自己有没有能力爱的问题。"

因此对 IT 人员们来说，关键是：我会被人爱吗？我如何才能值得被人爱？为了达到这一目的，他们采取了各种途径。男子通常采取的方法是在其社会地位所允许的范围内，尽可能地去获得名利和权力，而女子则是通过保持身段和服饰打扮使自己富有魅力；而男女都喜欢采用的方式则是使自己具有文雅的举止，有趣的谈吐，乐于助人，谦虚和谨慎。

为了使自己值得被人爱而采用的许多方法与人们要在社会上获得成功所采用的方法雷同，即都是"要赢得朋友和对他人施加影响"。我们从弗洛姆的论述中可以看出，尽管我们为了爱也做出了各种努力，但显然我们都是把自己当做被关注的对象，我们是爱这一行为的承受者，而不是发出者。将这种现象推及生活中的其他方面，比如人际关系等等，我们就会发现：被爱、被关注，而不是爱和关注别人是当代社会病的一个症候。

男女两性心理上的判别是非常明显的，特别是在恋爱过程中。一般来说，男性求爱比女性积极主动，总是扮演追求者的角色，女性则往往比较含蓄；男性比女性更看重外在，因而更容易一见钟情；而女性的戒备心理比男性要强，特别是在恋爱期间，常会以审视的态度来考察对方是否真心；女性更善于使用身体语言来表达各种感情，并经常用眼神来激发交往和保持交往；在恋爱中，女性总是把情感深藏起来，用说"反话"的方法含蓄地表达自己的爱意；由于女性感情细腻、敏感，她们比男性更注重细节，常会观赏到男性不太注意的细节。

什么是真爱？会爱才是真爱，别人能够感受到的爱才是真爱，真爱需要学习。有句关于爱情的谚语说得好：拥有了爱情，从此在生活中，一份快乐由两个人分享，就变成了两份快乐；一份痛苦，由两个人分担，则变成了一半的痛苦。这里所强调的爱情学习便是如此，要教 IT 人员学会爱自己、表达爱、接受爱、拒绝爱、维系爱和放手爱这样一些爱情心理学知识，过着这样一种生活，便是幸福、和谐的生活。这是我们永恒的目标。也许不是人人能达到的，但它昭示了一种可能的生活。

在这样一种爱的学习中，一个人最终会战胜自卑、胆怯、欲望、自私，必将会超越自我，成为一个自信、自强、懂得爱人与被爱、身心合一的完善的人。勇气、坚强、快乐会成为他内在的动力，而自由将成为他的呼吸。

爱需要学习，需要钻研，需要切磋，需要反复实践，需要考验，要总结经验，需要批评帮助，需要阅读，需要讨论，需要提高，需要顿悟——总之，需要一切手段的打磨和精耕细作的艺术（毕淑敏《心灵百合》）。

第二节　错乱的舞步——IT 人员爱情疑难杂症的评估

相遇，心绪如白云飘飘；拥有，心花如雨露纷纷；错过，心灵如流沙肆虐。回首，幽情如蓝静夜清。

——佚名

一、IT 剩男剩女原因浅析

《中关村周刊》曾报道过中关村单身男婚恋难，北京人也用自己独到的方式嘲弄着 IT 人员，他们说北京有三种男人："中关村的男人，有钱没时间；

三里屯的男人，有时间没钱；建国门的男人，既有钱也有时间"。IT男男女女们逐渐成了不解风情的代名词。而据佰众健康网的调查显示，中关村员工已婚比例占43.8%，说明近一半的中关村人都结了婚。心理学家指出，从心理学上讲，婚姻的稳定可以带来心理的稳定，心理健康对工作压力大的年轻人是至关重要的，良好的心态更利于年轻人事业的稳定和发展，减少频频跳槽现象的发生。

（一）异性交往机会少

按说IT青年才俊们收入丰厚，智商良好，外表潇洒，寻找理想的另一半不应该有困难。然而，如今IT人的感情困境居然成了一个全球性的问题。IT企业男性过于集中，工作生活环境封闭，社交圈狭窄，竞争压力大，使IT人遭遇情感困境。

IT公司中的男女关系大多属于鲶鱼效应。一般来说，在业务部门，男人总多于女人，如果这个部门没有女人，男人的工作往往会缺少色彩，有一两个女人，男人干活就有劲了，正所谓"男女搭配，干活不累"。在传统的观念中，男人总是要照顾女人的，所以女人少，男人就会主动地多表现一些，以博得女人的赞许和好感。

IT业男多女少的情形由来已久，即使有少数的几个女性，一般也只是分布在市场、营销、人事等部门，而且大多已"名花有主"。一些IT企业都有"女孩内销"的典故：在公司的内部局域网上，常常会公布新进员工的照片，大家会上网浏览，还没结婚的女孩子一进企业，很快就会被人抢走。（这有点像Facebook社交网络服务网站的模式）

（二）缺少关爱

今年31岁的小张在一家软件公司做电脑程序员，大学毕业已有7年，但现在跟学生时代的生活没什么两样：实验室、饭堂、宿舍，三点一线。平时工作很忙，有点空闲就想睡觉。而工作时间与异性接触的机会又很少，办公室10个人，9个是男性，仅有一个女的也已结婚。他很怀念老家那些张家长李家短的大妈们，真希望哪天有人喊他去相相亲。平时最喜欢看电视里的相亲类节目，特羡慕那些速配成功的人，希望自己哪天也能去"速配"一下。

（三）个性原因

IT人晚上加班、进修充电是家常便饭，属于自己支配的时间很少，花在个人情感上的时间就更少了。一位男友是IT工程师的女孩说："男孩子有事业当然好，但是，他们有钱也没有时间花，哪个女孩要真的和他们恋爱的话，就要做好大多数时间独处的准备，因为IT男不可能有很多个人支配时间。另外，IT男往往比较腼腆羞涩，他们不善于表达情感，娱乐活动相对其他行业的从业人员要少，这也容易被女孩子认为没有情趣。所以，他们优秀的品质和聪明的才智往往就会被遮盖了。"许多IT才俊自己也承认与女孩子交往的时候的确会比较腼腆，平常习惯了在因特网上聊天，天马行空大侃一通不成问题，但真要是面对面交谈就比较不自然了。

心理学家认为，家庭在人的一生当中起着很重要的作用，扮演着不可或缺的角色。年轻时你可以不以为然，或者用别的方式去填补这方面的空白。但长远一点考虑，即便你赚得再多，身边如果没个分享的人，又有什么意思呢？当掌声过后，万物俱寂时，岂非斯人独憔悴？

（四）工作原因

压力来自竞争。竞争，让IT人员们几乎无法喘息。于是，他们不自觉地用加班来证明自己比别人拼命工作。IT产品生命周期短，有些产品甚至刚刚开发出来半年就要更新换代了。自己的新产品害怕被别的公司赶上，别人开发的产品自己又要拼命去追赶。然而，一个人的精力和时间是有限的。当事业与感情发生冲突时，爱情就只能退居二线了，对这些奋斗着的IT人员来说，先立业，后成家是无奈的选择。

对IT人来说，适婚年龄往往正是事业起步的时候，他们担心有了家庭的羁绊，就不能在事业上有所表现；当个人在事业上崭露头角的时候，又往往为了能再上一层楼而错过了成家的打算；如此一再蹉跎，青春已过，唯一能寄托的就是事业了。而正是这份事业，把一个原本也想好好结婚生子的普通人变成了工作狂。

（五）文化缺位

28岁的小李去年刚刚从美国硅谷回国。他回国的目的除了创业外，更重要的是觉得在国外很无聊。"硅谷的休闲活动又少又贵。"小李表示，硅谷呆板的生活让居住了一年的他"饱受寂寞之苦"。更因为找不到好的社交渠道，新交的朋友寥寥可数。所以，即使上司愿意多加四分之一的薪水，他还是选择了回国。"没有朋友的日子很难活下去"，小李感叹道。

比起硅谷，中关村上地地区的商业设施就多得多，但适合年轻人交往、休闲的、有情调的、随意的场合却很少。无论是一个地区、一个社区、还是一个企业、一个部门，如果缺少对成员的人性化体察与关怀，忽略他们在工作、生活、社交、精神世界等方面的需要，就会在一些环节上留下空白与缺憾，时间一长，也许就会发展成为比较突出的甚至影响全局的问题。这也许能从一个侧面提醒IT科技园区的管理者和企业领导，一定要重视企业文化建设，为员工的文化社交活动提供更多的硬件与软件设施。

以前，我们似乎总将个人的婚姻摆在很私人化的位置，敏感得让人彼此都"不好意思问"。其实，婚姻不仅仅是个人的问题，它甚至可以危及企业的存亡。员工个人生活的健康和幸福，会以一种潜在的方式反映到工作中。如一些 IT 人员会因为择偶问题而离开企业，从而导致人才流失。

对于 IT 人"钱好挣伴儿难找"的现象，一家 IT 企业的 CEO 形象地说："父母让流荡成性的儿子安定下来的最有效做法就是给他娶个老婆。高科技企业要留住员工，是不是也可以借鉴？"IT 人择偶困难，引起了中关村科技园区管委会的重视。各企业采取引进"外援"的形式，组织与外单位搞联谊活动，定期邀请公司、学校、医院、文化机构的女青年进行联谊，扩大企业未婚员工的交际范围，为员工创造更多的择偶机会。

（六）心理偏差

根据 IT 剩男剩女的心理，单身可分为几种类型，"宁缺毋滥"型、"恋恋不舍"型、"事业狂"型、"享受自由"型、"流连花丛"型等。从心理需求上说，都存在某一方面的偏执倾向。

1."宁缺毋滥"型，这类青年大多自身条件不错，对另一半的要求也颇高，一旦发现对方有缺点，就会考虑分手。随着年龄不断增大，愈发不肯将就，陷入追求完美的偏执中。

2."恋恋不舍"型属于受过感情的挫折，放大了失恋的悲情感受，无法从阴影中走出来。

3."事业狂"型兴趣重点放在事业工作上，忽视了自己和对方的情感需求。

4."享受自由"型强化婚姻现实的一面，对付出心存畏惧，宁可享受单身的自由。

5."流连花丛"型对感情不专一，在不同的婚恋对象中摇摆。

无论哪种类型，旁人都不要采取鄙视、过激刺激的方式，本人也不可迫于压力草率结婚。最好针对落单的原因，采取疏导的方式，提升对婚恋问题的认知水平，扩大其交际圈，让"光棍"自己感悟或转变。

二、IT 人员网恋心理浅析

人在网恋时通常会表现为三种情况：第一种人会在网络上突出他的次要性格；第二种人会在网络上变成他"希望"成为的那种人；第三种人会在网络上变成他"不可能"成为的那种人。

网恋常有的五种心态是：

1.**超越型**　理想主义者幻想在网络上能够有超越一切的纯爱情。带有此类心态的人往往很容易在网络上坠入爱河，不能自拔。

2.**超脱型**　现实生活中爱情与婚姻不可避免的联系限制了人们对情感、美好生活的向往。而在网上可以爱得死去活来，却不必言娶论嫁。

3.**游戏型**　有些人只是想在网络上体验一下交友的感觉，既无意于真诚地爱一个人也无意于对自己的言行负责，此种人往往比较潇洒，不必担心被爱情这把双刃剑刺伤。

4. 实用型　由于网络便捷的特点，很多人有意于寻找终身伴侣的人把网络作为实现目的的一种手段，他们往往会主动挑明自己的条件和要求。因为他们不想浪费时间。

5. 恶作剧型　有些人以在网络上引诱异性为乐事，当他们成功地引诱到一个异性使对方爱上自己时，就悄悄地退出，对方越是痴情，他们越是有快感。

小故事：一只蜘蛛编织了一张美丽的网，在一个很多人都向往的方向。

一只甲虫飞过来，对蜘蛛说："朋友，我能到你的网中休息一下吗？我飞得太累了。"

蜘蛛看了看，哇噻！肥婆一个，吃起来牙也会疼，搞不好雀占鸠巢，不愿离开就惨了。于是连忙摇摇头说："不行，不行啊！我的网不够结实，承受不起你的大驾。"

不一会儿，有一只蜻蜓飞来，看到蜘蛛跷着二郎腿在网上哼着《只要有你》歌曲，深深的吸引了蜻蜓，并且打动了蜻蜓的心。

蜻蜓对蜘蛛说："你真有才情，建造了一个休闲平台，唱的歌还让人陶醉。"

蜘蛛眯着眼看了看蜻蜓，感觉蜻蜓漂亮至极，于是色眯眯的说道："蜻蜓啊蜻蜓，如果你喜欢听我的歌就到我的网中慢慢地欣赏，我会给你唱一支难忘的歌，经历一个难忘的回忆。"

"好啊！你尽情地唱吧，我尽情地听，只要你让我高兴，死在你的怀里我也愿意。"蜻蜓喜悦着说。

蜘蛛听了手舞足蹈向蜻蜓招手："来吧，来吧，只要你愿意到我的网中，我什么都听命。"

嘻嘻！蜻蜓笑了笑说："色狼一只，想蒙我没那么容易，我要考验你的耐性和真诚。"

晕！蜘蛛傻了眼说。心里想："等你投怀送抱的时候我已经饿死了，考验我的耐性，我才没那么笨呢！"

蜻蜓刚飞走，来了一只苍蝇。这只苍蝇笨头笨脑地往网上撞，结果被网粘住了翅膀。呜呼！苍蝇心想"本小姐乃大眼空姐，会不会迷倒蜘蛛这个色鬼呢？呵呵，给点电波电昏它。"

苍蝇想着的时候，蜘蛛正全身地打量着苍蝇。蜘蛛心里盘算着："今天真倒霉，肥婆（甲虫）不敢吃，美女（蜻蜓）不上当，现在倒好，来了一只不知道死活的苍蝇。虽然貌不出众，但名臭万里。如果我吃了它，别人不会说我是色狼的，也许还给我一个好的评价——某某杀手之类的美称也不一定。"

蜘蛛越想越得意。嘿嘿！自己送上门的东西不吃白不吃，吃了也白吃，虽然臭了点，但总算还能填饱肚子。多锻炼身体也有好处，以后可以征服更多的美女，饱餐更多的美食。

启示 网上爱情就是如此。如果你是肥婆（甲虫）那你是幸运的，虽然不被人接受你的爱意，但你是安全的，不至于被人欺骗感情。

如果你是美女（蜻蜓），如果你不理智，也许你的美丽只能短暂地存在，所以面对人生世态要多长一个心眼，不要让别人的甜言蜜语陶醉自己。

如果你是一只平凡的苍蝇，总想着奇迹出现，来一个360度的大翻身，从此过上幸福的生活，那只能是白日做梦，让你更加地迷失自己。

聪明的IT朋友啊！请回答："网上爱情，爱情在网上，被粘住的翅膀还能不能飞翔？"

三、心理与生理的惶惑——沉迷裸聊的心理学浅析

案例一 **网络情色门盘点**

裸聊门：2011年11月19日晚，某网络贴吧曝出某副总编王某与女网友的肉麻聊天记录截图，王某的网名"王豆瓜"，女方网名"冬忍"，聊天记录截图达40余张，据网友提供的视频截图中，一张"王豆瓜"露下体的截图丑态毕露。

开房门："房卡怎么给我？""我拿好后送你"……2011年6月20日，这一来一去的微博"打情骂俏开房门"成为了大众谈资，从头像上看，男主角"为了你5123"戴着眼镜，斯文模样。而女主角"Y珍爱一生Y"，年轻漂亮。据微博资料显示，女方有家庭孩子，他们在酒店约会，互相称呼对方为宝贝。而从对话看，男主角一句"正向市长汇报工作"，更暴露出他为政府官员。事后，被称为"2011年最为奇特最为喜感的网络事件"的男主角还诧异地反问广大网友："你们能看到我们发微博的啊？这个都能看得到啊？不可能吧？"

调情门："开房门"风头刚过，"调情门"又粉墨登场。又有一位官员不甘寂寞冒出头来，上班时间他在微博上与网友上演疑似调情的戏码，再度引发网友围观。2011年8月4日网友发帖称，一名新浪加V认证的博主"赵××"对一张"波涛汹涌"的图片发表了评论："白、嫩、柔滑，喜欢"。随后"波涛汹涌"的主人"EorF-这是个问题"答道："光从视觉就连手感和口感都yy出来了，有水平，握爪"，"赵××"立刻回到："一看就是宝贝，还没来得及yy。"几分钟后，"EorF-这是个问题"提醒对方："加v的官勃呀，表乱看哦。"此帖一出，立马引来不少网友的拍砖。"他说什么并不重要，重要的是，他是不是在上班时间说这些话？是不是用单位电脑发的微博？"网

友"老猫笨笨_2008"说道。

近几年来，与网友裸聊、微博"直播"与情人开房、微博调情等网络情色门事件屡见不鲜。这类新闻看多了，眼睛似乎已经疲劳，心理似乎已经麻木，网络的虚拟性让很多人的阴暗面暴露无遗，殊不知因特网有可能会留下证据，不期而至的麻烦会打破当事人原本平静的生活，可谓一失足成千古恨。

案例二　裸聊，像个魔鬼一样生活

"想与美女激情裸聊吗？快去免费注册，只需99元，美女主播听您指挥！"诸如此类带有色情诱惑页面的小窗口往往不时地在网民上网过程中弹出，引诱网民们点击进入，注册成为会员。而负责表演的"宝贝"则用语言挑逗、动作诱惑等方式，吸引网民通过网银、游戏点卡、电话充值等方式，充值消费。

会员想要和女主播（网站称之为"宝贝"）单独聊天，需充值购买积分（如10元购买1000积分），聊天的时间长短，则根据送给女主播礼物的价值而定。会员将购买的积分点数换购成"鲜花"、"宝马车"、"别墅"等不同的"礼物"，"宝贝"会根据礼物的价值大小进行脱外衣、内衣秀、成人用品道具表演以及裸聊。如果想要看到更出位的表演，需要缴纳更高的会费，进入所谓的贵宾区。

"裸聊的世界既是虚拟的，又是真实的，我无法摆脱……现在，我觉得我越来越严重了，我不能满足和认识的人裸聊，我希望每一天都是新面孔……想想都觉得自己可怕，太堕落了！但是，只要家里没人，我就像着了魔一样，不由自主地去开机，浑身燥热……过后，我又特别地害怕和后悔，我该怎么办？我活得像个魔鬼。"一位沉迷于裸聊的网民感叹道。

"裸聊"是因特网发展的衍生品，是性产业的一部分。随着网络的飞速发展，"裸聊"也就见怪不怪地出现在人们的视野当中。从实际情况看，"裸聊"无非以两种形式存在：一是进入视频聊天室或网络聊天"群"，在"众目睽睽"下同时与多人裸聊，二是借助于IM工具（instant messenger 即时通讯工具，如QQ、MSN等）利用专属于自己的账号，与对方进行一对一的裸聊。

沉迷裸聊无外乎是这样几种原因：一是精神空虚型，衣食无忧，没有理想，无所事事，于是沉湎于网络，渐渐地被网络"诱奸"；二是寂寞无聊型，因为家庭或感情方面不如意，便到网络上寻求寄托，结果弄巧成拙，弄假成真；三是放荡不羁型，由于缺乏良好的教养和自律意识，自由散漫，无拘无束，对网络上的色情诱惑来者不拒；四是就是偶然失足型，本来也没有想跟这些色情裸聊沾上边儿，就因为偶尔的接触，出于好奇心理，结果像吸食毒品一样走上了不归路；五是外界强迫型，被同伴或男友或女友拉去玩"新鲜"，最终被控制或玩上了瘾。

不管何种原因，这些加入到裸聊队伍中的男男女女们大多有一个共同的特点，就是平时自己在现实中规规矩矩，从不越雷池一步，甚至婚外情都不敢去碰，不敢去赌，害怕因此而毁了家庭，毁了幸福，还要落得个身败名裂的结局。于是，不约而同地把网络当成世外桃源，什么隐私、廉耻、自尊、道德，统统都作为赌注，自以为能够获得另类的"满足"和"幸福"，结果还是将名誉、家庭、幸福一股脑儿赔进去了！连他们自己也许都觉得满腹委屈和疑惑：只不过在网络上消磨寂寞时光，释放孤独心情，寻求一点刺激，这虚拟空间的东东怎么转眼就变成现实中的麻烦了？

可能有人会说：这都是网络惹的祸！网络固然因为其虚拟的特性，加之不易监管的原因，给一些不健康甚至反道德内容的侵入以可乘之机。然而，游移在网络世界中的毕竟还是现实中的人，网络永远都不可能脱离现实而存在。因为在现实中的不安分，你才会在网络中守不住道德的底线，而一旦虚拟空间与现实世界链接，你在现实中的那份矜持、虚荣和虚伪就会顷刻土崩瓦解，所有美好的东西同样会被输得精光，充实、幸福的生活只有在现实中靠自己去把握！网络裸聊的心理动机如下。

1. 补偿心理

很多人之所以陷入裸聊的泥潭不能自拔，最主要的原因是在裸聊中获得了新鲜的性刺激、性快感。而这些往往在现实婚姻生活中是十分匮乏的。如两地生活、沉迷网络等原因，造成夫妻相处时间减少，缺乏交流，产生矛盾，进而形成了一种冷暴力，多数表现为对配偶冷淡、轻视、放任、疏远和漠不关心，长此以往，使得很多人很难和配偶一起讨论和享受性的愉悦，内心深处很寂寞，并渴望在别处寻找一种满足，裸聊刚好弥补了他们内心对于性的渴望。

2. 侥幸心理

由于审美疲劳或遇见了比自己配偶更为优秀的人，又或其他种种原因，很多人厌倦了单一呆板的夫妻生活，渴望走出围城，看看外面的"世界"，进而产生了婚外情的想法，但又对真实的婚外情又有所担心，害怕会影响到婚姻，所以，他们的内心是矛盾的，既有渴望又有恐惧。而裸聊具有边缘性，它一方面可以实现部分性满足，另一方面又没有真正的性接触。因此对此心存侥幸，觉得裸聊只是虚拟的性爱，没有真正地背叛婚姻。

3. 裸聊中的性认可

为了能够使裸聊继续，通常在聊天过程中，双方会赞美对方的性特征，并加以一定的性幻想来实现性满足。无论是对于女性还是男性而言，被别人赞美自身的性特征是十分愉悦的，甚至会在这个过程中迷失自己，失去真实的判断，因而十分容易深陷其中。

4. 空虚寂寞

有的 IT 人员在日常生活里过于空虚，在工作或是学习中找不到成就感，自我价值感。也就是说在现实中找不到真实的人生定位，正好裸聊的刺激愉悦性让他们找到了一个宣泄的途径，也满足了他们心理上的某些需要，如同玩游戏成瘾一样的便痴迷于此。有心理学家统计，在婚姻问题咨询的案例中，70%的婚外情与网络有关，且增势明显，网络已成为影响夫妻感情的"第一杀手"。

5. 幼年心理创伤

在幼年的成长经历中，受到过来自周围重要人的一些不良的刺激或是创伤的经历，会在成年以后以不当的途径加以释放。

第三节　邀请心灵的舞伴——青春不常在　抓紧谈恋爱

真理的获得是非常艰难的，任何人想要获得真理，必须得经历心灵的磨难、知识的困惑、生与死的终极追寻、甚至生命的冒险等等。只有知行合一，才可能获得真理。但是，学习了这些爱情必要的知识后，也未必能获得本质。

获得了真理的生命是通透的，对爱自然也是通明的。在这里，特别要强调的一点是，真正和谐美好的爱是没有痛苦的，凡是有痛苦的爱是不明理的，是没有超越自我的爱。爱要达到一种境界，即爱着一种真理，而非一个具体的肉身。只有如此，爱才可能被超越，爱也才能被学习，爱情才可能是永恒的。也只有如此，相爱着的人才可能不被具体的物象所左右，而是有一个共同的信仰。这是他们心灵真正的桥梁。

各位 IT 俊男美女们，赶紧行动起来，青春不常在，抓紧时间谈恋爱吧。

一、恋爱是什么

（一）解读"恋爱"

男女双方培育爱情的过程称为恋爱。这样的阶段和过程正是以谈、恋、爱三步曲为标志的。

1. 所谓"谈"，是恋爱的第一阶段。

如果男女双方谈得多、谈得好、谈得有滋有味，则两人的关系就会进一步发展，产生第一次飞跃，进入相恋阶段。

2. 所谓"恋"，是恋爱的第二阶段。

如果男女双方产生了强烈的依赖感和牺牲感，愿意为对方做出无私的奉献，同时产生一种强烈的独占性和排他性，追求两人独享的最高境界，就说明彼此的情感已经升华，进入到热恋。

3. 所谓"爱"，是恋爱的第三阶段。

恋人之间的交往更加丰富，是恋人心理交往达到相互结伴的阶段。恋人之间的感情达到完全的默契。

（二）爱情与恋爱

爱情：爱情是两性愿意维持亲密、热情、承诺、守约的关系，希望两人能完全融合、合为一体，并且互相包容、接纳，以达到共识。

恋爱：恋爱是双方共同相处，不断调整、修改双方生活、理想的过程，是个体自我理想与欲寻找的客观对象相互学习适应的历程。

（三）恋爱的发展历程

无论是男追女，还是女恋男，都有一条主线贯穿其中，即一次从相遇、相互吸引、相识相知、相恋到磨合、结合、相守的爱情发展历程。如图 7-2 所示。

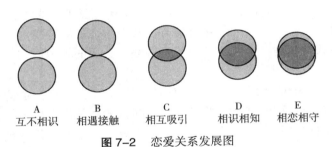

A	B	C	D	E
互不相识	相遇接触	相互吸引	相识相知	相恋相守

图 7-2 恋爱关系发展图

二、恋人交往的第一阶段——"谈"

从心理学的角度来说，恋爱关系开始的第一步总是一样的：男女双方之间的相互吸引，双方都有接近对方的强烈渴望。虽不能保证必然会发展成爱情。不过却开启了发展爱情的可能性。

谁是你的那一半？对方的什么因素吸引了你，让你产生强烈的渴望与之交往？让我一起玩一个爱情拍卖游戏！

下面有一些形容词用来描写你的另一半，他（她）是一个……的人。

1. 有理想	7. 负责任	13. 有很强的经济基础
2. 能说会道	8. 独立	14. 勤劳
3. 宽容豁达	9. 帅或靓	15. 幽默
4. 心地善良	10. 有思想	16. 谨慎
5. 聪明	11. 坚强	
6. 乐观	12. 温柔	

　　假定所有在场的人，都拥有 100 万，在这场竞拍中你最多只能花 100 万，每一个特征起价 10 万元，最高 100 万，谁先出到 100 万，谁就获得此特征，否则以出价最高者得之。

　　你可以先考虑一下。各位 IT 俊男美女们，对方的什么因素吸引了你？外表？性格？社会地位？还是其他？

　　谈，是恋爱心理交往的主要内容，是恋爱初级交往的阶段，这一阶段双方进行着相互了解。谈是获得一般性信息的主要手段；谈是把握对方价值观的基础和必备条件；谈本身必须以较高的交往频率和交往质量为前提。

（一）我选择我喜欢——IT 男女如何选择自己的另一半

1. 把好三关：硬件、配件、软件

　　建立幸福美好的家庭需要把好三关。

　　三关中第一关是硬件，就是身高、体重、风度、仪表，男的喜欢漂亮，女的喜欢潇洒，这外观重要不重要呢？当然重要，因为能互相悦目。但第二关更重要，就是配件，学历、能力、职称、职位，有第二关才能赏心。但最重要的是第三关即软件，人格、品格、责任心、包容心，这是内在看不见的东西，内在美才是最重要的，才能托付终身。一个家庭的建立首先要看他有没有责任心，如果没有责任心，千万别结婚，因为没有责任心的人，玩世不恭是极危险的。好的婚姻需要双方都有责任心，因为成家首先是奉献而不是索取。还要有包容心，如果没有宽容，任何家庭都会破裂，因为双方来自不同的背景、出身和文化，就需要包容对方的优点和缺点。家庭的组成是一个等边三角形，在几何学上三角形是最稳固的，底边是真诚的爱情，不是爱钱或爱权，左边是责任心，右边是包容心，如果有一边歪了，家庭结构就歪了。所以相爱时，一定要理性判断双方是否"般配"，如果落差太大，尤其是软件落差太大，那将来是没有什么好结果的，就像河流一样，落差大必然有湍流。品位、情趣、追求不同的人，不可能心灵相通，琴瑟共鸣。

2. 培育三情：激情、爱情、亲情

　　任何两个正常的男女在一起，都会有激情，这个激情很强烈，也很动人，但时间很短，激情很容易消退，要及时培育起爱情，爱情不能用"月"计而应用"年"计，3 年、5 年，很少超过 10 年，爱情慢慢就会消退。当爱情消退时，就应该培育亲情。

　　激情就像鲜花，爱情就像盆栽花，亲情就像松柏树。亲情不会从天上掉下，亲情需要有阳光、空气、水的精心培育。阳光就是有话聊，空气就是牵手，水就是爱窝的滋润。有了亲情之后，家庭日益稳固，感情日久弥坚。一些七八十岁的老年人，相依相伴，老太太满头白发，满脸皱纹，但老先生推着轮椅，精心照料，知冷知热，给她盖上被子。这种温情最感人，什么叫浪漫，这就是浪漫；什么叫真情，这才是真情！

3．远离三"不"：不爱回家、不爱说话、不爱说好话

男人只要不爱回家，问题就多了，人家是归心如箭，你却不爱回家，这个家的前后院迟早要着火。回家后不爱说话，话很少，有心事也闷在心里不说，问他也不说，就是烦、烦、烦，没有交流就会产生误会，久之导致矛盾，鸡毛蒜皮也会星火燎原。

很多男人不爱说好话，其实说好话，真诚地赞美对方是一种宽阔的胸怀和优良的品德。夫妻间特别需要相互真诚的赞美。因为夫妻间不是主人和仆人，而是情人与爱人，不是一人支配，而是互相支持。这样，相互赞美就是家庭的润滑剂，进步的助推器和持续发展的动力。心理学研究表明：真诚的赞美能产生出乎想象的神奇效果。一位百岁老人在谈及和睦之家和健康之道时只用了一句话：我逢人就夸儿媳妇好，结果全家越来越好。真是精辟之极。看来，赞美的"马太效应"确实令人刮目。

简单来说，男性更看重女性伴侣的是身体的吸引力和人际沟通能力；而女性更看重男性的职业成就和经济能力。

注：马太效应的名字来自圣经《新约·马太福音》中的一则寓言："凡是少的，连他所有的也被剥夺；凡是多的，还会获得更多"。在社会生活领域中，普遍存在着好的愈好，坏的愈坏，多的愈多，少的愈少的现象。美国科学家罗伯特·默顿对这一现象倍加关注，并把这一现象称之为"马太效应"。广泛应用于社会心理学、教育、金融以及科学等众多领域。

（二）关注几个恋爱问题

当一对男女忙着谈恋爱时，通常不太会去正视这些问题，直到遭遇现实打击，才不得不去解决。

1．年龄差距太大

夫妻年龄相差"很大"，可能为婚姻带来严重的问题。如果你和伴侣相差四五岁，比较常见，如果相差 10 岁以上，就会造成很多困难。例如耐心上，年长的通常会对年轻的一方感到不耐烦；还有尊重上，年轻的因缺乏人生历练，年长的可能摆出父母的样式。婚姻是两人进入一个相等的关系中，若一方比另一方年长很多，要相等就很困难，年长的较早经历更年期，外表渐渐老了，性欲也减退了，但年轻的仍"性"致勃勃，就会面临问题。

不是说年龄差距太大的婚姻不能成功，年龄的差距也有好处，可以刺激另一方成长，况且年龄差距的冲击，会随着年纪的增长越来越小。例如亚伯拉罕 100 岁时，撒拉是 90 岁，100 岁和 90 岁其实差不多，但 20 岁和 30 岁的差别就大了。如果你爱上了一个年龄差距很大的对象，你需要慎重才行。

2. 理想和价值观不同

在谈恋爱时，较少谈到彼此的信念和价值观、谈到人生的归宿和目的，可是当感情渐渐成熟之后，这方面的重要性就会浮现出来，愈不相同，就好比爱情定时炸弹，往往会出其不意爆炸。

如果漠视两人之间的巨大差距，当你隐藏不住真正感受时，冲突会一发不可收拾。而且两人的背景若不相同，价值观往往也会不同，价值观会影响日常生活，如待人处事、言行举止、金钱观、教养子女的态度、人生目标等等都会不同，试想每天都要在这些事情上苦苦挣扎，压力和冲突就必不可免。

3. 种族或教育背景差异

健全的感情可以说是建立在彼此的相同点上，相同的兴趣、教育文化背景、眼光和风格、观念、习俗等。不是说你和对方的一切看法都要相同，或者一切经历都要相似，差异太多，带来的压力就越大，婚姻美满可能就越少。

4. 异地恋

异地恋会"美化"感情，站远一点看，似乎都很完美，走近了，才发现不足。在"正常的"恋爱关系中，目的就是相爱、亲密，但远距离的恋爱像在玩游戏，你无法看清对方的真面目，不能看见对方遇到压力或危机时的反应，不能看见对方疲惫或心情不好的样子，当他生病或害怕时会有什么反应。

其次，异地恋往往会避开问题所在，因为相处的时间有限，也就很难学会一起解决问题，或是建立更深入的感情。第三，异地恋无法实际看出彼此相容。很多人婚后觉得很疑惑，你以前不是这样啊？你们的个性若合不来，婚姻很难长久。

三、恋人交往的第二阶段——"恋"

男女双方培育爱情的过程，称之为"恋"。一般而言，美好的爱情要经历一个萌芽、开花、结果的过程。

每个人的恋爱过程纷繁复杂，难于划一，或如潺潺的清泉，水细流长；或如暴风骤雨，一见钟情，速战速决；或如"马拉松长跑"，好事多磨，深思熟虑；或委婉细腻，润物无声，或东施效颦，啼笑皆非；或多角进取，公平竞争；或爱河触礁，悔恨不已……

（一）恋爱阶段的心理感受

1. 美化感：晕轮效应（第一印象非常重要，一好百好，一坏百坏）。
2. 疑惑感：对对方的言行、对爱情等的怀疑和顾虑。
3. 孤独感：一日不见，如隔三秋。
4. 羞涩感：脸红心跳，情绪紧张。

5. 幸福感：找到寄托和欣慰，充满憧憬，心情舒畅，效率提高。

6. 满足感：付出得到了回报，归属与爱的需求获得满足。

7. 依恋感：如漆似胶的依恋之情，有了拥抱、爱抚、亲吻等传递感情的行为。

（二）爱情成功的心理因素

价值观一致：价值观一致是婚姻的基础。

心理相容：是指双方在心理与行为上的彼此协调一致，相互理解包容，配合适宜。它是爱情成功的心理背景，爱是个性的整合，包括一致处的水乳交融，，不一致处的包容和对缺陷的谅解。

性意向一致：性意向是构成爱情心理结构的主要组成部分，但绝不是单纯的性欲，夫妻性生活的和谐有助于爱情的巩固与发展，性意向的矛盾与冲突往往造成感情不和甚至破裂。因此，夫妻双方一定要正确对待与协调性意向是巩固爱情的重要条件。

四、恋人交往的第三阶段——"爱"

真爱是因为我爱你，所以我需要你；假爱则是因为我需要你，所以我爱你。

——弗洛姆《爱的艺术》

初恋——世界上最美丽的事情；暗恋——世界上最隐蔽的事情；热恋——世界上最弱智的事情；痴恋——世界上最麻痹的事情；苦恋——世界上最遥远的事情。失恋——世界上最痛苦的事情。爱情就是一种轮回，一种从美丽走向痛苦，然后从痛苦中解脱，最后走向永恒的东西。

爱情是生活美的花蕾，没有爱情的生活是不可思议的。正如郭沫若所说：春天没有花，人生没有爱，那还成个什么世界？每个 IT 男女都渴望自己能得到美好、幸福的爱情。或许有的 IT 男女要问，如何才能得到这种美好、幸福的爱情呢？

在心理学家弗洛姆看来："爱是人的一种主动的能力，一种使人和他人相联合的能力；爱使人克服了孤独和分离的感觉，但他允许他成为他自己，允许他保持他的完整性。真正的爱，是接受，不是忍受；是支持，不是支配；是慰问，不是质问；真正的爱，要道谢也要道歉；要体贴，也要体谅；要认错，也好改错；真正的爱，不是彼此凝视；而是共同沿着同一方向望去。其实，爱不是寻找一个完美的人。而是，要学会用完美的眼光，欣赏一个并不完美的人。爱的根本问题不是有没有爱的对象，而是有没有爱的能力。

你了解过你的爱的能力吗？在什么情况下，你会质疑自己爱的能力？

（一）爱的能力的含义

1. 什么是爱的能力

爱的能力是指和他人建立亲密关系的能力，它对人的一生发展有着重要的意义。具备了爱的能力会引导一个人去真正地爱他人，也真正地爱自己，能真正体验到爱给人带来的快乐和幸福。恋爱的过程也是培养爱的能力的过程。

有爱的能力的人，是独立的人，有自己的独立的价值观，有自己的生活空间。有爱的能力的人既不排斥对方，又是尊重他人、关心他人的人，他会尊重对方的选择，尊重对方的个人隐私，尊重对方的发展。

2. 建设爱情银行

爱的能力首先看内心储存了多少爱可以给予，如果一个人内心是干枯的，没有爱可以付出，也就缺乏了爱的能力的基础。即我们要先去爱别人，给他灌注爱之后，再与之打交道，别人才会给予回报。你自己的储爱池里有多少爱呢？

米尔的储爱池：心形的储爱池是储存爱的地方，是来解释人对爱的渴望。将自己想象成一个婴儿，在你的内心深处有个心形的储爱池，这个储爱池有个计量表，一开始等于零。

请看图7-3，上方的两个心形池代表你的亲生父母，随着时间的流逝，他们会用自己池中的爱注满你的池。过了十五二十年，当你脱离了家庭，自己成家，那时你的池已注满了爱。身为成年人的你，准备好去注满储爱池。因而在一个正常运作的家庭里，爱是代代流传下来的，从父母传给子女。

父母给予孩子的爱，使孩子也会切身感到自己是一个可爱的人。亲爱的IT朋友们，你自己的储爱池里有多少爱呢？

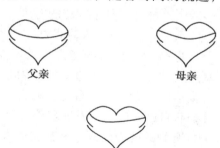

图7-3 储爱池（米尔）

（二）培养爱的能力

爱的能力实际是一种综合的素质，表现为在爱的过程中许多方面的能力。

1. 表达爱的能力

当你爱上一个人时，能否用恰当的方式和语言向对方表达出来呢？表达爱需要勇气，需要信心，表达爱是在表明爱一个人也是幸福，即使可能得不到回报，但你让对方知道被一个人爱着，这是一种很崇高的境界。

2．接受爱的能力

当期望的爱来到你身边时，能否勇敢地接受也是爱的能力的表现。有的 IT 人员在别人向自己示爱后，内心挺高兴，但又不敢接受别人的爱，或者对爱缺乏心理准备，或者觉得自己不配，不值得爱，因此而失去发展爱的机会。

3．拒绝爱的能力

有爱的能力的人不是对爱来者不拒，也不是对他人之爱简单地拒之千里。拒绝爱，首先应表现为对他人的尊重，要感谢对方对自己的欣赏和感情；其二要态度坚决，表达清楚，即和对方明确说明保持什么样的关系，同学、同事还是一般朋友，或者什么都不是；三是行动与语言要一致。可能有些 IT 人员怕对方受伤害，虽然语言上拒绝了对方，但是行动上还与对方有较亲密的接触，如单独去看电影、吃饭等，使对方容易误解，认为还有机会，还纠缠在与自己的情感中。

4．解决爱的冲突的能力

爱的冲突一方面来自日常生活中的不一致，或不协调；另一方面可能来自于性格上的差异。相爱的人不是寻求两人的一致而是看如何协调、合作。爱需要包容、理解、体谅。会用建设性的方式去解决冲突。沟通是非常有效的方式。恋人间需要有效的沟通，表达清楚自己的思想、感受。伤害性的争吵或者冷战都不利于问题的解决。

5．保持爱情长久的能力

保持爱情长久的能力，其实需要上面多种能力的综合。爱需要两个人真正地关心对方，走进对方的内心世界，以对方的快乐为自己的快乐。要保持爱情的常新，需要智慧、耐力、持之以恒及付出心血，同时又有自己的个性，有自己的追求与发展。善于交流，欣赏对方，是爱的重要源泉。

有爱的能力的人，是独立的人，有自己独立的价值观，有自己的生活空间。有爱的能力的人，是既不排斥对方，又尊重他人、关心他人的人，他会尊重对方的选择，尊重对方的个人隐私，尊重对方的发展。

保持爱情的长久，也同时要学习处理恋爱与事业、与其他人际交往的关系等，将爱情作为发展的动力。

第四节　合上爱情舞蹈的节拍——IT 人员恋爱心理的调适

2012 年春节刚过，就发生了被称为"IT 技术男刀捅 IT 女编辑"的龙年微博第一命案。事情经过为一名 IT 技术男由于搭讪不成，言语不和而心生怨恨，竟然挥刀报复 IT 女编辑，事件涉及悬疑、潜伏、智战、科技、美女、暴力等各种大片流行元素，引爆了全中国人娱乐至死的精神，"技术男刀捅女编辑"的微博一经面世，即被网友们转发了近15000次。由于微博中提及，伤人男子和被害女子均系 IT 企业员工，此事也引发了网友们的极大关注。然而透过此事件，我们不得不承认 IT 人员的情感心理很成问题。许多 IT 人员表面看起来风光体面，平时忙于各自工作，出席各种会议，参加各项培训，其实他们内心极度空虚寂寞，很难去谈一场平淡的恋爱，当别人娱乐聚会时，他们中的很大一部分还在电脑前加班敲着代码，他们的生活真的很简单，简单到他们不知道自己被情感问题所困扰。

在 IT 行业有一大好处是，哪怕你 30 岁以后结婚也不算晚婚。当然也有一大坏处就是，你 30 岁之后的结婚对象可能不是你所喜欢的。所以 IT 人员的离婚率也一直居高不下，有很多中国的 IT 企业在上市的节骨眼上铩羽而归，原因就是 IT 公司创始人的老婆要闹离婚分股份了。

一、恋爱中常见的不良现象

（一）窒息的爱——爱的镣铐

恋爱是以感情为基础的，随着恋爱的进程，双方必然在心理上发生很大变化，如初恋时的激动不安、等待恋人的焦急烦躁、离别时的依依相思等，这些反应是很正常的，是恋爱中常有的心理现象。但如果这些情绪反应过于强烈，就会影响身心健康。与恋人一日不见就坐立不安、心神不宁、吃不下饭、睡不好觉，恋人外出如同生离死别般痛苦不堪，恋人与异性讲话就醋意大发等，这些都是窒息的爱，缺乏理智的爱。IT 人员要正确对待恋人的暂时分离，"两情若是久长时，又岂在朝朝暮暮"，恋人与异性讲话以及交往是一个人与社会交往的正常形式，恋人不是你的私有产品，要给TA 正常的生活空间。为减轻这种反应，保持心理健康，要学会转移注意力，做一些其他感兴趣的事，不要把自己的全部精力都投在恋爱上，因为恋爱并不是生活的全部。

（二）波折的爱——爱的蹉跎

由于恋爱是双方加深认识、了解、磨合的过程，加上双方所受的教育、生活环境、性别、个性等方面的差异，以及看问题的角度不同，在恋爱过程中出现一些分歧和波折是正常的。但也有的是人为设置的各种考验，多为女生对男生的考验。如果这种波折过于强烈或持续时间过长，就会使人处于焦急状态，影响心理健康。因此 IT 朋友要正确对待恋爱中的波折，要善于与恋人沟通，彼此开诚布公，求同存异，豁达大度，珍视情缘。

（三）多角的爱——爱的迷茫

多角恋爱是指一个人同时与两个或两个以上的异性发展恋爱关系。多角恋爱在一部分 IT 青年中时有发生。所谓"普遍发展，培养重点"，也许本意只是为了找更好的或提高成功率，但要注意的是，一旦与交往的对象确定了恋爱关系，就要向其他当事人说明，切勿刻意隐瞒，以免引起不必要的纷争。

二、IT 男女单身困局

单身只是一种生活状态，不会造成问题。但如果长期如此，那些想成家又寻觅不到合适对象的单身者，容易产生无奈或失望等心理冲突，并逐渐产生焦虑、担忧、抑郁等心理问题。

从心理学角度看，适度的独处可调节人际关系中的紧张感，但长期单身者会对亲密关系产生不安全感，导致与异性交往时表现为过度敏感、防范心理过重，使男女双方的亲密关系遭到损伤。安全感表现为一方带给另一方的让人可以放心、可以依靠、可以相信的一种稳定、安全的心理感觉，是一种对稳定关系的期望。单身男女常会感到孤独无助、孤苦伶仃，不安全感油然而生。同时，个人心理会产生一系列微妙变化，如产生惊慌、困惑、失落、紧张、压抑、郁闷等负面心理，甚至影响到身体健康。

有的 IT 男女之所以落单，与对爱情的完美追求、性格内向、工作圈子和社交圈子窄、个人经历、家庭婚姻观念等有关，具体可以总结如下：

1. 爱情完美型　有许多优秀的男女，由于自身条件较好，因此一直追求完美的爱情，因此在谈恋爱过程中，一旦发现对方不完美，就转移目标，重新找寻"爱情"，这样几次恋爱下来，十几年的时间就过了，完美的爱情没有找到，相反还成了大龄青年。对爱情能否完美也开始产生怀疑。

2. 元气大伤型　现在的人接触爱情的时间越来越早，有的在高中、大学就开始恋爱。一场恋爱谈下来就是四五年，但最后还是以分手告终，元气大伤，加上三五年的疗伤过程，不知不觉就已经三十几岁了。这种"以爱开始，以爱结束"的人还不少。对爱情也开始缺乏信心。

3. 专注事业型　这部分人一般有"先立业，后成家"的想法，读完硕士读博士，变成很多人眼中的书呆子。这些人一般都很有责任感，但问题是他们缺乏足够的"情商"，很难让女孩子喜欢。

4. 担惊受怕型　这部分人是受父母和身边朋友的失败婚姻影响，觉得婚姻可怕，对婚姻失去信心，造成不敢结婚的想法。每一次要恋爱时，他们心里都会有"男人都不好"或"女人都不好"这样的想法，导致他们在害怕婚姻的同时，连恋爱也不敢谈，往往以"不合适"作借口，不敢再去爱别人。

5. 享受爱情型　这些人喜欢的是恋爱，不想被婚姻束缚，早早被套牢，因此一次次谈恋爱，却一次次放手。最后到了要结婚的年龄，才发现身边已没有合适的。干脆，只想谈恋爱，不想结婚了。

6. 随波逐流型　感情经历丰富，每个交往对象都只有三五个月，身边一大堆"烂桃花"，不知不觉就混到了适婚年龄，这时才发现自己想要的恋人并没有找到。

7. 性格缺陷型　有的由于相貌、财产等原因，不敢去接触异性，认为："女人要找有钱人。"而男人要找"漂亮的女人"。找到头来，年龄也大了，才发现"有钱人也不见得如意"，"漂亮的女人也不完美"。因此，陷入了两难的境地。

IT剩男剩女们如何走出单身困局？心理学家建议：

1. 爱情完美型　要尽早从理想回归现实，明白找到一个适合的人一起生活，也是一件幸福的事。而且要学会理解与包容。"人无完人"，不要幻想着找个"完美的人"。

2. 元气大伤型　早日疗好伤，重新开始生活。不要为了一个人而失去一生的幸福。

3. 专注事业型　像对待事业一样对待爱情，让生活有情趣，让爱人有温暖。在平时的生活中扩大自己的交际圈，多和人接触，这样才有机会认识不同领域的人。

4. 担惊受怕型　塑造阳光心态，不要活在失败婚姻的阴影中，只有自己亲身经历了爱情，才会知道爱情的美好和甜蜜。

5. 享受爱情型　美满的婚姻中也有爱情，为爱情负责，为爱人负责，早日适应婚姻生活。

6. 随波逐流型　收收心，找个适合的人好好过日子。要相信：总有一天，自己是应该结婚的。

7. 性格缺陷型　若性格的某些方面存在不足，可以去咨询心理医师，找出自己的问题所在，树立自己的信心。

三、恋爱中常见心理问题及调适

恋爱、恋爱，有恋才有爱，它是一个复杂的过程，在这个过程中出现不平衡、烦恼而导致痛苦是难免的。那么恋爱中痛苦的根源是什么呢？

（一）自卑心理

自卑感过重的人，在对待恋爱问题上，常会怀疑自己的能力、惧怕自尊受到伤害，而无法敞开心扉，一旦在恋爱中受到挫折，又往往会采取自我封闭，不再与人交往的方式，以逃避现实。IT人员恋爱中的自卑心理大部分都是因为自身的"缺陷"和"不足"造成的。如自己的相貌、身材、家庭出身、经济条件等低人一等，或感到自己的工作业绩、社交能力等方面总不如人，常自叹命苦。

【如何克服】正视自己的优缺点。"尺有所短、寸有所长"，每个人都有自己的长处、短处。你不妨把自己的长处和短处详细列出来，特别是自己的优点。一条不漏地展示出来，以赞赏的眼光看它们，这样就可以驱除自卑、树立自信。同时，对自己的缺陷，要进行恰当的分析与归纳。对于那些可以改变的要努力改变，对于那些通过努力也无法改变的天生不足，应当安然接受，并建立代偿机制，发挥其他方面的特长，以求弥补。对自己的恋爱能力要充满信心，恋人之间对对方魅力的感受本身具有一定的主观偏爱成分（即晕轮效应），只要你有能力征服了对方，就可以获得对方的爱慕。

（二）羞怯心理

在恋爱中由于胆怯、羞涩而出现的焦虑、紧张、面红耳赤、声音发抖、举止失态等难以自制的情绪反应，以至陷入无法充分表达自己的思想情感的难堪境地。一些羞涩心理过强的IT女青年，在对待恋爱问题上，为了减轻心理压力，保护自尊不受伤害，常采取消极地回避、退缩等自我防卫机制，造成心理障碍。

【如何克服】除了上面自卑的克服方法外，还可以运用认知平衡法、气氛转换法、情绪放松法等来调整自己的情绪，直至克服恋爱中的羞怯心理。

（三）嫉妒心理

在异性关系中，由于他人比自己强而对自己在异性心目中的位置构成某种威胁所产生的羞愤，甚至敌视对方的情绪状态。男女之间一旦确立恋爱关系，双方都会要求对方的爱情专注于自己，而绝不能容忍第三者的插入。有人说嫉妒是爱情的标志，爱得越热烈，嫉妒得越厉害。在IT人员恋爱中，嫉妒心理使得在一些恋人之间发生限制和干涉对方与他人的正常往来的行为。也有的情侣嫉妒心理使他们整日陷入无休止的猜疑、矛盾纠葛之中，还有的人出于嫉妒心，不顾社会道德伦理，对他人无中生有地进行诽谤、攻击，甚至个别人在嫉妒心的驱使下与"情敌"发生流血事件。严重嫉妒心理，往往表现为与爱情根本不相容的自私、狭隘的占有欲望，是一种不良的情绪，是IT人员恋爱中的心理障碍之一。

【如何克服】第一要增强自身的心理素质和个人修养，消除爱情中的自私心理。爱情是排他的，但并不等于对方是你的私有财产，只能受你支配。其次，树立平等的思想，互相尊重，互相信任。最后理智地对待恋爱中的各种突发事件。如发现对方与别的异性关系密切时，切不可冲动地爆发出强烈的嫉妒和气愤，而要冷静地了解情况，双方心平气和地进行交谈，切莫让嫉妒酿成悲剧。

（四）猜疑心理

猜疑表现为在爱情中缺乏起码的信任，老是怀疑对方的一举一动都在做对不起你们感情的事，以至于发展到跟踪对方、约法三章等。这实际上是缺乏对对方的尊重和理解的一种表现，真正的爱情应该表现为双方坦诚相处，真诚相爱。

【如何克服】第一，要增进恋爱双方的相互了解，提高彼此的信任，避免轻易地被流言蜚语所左右。其二要努力提高个人修养，加强自信，改变不良心理定势，襟怀坦荡、宽与待人、与人为善。第三要学会冷静、全面地看问题、避免一时的冲动，感情用事、偏听偏信。最后坦诚地保持相互间的思想沟通，一旦产生疑问，敢于开诚布公地交换意见，正视矛盾，尽早地消除误解，化解疑心。

总之，那些喜欢"吃醋"的人，假如你不想使正在盛开的爱情鲜花夭折，请你不要醋味太浓，更别做"醋罐子"。

（五）单相思与爱情错觉

单相思是指异性关系中的一方倾心于另一方，却得不到对方回报的单方面的"爱情"，"一方是火焰，另一方是海水"。如有些人在生活中被自己所爱慕的异性打动，产生难于抑制的爱情之火，却苦于没有机会对其表白，苦苦忍受爱情的煎熬而无法自拔。即"明明知道相思苦，偏偏还要苦相思。"还有的人虽然向对方表达了自己的爱慕之心，但被婉言拒绝，面对现实却无法解脱，仍然执著地爱慕着对方。

爱情错觉，则是指在异性间的接触、往来关系中，一方错误地认为对方对自己"有意"或者把对方正常的交往和友谊误认为是爱情的来临，产生所谓爱情错觉。常说的"孔雀开屏，自作多情。"它常会使当事人想入非非，撞到南墙还不转弯，坚持认为对方对自己是有情意的，"你不知道，某月某日她朝我回眸一笑呢"，"某月某日她还主动和我说话呢！"但爱情错觉的梦幻终究要被生活的现实所打碎，最终还是会让当事人陷入到单相思的苦楚之中。

【如何克服】首先要正确理解爱情的深刻含义。爱情是男女之间相互倾慕并渴望结成终身伴侣的一种真挚、专一、持久而强烈的感情。爱情是两颗心灵碰撞出的火花，它以互爱作为前提。其次要正确判断对方对自己的一些表现是不是恋爱信号。此外，要理智地对待爱情。一个人有选择爱的权利，也有选择不爱的权利，要尊重对方的选择，不能感情用事，耍手段，搞"生米煮成熟饭"或"木已成舟"。一旦事实证明双方已无建立爱情关系的可能，应及时纠正，做出明智的选择。

四、爱情触礁的处理策略

（一）向爱说"不"

IT白骨精小王是一位乐观聪慧的女孩，不少男性朋友、同事爱慕她，纷纷向她表白，但是她总是微笑着拒绝了："谢谢你的欣赏，我现在只想好好工作。"我们在拥有爱的权力的同时也有拒绝爱的权力。正如萧伯纳所言："恋爱不是慈善事业，所以不能慷慨施舍。"当碰到自己不愿或不值得接受的爱时，应有勇气加以拒绝。

但在拒绝时，要注意两个方面。

第一，在并不希望得到的爱情到来时，要果断、勇敢地说"不"，因为爱情来不得半点勉强和将就。如果优柔寡断或屈服于对方的穷追不舍，发展下去对双方都不利。有IT人员说：拒绝他/她会让他/她痛苦，不好意思说出口。可别忘了，人生避免不了一些痛苦！而且，拖久了会更痛苦！伤害会更深！

第二，要把握恰当的拒绝方式，虽然每个人都有拒绝爱的权力，但是珍重每一份真挚的感情是对他人的尊重，也是一种自珍，同时是对一个人道德情操的检验。不顾情面、处理方法简单轻率、甚至恶语相加，结果使对方的感情和自尊心受到伤害，这些做法既损人又损己，很不妥当。

如果当你已经明确表明拒绝之意，而对方仍无理纠缠，则应该向父母、长辈、朋友、领导或有关机构等求助，共同解决问题。

（二）向失恋"宣战"

"后来/我总算学会了/如何去爱/可惜你/早已远去/消失在人海……"很多人都会用这首歌来追忆失去的爱情。

失恋可以讲是人生中一个很大的挫折，失恋使人产生痛苦的感觉是很自然的事，为什么越失越恋？在心理学上有个契可尼效应。是指一个人的记忆有奇特的功效，它对已完成的事情极易忘却，而对中断了的、未完成的事情却总是记忆犹新。失恋让人痛苦不已，刻骨铭心，从心理学上解释，就是因为它是未完成的，不成功的。懂得这一心理学常识，也许就不会那么执著于没有结果的恋爱，也就不会有那么多失恋的痛苦乃至悲剧故事了。每个人失恋后的心理反应均不相同，失恋有时可引起严重的后果，如自杀、抑郁、报复、心理变态等。摆脱失恋的痛苦，需要外界的帮助，但更重要的是提高自己的心理承受力，增强心理的适应性，学会自我心理调节，从而达到新的心理平衡。以下列举几种心理调适方法，以供参考。

1. 把失恋作为一种人生的财富

莎士比亚说：爱是一种甜蜜的痛苦，真诚的爱情绝不是走一条平坦的道路。也许失恋给人带来的强烈的内心冲击是其他事件所不能代替的，这个过程中所体会到的那份情感挣扎与痛苦，实为一笔人生财富，使人有了更多的人生体验，人会在失恋中变得更加成熟。有句话说得好：初恋是艺术家，失恋是哲学家，再恋是科学家。

2. 柳暗花明又一村

一次失恋不等于整个爱情生命的结束，人还会再恋爱，再次体验美好的爱情，只要用心去体验、去建设、去学习和感受。走过了这棵歪脖树，你会看到更广袤的森林。

3．时间是最好的解药

爱情使人忘记时间，时间也能使人忘记爱情。能冲刷一切的除了眼泪，就是时间，以时间来推移感情，时间越长，冲突越淡，仿佛不断稀释的茶。

4．寻求集体智慧

（1）创造良好的群体氛围：所在集体的成员做到一人有愁大家分担，在生活上关怀、体贴失恋者，主动热情地接近失恋者，使其感受到自己并不孤独，自己很温暖。

（2）转移注意力：为失恋者创造、提供适合其性格、气质、爱好的各种工作、娱乐的机会和条件，以转移其注意力和兴奋中心。

（3）优化群体舆论：不要讥笑、讽刺挖苦，多抚慰、多鼓励、多开导，以健康的舆论来消除失恋者紧张、难堪的心理。

（4）帮助进入新情境：在适当的时机，给失恋者介绍新的恋爱对象。

最后，还应注意两点：

第一，若失恋是因误会引起的，就应积极消除误会。如果是对方误会了你，你不要急躁，待稍平静后，自己或求助于对方信得过的至亲好友，向对方说明全部真情。如果是你误会了对方，则应平静、耐心地倾听对方的解释，真相大白后应向对方表示歉意。并且在今后注意冷静地处理问题，不至于再造成新的误会。

第二，若失恋是由于恋人之间发生口角、赌气偏激造成的，则事后要破除"面子"观念，主动接近对方，勇于承认错误。对方不仅不会因此而小瞧你，而且会从中看到你的真诚和宽厚，并做出相应的反馈。这样矛盾就会迎刃而解。

（三）感谢那个抛弃你的人——苏格拉底与失恋者的对话

苏格拉底想看看2000年后的不同。但一来到人间就见到一位年轻人，茶饭不思，精神萎靡，其状甚哀。

苏（苏格拉底）：孩子，为什么悲伤？

失（失恋者）：我失恋了。

苏：哦，这很正常。如果失恋了没有悲伤，恋爱大概也就没有什么味道。可是，年轻人，我怎么发现你对失恋的投入甚至比对恋爱的投入还要倾心呢？

失：到手的葡萄给丢了，这份遗憾，这份失落，您非个中人，怎知其中的酸楚啊。

苏：丢了就是丢了，何不继续向前走去，鲜美的葡萄还有很多。

失：等待，等到海枯石烂，直到她回心转意向我走来。

苏：但这一天也许永远不会到来。你最后会眼睁睁地看着她和另一个人走到一起去的。

失：那我就用自杀来表示我的诚心。

苏：但如果这样，你不但失去了你的恋人，同时还失去了你自己，你会蒙受双倍的损失。

失：踩上她一脚如何？我得不到的别人也别想得到。

苏：可这只能使你离她更远，而你本来是想与她更接近的。

失：您说我该怎么办？我可真的很爱她。

苏：真的很爱？

失：是的。

苏：那你当然希望你所爱的人幸福？

失：那是自然。

苏：如果她认为离开你是一种幸福呢？

失：不会的！她曾经跟我说，只有跟我在一起的时候她才感到幸福！

苏：那是曾经，是过去，可她现在并不这么认为。

失：这就是说，她一直在骗我？

苏：不，她一直对你很忠诚。当她爱你的时候，她和你在一起，现在她不爱你，她就离去了，世界上再没有比这更大的忠诚。如果她不再爱你，却还装得对你很有情谊，甚至跟你结婚，生子，那才是真正的欺骗呢。

失：可我为她所投入的感情不是白白浪费了吗？谁来补偿我？

苏：不，你的感情从来没有浪费，根本不存在补偿的问题，因为在你付出感情的同时，她也对你付出了感情，在你给她快乐的时候，她也给了你快乐。

失：可是，她现在不爱我了，我却还苦苦地爱着她，这多不公平啊！

苏：的确不公平，我是说你对所爱的那个人不公平。本来，爱她是你的权利，但爱不爱你则是她的权利，而你却想在自己行使权利的时候剥夺别人行使权利的自由。这是何等的不公平！

失：可是您看得明明白白，现在痛苦的是我而不是她，是我在为她痛苦。

苏：为她而痛苦？她的日子可能过的很好，不如说是你为自己而痛苦吧。明明是为自己，却还打着别人的旗号。年轻人，德行可不能丢哟。

失：依您的说法，这一切倒成了我的错？

苏：是的，从一开始你就犯了错。如果你能给她带来幸福，她是不会从你的生活中离开的，要知道，没有人会逃避幸福。

失：什么是幸福？难道我把我的整个身心都给了她还不够吗？您知道她为什么离开我吗？仅仅因为我没有钱！

苏：你也有健全的双手，为什么不去挣钱呢？

失：可她连机会都不给我，您说可恶不可恶？

苏：当然可恶。好在你现在已经摆脱了这个可恶的人，你应该感到高兴，孩子。

失：高兴？怎么可能呢，不管怎么说，我是被人给抛弃了这总是叫人感到自卑的。

苏：不，年轻人的身上只能有自豪，不可自卑。要记住，被抛弃的并不是就是不好的。

失：此话怎讲？

苏：有一次，我在商店看中一套高贵的西服，可谓爱不释手，营业员问我要不要。你猜我怎么说，我说质地太差，不要！其实，我口袋里没有钱。年轻人，也许你就是这件被遗弃的西服。

失：您真会安慰人，可惜您还是不能把我从失恋的痛苦中引出。

苏：是的，我很遗憾自己没有这个能力。但，可以向你推荐一位有能力的朋友。

失：谁？

苏：时间，时间是人最伟大的导师，我见过无数被失恋折磨得死去活来的人，是时间帮助他们抚平了心灵的创伤，并重新为他们选择了梦中情人，最后他们都享受到了本该属于自己的那份人间之乐。

失：但愿我也有这一天，可我的第一步该从哪里做起呢？

苏：去感谢那个抛弃你的人，为她祝福。

失：为什么？

苏：因为她给了你忠诚，给了你寻找幸福新的机会。说完，苏格拉底走了。留下的路便由这位失恋者自己去走了。

启示　过去的一页，能不翻就不要翻，翻落了灰尘会迷了双眼。有些人你说不出 TA 哪里好，但就是谁都替代不了！那些以前说着永不分离的人，早已经散落在天涯了。收拾起心情，继续走吧，错过闪电，你将收获彩虹，错过这一个，你才会遇到下一个。

第五节　永无止息的舞步——走进婚姻

死生契阔，与子成说。执子之手，与子偕老。

——《诗经》

婚姻是什么？

钱钟书说："婚姻是围城，城外的人想冲进来，城里的人想冲出去。"

梁晓声说："结婚是男人和女人爱到不知把他们自己怎么办才好的高潮，也是'退烧'的唯一方法。"

有一则小幽默说：学生问："老师，您怎么理解'婚姻是爱情的坟墓'"？教授答："没错，婚姻就是爱情的坟墓。如果没有婚姻，爱情必将死无葬身之地。"有一位心理学家说："因为停止了使对方快乐，所以很多婚姻死掉了。"婚姻是一棵小树，需要两个人同时用情的阳光和爱的雨露去呵护和浇灌它，如果缺少情和爱，这棵小树就会夭折。

有IT人员会问：交往和结婚之间应相隔多久？答案是：交往年限大于一年而小于四年。

结婚前的确需要一段时间交往，让彼此间多了解，以考虑是否合适，或为未来的婚姻建立感情与默契。这段时间，长短不一定，然而若两人皆有足够的成熟与预备，交往一年就可决定结婚；所以最好不要太早谈恋爱，爱情长跑的滋味并不好受！

恋爱的时间最好不要超过四年，否则容易变成"鸡肋"——食之无味，弃之可惜，换句话说，如果四年之内没有结婚的打算，那就最好别谈恋爱。

亲爱的IT朋友们在决定结婚之前，不妨再做做最后的检查：

1. 两个人一起去旅游（消费观念、生活习惯、性格、情绪）。
2. 到对方成长的家里住两天（原生家庭的影响）。
3. 我为什么要和他（她）在一起？他（她）为什么要和我在一起？
4. 你对爱情的期望是什么？（价值观或金钱）。

家庭的幸福是人生幸福最重要的衡量标准，它体现了对幸福最高的感受力。所有的成功，都弥补不了家庭的失败。结婚、怀孕等同样也是应激事件，因为走进婚姻、升级为父母会给自己的生活带来巨大的变化，比如：结婚后角色的改变、责任的增加等，如果心理调整不当，也会出现问题。下面让我们一起看看婚姻中双方在不同阶段的各种心理。

一、婚前心理调适

如今越来越多的准新人想结婚又怕进"围城"，一些即将举办婚礼的新人面对未来婚姻生活的未知和不确定感，在婚礼之前产生了焦躁、迟疑的负面情绪，甚至觉得难以面对婚姻、害怕婚姻。这并不是双方的感情出了问题，而是出现了"婚前恐惧症"。

据心理学家介绍，患婚前恐惧症的人群中，女性要多于男性，同时两者的恐惧因素也有很大差别。女性主要担心婚姻会产生变数，爱情不会长久。男性则涉及夫妻矛盾和责任关系的话题，所以准新人很容易产生一种恐惧心理和逃避心理。尤其是现在婚前同居现象日益普遍，使得现代未婚青年对婚姻的期待心理有所减弱。由于同居而对婚姻失去新鲜感，对婚后责任缺乏考虑，所以更容易表现出对结婚的恐惧。同时婚礼的演变也是产生婚前恐惧心理的重要原因。以往结婚多为父母操办，而现在多是年轻人自己料理；结婚时很多繁杂的事务也会使年轻人产生心理疲惫感和恐惧感；另外，由婚姻带来的家庭重组更是必然会带来情感和经济上的摩擦和碰撞等，这也从侧面加剧了婚前恐惧症状。

婚前恐惧症对生活和工作都会有一定影响，通常表现为烦躁、脾气急、爱发火，有的人则沉默寡言。心理学家建议，如果担心不适应未来的共同生活，在出现一系列恐惧症状后，双方不妨经常到对方家里多坐坐，与对方的家人多交流，直接或间接地了解未来的家庭成员，该过程也是心理逐渐适应的渐进过程。对婚姻的持久性怀疑和恐惧时，要保持开放的心态，多沟通交流；如果对方突然不愿意结婚，不要急着否定双方的感情，应该多问问其担心和顾虑的原因，如果能协调好，对婚后的生活也是很有利的。

二、婚后心理调适

当恋人们带着美妙多姿的想象和天真烂漫的愿望步入婚姻殿堂时，却发现在白色婚纱的炫目光影背后不再有罗曼蒂克的情调，而是平凡、单调的"锅碗瓢盆交响曲"。由"天马行空"到"脚踏实地"，理想与现实的落差很容易让新婚的人们陷入迷茫和困惑之中。因此，新婚夫妻需要正视婚后的心理变化与冲突的及时调适。

（一）心理失落感的调适

热恋与婚姻是有很大差别的，一下子从无忧无虑的浪漫跌进了琐碎、操劳的现实生活，许多新婚夫妻，尤其是妻子，会产生心理失落感。许多新娘子抱怨：恋爱时，男朋友总是主动请求约会，送到家门口；会牢牢记住自己的生日和情人节，并送上精心挑选的红玫瑰，为自己唱歌跳舞，大献殷勤；闹矛盾的时候，不管谁对谁错，总是小心翼翼地赔不是……可结婚后，他像变了个人似的，不像以前那么好了，原来他一直都在骗人。其实，并不是男方不好了，更不是什么欺骗，只不过他认为，成了家就该养家立业，只卿卿我我怎么行呢？于是他就将很大的精力投入到了工作与事业中，自然不像以往那么殷勤了。另外，恋爱时双方都注意给对方以良好的印象，较少显露出弱点和不足。婚后，随着生活的深入和时间的推移，双方各自的弱点逐渐暴露出来，也容易出现感情的摩擦，从而引起心理失落。解决这个问题，关键的是双方要互相理解和体贴，不要强迫别人按照自己的意愿行事；要正确理解并接纳恋爱和婚姻的正常差别，努力保持激情与琐碎生活的平衡。

（二）性格与生活习惯的磨合

新婚之后的一段时间是两个人的"磨合期"。性格需要磨合，生活习惯也需要磨合。生活是由许许多多具体的生活琐事组成的。两个人的家庭出身、文化背景、性格特征、兴趣爱好都不尽相同，生活在一起难免发生矛盾，比如，一方喜欢整洁而另一方喜欢乱放东西；一方不修边幅而另一方有"洁癖"；一方节俭而另一方却大手大脚等等。婚后"磨合期"至少要半年至一年，长的要二三年。这段时间内，夫妻双方要正确认识"磨合期"内矛盾的必然性，尽量换位思考，欣赏对方优点的同时也要接纳对方的缺点；不要太固执，要学会容忍、变通。就像富兰克林说的："结婚以前睁大你的双眼，结婚以后闭上你的一只眼睛。"说的就是在婚后要包容对方。

（三）调解性生活中的矛盾

性生活是婚姻生活的重要组成部分。新婚性生活的美满与否，会对以后的夫妻性生活和质量产生很大的影响。新婚夫妻都没有太多的经验，难免会配合得不和谐。女性容易对疼痛感到紧张、惧怕，但也对性生活充满期望；男性则容易对自身的能力、对方的满意度感到紧张、有压力等等，这些都会影响性生活的质量。新婚夫妇如果初次性交顺利、和谐、欢愉，就会品味到新婚的幸福和甜蜜。反之就可能产生失望感；反复多次之后，就会影响美满婚姻的情感基础。其实，新婚性生活不顺利是很正常的，新婚夫妇一般要经过3~4周之后才能有满意的性生活。因此一时不顺利，不能抱怨对方，更不能因此灰心失望。

（四）化解自由与责任的冲突

步入婚姻后，双方必须负起应有的责任和义务。恋爱时虽然也需要负起一定的责任，但毕竟比较自由。比如，你把女朋友送回家，还可以和其他朋友一起去酒吧喝酒，去 KTV 唱歌，结婚后就不行了；如果丈夫经常要和朋友一起喝酒、打牌，把妻子抛在脑后，妻子当然不能接受。结婚前，女孩除了享受男朋友的殷勤，回到家还能享受爸爸妈妈的照顾，吃喝不愁；结婚以后，妻子通常在下班以后还要做饭，如果下班后就躺在床上吃零食、看电视，全然不顾及丈夫下班以后的饥肠辘辘，矛盾就难免了。再有，如果你的爱人在家年龄最小或是独生子女，一般都是别人想着他（她），那他（她）的责任意识相对较弱，不怎么懂得为别人着想，结婚后容易产生矛盾，关键是双方要相互体谅，化解责任与自由的冲突。婚姻不是爱情的坟墓，也不是浪漫的爱情童话，它是实实在在的生活。生活中不能没有锅碗瓢盆、油盐酱醋，婚姻中不和谐、矛盾，也要由夫妻双方共同化解，一起克服。

启示 结婚后，双方都不能再"为所欲为"，要增强责任心，争取做一个理想的妻子或丈夫角色，幸福美满的婚姻需要夫妻共同创造，这样婚姻才能持久。

三、石与佛的对话——爱情与婚姻的寓言

石头问：我究竟该找个我爱的人做我的妻子呢？还是该找个爱我的人做我的妻子呢？

佛笑了笑：这个问题的答案其实就在你自己的心底。这些年来，能让你爱得死去活来，能让你感觉得到生活充实，能让你挺起胸不断往前走，是你爱的人呢？还是爱你的人呢？

石头也笑了：可是朋友们都劝我找个爱我的女孩做我的妻子？

佛说：真要是那样的话，你的一生就将从此注定碌碌无为！你是习惯在追逐爱情的过程中不断去完善自己的。你不再去追逐一个自己爱的人，你自我完善的脚步也就停滞下来了。

石头抢过了佛的话：那我要是追到了我爱的人呢？会不会就……

佛说：因为她是你最爱的人，让她活得幸福和快乐被你视作是一生中最大的幸福，所以，你还会为了她生活得更加幸福和快乐而不断努力。幸福和快乐是没有极限的，所以你的努力也将没有极限，绝不会停止。

石头说：那我活的岂不是很辛苦？

佛说：这么多年了，你觉得自己辛苦吗？

石头摇了摇头，又笑了。

石头问：既然这样，那么是不是要善待一下爱我的人呢？

佛摇了摇头，说：你需要你爱的人善待你吗？

石头苦笑了一下：我想我不需要。

佛说：说说你的原因。

石头说：我对爱情的要求较为苛刻，那就是我不需要这里面夹杂着同情夹杂着怜悯，我要求她是发自内心地爱我，同情怜悯宽容和忍让虽然也是一种爱，尽管也会给人带来某种意义上的幸福，但它却是我深恶痛绝的，如果她对我的爱夹杂着这些，那么我宁愿她不要理睬我，又或者直接拒绝我的爱意，在我还来得及退出来的时候，因为感情是只能越陷越深的，绝望远比希望来得实在一些，因为绝望的痛是一刹那的，而希望的痛则是无限期的。

佛笑了：很好，你已经说出了答案！

石头问：为什么我以前爱着一个女孩时，她在我眼中是最美丽的？而现在我爱着一个女孩，我却常常会发现长得比她漂亮的女孩呢？

佛问：你敢肯定你是真的那么爱她，在这世界上你是爱她最深的人吗？

石头毫不犹豫地说：那当然！

佛说：恭喜。你对她的爱是成熟、理智、真诚而深切的。

石头有些惊讶：哦？

佛又继续说：她不是这世间最美的，甚至在你那么爱她的时候，你都清楚地知道这个事实。但你还是那么地爱着她，因为你爱的不只是她的青春靓丽，要知道韶华易逝，红颜易老，但你对她的爱恋已经超越了这些表面的东西，也就超越了岁月。你爱的是她整个的人，主要是她独一无二的内心。

石头忍不住说：是的，我的确很爱她的清纯善良，疼惜她的孩子气。

佛笑了笑：时间的任何考验对你的爱恋来说算不得什么。

石头问：为什么后来在一起的时候，两个人反倒没有了以前的那些激情，更多的是一种相互依赖？

佛说：那是因为你的心里已经潜移默化中将爱情转变为了亲情……

石头摸了摸脑袋：亲情？

佛继续说：当爱情到了一定的程度的时候，是会在不知不觉中转变为亲情的，你会逐渐将她看做你生命中的一部分，这样你就会多了一些宽容和谅解，也只有亲情才是你从诞生伊始上天就安排好的，也是你别无选择的，所以你后来做的，只能是去适应你的亲情，无论你出生多么高贵，你都要不讲任何条件地接受他们，并且对他们负责对他们好。

石头想了想，点头说道：亲情的确是这样的。

佛笑了笑：爱是因为相互欣赏而开始的，因为心动而相恋，因为互相离不开而结婚，但更重要的一点是需要宽容、谅解、习惯和适应才会携手一生的。

石头沉默了：原来爱情也是一种宿命。

石头问：大学的时候我曾经遇到过一个女孩，那个时候我很爱她，只是她那个时候并不爱我；可是现在她又爱上了我，而我现在又似乎没有了以前的那种感觉，或者说我似乎已经不爱她了，为什么会出现这种情况呢？

佛问：你能做到让自己从今以后不再想起她吗？

石头沉思了一会：我想我不能，因为这么多年来我总是有意无意中想起她，又或者同学聚会时谈起她的消息，我都有着超乎寻常的关注；接到她的IM 留言或者电话的时候我的心都会莫名的激动和紧张；这么多年来单身的原因也是因为一直以来都没有忘记她，又或者我在以她的标准来寻觅着我将来的女朋友；可是我现在又的确不再喜欢她了。

佛发出了长长的叹息：现在的你跟以前的你尽管外表没有什么变化，然而你的心却走过了一个长长的旅程，又或者说你为自己的爱情打上了一个现实和理智的心结。你不喜欢她也只是源于你的这个心结，心结是需要自己来化解的，要知道前世的五百次回眸才换来今生的擦肩而过，人总要有所取舍的，至于怎么取舍还是要你自己来决定，谁也帮不了你。

石头没有再说话，只是将目光静静地望向远方，原来佛也不是万能的……

石头问：在这样的一个时代，这样的一个社会里，像我这样的一个人这样辛苦地去爱一个人。是否值得呢？

佛说：你自己认为呢？

石头想了想，无言以对。

佛也沉默了一阵，终于他又开了口：路既然是自己选择的，就不能怨天尤人，你只能无怨无悔。

石头长吁了一口气，石头知道他懂了，他用坚定的目光看了佛一眼，没有再说话。

故事说完了，这个世界上有些问题的答案注定是别人给不了的。所以就让我们在自己的故事里找到自己的答案吧！

第六节　IT人员的婚恋心理实训

一、心理B超——婚恋心理测评

（一）婚姻质量问卷

婚姻质量问卷是美国明尼苏达大学Olson教授于1981年编制的自评问卷。该量表主要用于婚姻咨询中，通过对12个因子的测量来判断婚姻的满意程度，识别婚姻冲突的原因。对大样本被试的测试表明，该量表具有很好的信度、效度。国内研究表明该问卷适合中国使用。

（二）喜欢与爱量表

鲁宾（1973）把喜欢与爱区别开来。他认为，爱的因素是对对方负责、温柔体贴、自我揭示、排他性。喜欢则指为他人所吸引、尊重对方、认为对方与自己相似。他制定了测量喜欢和爱的量表，能把两者区别开来。

二、心理实训

（一）策略训练

小故事：小张和小李是好朋友，有天两人在路上相遇。

小张：老朋友，看你垂头丧气，到底发生了什么事？

小李：唉，不要再提了。

小张：有什么烦恼，告诉我，老哥一定尽力帮你。

小李：唉，真想不到小玲答应嫁给别人。

小张：小玲，你爱上了她？

小李：就是嘛，就是没想到她答应嫁别人。

小张：那小玲爱不爱你？

小李：这我可不知道，但是我却暗恋她 4 年啦！

启示　要想使别人喜欢你，必须用所有的语言告诉 TA 你喜欢 TA（葛洛夫）。

策略训练一： 最适合你的示爱（表白）方式

假如你在一间精品店里看到一件自己十分喜欢的摆设，但价钱实在太贵了，你会怎样跟老板讲价呢？

A 直接请老板卖便宜点。

B 请朋友也在此买东西，一起付款叫老板算便宜些。

C 站在物件前面按兵不动，直至老板主动减价。

D 来来回回好多次，待老板自动减价。

E 算了，忍痛以贵价买下来。

如果以上述"讲价"方式示爱，看看结果：

选 A 你是那种想做就去做的人，立即跟对方说反而干脆利落，小动作做得太多会适得其反，但是你表白时千万不要太紧张，以免吓怕对方。

选 B 你太依赖朋友了，谈情说爱是两个人之间的事，虽然平时可以找朋友帮你说些好话，但到了表白时，最好单独行动。

选 C 你做事有点儿无赖，但胜在有耐心，示爱时要多加诚意，发觉对方面有难色，你就要有耐心，好让对方能够慢慢地了解你，接受你。

选 D 欠缺自信的你，要你坦白示爱实在令你难以启齿，反而写情书更有效，你能在信中真挚地表达自己的情感，对方看完后将深深被感动。

选 E 你是那种期待对方明白你心意，然后主动向你示爱的人，胆小的你，如果你是男的便太被动了，拿出勇气向她示爱，这是男性的基本动作嘛！

策略训练二： 约会实训

1. 约会前明确你的原则：

（1）为何约会：A 动了真情，真心付出，B 玩玩而已，永不承诺，C 打发时间，小心尝试。

（2）你可以接受什么样的身体接触：牵手、拥抱、接吻、性行为？明确地告诉自己（或写下来），同时告诉对方，明示自己的限度。

2. 约会类型：

（1）运动约会：乒乓球、羽毛球、滑冰、看球赛、跑步、网球、游泳等等。有风险：比如争强好胜的人，失去乐趣。

（2）经济型约会：喝东西（咖啡馆）、读书（图书馆）、散步（公园）、摄影（郊外）、吃冰激凌和爆米花（街角）。

（3）艺术约会：唱歌（ＫＴＶ）、看演唱会、看话剧、去博物馆。

（4）饮食约会：聚餐（做饭或自助聚餐）。

（5）团体约会：相约参加某个社团活动。

3．该怎么去做？

（1）选择一个对方喜欢的活动；

（2）计算你能够花多少钱——最好的对象不是花钱最多的；

（3）约会应该以谈话为主——只有交流才能使关系得到稳固；

（4）避免每次的约会重复同样的内容；

（5）有的时候选择一群朋友在一起，缓解因为不知道做什么而带来的压力；

（6）不忘记自己的限制，避免在一个充满诱惑的环境里（没有其他人的家），剩下的是享受你的约会！

约会之后，思考以下几方面的问题：

（1）关于约会：①你们约会的目的是什么？②你是否做出过约会过程的计划？③你是否明确了自己的限制，对自己也对他？④什么样的话题让约会变得顺畅和自然？⑤在赴约之前，你是否只在意自己穿了什么或自己看起来怎么样，而没有考虑到对方的需要？

（2）关于对方：①他（她）有什么爱好？②他（她）是鼓励你多和你的其他朋友在一起，还是只允许和他（她）在一起？③他（她）是否能够容忍别人，他（她）讨厌哪一类人？④他（她）有责任感吗？他（她）是一个能够自制的人吗？⑤他（她）的家庭什么样子，他（她）喜欢他（她）的家庭吗？⑥他（她）的好朋友都是什么样的人？

策略训练三： 一起旅行

两个人去一个彼此都陌生的地方旅行，是一件很考验感情的事情，从旅行的细节能基本看出你们是否适合在一起生活。

1．旅行计划 通过旅行前的各项准备活动，可以观察到一个人或对方做事的规划和细致程度以及生活的品位。

2．旅行花销 旅行中很能考验一个人的消费习惯。这里要看看他是否算计各项花销并试图让你来承担一部分，一个连爱人的钱都随时算计着的男人我很鄙视。钱不多可以坦白讲，可以省着用，但他算计着自己买单是不是吃亏了就很扫兴了。

3．生活习惯 各种生活细节都能让你更了解身边的男人。一起住在酒店他怎样表现？是否有让你难以忍受的习惯？比如打呼噜不刷牙之类……出门的时候他是否能快速收拾好自己的行李而不是一团糟地往书包里塞？一个让自己的生活很有条理的男人大都是做事认真可靠。他是否会注意你喜欢的小东西，为你买一份或许很便宜的小礼物。

4. 旅行情绪　这点很重要。其实出去旅行很少有特别满意的，会有各种突发状况，可能路途劳顿，语言不通，风景不美，食物难吃，黑店被宰……当你们遇到不开心的事情时，他怎么表现呢？他是否能乐观地面对，积极地解决，并试图让你快乐起来？爬山的时候他是否愿意替你背包？太阳太晒时是否愿意提醒你遮阳？一个好男人应该在只有你们俩的时候无条件地保护你，让你充满安全感。

（二）反思体验

反思体验：问问自己，你从下面的小故事里感悟到了什么？

小故事：一只小壁虎被蛇咬住了尾巴，它拼命地挣扎，尾巴断了，小壁虎得以逃命。一位农夫见了，对小壁虎说："你这可怜的小东西，刚断了尾巴，是不是很痛啊！"小壁虎含泪点了点头。

"来，我给你包扎上，这草药是止痛的。"农夫拿出一包草药说。

"不，我很感谢这疼痛，因为是痛让我知道自己还活着，而且，你包扎了我的伤口，它怎么能长出新的尾巴来呢？"说完，小壁虎带着钻心的疼痛爬走了。

【人生哲理】痛苦带给人们的不一定是负面效应，有时痛苦也孕育着希望，能感觉到痛苦，就说明还有知觉，还有活下去的希望，这个时候，能够痛苦岂不是一件很令人开心的事情？对于那些无法挽回的爱情，我们若能拿出壁虎断尾的勇气，又何尝不是一种新的生机呢？

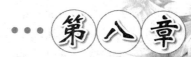

第八章
IT 人员的情绪与心理健康

- 为何网络上"打酱油"、"咆哮体"如此风行？这些事件背后折射了当今社会中人们普遍存在着什么样的心态？

- 你知道冠心病、消化性溃疡、头痛病不都是器质性病变吗？它们的发生与心理有关吗？

- 有的人拥有很高的学历，在其专业领域内也是佼佼者，可为什么在单位里就是得不到赏识和重用？很多人总在"这不公平那不透明"上找理由为自己开脱，又有多少人在自己的 EQ 和 AQ 上找原因？对了，亲爱的读者朋友们，你听说过 EQ 和 AQ 吗？

- 为什么我们常常把棘手难办的事说成"令人头痛的事"？为什么中国至今出不了微软、苹果这样世界顶级的 IT 企业？

- "好郁闷啊"，你可能有时也会发出这样的感叹吧？但你知道抑郁情绪与抑郁症是两个不同的概念吗？如何管理自己的情绪？快乐需要学习吗？书法家为何多健康长寿？

- 如果有一种药，服用一粒后不仅痛苦可以立即消失，而且可以让你一生永远保持快乐的心情，永远不再有丝毫的痛苦和烦恼，这样的药你愿意服用吗？

- 为何广大白领热衷于瑜伽、气功？瑜伽、气功又有着怎样的独特魅力？为何旅行能放松心情？

案例一　员工跳楼，同事间"打酱油"心态盛行

面对 IT 代工厂 N 连跳的惨剧，一个个年轻生命的离去，引发了新闻媒体的广泛关注和来自于社会各界的人性关怀。然而令人吃惊的是发生跳楼事件后 IT 代工厂的员工们对跳楼同事的态度：

员工甲：跳楼就跳楼吧，人家跳楼关我们什么事！

员工乙：死一个少一个，反正中国人多！

员工丙：跳楼应该跳到宝马车上死，也该找个富人垫垫背！

员工丁：这一跳他的家人又能拿到不少的钱！

自私、自利、嫉妒、冷漠、无情……这便是一些 IT 代工厂员工的心理状态："打酱油"。

案例二　电脑狂暴症

英国莫里公司曾对 1250 名平时和电脑打交道的上班族进行调查，这份名为《针对机器的狂暴》的调查报告显示，"电脑狂暴症"在英国办公室中已相当普遍。4/5 的调查对象表示，他们在日常工作中都发现过有同事向电脑"拳打脚踢"，甚至以言语"羞辱"，以发泄心中的怨气。一半以上的被调查者承认，当电脑"歇菜"时他们的精神会感到紧张。调查还发现，年轻人更容易产生毁坏电脑的倾向。在 25 岁以下的调查对象中，1/4 的人承认曾经对电脑"动粗"，约有 1/6 的人表示他们曾因电脑故障而想对同事或办公家具发火。"电脑狂暴症"患者在沮丧、焦躁的情况下，有的会愤而拔掉电源插头，有的一怒之下会摔键盘、扔鼠标。

除莫里公司外，英国 NOP 调查公司公布的有关调查报告也得出类似的结果。NOP 公司共调查 250 人，其中也有一半以上的被调查者称在电脑出现故障后会感到沮丧和无助，还认为这一现象加剧了同事间的摩擦，破坏了企业的人际氛围。如有 50% 以上的调查对象会因电脑出现各种故障而抱怨公司的信息系统维护人员，其中有 10% 会将问题怪罪于公司老板。

案例三　一个 IT 人员的博客

IT 人士，出现抑郁是一种常有的情绪，多少个春花烂漫的日子，多少个春华秋实的年头，工作是全部生活，生活全部是工作。没有时间探望父母和亲人，没有时间陪爱人和小孩，没有时间过节假日……总是在加班、值班、培训、自学等等……快节奏的生活成为了这个行业的生存模式。不断地学习，再学习，使得我们倍显疲惫，我们被称为工作狂人，似乎无时无刻都有着惊人的耐力和充沛的精力；稍有滞后，我们内心便焦虑、怀疑甚至否定。似乎选择这一行，便意味着将时间打上工作的烙印。

每个人的生活无不是充满艰辛与残酷：买房还贷，赡养老人，抚育小孩，关爱伴侣……生活的压力人人都有，青春赋予我们的年华稍纵即逝，看看含辛茹苦拉扯我们长大的父母，他们日渐衰老，渴盼儿女归家的迫切心情；想一想桌前执意要等待你归家一同晚餐而将饭菜热了一次又一次的爱人、家人；想一想电话那头兴致勃勃约你参加聚会而却被拒绝的朋友……

在这篇博客留言中有网友这样来形容情绪在IT人身体内的反应：我们想到自己的情绪，偏头痛便会发作；我们吞下自己的情绪，胃溃疡便会形成；我们背负着情绪的担子，背痛就来了；我们坐在自己的情绪上，连痔疮也长了出来……

案例四　电信运营商员工生自己气

"有一天，我到他办公室，看到他拿着一个大本子在桌上不停地砸，嘴里还大叫大嚷，我问他，在和谁生气，他说，和我自己生气。"某省级电信公司项处长讲述了不久前发生在他一名下属身上的事情，这位员工去年刚刚升任"爸爸"，可除了儿子刚出生那几天，其余时间基本上都因工作繁忙而没能顾及家庭，孩子几次生病都是妻子一个人料理，多次争吵之后妻子埋怨说，如果再继续下去，她就带孩子回娘家，这并非孤例。同样在这个公司，两名原本关系很好的同事，竟然因一件琐事大打出手，多年友情差点毁于一旦，之后问起原因，二人都想不起来，只是觉得当时火气很旺，想找什么东西来发泄一下。

第一节　解析情绪的奥秘——情绪概述

成功者与失败者的最大不同在于，前者是情绪的主人，而后者是情绪的奴隶。

——拿破仑·希尔

IT人员面对瞬息万变的行业市场、高效快捷的工作节奏、异常残酷的竞争压力、无休止的加班工作、日复一日电脑前的静坐、两点一线的生活、期望与现实的脱节心理以及种种前途未卜的安全感缺失……"烦"、"郁闷"常常成为他们的口头禅。

心情烦恼、内心郁闷，就是一种情绪反应，情绪是面临各种情境时促使人们采取某种行动的驱动力，是一股非常强大而重要的心理力量，它与日常生活当中行为表现、心情起伏、身心健康、人际关系与工作表现等密切相关。若了解并掌控了自身的情绪，可以使个体产生建设性的行动；若不了解则可能使人处于自我失控状态，沦为情绪的奴隶。由于一时冲动而失去一份好工作，破坏一段好感情，甚至断送性命，或者一直生活在后悔、抱怨、愤世嫉俗之中的事例屡见不鲜。

一、认识情绪

1079年，苏东坡贬谪黄州，为了平息心中的烦闷，与著名高僧佛印建立了密切的关系，并且阅读了大量佛教典籍，认为自己修炼得不错。有一次，苏东坡渡江去看望佛印，久候未至。于是手书一偈："稽首天中天，毫光照大千；八风吹不动，端坐紫金莲。"放于佛印处，乘船返回家中。佛印看到偈子，略一思索，便提笔在上面批了 4 个字："放屁！放屁！"差人送给苏东坡。苏东坡见到这粗俗透顶的批语，大为愤怒，径直过江找佛印论理，指斥佛印对他虔诚护法的怀疑和不恭。不料佛印从容笑道："八风吹不动，一屁过江来。"苏东坡恍然大悟。情绪真的是这样飘忽不定，难以驾驭吗？让我们借心理学这双"慧眼"来透视下。

（一）情绪的定义

情绪，在心理学上是指人对客观事物是否符合自身需要而产生的态度体验。如当人的需要得到满足时，就会产生愉快的情绪，反之，当一些事情不符合或不能满足人的需要时，就会引起不快的情绪。情绪一般发生时间短暂、表面，而且容易变化。在古代，七情六欲中的"七情"就是指喜、怒、哀、惧、爱、恶、欲，而现在人们经常体验到的 4 种最基本的情绪就是快乐、恐惧、愤怒、悲伤。每一种基本情绪都可以根据强度上的变化而细分，例如，强度高的愤怒是狂怒，而强度很低的愤怒可能是生气。在上述几种情绪的基础上，可以组合成很多复杂的不同情绪，如又气又怕、喜忧参半、悲喜交集、爱恨交织、惊喜、悲愤等，所以说情绪是一种多维度、多形态和多功能的复合体，是一个十分复杂的心理过程。

尽管人们根据情绪的性质可以分为积极情绪和消极情绪或正面情绪和负面情绪，但情绪本身无所谓是非、对错、好坏之分。

（二）情绪的表现

常言道"情动于中而形于外"，一个人的态度情感往往有意无意地通过外部的表情动作而流露出来。如一个赞许的点头、一个会心的微笑。情绪大致可以通过以下 4 个方面来表现：①生理变化，如血流加速、心跳加快、呼吸加快、手掌出汗以及内分泌的变化等；②主观感觉，如愉快、平和、不安、紧张、厌恶、憎恨、嫉妒等感觉；③表情变化，如眉头紧皱、嘴角下垂、拳头紧握、肌肉紧绷、眉开眼笑、声调变化、哈哈大笑等；④行为反应，如鼓掌、抚摸、打人、骂人、摔东西等。从以上 4 个方面的线索大致可以评估别人或自己的喜、怒、哀、乐等情绪状态。

情绪体验练习：闭眼，深呼吸，放松状态。脑中回放某次你与别人冲突时情绪的表现场景，包括对方的性别、年龄、长相，因何事冲突，当时对方和自己的情绪状态。

启示　心理和生理是一个不可分的整体，你的身体表达了你。你有多久没有感受你的身体啦？（其心理学理论见本书第一章的相关内容）。

身体扫描练习：用你脑中第一个出现的词或短语完成以下句子：

1. 我照顾我身体的方式是＿＿＿＿＿＿＿＿＿＿＿＿＿＿

2. 我折磨我身体的方式是＿＿＿＿＿＿＿＿＿＿＿＿＿＿

3. 当人们注意我的外貌时，我认为＿＿＿＿＿＿＿＿＿＿

4. 当我从镜子里看到我的身体时，我＿＿＿＿＿＿＿＿＿

请用面部表情、言语声调、身体姿势来表现一下你自己的情绪吧！

（三）健康情绪的衡量标准

IT人员的情绪是否健康，可以从下面8个方面加以衡量。

1. 开朗、豁达，遇事不斤斤计较。

2. 及时、准确、适当地表达自己的主观感受。

3. 情绪正常、稳定，能承受欢乐与痛苦的考验。

4. 充满爱心和同情心，乐于助人。

5. 正确地认识自己和他人，人际关系良好。

6. 对前途充满信心，富有朝气，勇于进取，坚韧不拔。

7. 善于寻找快乐，创造快乐。

8. 能面对现实、承认现实和接受现实，善于把个人需要与社会的需求协调起来。

二、情绪与身心健康

余知百病生于气也，怒则气上，喜则气缓，悲则气消，恐则气下，寒则气收，炅则气泄，惊则气乱，劳则气耗，思则气结。

——《黄帝内经　素问·举痛论》

不良情绪是健康的毒药。古代阿拉伯学者阿维森纳，曾把一胎所生的两只羊羔置于不同的外界环境中生活：一只小羊羔随羊群在草地里快乐地生活；而在另一只羊羔旁拴了一只狼，它总是看到自己面前那只野兽的威胁，在极度惊恐的状态下，根本吃不下东西，不久就因恐慌而死去。

后来，医学心理学家还用狗作嫉妒情绪实验：把一只饥饿的狗关在一个铁笼子里，让笼子外面另一只狗当着它的面吃肉骨头，笼内的狗在急躁、气愤和嫉妒的负性情绪状态下，产生了神经症性的病态反应。到了现代，随着医学科技的发达，美国一些心理学家以人为对象，进行了一次"生气"实验。

生气实验：美国心理学家通过医学手段提取了正在生气的人血液中的化学物质，并即刻将这些化学物质注射到小老鼠身上，并观察其反应。一群原本精力旺盛的小老鼠开始表现得呆滞，而后胃口尽失，数天后，小老鼠们便一个接一个地相继死去了。

美国生理学家爱尔马也做过一个类似的实验,他收集了人们在悲痛、悔恨、生气和心平气和时呼出的"气水"作对比实验。结果发现,把心平气和时呼出的"气水"放入有关化验水中沉淀后,无杂无色,清澈透明,而悲痛时呼出的"气水"沉淀后则呈白色,悔恨时呼出的"气水"沉淀后则为蛋白色,而生气时呼出的"生气水"沉淀后为紫色。把"生气水"注射到大白鼠身上,几十分钟后,大白鼠就死了。由此,爱尔马分析:一个人生气10分钟所耗费的精力不亚于参加一次3000米长跑;生气时的生理反应非常剧烈,同时会分泌出许多有毒物质。

实验告诉我们:恐惧、焦虑、抑郁、嫉妒、敌意、冲动等负性情绪,是一种破坏性的情感,长期被这些心理问题困扰就会导致身心疾病的发生。

在非洲草原上,有一种不起眼的动物叫吸血蝙蝠。它身体极小,却是野马的天敌。这种蝙蝠靠吸动物的血生存,它在攻击野马时,常附在马腿上,用锋利的牙齿极敏捷地刺破野马的腿,然后用尖尖的嘴吸血。

野马受到这种外来的挑战和攻击后,马上开始蹦跳、狂奔,但却总是无法驱逐这种蝙蝠。蝙蝠却可以从容地吸附在野马身上,直到吸饱吸足,才满意地飞去。而野马常常在暴怒、狂奔、流血中无可奈何地死去。

动物学家在分析这一问题时,一致认为吸血蝙蝠所吸的血量是微不足道的,远不会让野马死去,野马的死亡是它自己的狂奔所致。对于野马来说,蝙蝠吸血只是一种外界的挑战,是一种外因,而野马对这一外因的剧烈情绪反应,才是导致死亡的真正原因。

人也是一样,在生活中难免会遇到不顺心的事,如不能宽容待之,一时情绪激动,甚至暴跳如雷,大发脾气,会严重危害自身健康。动辄生气的人很难健康、长寿,很多人其实是"气死的"。于是人们把因芝麻小事而大动肝火,以致因别人的过失而伤害自己的现象,也称之为"野马结局"。一个人大发脾气或生闷气时会对人体生理上产生一系列变化和反应,致使人体的各个器官部都会受到损伤,甚至危及生命。生气发怒时会伤心损肺,气愤时必然导致心跳加急,心律失常,使心脏受到邪气的侵入,诱发心慌心痛;呼吸急促、气逆、胸闷、肺胀、咳嗽及哮喘。同时,生气时会出现气极忧虑,并伤脾脏;胃感饱胀,不思饮食,久之影响胃肠消化功能,因此可谓伤脾伤胃;生气发怒还会导致肾气不畅,肾上腺大量分泌,出现面色苍白,全身无力,四肢发冷,尿道受阻或失禁,并使肝胆不和肝部疼痛,可谓伤肾损肝。

除此之外,生气还会伤脑失神。人在发怒时心理状态失常,使情绪高度紧张,神志恍惚。在这样恶劣的心理状态和强烈的不良情绪下,大脑中的"脑岛皮层"受到刺激,长久后就会改变大脑对心脏的控制,影响心肌功能,引起突发的心室纤维颤动，心律失常，甚至心搏停止而死亡。可见生气发怒可致使呼吸系统、循环系统、消化系统、内分泌系统和神经系统失调，并带来极大的损伤。

常见的与情绪有关的身心疾病有：

（一）冠心病

大量的临床医学研究表明，固执、好争辩、急躁、爱生气和爱发脾气的人容易得冠心病。美国心脏病学会将易患心脏疾病的人群定义为 A 型性格人群，这类人群的特征是生活压力较大，自我要求过高，性情暴躁，易发脾气。

（二）消化性溃疡

强烈而持续的身心紧张状态，以及由此产生的焦虑、愤怒、抑郁、沮丧、痛苦等情绪体验，可以引起神经兴奋，导致胃液分泌增加，胃酸和胃蛋白酶原水平升高。如果这种升高持续存在，就可以损伤胃和十二指肠而发生溃疡。

（三）紧张性头痛和偏头痛

头痛的发作常常与情绪刺激有关，当我们处于紧张、激动、焦虑等状态时，这些不良情绪可使头部的某些动脉扩张而压迫神经，继而引发头痛。因此，我们平常把棘手难办的事说成"令人头痛的事"，是有一定的医学根据的。此外 IT 人员长期面对电脑，不良的坐姿会引起头颈部肌肉持久收缩，局部发生缺血，常使头痛加重。

与情绪有关的身心疾病还有：甲状腺功能亢奋、原发性高血压、支气管哮喘、糖尿病、癌症等。

临床医学研究表明，良好的情绪是维持人的生理功能正常的前提，尤其对于身心疾病，良好的情绪对它的转归更是起着举足轻重的作用。

小故事：英国化学家法拉第因工作紧张，用脑过度，身体很虚弱，多方求治也不见效。后来，一位名医检查了法拉第的身体，问明了病情，只是面带微笑地说了一句"一个小丑进城，胜过一打（12 个）医生"。法拉第恍然大悟。以后，他在科学研究之余，经常去看喜剧，他还到野外度假，调剂生活情趣，时刻保持愉快的情绪。久而久之，他的健康状况大为好转，一直活到了 76 岁。

启示　情绪可治病也可致病。对不良情绪进行控制、引导，代之以积极乐观的情绪，不但能提高生活质量，也能有效地防治身体疾病。

三、情商和挫折商

生活就像一面镜子，你对它哭，它就对你哭。你对它笑，它就会对你笑。

——戴尔·卡耐基

（一）成功的法宝——3Q

大家常常看到这样的现象：有很多IT人员拥有很高的学历，在专业知识和专业领域内都是佼佼者，一些人工作认真负责，勤勤恳恳，可就是得不到赏识，得不到重用，得不到提拔，而另一些无论是在专业领域还是在学历上均要略逊于他们的人反而走上了领导他们的岗位，就其个中原因，又有谁能探究明白？很多人在"这不公平那不透明"上找很多客观理由来为自己开脱，又有谁知道在自己的情商（EQ）和挫折商（AQ）中找原因？

企业界曾经流行这样一句话："IQ让你找到工作，EQ使你得到提拔，AQ让你获得成功"。IQ、EQ、AQ并称3Q，是人们获取成功的必备法宝。EQ实际上是与人际关系、情绪控制密切相关的心理素质。面对快节奏的生活，高负荷的工作和复杂的人际关系，IT人员常会有心情低落的时候，有些人能很快找回轻松与平静，有些人却在情绪孽海中苦苦挣扎，被一片愁云惨雾笼罩，怎么也游不到彼岸。由此可见，调控自己的情绪是十分重要的。

改革开放几十年来，古老的中国发生了天翻地覆的变化，变成了今天的"这个样子"，新旧交织、正误杂陈、虚实难辨。在千变万化的信息化社会中，IT人员要直面许多的选择与矛盾，要承受更多的波折与压力，如果对自己的生活应付能力失去信心，就容易陷入沮丧的深渊；当他们的自尊心受挫时，就容易跌进绝望的低谷。如果懂得AQ，就能掌控自己的命运。

有心理学家甚至断言，20%IQ+80%（EQ和AQ）=100%的成功。在IQ相差不大的情况下，EQ和AQ对一个人的事业成功起着决定性的作用，可以帮助我们产生一流的成绩与创造力，可以帮助我们保持健康、愉快与活力。

小知识　智商是什么？

智商就是智力商数，简称IQ，是表示人的智力发展水平的数量指标。它是德国的心理学家施特恩于1912年提出的。一般情况下，我们大多数人的智商都在90~110之间，智商极低或极高的人只占极少数（具体请参见本书第十三章的相关内容）。从古到今，人们想了许多方法去探索人的智力发展水平，如我国古代的七巧板、九连环、猜谜语到现代心理学的智力测验等，方法繁多。

需要注意的是，智商要为我们在社会生活中服务才有用。如某位白痴天才记忆力非常好，但是单单只是记下了对他有什么用呢？他的这些知识并不能加工成有用的信息来为自己在生活中服务。相信很多IT朋友都看过美国电影《雨人》吧，里面的男主角很特别，他不会跟人交际，早上起来也不知道穿什么衣服好，吃什么东西也没有判断能力，甚至他的朋友吻他一下，他都说不出他的感受，只是说很湿。可是他确有独到的天赋。有一次，他到一个旅馆，一个服务生一不小心把一盒火柴碰落到地上，他只看了一眼就报出了散落在地上火柴的准确数目。

注：白痴天才（指智力低于正常而在诸如记忆、音乐、绘画等某一个领域有着惊人天赋的人）。

（二）情商概述

从山顶上向下扔的石头，最圆的那一个总是滑得最远。而一个有棱有角的石头，却容易被卡住，而且可能会一辈子被卡在那里，很难再滑动了。

——佚名

情商 EQ 是与智商 IQ 相对应的概念，美国心理学家丹尼尔·戈尔曼教授通过对成功人士的相关研究发现，无论是智商高者还是智商低者，他们都有一些共同的特点：情绪自控能力强，积极乐观，人际沟通良好，对他人的感觉敏锐，并把这些特点归纳为一个新概念：情商（EQ，emotional quotient）。比如，IT 程序员小王是公司里的技术骨干，但是在最近的一次项目经理竞聘时却没有通过，同事们对他的评价是："技术业务能力很强，但是脾气太差。比如，有时候传达通知时，不了解的同事多问他几句就表现得很不耐烦，冷言冷语，抱怨同事"怎么不认真听，耳朵都听到哪去了"，其实是在他通知的时候，人家刚好不在办公室。像小王这样，尽管很有能力，但是不能好好地控制自己的情绪，也不顾及同事的感受就发泄到同事身上，这时候同事的心里肯定也很窝火，这样小王与同事的关系自然就不会融洽，所以在项目经理竞聘的时候小王得不到周围同事的认可。其实，许多人也和小王一样并不缺乏才华、能力和机会，却总与荣誉、晋升和财富擦肩而过，一个主要原因就是情商不高。

戈尔曼认为：利用智力测试或标准化的成就测试来衡量一个人的智力，并预测其未来的成败，实际上比不上利用情绪的特质来衡量一个人更具有意义。

为什么在学校是尖子学生，进入社会后却"泯然众生"？为什么面对困难和烦恼，有的人轻松愉快，若无其事，有的人情绪沮丧，精神沉沦？为什么有的人在任何环境下都能很好地适应？在寻找这类问题答案的过程中，研究人员发现，在成功诸要素中，智商因素仅占 20%，而控制情绪的能力、抓住机遇的能力等情绪智力因素具有更重要的作用。

与生活各层面息息相关的"情绪智商"，指的是我们个人在情绪方面的整体管理能力。具体说来，情商包含以下 5 种能力：

1. 认识自己的情绪

认识情绪的本质是情感智商的基石，当人们出现某种情绪时，应该承认并认识这些情绪而不是躲避或推脱。把握好自己的情绪使自己成为生活的主宰，并能准确地决策某些重要的事情，反之，不了解自身真实情绪的人，必然会沦为情绪的奴隶。

2．妥善管理情绪

情绪管理是指能够自我安慰，调控与安抚自己的情绪，使之适时、适地、适度。如喜不得意忘形、怒不暴跳如雷、哀不悲痛欲绝、惧不惊慌失措。

3．自我激励

保持高度热忱是一切成就的动力。能够自我激励的人做任何事情都具有较高的效率。内心涌动着激情，方能坚持不懈并能高效地成就自己的事业。

4．认知他人的情绪

即移情的能力，是在自我认知的基础上，发展起来的最基本的人际技巧。具有这种能力的人，能通过细微的信号，敏锐感受到他人的需要与欲望，能分享他人的情感，对他人处境感同身受，又能客观理解、分析他人情感。此种能力强者，特别适合从事监督、教学、销售与管理的工作。

5．人际关系的管理

人际关系管理是管理他人情绪的艺术。它要求人能从细微的信息察觉他人的需求，进而根据他人的需求行事，得到他人的认可和欢迎。这种能力包括展示情感、富于表现力与情绪感染力，以及社交能力（组织能力、谈判能力、冲突能力等）。对他人的感受熟视无睹，必然要付出代价。权变理论的代表人物弗雷德·卢森斯对成功的管理者（晋升速度快）与有效的管理者（管理绩效高）做过调查，发现两者显著不同之处在于：维护人际网络关系对成功的管理者贡献最大，占48%，而对有效的管理者只占11%。可见，在职场中，要获得较快的成长，仅仅埋头工作是不够的，良好的人际关系是获得成功的重要因素。

（三）挫折商概述

故天将降大任于斯人也，必先苦其心志，劳其筋骨，饿其体肤，空乏其身，行拂乱其所为，所以动心忍性，增益其所不能。

——孟子

案例　"苹果之父"乔布斯是一个IT创业英雄，是改变世界的天才，他几经起伏，但依然屹立不倒，就像海明威在《老人与海》中说到的，一个人可以被毁灭，但不能被打倒。他创造了"苹果"，掀起了个人电脑的风潮，改变了一个时代，但却在最顶峰时被封杀，从高楼落到谷底，但在12年后，他又卷土重来，重新开启了第二个"斯蒂夫·乔布斯"时代。凭着自己敏锐的触觉和过人的智慧，力挽狂澜，勇于变革，不断创新、领导和推出了 iMac、iPad、iPhone 等风靡全球的电子产品，引领全球 IT 科技的潮流，深刻地改变了现代通讯、娱乐乃至生活的方式，把电脑和电子产品变得简约化、平民化，让曾经是昂贵稀罕的电子产品变为现代人生活的一部分。

人的生命似洪水奔流，不遇上岛屿和暗礁，难以激起美丽的浪花。而心灵的浪花，是在人生激流中搏击而成，如同良好的心态，是在挫折中磨炼出来的一样。当幻想和现实面对时，总是很痛苦的。要么你被痛苦击倒，要么你把痛苦踩在脚下。

1. 挫折商的概念

除了智商、情商之外，近年还流行一个概念"挫折商"（AQ，adversity quotient，也译为逆商）。AQ 被称为继 EQ 之后的成功魔方，于 20 世纪 90 年代中期，由美国的保罗·史托兹教授最早提出，AQ 是用于衡量个体挫折容忍力高低的商数。挫折是指个人行为受到阻碍、干扰和破坏。挫折容忍力是指个人经受得起打击或挫折的能力，挫折容忍力的高低一般用"挫折商"（AQ）来衡量。

心理学家认为，在智商都跟别人相差不大的情况下，挫折商对一个人的事业成功起着决定性的作用。史托兹教授通过多年来对个人和公司的测试证明，高 AQ 可以帮助产生一流的成绩、生产力、创造力，可以帮助人们保持健康、活力和愉快的心情。有研究显示，AQ 高的人手术后康复快，销售业绩也远远超过 AQ 低的人，在公司中升迁的速度也快得多。SBC 电信公司提供的销售数据表明，AQ 高的员工比 AQ 低的员工销售额平均高出 141%。另有研究指出，AQ 跟创业者的收入还有显著关系，AQ 高的人可以获取更多报酬。

基于这些研究，AQ 培训像 EQ 培训一样也开始升温。史托兹教授就曾对联邦快递、新加坡电信、朗讯科技等公司的老板进行培训，告诉他们如何提高 AQ。高 AQ 是可以培养的，并且最好是从小培养，所以现在许多教育机构都在提倡挫折教育。《假如给我三天光明》的作者、美国著名聋哑作家海伦·凯勒就是一个因拥有高 AQ 而成功的例子。

在挫折商的测验中，一般考察以下 4 个关键因素——控制（control）、归属（ownership）、延伸（reach）和忍耐（endurance），简称为 CORE。控制指自己对逆境有多大的控制能力；归属是指逆境发生的原因以及愿意承担责任、改善后果的情况；延伸是对问题影响工作、生活及其他方面的评估；忍耐是指认识到问题的持久性以及它对个人的影响会持续多久。

对生命的感受、对生活的品味、对困难和挫折的承受远比维护身体健康更重要，只有心灵健康成长的人，才能在生活的挫折、失败或不幸面前，自我控制、自我调节，才能在竞争激烈的大千世界中创造辉煌，揭开人生成功的奥秘。

2. 挫折的心理学解释

挫折的感受在心理学上可用"习得性无助"来解释，"习得性无助"是美国心理学家塞利格曼 1967 年在研究动物时提出的。

心理学实验： 塞利格曼用狗作了一项经典实验，起初把狗关在笼子里，只要蜂音器一响，就给以难受的电击，狗关在笼子里逃避不了电击，多次实验后，在给电击前，把笼门打开，响蜂音器，此时狗不但不逃而是不等电击出现就先倒在地开始呻吟和颤抖，本来可以主动地逃避却绝望地等待痛苦的来临，这就是习得性无助。

"习得性无助"指因为重复的失败或惩罚而造成的听任摆布的行为。具体表现为通过学习形成的一种对现实的无望和无可奈何的行为、心理状态。

启示　在对人类的观察实验中，心理学家也得到了与习得性无助类似的结果。细心观察，我们会发现：正如实验中那条绝望的狗一样，如果一个人总是在一项工作上失败。他就会在这项工作上放弃努力。甚至还会因此对自身产生怀疑，觉得自己"这也不行，那也不行"，无可救药。而事实上，此时此刻的我们并不是"真的不行"。而是陷入了"习得性无助"的心理状态中，这种心理让人们自设樊篱，把失败的原因归结为自身不可改变的因素，放弃继续尝试的勇气和信心。破罐子破摔，比如，认为学习成绩差是因为自己智力不好，失恋是因为自己本身就令人讨厌等。所以要想让自己远离绝望，我们必须学会客观理性地为我们的成功和失败找到正确的归因。

3. 如何面对挫折

小故事：沉沉浮浮是人生

有一个屡屡失意的年轻人去见释圆老僧，老僧用温开水冲了一杯茶，让他喝，那年轻人细细品味了几口说："一丝香味也没有。"老僧又用滚开水另冲了一杯，这时年轻人看见那茶叶在杯子里上上下下沉浮。随着茶叶的沉浮，一丝细微的清香从杯子里袅袅地溢了出来。于是老僧往杯子里共冲了五六次水，沁得满屋津津生香。年轻人品尝着清香四溢的茶水，会意地点了点头，说他一切都明白了。

启示　为什么同样的一撮茶中，可以冲出两种不同的香味呢？关键是水温不同。话说茶叶在树上泛绿，在阳光的炽烈中开花，在暴风雨中成熟，在熊熊的火焰上被焙干，这是每片茶叶所必须承受的磨炼。然而它要真正成为一杯浓香四溢的茶水，似乎还要经历更大的砥砺。即用沸水沏，茶叶在滚烫的沸水中一次又一次上下翻滚，才能释放出精华，虽饱受煎熬，但发挥了自身的价值，相反，如果用温水冲呢？躺在温水中固然舒服，但茶叶永远不能释放自己的价值。从这则小故事中可以体会到，在实现人生价值的道路上，崎岖是难免的，但前途是光明的哲学思想。今天的你，在已经过去的人生时光中有让你难忘的挫折或欣喜吗？

　　人生就像一杯茶，不会苦一辈子，但总会苦一阵子。综观当代 IT 人员的实际特点，一方面，从入职的第一天起，他们就承受着较大的思想压力，诸如：工作上的困难、业务技能的缺乏、未来职位的不确定性、环境的不适应等等。另一方面，IT 人员普遍智商高，情商相对低，干活没有问题，但不会管理自己和他人，更不会激励自己，抗挫折能力与调控能力较差，容易沉陷在消极的泥潭而不能自拔。例如：一些 IT 人员不能承受工作中的批评、同事间的竞争、失恋等带来的身心压力，表现出焦虑、失眠、抑郁、恐惧等情绪，导致一些 IT 人员精神崩溃、跳楼自杀……身心的失衡，不仅影响其智能的发挥，而且还会使其潜能的挖掘、综合能力的培养、人格的完善受到抑制。

　　挫折商是一个先天遗传和后天培训的共同结果，先天的因素我们无法改变，但可以在后天培训上有所作为。企业往往在发生 IT 员工自杀等悲剧时才意识到员工挫折商的重要性。这就导致了对挫折商认识不足和忽视挫折商所带来的隐性成本。现在很多企业在招聘员工时开始关注到员工的挫折商，比如有的企业在面试时增加了挫折商考察的内容。在国内，不少 IT 企业都在开展 EAP（员工辅助计划），但是总体而言，IT 企业对员工的心理健康和抗挫状况并不太重视。

　　西伯拘而演《周易》；仲尼厄而作《春秋》；屈原放逐，乃赋《离骚》；左丘失明，厥有《国语》；孙子膑脚，《兵法》修列；不韦迁蜀，世传《吕览》；韩非囚秦，《说难》、《孤愤》；《诗》三百篇，大抵贤圣发愤之所为也。人生在世，谁都会遇到挫折，挫折是一块石头，对于弱者，它是绊脚石，对于强者，它是垫脚石。英国哲学家培根说过："超越自然的奇迹多是在对逆境的征服中出现的。"关键的问题是如何面对挫折。

　　人们都希望自己的生活中能够多一些快乐，少一些痛苦，多些顺利少些挫折，可是命运却似乎总爱捉弄人、折磨人。造成挫折的因素有很多，例如，将奋斗的目标定得过高，能力与期望值存在差距等，另外还包括心理冲突的因素，比如，一位 IT 人员很想专心攻读博士学位，可又处于繁忙的工作之中，读书与工作如鱼与熊掌，他希望兼而兼得之，但对他来说最佳做法是只选其一，这就是心理学上所称的"双趋冲突"。又如，一对正谈恋爱的 IT 男女，接触几次后就觉得该谈的都谈了，再也没什么可谈的了，可一个人会更觉寂寞，俩人只能你看我，我瞧你，显得十分尴尬。这在心理学上称为"双避冲突。"

　　每个人的成长过程都不可能是一帆风顺的，因为人不是生活在真空中，必然要受到各种不可预测的挑战或者人际关系之间的误解，你必须非常努力，才能看起来毫不费力。没有什么比半途而废的放弃和丧失对未来的希望威胁更大的了，放弃和丧失希望不仅不能解决现实存在的问题，而且还会让我们在未来陷入更大的困境之中。年轻的我们必须懂得：①你不勇敢，没人替你坚强。②没有伞的孩子必须努力奔跑！③自己选择的路、跪着也要把它走完。④不要生气要争气，不要看破要突破，不要嫉妒要欣赏，不要拖延要积极，不要心动要行动。⑤宁愿跑起来被绊倒无数次，也不愿倒退不前一辈子。就算跌倒也要豪迈的笑。

在人生的攀越过程中，智商、情商、逆商为不可缺少的三要素，它们相互影响、相互作用。IT人员不仅要挖掘自己的智商与情商，更应积极对自我的逆商进行培养，使自己的人格更趋完善，心理更加健康，为自己的人生未来铺就成功之路。

第二节　释放你的心灵——管理情绪

假如你一天之中没有笑一笑，那你这一天就算白活了。

——莎士比亚

人有悲欢离合，月有阴晴圆缺。古往今来，多少故事因主人公恣意放纵情绪而以悲剧告终？环目四顾，多少人因情绪的困扰而黯然神伤？许多IT人员面对复杂的人际关系、繁重的工作压力、苍白的爱情承诺、黯淡的职业前景而无法从负面情绪中超脱。

正如亚里士多德所说："任何人都会生气，这没什么难的，但要能适时适所，以适当方式对适当的对象恰如其分地生气，可就难上加难。"其实，情绪也并非想象的那样难以调控，人与人之间常常因为一些彼此无法释怀的坚持，而造成永远的伤害。如果我们都积极重视情绪，正确引导情绪，都能从自己做起，宽容地看待他人，相信你一定能收到许多意想不到的结果。帮助别人开启一扇窗，也就是让自己看到更完整的天空，必然会令每位IT人员的人生更加多滋多味、丰富多彩，穿越心灵的重重迷雾，轻松惬意地前行。

做自己情绪的主人，不仅让你重新获得主导权，而且会使你发现，所有的难题都能够轻松驾驭了！

一、IT 人员常见的情绪问题

（一）焦虑——警惕焦虑这把双刃剑

案例 **IT 群体性焦虑——"焦青"的生活状态**

在弥漫着浮躁的气氛里，年轻的 IT 人都在迫不及待中向前冲、往上爬，以期先下手为强。因为他们都很焦虑，不妨套用"愤青"的用法，用"焦青"来称呼这群特殊而又不特殊的群体。

让我们一起来看看下面几位 IT"焦青"的生活状态。

小徐在一家不错的 IT 门户网站工作，负责一个重要的版面，拿着不低的薪水。但是他见人就说很忙，很郁闷，经常陷入莫名的忧郁烦躁中。他不甘心那种一成不变的"拷贝"＋"粘贴"的工作，但是又舍不得还不错的收入。小徐经常制定各种严格的工作计划，但是这些计划往往很难完成，于是经常陷入沮丧和懊恼之中。

小王在中关村的一家外企担任销售经理，业绩一直不错，但是随着整个 IT 行业的萧条，小王需要面对越来越严峻的市场形势和难以完成的销售任务。现实生活的严酷使得小王对自己越来越失去信心，当女朋友也选择离开他的时候，小王开始逃避一切，他害怕见到熟人，害怕与人交往，甚至害怕和人说话。

以上只是千万个 IT 人生活的缩影，日复一日年复一年，成天对着枯燥繁琐的 abc 代码，无奈于各类数据的分析，添减种种客户需求，独自应付着客户的各种牢骚，讨好着并不喜欢的人，担负着工作和生活的双重压力，而市场的莫测变化与技术的更新换代，不得不重拾专业书籍，遨游在算法、代码的海洋。在不断学习着如何"堆砌"代码的新方法时，又被牵扯于"程序员是做不了一辈子的，30 岁后的出路在何方"；"IT 人离开 IT 还能做什么"的矛盾话题中。挣扎在"软件人吃青春饭，更新淘汰率高"的媒体舆论中。

仅仅是 IT 人在焦虑？整个行业都在一种焦虑的情绪中。于是乎，越来越多的 IT 实验室产品省略了详细测试，急匆匆地被拿到市场上赚钱；越来越多的厂家用贴牌产品吹嘘自己的研发能力；越来越多的评比评测被人为操纵。没有什么人愿意承担基础性的研究（这也是中国为什么出不了微软、苹果这样世界级的 IT 企业的原因之一吧），因为那是一场长时间的辛苦劳动。IT 行业崇尚的是工程进度、系统集成和漫天飞舞的解决方案，浮躁的河流里涌动出一个又一个漩涡。

焦虑，是个体主观上预料将会有某种不良后果发生而产生的极度不安的情绪体验。心理学上一般把焦虑分为两种：①状态焦虑，又称情境性焦虑，是个体在特定情境下所产生的专门反应状态，是指焦虑的暂时波动状态，是随着自主神经系统的唤醒表现出的对当时情境的忧虑、紧张的主观的有意识的情感。如面临考试、择业、竞争等情况下的焦虑。这是人处于应激状态时的正常反应。适度的焦虑对唤起人的警觉、集中注意力、激发斗志，是有利的。实验证明，中等焦虑能使 IT 人员维持适度的紧张状态，注意力高度集中，促进工作。德国精神病学家 Gebsattel 说："没有焦虑的生活和没有恐惧的生活一样，并不是我们真正需要的，"这就是说，一定程度的焦虑是有用的和可取的，甚至是必要的。焦虑是对生活持冷漠态度的对抗剂，是因自我满足而停滞不前的预防针，它促进个人的社会化和对文化的认同，推动着人格的发展。②另一种焦虑表现为一种比较持续的担心和不安，是相对持久的人格特征中焦虑倾向上稳定的个体差异，是一种人格特质，它更像一种动机或习得的行为倾向，是体验焦虑的高倾向性和一种对危险情境的预先反应倾向，称之为特质焦虑。被这种焦虑感困扰的 IT 人员内心时刻都感到紧张、惶恐、害怕、心烦意乱，注意力难以集中，思维迟钝，记忆力减弱，同时常常伴有头痛、心律不齐、失眠、食欲减退及胃肠不适等身体反应。焦虑会影响 IT 人员的学习和生活，对身心健康造成不利影响。

IT 人员常见的焦虑有学习焦虑、职业前途焦虑与情感焦虑。与学习有关的焦虑，如学习焦虑、考试焦虑，在 IT 人员情绪反应中最为强烈，由于 IT 行业是个高风险高投入，同时又是高回报的行业，IT 技术日新月异，知识更新很快，需要不断地学习，不断地充电，才能跟得上行业的步伐。很多 IT 人选择了培训、认证和考研等多种方式来为自己的价值加码，并抓紧一切时间学习，为自己的学识充电。

IT 人员自我成就动机普遍较高，希望干出一番事业，闯出一片天地，IT 职场就如同马拉松跑道，你要打败对手，实现人生目标，就必须得在跑道上越跑越快，将对手远远抛在背后，加班加点成了 IT 人的标准特征，忙和累就成了 IT 人的常态。其实忙碌往往反映了 IT 人在事业上处于上升期，这是追求人生意义的好事情，在忙碌中能够进一步发挥人的潜能。相比之下，有人生目标的人比碌碌无为者，往往生活更加充实。但是任何事情都要有一个度，如果你长时间地忙碌，并没有获得相应的回报，没有体现出你的价值，那么忙碌会转变成一种手足无措的混乱感，再加上长时间的缺乏休息、缺乏娱乐，不知不觉中，焦虑情绪弥漫着你的全身，成为一种失望和挫折的混合体，最终使你陷入焦虑之中。

情感焦虑多数是由于恋爱受挫而引发的自我否定，认为自己不具备爱人与被爱的能力，过度担心而引发焦虑，这点表现为 IT 剩男剩女数量的日益增多。

【控制和克服方法】在面临焦虑的时候，首先要正确地分析和判断焦虑的主要根源。了解 IT 人员焦虑后面深层次潜在冲突的原因，在此基础上给予支持性的专业心理辅导。很多 IT 人已经意识到焦虑的危害性，纷纷搁下永远干不完的工作，回归平静的家庭生活，或者有计划的出游，远离城市的喧嚣，投入平静的大自然中。

其实，网络交流就具有一定的心理疏导功能，IT 人往往拥有较好的网络条件，在焦虑的时候，如能选择自我调节或者向朋友倾诉等方式，将能有效地减轻心理压力。网络交流恰恰提供了一种可以在没有任何心理压力的情况下进行自由交谈的方式，网上交流的人互不相识，不必担心直抒胸臆会给自己带来什么不良后果，也不必担心自己的问题会被人耻笑，网民的观点可以及时地在聊天室、论坛、QQ 和 MSN 等网络聊天工具中表达出来，不存在时间上的滞后性，给人以痛快淋漓的感觉，参与交流的人无论是哪个阶层，都能够进行平等的对话，谁也不会觉得低人一等，参与交流的人数可以非常多，交流的范围可以非常广泛，能够获得的启发也是多角度和多方位的。

需要注意的是，焦虑情绪与焦虑症不同，关于两者的区别请 IT 朋友们参见本书第十一章的相关内容。另外当焦虑不能自拔时，可寻求心理医生的帮助。

（二）抑郁——拨开迷雾看抑郁

案例　抑郁情绪像流感在蔓延

网络工程师小李星期一早上一来就在办公室大吐苦水，说周末参加同学聚会受刺激了，身边的朋友过得都比自己好，那些原来不起眼的人，有的当了领导、有的发了财、有的移了民，只有自己还在原地踏步，彻底郁闷了……

IT 销售员小孙最近心情特别低落，他哀叹道，在周围人看来，我的生活似乎没有什么缺陷，从小家庭条件优越殷实，生活学习环境良好，大学毕业后又留在大城市里工作……可事实是，无情的岁月，像筛子一样把年少时的梦想筛得支离破碎。跑着没着落的订单、做着忙不完的工作，小孙的心情一直反反复复，越来越消沉，甚至恐惧、迷茫，觉得自己一无是处，也许我消失了，世界会更美好……

理想是生活的目标，本是美好而值得期待的，但如果它在预期时间内没有实现，内心的不平衡、委屈、痛苦就会纷纷而至。就像德国哲学家亚瑟·叔本华所说："一天得不到满足，人就要痛苦一天。"广西心理学会针对 IT 人员所做的一项研究也发现，"理想—现实"的差距，可能导致悲观、自卑、敏感、自尊心过强等诸多心理问题，进而容易产生抑郁情绪。

我们经常听到有人在说"郁闷"、"烦躁"、"别理我、烦着呢"等语言，成为与"爽"、"酷"等流行语齐名的口头禅。实际上这些词都是抑郁情绪的代名词。

抑郁是一种很常见的情感成分，是人之常情。人们遇到精神压力、生活挫折、痛苦的境遇或生老病死等情况，自然会产生情绪变化，尤其是抑郁情绪。抑郁情绪人皆有之，对于大多数人来说，抑郁只是偶尔出现，时过境迁，很快会消失；但那些性格内向、敏感多疑、依赖性强、不爱交际、生活中遭遇意外挫折，长期努力得不到报偿的IT人员更容易长期处于抑郁状态，表现出情绪低落、郁郁寡欢、闷闷不乐、思维迟缓、兴趣丧失、缺乏活力、反应迟钝、干什么都打不起精神，体验不到快乐，有一种强烈的无助感，觉得生活没有意义。那些不喜欢所做工作，但又舍不得优厚的待遇，或因人际关系处理不当、失恋等问题的IT人员也会产生抑郁情绪，严重的甚至还发展成抑郁症。

这里要提醒大家的是，抑郁情绪和抑郁症是两回事，区别正常的抑郁情绪与病理性的抑郁症，可以从以下几个方面进行：

1. 有无原因

正常人的情绪抑郁是基于一定客观事物为背景的，即"事出有因"。而病理性情绪抑郁可能是由于身心疾病，如脑卒中、患癌症之后，产生焦虑抑郁障碍。

2. 持续时间

一般人的情绪变化有一定的时限性，通常是短期性的，人们通常通过自我调适可以缓解；而病理性抑郁症状常持续存在，虽也有自然病程的自发缓解现象，但一般需经治疗，抑郁症症状往往超过两周，有的超过一个月，甚至数月或半年以上。

3. 严重程度

前者忧郁程度较轻，后者程度严重，并且影响患者的工作、学习和生活，无法适应社会，影响其社会功能的发挥，更有甚者可产生严重的消极自杀言行。

4. 生理症状

病理性抑郁往往伴有明显的生物性症状和精神病性症状，如持续的顽固失眠、多种心理行为，同时体重、食欲和性欲下降，全身多处出现难以定位性的功能性不适和整体性的症状关系，检查又无异常，以上这些均是抑郁症的常见征象。

5. 变化规律

典型抑郁症有节律性症状特征，表现为晨重夜轻的变化规律。

6. 发作倾向

抑郁症可反复发作，每次发作的基本症状大致相似，有既往史可供印证。

7. 家族病史

抑郁症的家族中常有精神病史或类似的情感障碍发作史。

（三）愤怒——让着火的心冷却

案例　**IT 小老板的汤姆猫"咆哮体"**

"电脑城的小老板你伤不起啊！！传说中的"挨踢民工"斗（网络语言挨踢 =IT，斗 = 都）是我啥！混迹石桥铺快十年了啥，肠子都要悔青老啊！大学毕业到电脑城上班，那阵别个说起都是搞 IT 高科技！同事说起完全是美慕嫉妒恨啊！……2011 年 7 月 11 日，重庆 IT 论坛上一段"汤姆猫自述"视频被网友争相点击，这段名为《电脑城的小老板，都是脑壳遭门夹了的天使，你伤不起啊！！》的视频，以时下流行的"咆哮体"形式，借"汤姆猫"之口讲述了一个在重庆石桥铺电脑城拼搏 10 年的 IT 小老板的无奈和辛酸。（2011 年一种流行于网络的以含有"有没有"、"伤不起"字样和无数的感叹号为特征，看上去带有很强烈感情色彩的文体，被称为"咆哮体"）

愤怒是由于客观事实与人的主观愿望相违背，或因愿望无法实现时，人们内心产生的一种激烈的情绪反应。心理学研究表明，当愤怒发生时，可能导致心跳加快、心律失常、高血压等躯体性疾病，同时还会使人的自制力减弱甚至丧失，思维受阻、行为冲动，甚或干出一些后悔不迭的蠢事或造成不可挽回的损失。

愤怒是 IT 人员常见的一种消极情绪，处于精力充沛、血气方刚青年时期的 IT 人员，在情绪情感发展上往往容易产生好激动、易动怒的特点。如有的 IT 人员因一句刺耳的话或一件不顺心的小事而暴跳如雷；有的因人际协调受阻而怒不可遏、恶语伤人；有的因别人的观点或意见与自己相左而恼羞成怒；有的因暂时的挫折或失败而悲观失望，痛不欲生。如此种种遇事缺乏冷静的分析与思考，图一时之快，逞一时之勇的好激动、易动怒的不良情绪特点，在一些 IT 人员身上时有体现。有的 IT 人员会将自己内心的愤怒发泄到周围人身上，使他人感到莫名其妙。其实这是一种心理学上称之为"转移"（俗称"迁怒"）的心理防御机制，通过找"替罪羊"来发泄自己的情感以保护自己。这种情绪是极其有害的，因而有人说："愤怒是以愚蠢开始，以后悔结束"。

【控制和克服方法】心理上——说出你的愤怒。也许和一个好友，或者自言自语，说出自己的愤怒。当然到最后，别忘了给自己一点信心，我不会为愤怒所控制。精神上——冥想可以帮助你：燃起香精油，将充满怒火的心平复下来，忘记一切不愉快，放下与人战斗的号角，现在你只需要注意自己的呼吸，将绷紧的弦放松一点、再放松一点。几分钟后，你就会足够冷静和客观分析问题的症结了。生理上——发泄愤怒：你可以对着一个枕头猛打，也可以找别的出气筒，比如可以摔碎本想扔掉的废弃物，这会痛快极了。不过，更加节约积极的方法应该是去运动和健身。在跑步机上跑半小时，让愤怒随着每一步从身体上流走。思想上——不要拿别人的错误惩罚自己；不要拿自己的错误惩罚别人；不要拿自己的错误惩罚自己。

（四）嫉妒——把嫉妒变为激励

案例　美慕嫉妒恨，昔日好友成敌人

年纪相仿、几乎是同时入职于一家IT公司的小孟和Ada，由于性格投契很快成为好友。她们在工作时合作愉快，工作之外也如知己般无所不谈。然而改变却由一次奖励开始。

为人处事八面玲珑的Ada因为深谙与上司的相处之道，在去年的年会上获得"最佳员工奖"，逐渐成为部门"红人"。此后，她的举手投足开始发生微妙的变化。

"不知为何，我觉得她和以前不一样了，仗着自己受宠，说话做事样样带刺，让我难以接受。"小孟说，后来终于有一次，小孟借着工作上的一点小分歧，和Ada大吵了一架。趁机释放心中对Ada的"美慕嫉妒恨"。甚至还当着部门同事的面，把对方生活中的"小秘密"都抖了出来。结果可想而知，曾经惺惺相惜的两个好友从此交恶。

"嫉妒是万恶的根源，美德的蟊贼"（塞万提斯）。在生活中，我们或多或少都体会过这样的一种情绪：当别人在某些方面，尤其是我们看重的方面胜过自己时，有时就会引起我们的不快，甚至是觉得痛苦，这就是嫉妒。

你被别人嫉妒，说明你卓越；你嫉妒别人，说明你无能。黑格尔曾说，嫉妒是"平庸的情调对于卓越才能的反感"。适度的嫉妒在一定程度上可以激起我们的自尊心，从而奋发向上，但过度的嫉妒则会影响到我们的心情，它会使我们处于消沉、怀疑、痛苦、自卑的不良情绪之中。

嫉妒是人本质上的疵点，首先，嫉妒心强的人容易得心身疾病。由于长期处于一种不良的情绪状态中，心理上总有压抑感，易引起忧愁、消沉、怀疑、痛苦、自卑等消极情绪，久而久之可能导致身体器官功能下降，这样一来恶性循环，从而严重损害身心健康。其次，嫉妒心强还会影响IT人员的自我发展。嫉妒直接影响人的情绪，而不良的情绪会大大降低工作、学习的效率。另外，嫉妒还会破坏人际关系的和谐。当一个人嫉妒他人时，就不会对那个人友善、热情，两个人的关系必然冷淡。嫉妒的对象越多，则关系冷淡的对象也越多，导致人人都不愿与你交往，从而给自己造成一个不良的人际关系氛围，你会感到孤独、寂寞。嫉妒还会造成个人的内心痛苦。一个嫉妒心强的人，常常陷入苦恼之中不能自拔，时间长了会产生自卑，甚至可能采取不正当的手段去伤害别人，使自己陷入更恶劣的处境。嫉妒是一种突出自我的表现，在这种心理支配下，待人处事常常以自我为中心，无论什么事，首先考虑到的是自身的得失，因而往往会引起一系列的不良后果。法国文学家巴尔扎克曾经说过："嫉妒者比任何不幸的人更为痛苦，因为别人的幸福和他自己的不幸，都将使他痛苦万分。"

【控制和克服方法】用别人的智慧充实自己，不用别人的智慧贬低自己；用别人的成功激励自己，不用别人的成功折磨自己；用别人的错误提醒自己，不用别人的错误娱乐自己。

（五）冷漠——由冷漠变得热情

案例　小悦悦事件

2011 年 10 月 13 日，2 岁的小悦悦（本名王悦）在佛山南海黄岐广佛五金城相继被两车碾压，7 分钟内，18 名路人路过但都视而不见，漠然而去，最后一名拾荒阿姨陈贤妹上前施以援手，引发网友广泛热议。广大网民对此事发表了形形色色的言论，并以迅雷不及掩耳之势散发到网络的每个角落。2011 年 10 月 21 日，小悦悦经医院全力抢救无效，在零时 32 分离世。2011 年 10 月 23 日，广东佛山 280 名市民聚集在事发地点悼念"小悦悦"，宣誓"不做冷漠佛山人"。

冷漠是指人对外界刺激缺乏相应的情感反应，对生活中的悲欢离合都无动于衷，对他人冷淡漠然的消极心态。具体表现为：对人怀有戒心甚至敌对情绪，既不与他人交流思想感情，又对他人的不幸冷眼旁观、无动于衷，显得毫无同情心，凡事漠不关心、冷淡、退让的消极情绪体验。

如有的 IT 人员对周围的人和事漠不关心，对集体和同事态度冷淡，对自己的前途命运、国家大事等漠然置之，似乎自己已看破红尘、超凡脱俗。于是，把自己游离于社会群体之外，独来独往，对各种刺激无动于衷。这种冷漠的情绪状态，多是压抑内心情感情绪的一种消极逃避反应。具有这种情绪的人从表面上看虽表现为平静、冷漠，但内心却往往有强烈的痛苦、孤寂和压抑感。如果 IT 人员长时间地处于这种情绪状态下，巨大的心理能量无法释放，超过了一定限度时，就会以排山倒海的形式爆发出来，致使心理平衡遭到破坏，影响身心健康。

冷漠情绪产生的原因之一是因受人欺骗、暗算等心灵创伤或因种种原因受人漠视、轻视甚至歧视而导致（在本书第四章里说明了冷漠情绪产生的另一原因——职业倦怠或职业枯竭）。正是由于这些原因，使其在人际交往中带上灰色眼镜看待人生，逐渐失去了应有的热情和同情心。

冷漠作为一种心理问题，与思想情操低下，极端自私而对他人的不幸无动于衷、甚至幸灾乐祸是不同的，与帮助或救助别人却受到嘲讽甚至打击而对助人变得心灰意冷也是不同的，与受"只扫自己门前雪，休管他人瓦上霜"

的传统旧意识的影响而事不关己、高高挂起的思想表现也是不同的。当然，与性格内向，情感强度较弱而外露表现不明显或因工作、家务等过于劳累而整日处于疲惫状态、难以对人表现出高涨的热情更是不同的。所有这些，都应该予以区别。

冷漠也不同于情感淡漠。前者属于一般心理问题，是情感反应的自我抑制；后者属于心理障碍，是情感反应的缺乏，内心体验的缺乏，对引起正常人极大悲伤或愉快的事，如生离死别、久别重逢等也无动于衷、漠不关心。情感淡漠通常是慢性精神分裂症和脑器质性痴呆病人的主要症状。

【控制和克服方法】克服冷漠最根本的是改变认知，发现生活的意义，发现自我的价值，改变长此以往形成的对人生消极的看法；从行为上，积极投身到各种有意义的活动中，融入到集体中，进行积极的自我暗示与自我提升；正确认识自我与他人，个体与社会，并不断矫正自己的非理性观念。

二、IT人员情绪管理的方法

记住该记住的，忘记该忘记的；改变能改变的，接受不能改变的。

——《麦田里的守望者》经典语录

我们之所以会心累，就是常常徘徊在坚持和放弃之间，举棋不定。我们之所以会烦恼，就是记性太好，该记的，不该记的都统统留在了记忆里。我们之所以会痛苦，就是追求的太多。我们之所以不快乐，不是我们拥有的太少，而是我们计较的太多。

情绪与个人的态度是紧密相连的。在生活中，我们可以通过改变自己的态度来控制自己的情绪。所以，情绪是可以调适的。

（一）体察自己的情绪

情绪就像"神奇果"，会对人产生神奇的作用。有时，它会使人精神焕发，干劲倍增；有时，它会使人无精打采，萎靡不振。情绪影响着人们的行为，影响着人们的生活。

心理学故事： 父亲在公司受到老板的批评，非常生气，回到家把玩耍的孩子臭骂一顿。孩子窝火了去踹身边的猫。猫窜到街上，碰巧一卡车经过，司机赶紧避让，却把路边的孩子撞伤了。这就是著名"踢猫效应"。不满情绪和糟糕心情，会由强者传向弱者，无处发泄的弱小者便成为牺牲品。生活中"踢猫效应"随处可见。

启示 学着体察自己的情绪，是情绪管理的第一步。即时时提醒自己注意：我现在的情绪是什么？防止传染坏"情绪"，不使自己成为情绪的污染者。夏威夷大学的心理系教授埃莱妮·哈特菲尔德及她的同事在"感染他人的情绪"研究中发现，包括喜怒哀乐在内的所有情绪都可以在极短的时间内从一个人身上感染给另一个人，这种感染力速度之快甚至超过一眨眼的工夫，而当事人也许并未察觉到这种情绪的蔓延。情绪在社交活动中具有广泛的功能。对正性情绪可予以利用，可成为一个积极的社会黏合剂，使你贴近某人。如在对方高兴时提建议或要求，酒桌上公关等；作为一个消极的社会黏合剂，使你远离他人。因此作为负性情绪的接收方应懂得排除受他人负面情绪的影响，接受他人，包容他人，尽量只接收好的情绪。

（二）注意力调控法

小故事：老和尚背姑娘过河

小和尚跟着老和尚下山化缘，走到河边，见一个姑娘正发愁没法过河。老和尚对姑娘说，我把你背过去吧。于是就把姑娘背过了河。小和尚惊得瞠目结舌，又不敢问。就这样走了二十里路，实在忍不住了，就问老和尚："师父啊，我们是出家人，你怎么能背那个姑娘过河呢？！"老和尚淡淡地告诉他："你看我把她背过河就放下了，你怎么背了二十里地也没放下呢？

启示　放下才能承担，舍弃才能获得。心有多大，舞台就有多大。

心理学研究表明：当一个人产生某种情绪时，头脑里就会出现一个较强的兴奋区。这时，如果另外建立一个或几个兴奋区就可以抵消或冲淡这个较强的兴奋区。事物本身有好有坏，而我们的情绪往往取决于我们的注意力对准了事务的哪一面，对准好的一面令人欢欣，对准坏的一面令人沮丧。正如世界潜能激励大师安东尼·罗宾说："注意力会影响我们对于事实的认知，因而我们应当好好控制自己的注意力，免得不小心而被戏弄了。"要想控制注意力，最好的方法便是借助于提问题，因为你提出什么样的问题，脑子便会寻找有关的答案，也就是说，你寻找什么，就会得到什么。

当你与身边的人发生争执，情绪不佳时，你可以转而回想他的优点和你们过去愉快相处的经历，你就会渐渐地平息怒气，从而改变自己消极的心境。在面对人际之间强烈的矛盾冲突时，可暂时离开，冷静下来再处理。类似这样的事情很多，在IT人员的工作中，经常出现注意力长时间集中于某一项目，极易产生焦虑和厌烦的情绪，这时候就要适当地转移自己的注意力，情绪放松后，再回到工作上来，往往会产生更好的效果。

（三）情绪宣泄法

对于生活中遇到的各种矛盾冲突，以及其他事件引发的不良情绪，应适当控制。但控制不是压抑，一般人常把情绪"压下去"，这其实是在和自己打仗。当你难过却又要装出笑脸，是很辛苦又吃力的。故应尽早开辟良性宣泄的渠道。情绪宣泄是指当人处于较激烈的情绪状态时，采取直接或间接的方式表达其情绪体验与反应。简单来说，就是当情绪体验处于激烈状态时，选择适当的场合，该哭就哭，该笑就笑，该叫就叫，合理地宣泄激烈的情绪。如向亲朋好友倾诉；找个没人的地方痛哭一场；关上房门大声谈唱；参加剧烈的体育活动等以释放多余的能量。坦率地表达内心中强烈的情绪，可以使心理压力得以减轻，心情得以平静、舒畅，与情绪体验同步产生的生理反应也能较快地恢复正常。

【"哭、笑、叫"的心理学解释】：眼泪能把有机体在应激反应过程中产生的某些毒素排泄出去，从这个角度讲，遇到该哭的事硬忍着不哭就意味着慢性中毒。有一项美国的调查显示：无论男女都感到哭过后心情明显好转，对恢复心理平衡有帮助。

笑是人的良好情绪体操。不仅使肺部扩张，促进血液循环，而且能消除对健康有害的神经紧张感。会不会笑是衡量一个人能否对周围环境适应的尺度。笑还是一种微妙的医疗手段。

叫可以吐出胸中秽气，呼出肺部浊气，吸入大量氧气，改善呼吸动能，加快血液循环，增强胃肠蠕动，提高机体功能，并能使大脑皮层处于中等兴奋状态，令身心健康处于最佳水平。如果认为大叫不太雅观，可以放声高歌，也能收到同样效果。

当然，情绪宣泄法在使用时应"有度"，不能把合理的情绪宣泄理解为激烈的情绪发泄，切忌在激情状态下，由于自我控制力不强，以暴力或不恰当的方式发泄情绪，不但不利于问题的解决，反而会造成更为严重的后果，引发新的问题如谩骂、斗殴、毁物等。情绪宣泄应合理、有度，切忌一味地发泄。

（四）认知调控法

小故事：古希腊哲学家苏格拉底原先和几个朋友住在一间只有七八平方的房子，友人认为他的居住条件太差了，他说："和朋友们住在一起，随时都可以和他们交流感情，是件值得高兴的事啊。"

几年后，他一个人住，又有人说他太寂寞了，他又说："我有很多书啊，一本书就是一个老师，我和那么多老师在一起，怎么会寂寞呢？

之后，他住楼房的一楼，友人认为一楼的环境差，"你不知道啊，一楼方便啊，进门就到家，朋友来方便，还可以在空地上种花，种菜什么的。"

后来，他又搬到顶楼，有人说住顶楼没好处，"好处多啊，每天爬楼锻炼身体啊，顶楼光线也好。头顶上没干扰，白天晚上都安静。"

启示　"人不是被事情本身所困扰着，而是被自己对该事情的看法困扰着"。这个由古希腊哲学家伊壁鸠鲁提出的观点，被美国心理学家艾利斯

（A. Ellis）极力推崇，并由此提出极有影响的 ABC 理论，由此衍生的疗法就是"合理情绪疗法"。这里简要介绍一下 ABC 理论。A：生活中的某些"事件"（activating event）B：我们对那些事情的看法（belief）C：体验到的感受和结果（consequence）。下面用一首耳熟能详的歌曲来举例说明：

　　你的心情，现在好吗？（情绪）

　　你的脸上，还有微笑吗？（表情）

　　人生自古就有许多愁和苦，（观念）

　　请你多一些开心，少一些烦恼。（结果）

　　如果我们把上面的"观念"换成：倒霉事总是被我碰上，那么其"结果"就可能会是：少一些开心，多一些烦恼。影响我们情绪的并不是事件本身，而是我们对事情的看法。不同的想法引起不同的情绪，产生什么样的情绪完全由自己控制。

　　其实你现在的状态，是你自己的选择！不合逻辑的、不合理的信念是一个人产生情绪困扰的主要原因，对它处理不当，就会产生各种心理问题。

　　就 IT 人员的情绪困扰而言，主要存在着以下几种不合理的思考方式。

　　1. 二分法思考（即非黑即白思考）

　　将事情归类到两极端，非好即坏、非黑即白，以绝对化的观点来看事情，而忽视在两个极端之间的其他可能性。例如，有的人认为工作业绩好的 IT 员工是好员工，工作业绩不好的员工就是差员工；一个 IT 项目经理说"我参与的信息系统项目投标必须中标才算是成功，否则就是失败"，这样，即使是本公司不擅长的业务未能入围，也被他看成是失败。

　　2. 灾难化思考（即绝对化思考）

　　把某个偶然发生的事件过分夸大，使之变得很可怕。例如，某 IT 公司一位各方面都十分出色的 IT 研发人员，只因一次信息系统项目未能成功上线实施，竟然认为自己的整个人生都完蛋了，还要为此自杀，实在荒唐！这就是灾难化思维的结果。

　　3. 对自己乱贴标签的思考（即阴影化思考）

　　根据过去的不完美或过失来定义自己。例如有一位 IT 程序员有几次在和人交往时稍微显得笨拙，他就总结说"我不善于交际，我有社交障碍"，而不是说"我和某位同事说话时有点言不达意"。像他这样对自己乱贴标签的人，往往容易对自己形成歪曲或错误的认识。

　　（五）颜色计数法

　　IT 售前经理小程有个客户非常不好应付，订单需求经常一改再改，而且每次一旦出了问题，就把一切责任全推到小程头上，不但对他大吼小叫，而且还会向小程的老板抱怨，害他常常被老板批评。

　　小程对这个客户烦透了，可是基于"客户永远是对的"的信条，每次他都强忍下来，但是心里实在是呕得要命。终于有一天那个客户又没事找碴，小程实在火大极了，一时控制不住脾气，居然骂了回去，而且用力挂了对方的电话，那一刻，他觉得终于怨气大出，真是大快人心。但不料一个小时之后，老板气呼呼地告诉他，他得罪了公司最大的客户，给公司造成了严重损失，公司容不了他，叫他卷铺盖走人。

　　其实，小程的待遇很不错，和同事处得也很好，他对这份工作蛮喜欢的，但如今却不得不放弃这一切，他觉得好后悔，反复说："如果我当时能忍住，不发那顿脾气就好了……

　　你一定也有过与小程一样的"如果当时我……就好了"的懊悔吧？那么该如何挽救自己一出口成千古恨的坏脾气呢？以下介绍你一个好方法——数颜色平怒气。

　　过去许多心理学家曾主张用"数数法"来控制火爆脾气，相信你对这个方法应该不陌生。就是建议快发怒的人，在开口之前，在心中先默数：1、2、3、……从1数到10以平息缓和自己的怒气，进而保持冷静，恢复理智。

　　乍听之下，这似乎是一个好方法。但很多人在数完10之后，仍然气呼呼的，所以只好继续数下去，一路温习自己的数数能力。我有一个朋友曾经数到一百二十几，却仍然怒发冲冠。

　　美国心理学家费尔德（Leonard Felder）提出了一种对控制脾气更有效的方法，称为"数颜色法"。具体操作方法是，当你对某个人或某件事不满或者怒不可遏，想要大发脾气时，如果有可能，放下手中的工作，独自找个没人的地方，办公室、卧室甚至洗手间都可以。做如下的练习：环顾周围的环境，心中自言自语：那是一面白色的墙壁；那是一张棕色的桌子；那是一把深色的椅子；那是一套黑色的电脑……一直数到12，大约数30秒。如果你不能立即离开令你生气的现场，例如正在听部门经理、总经理的批评或者面对一名难以相处的客户时，那么你可以就地进行以上练习。这就是所谓的"数颜色法"。

　　或许你会问，这种方法行吗，是否有点荒谬？其实这种方法大有学问。它是运用生理反应控制情绪的一种方法。因为，一个人发怒时，肾上腺素的分泌使肌肉拉紧，血流速度加快，生理上做好了"攻击"的准备。这时随着愤怒情绪的升高，注意力就转移到了内心的感觉上，理智性思考能力因而减少，某些生理功能也暂时被削弱。例如，当我们在气头上时，反应不如平时灵敏，对周围环境的感觉变得迟钝，心中全被不满的情绪占有，满脑子只有一种想法：他怎么会这么令人气愤呢？通过运用"数颜色法"，强迫自己恢复缜密的思维能力，使大脑恢复理智性思考。因此，当你数完颜色时，心情就会冷静一些，这时再想想，你该怎么应付眼前的情况？经过这一短暂的缓冲，你就能以理智的态度去对待。所以，此种方法特别适合于暴躁型的人控制自己的情绪。

（六）放松训练法

放松状态是有机体的一种特殊的生理心理状态。在放松状态下，生理的各项指标会发生变化。放松训练需要经过一定的练习才能达到较好的效果。练习者首先要使自己心神安静下来，坐卧姿势舒适，然后想象自己已置身于一个十分优美的环境之中。按照深吸气、长呼气等呼吸要点和方式来调理气息；配合呼吸，伴随着一定部位肌肉的运动和放松，最后达到全身肌肉的放松。此时，练习者的意念在轻松飘渺中沉浮，进入一个忘我的境界。放松训练不仅可以使人精神舒缓、情绪稳定，长期坚持，对焦虑症等心身疾患还有良好的治疗效果。

（七）情绪日记法

小资料：书法家为何多健康长寿？

书法家多是老寿星。赵朴初、董寿平、于安澜、启功都享年90岁以上。从现代"生物—心理—社会医学"模式的角度分析，他们的健康长寿，是有一定科学道理的。何乔在《心术篇》中说："书者，抒也，散也，抒胸中气，散心中郁也。故书家每得以无疾而寿。"可见，书法创作从某种程度上说也是抒发心中情绪的一种方式，不快的情绪抒发出来了，心情自然也就好了，健康也就来了。

遇到不顺心的事情或有人伤害了你，且暂时不宜采取公开的行为时，在纸上涂鸦，心情会轻松很多。其中一种很好的宣泄形式就是写情绪日记。情绪日记记录的是自己每天的情绪情况。任何情绪的产生都是存在一定原因的，或是由于多种因素的综合，或者只是因为一件具体的事。记情绪日记的目的就是要找出产生情绪的原因，以便于个体分析自己情绪产生的规律，起到良好的控制和调节的作用。具体的做法是记下每天发生了什么事，我有什么感觉，甚至一些微小的感觉。例如，在单位工作时感到心情不愉快，影响了自己的工作效率，为了保持良好的心境，就可以通过记情绪日记的方法分析情绪不悦的根本原因。比如，上班之前还精神抖擞，心情愉快，到了办公室，同事告诉你，领导对你昨天办的某件事十分不满，顿时情绪低落下来，心里觉得不太舒服。但错在哪里呢，自己并不完全清楚。此时，你可通过写情绪日记，仔细思考情绪低落的原因。是否觉得焦虑？是否觉得有挫折感？还是有愤怒的感觉？如果你担心自己的能力不足而受到领导的批评，就是焦虑；若你想的是自己的事情办砸了，没有达到领导的要求，就是挫折；如果你觉得是领导故意挑毛病，否定你的工作能力，这就是愤怒的情绪感觉了。

在连续记录数周后，对情绪变化的原因进行分析，就可发现自己情绪低落的根源所在。然后，再找出纾解低落情绪的办法。如果你遇到上述情况，不管是焦虑，是挫折，还是愤怒，都不要埋在心里。

事实证明，压抑不是解决问题的办法。尤其是憨厚型的人，遇到令自己愤怒的事时没有发脾气，克制住了自己，但愤怒的情绪仍然存在，日积月累，到最后实在压抑不住了，一旦发泄出来，就如同火山爆发，十分可怕，不但自己会受伤，对方更难以承受。所以情绪日记法是憨厚型的人控制自己情绪的一种有效方法。

（八）环境调节法

拥挤、繁乱、嘈杂的环境会使人紧张心烦，阴森、陌生、孤寂的环境会使人惊恐不安，而田园风光、湖光山色则令人神采飞扬。这是外界环境作用于人的大脑而导致的情绪变化。根据这一原理，当心情烦躁时，远离不利环境，把自己融入到美丽的自然风光中，让优美的环境冲淡郁闷的心情，即环境调节法。

当一个人情绪不佳、郁闷不安时，如果把自己困在一边生闷气，只会使消极情绪更为强烈。置身于环境优美、空气宜人的花园，走进郊外的田园风光中，可以使人心绪舒缓，心境开朗。如果有条件的话，还可以作短期旅游，把自己置身于绚丽多彩的自然环境之中，彻底放松自我，山清水秀的自然环境会使你心境豁达明朗，一切忧愁和烦恼会随之消散。现在，许多企业都制定了员工带薪年休制度，并组织外出旅游，使员工们能在优美的自然环境中尽情放松紧张的压力和心情，调节身心。

（九）自我安慰法

自我安慰也称合理化辩解。指个体遭受挫折后，为了维护自尊，减少焦虑，就找出种种理由为自己辩解，增加自己行为的合理性和可接受性，以起到减轻心理压力，获得自我安慰的作用。"胜败乃兵家常事"，"失败乃成功之母"等就是这种心理的写照。

自我安慰又有两种具体表现形式：酸葡萄式和甜柠檬式。

1. 酸葡萄式

"酸葡萄"一词源自寓言《狐狸与葡萄》的故事。狐狸因得不到自己想吃的葡萄，就说葡萄是酸的，根本没法吃。用这个寓言比喻，人们对于自己想要但又得不到的东西，就故意夸大其缺点，从而弱化其意义和价值，以起到平衡心态的作用。比如，有人没有当上先进，就故意说："当先进有什么用啊，又不当饭吃！"

2. 甜柠檬式

甜柠檬式的自我安慰是指人们对于自己的某种行为明知不妥，但又不愿意承认，只好找出各种理由来增加行为的合理性（即夸大其优点、粉饰其价值），以获得自我安慰，减轻心理压力。正如花钱买了柠檬，吃到嘴里是酸的，但还得想办法证明自己的行为是正确的，只好说，加点糖就甜了。比如，有人上街买东西上了当，心里十分窝火。但别人问起此事，还不能承认是自己经验不足造成的。因此说："不是我无能，而是对方太狡猾"。平时，我们也经常用这种"甜柠檬式"的方法来安慰自己和他人。比如，摔碎了东西，人们会说"碎碎（岁岁）平安！"丢了东西，人们会说"破财免灾"，"旧的不去，新的不来"等等。

合理化辩解有助于精神安慰（即阿Q精神）。在社会生活中，人们的需要不可能全部获得满足，进行自我安慰可以使人的内心达到平衡。因此，在某种情况下，它不失为一种自我防卫心理的方法。

此外，还可以与境况不如自己的人比较，通过比较产生"比上不足，比下有余"的心理。俗话说"人比人，气死人"。人们的许多不平衡源自于人与人之间的比较。因此，我们要想减少不平衡的心理，就要学会和境遇不如自己的人比较，不要总是和比自己强的人比较，那样，会加重心理不平衡。

（十）心理暗示法

小故事：拳王阿里在一场争夺重量级冠军的决赛中，前12个回合一直被对手压制，被打得很惨，他的眼角裂了，鼻孔流出了鲜血，观众都认为阿里输定了。他的教练在休息时问他："要不要放弃比赛？"阿里说："这样的问题你应该在拳赛结束后再问我。"

在短暂的休息中，他反复想象着自己打倒对手，现场千万人为自己欢呼的情景，口中念念有词，不断告诉自己："我最强"、"我不可战胜"。

奇迹在第13个回合发生了，阿里又恢复了拳王的气势，把对手打得落花流水，最后，他一记重勾拳击倒了对手而获胜。

启示 自我暗示是改变自己情绪，取得成功的有效方法之一，通常是通过语言和想象来达到自我调节的目的。例如，我国历史上的禁烟功臣林则徐的脾气很大，他为了控制自己的怒气，在中堂上挂了一幅写有"制怒"两字的大条幅，以随时提醒自己。人都是有理性的，是可以通过心理暗示来调节身心的，当你将要发怒时、当你抑郁时、当你沮丧时，都可以通过自我暗示来提醒自己、激励自己、释放自己，使自己的不良情绪得以缓解，回复到良好的状态。

其基本的做法是自己给自己输送积极信号，以此来调整自己的心态，改变自己的情绪。具体的暗示方法有多种：如早上起床时，就开始给自己暗示：今天我心情很好！今天我很高兴！今天我办事一定顺利！今天我一定有好运气！类似这样的话，要不断地给自己暗示，使自己的潜意识接收这些信号。

这将对你一天的情绪产生很大的影响，使你能够心情愉快、精神饱满地去从事各项工作。微笑，不仅是一种情态，更是一种心态，是现代人的情感意识和相应智能的综合。每天上班前，先对着镜子乐一乐。满意吗？自己问自己。如果自己认为不满意，继续对着镜子乐，一直乐到自己满意为止。自己满意了，好情绪才会从内心产生。有人对你发脾气时，就立即暗示自己：我不能发脾气！我的忍耐力很强！我的修养很好！我能控制自己！当你听到别人说你闲话时，就暗示自己：我不在意别人说什么！我有我的做人标准！别人说什么那是别人的事，我不会同别人计较！当你遇到不顺心的事时，或遇上别人对你不礼貌、不友好时，就用这种暗示方法，保持自己的心态平衡，维持自己的情绪稳定。如果你能按此方法去做，你就会发现暗示的作用效力无穷。

正像心理学家米切尔·霍德斯说的"一些人往往将自己的消极情绪和思想等同于现实本身，其实，我们周边的环境从本质上说是中性的，是我们自己给他们加上了或积极或消极的价值，问题的关键是你倾向选择哪一种。"

（十一）自我控制法

小故事：有一个男孩脾气很坏，他的父亲就给了他一袋钉子，并告诉他，每当他发脾气时就钉一根钉子在后院的围篱上。第一天，这个男孩钉下了37根钉子。慢慢地每天钉下的钉子数量减少了。他发现控制自己的脾气要比钉下那些钉子来得容易些。终于有一天，这个男孩再也不会失去耐性乱发脾气，他告诉父亲这件事，父亲告诉他，现在开始，每当他能控制自己的脾气的时候，就拔出一根钉子。时间一天天地过去了，最后男孩告诉他的父亲，他终于把所有的钉子都拔出来了。父亲握着他的手来到后院说："你做得很好，我的好孩子。但是看看那些围篱上的洞，这些围篱将永远不能恢复成从前的样子。你生气的时候说的话就像这些钉子一样留下疤痕。如果你拿刀子捅别人一刀，不管你说了多少次对不起，那个伤口将永远存在。话语的伤痛就像真实的伤痛一样令人无法承受。"

如果说情绪是奔腾的"洪水"，那么理智就是一道坚固的"闸门"。卢梭曾说，节制和劳动是人类的两个真正医生。成功人士和普通人士的区别在于前者懂得用行为来控制自己的情绪，而后者则任由情绪来控制自己的行为。后悔是一种耗费精神的情绪，后悔是比损失更大的损失，比错误更大的错误，所以不要后悔。

控制自己的情绪是一个人把握自我最基本的要求，在日常生活中，情绪的发生会产生一定的起伏波动，这确实是一种无法避免的现象。我们每个人可能都曾有过这样的体验：一旦自己情绪特别好的时候，不仅神清气爽，而且工作起劲，对人对事充满了光彩与希望，周围的一切似乎都是那么美好；而有时候，人的情绪特别低落，不但心情沮丧，而且意志消沉，你身边的世界仿佛布满了灰暗与失望。

从心理学的角度上讲，情绪是个体受到某种刺激所产生的一种身心激动状态，有些人往往在情绪低落之时，就沉沦于悲哀、痛苦、抑郁、孤独的心境之中而不能自救自拔，这种认为情绪无法控制，只能听之任之的观点常常给人的生活带来极大的负面影响。

有些事情本身我们无法控制，只好控制自己。如果你主宰着自己的情绪，就不会做出自我挫败性的反应。一旦你学会依照自己的选择控制个人的情绪，你就踏上了一条通往"智慧"之路。在这条道路上，绝无导致精神崩溃的歧途，因为你将把情绪视为一种可选的因素，而不是生活中的必然因素。这正是人的个性自由的关键之所在。

第三节　情绪的自我调适——追求快乐

悲观的人虽生犹死，乐观的人虽死犹生。

——拜伦

小故事：快乐到底在哪里？

一群学生在到处寻找快乐，却遇到许多烦恼、忧愁和痛苦。

他们向大哲学家苏格拉底请教："老师，快乐到底在哪里？"

苏格拉底说："你们还是先帮我造一条船吧！"

这群学生暂时把寻找快乐的事儿放在一边，找来造船的工具，用了七七四十九天，锯倒了一棵又高又大的树，挖空树心，造出一条独木船。独木船下水了，他们把苏格拉底请上船，一边合力划桨，一边齐声唱起歌来。苏格拉底问："孩子们，你们快乐吗？"他们齐声回答："快乐极了！"

苏格拉底说，快乐就是这样，它往往在你为着一个明确的目的忙得无暇顾及其他的时候突然来访。

情绪和情感像空气一样时刻围绕着我们。人的情绪，五彩斑斓，丰富多彩。常言说："人有七情六欲"，即喜、怒、忧、思、悲、恐、惊。纵观七情说，积极的情绪只占七分之二（喜、思），而负面的情绪却占了七分之五（怒、忧、悲、恐、惊），也就是说，人们乐观的时候总嫌少，而痛苦的、无奈的时候总嫌多。然而正是因为人类情绪的复杂多变，才使得我们的生活跌宕起伏，复杂多变，充满着人生的酸甜苦辣。

一、积极乐观——维护自己的情绪

　　日出东海落西山，愁也一天，喜也一天。遇事不钻牛角尖，人也舒坦，心也舒坦。每月领取活命钱，多也喜欢，少也喜欢。少荤多素日三餐，粗也香甜，细也香甜。新旧衣服不挑拣，好也御寒，赖也御寒。常与知己聊聊天，古也谈谈，今也谈谈。内孙外孙同样看，儿也心欢，女也心欢。全家老少互慰勉，贫也相安，富也相安。早晚操劳勤锻炼，忙也乐观，闲也乐观。心宽体健养天年，不是神仙，胜似神仙。

——赵朴初《宽心谣》

　　以往人类对自身缺乏了解，只看到情绪造成的消极影响，因而把情绪当人类的敌人。最极端的大概要算 17 世纪的哲学家斯宾诺莎，他视情绪为"人性的枷锁"，并提倡"控制"甚至"消灭"情绪。现在看来，这显然是不科学的。情绪不可能被消灭，只能加以调节。我们不要无视情绪或与情绪为敌，而要主动去认识、了解并体验自己的情绪。既要学习主动增加并积累积极的情绪，又要接纳并处理好负性情绪。负性情绪具有重要的价值，如痛苦是受创后的解毒剂，恐慌是面临危险时的信号，内疚则能使人不再犯同样的错误。同时，在"心乱如麻"或"不知所措"之类的情绪冲动时人很难做出高质量的决策，这时要"先处理情绪，再处理问题"，做到情绪先行，只有当情绪缓解了或变好了，对问题的思考才能周密。所以，我们在面对负性情绪时首先要坦然接纳并体验，然后再想办法采取建设性的方式去解决问题（其心理学理论依据详见本书第一章的相关内容）。

　　故事二则：1. 玫瑰花。（A 的看法："这世界真是太美好了，在这丑陋、有刺的梗上，竟能长出这么美丽的花朵。"B 的看法："这世界太悲惨了，一朵漂亮、美丽的花朵，竟然长在有刺的梗上。"）

　　2. 半杯水。（两个人都十分口渴，当见到有半杯水时，他们产生了不同的情绪反应。A："还好，还有半杯水——满足。"B："怎么只剩半杯水了——不满！"）

　　启示　同样是玫瑰花，同样是半杯水，但不同的情绪却有两种不同的生存状态。人生就像牙缸，你可以把它看成杯具（悲剧），也可以把它看成洗具（喜剧）。生活到底是"杯具"，还是"洗具"？其实，都取决于你内心的选择！

　　生活本身既不是祸也不是福，它只是祸福的容器，就看你自己把它变成什么？无论何时，无论何事，我们总能找到拥有的，我们总能得到满足。记住！能左右我们心情的并不是环境，而是我们的心境！能决定我们是否快乐的不是外界，而是我们的情绪！改变你的想法，就能改变你的情绪！

二、豁达开朗——培养你的幽默感

西方有句谚语："人们有着一个快乐的心，胜于怀藏着一支药囊，可以治疗心理上的百病。"快乐的情绪往往源于幽默的个性，从萧伯纳的故事不难看出这一点。

有一天，萧伯纳正在一条很狭窄的路上行走，迎面遇到一个对他不满的同行，那人不但毫无让路的打算，还出言不逊："我从不给傻瓜让路"。萧伯纳听了，非但没有生气，反而主动让到一边，面带笑容，幽默地说："我正好相反！"

不懂得开玩笑的人，是没有希望的人（契诃夫）。幽默是思想、学识、智慧和灵感的结晶，是一瞬间闪现的光彩夺目的火花，是人类高尚气质、文明和睿智的体现。幽默感是自觉地用表面的滑稽逗笑形式，以严肃的态度对待生活事物和整个世界。古希腊哲学家苏格拉底曾经说过："真正带给我们快乐的是智慧，而不是知识。"简言之，"幽默就是力量"。

那么如何培养自己的幽默感呢？首先需要学会"幽自己一默"，即自嘲，开自己的玩笑；其次要善于发挥想象力，把两个不同事物或想法连贯起来，以产生意想不到的效果。一个人若掌握了幽默技巧，就会巧妙地应付各种尴尬的局面，很好地调节生活，甚至改变人生，使生活充满欢乐。对于同样的情境，不同的意念产生不同的态度体验，善于使用幽默，我们的生活也会发生奇妙的变化。

三、自得其乐——拥有快乐心态

人生是由一串无数小烦恼组成的念珠，乐观的人将笑着数完这串念珠。

——大仲马

一些人总以为快乐是别人给的。事实并非如此。你快乐是因为你选择了快乐，你快乐是因为你能够感受到快乐，你快乐是因为你自己创造了快乐。

一位心理医生曾经问过数以百计正处于难以自拔的痛苦中的人这样一个问题：如果有一种药，服用一粒后不仅痛苦可以立即消失，而且可以让你一生永远保持快乐的心情，永远不再有丝毫的痛苦和烦恼，这样的药你愿意服用吗？结果令人吃惊，绝大多数人都回答说不愿意。原因多种多样：有人说，那不成傻瓜了吗？只有傻瓜才只有快乐没有痛苦。还有人说，那可能也感受不到真正的快乐了，没有痛苦怎么会知道快乐是什么滋味呢？

如果人们做到了清心寡欲，没有了情绪，生活将会是什么样子？完全由理性支配的生活是单调与乏味的，同样，我们也无法想象，人类若完全消灭了负面情绪，没有了烦恼与痛苦，生活又会是什么样子？恐怕一样难以忍受。

更值得怀疑的是，没有了痛苦，是否就只剩下快乐？没有痛苦陪衬的快乐是否是真的快乐？历来悲剧文学家们将世界美好的事物打得粉碎，而将人类的痛苦推向极至，人们在欣赏他们的作品时所得到的精神享受比那些喜剧作品毫不逊色。为什么？人们追求愉快，同样需要痛苦。存在的，就是合理的，也都是美的，痛苦，亦是如此。

喜、怒、忧、思、悲、恐、惊等情绪都是生活中必不可少的颜色，不要企图去掉某种颜色。每一种情绪，即使是消极或负面情绪，都有它的价值和功能。诺贝尔文学奖得主赫曼赫塞说："痛苦让你觉得苦恼的，只是因为你惧怕它、责怪它；痛苦会紧追你不舍，是因为你想逃离它。所以，你不可逃避，不可责怪，不可惧怕。"

什么时候都别忘了：除了你自己，没有谁能够给你快乐。如何才能让自己快乐呢？接下来的讨论或许会对你有所启发。

1. 选择快乐

快乐是一种非常个性化的主观意识。一位 IT 人员说，我发现自己不配快乐，因为我没有快乐的资本，我已经 30 多岁了，可还是没房没车，整天为生活劳累奔波。如此低的个人成就又怎能让我快乐起来呢？他认为快乐要有"资本"，是要讲"条件"的。其实快乐不需要什么苛刻的条件，不需要什么雄厚的资本，只需要一种意识、一种心愿。春暖花开看见燕子乐一乐，雪花飘飞见人摔跤也乐一乐，快乐就这么简单。我们小时候玩泥巴，现在的小孩玩电脑，其实谁也用不着羡慕或鄙夷谁。只要忘情其中，快乐都是一样的，并没有规定谁玩的玩具是高级的，谁的快乐就高级。所以，当你选择了快乐地面对所有发生在你身边的事情，你就是快乐的了。

2. 珍视快乐

快乐是一种珍视。我们常常觉得"不开心"，根子就在于我们很少想到我们已经拥有的，却总是想着我们所没有的。轻视乃至忽视自己拥有的，抱怨自己所没有的，人当然就无法快乐起来。有一则公益广告是，一支笔、一副球拍、一根跳绳让贫困地区的孩子快乐无比，而城里的孩子可能不屑一顾。只有懂得珍惜已经有的一切，才会时常感到快乐的存在。对于快乐，我们万万不可像足球场上的前锋，当你追上足球时，却又把它踢得老远；而应该像守门员那样，对于每一个哪怕微小的快乐也如获至宝的珍爱，绝不让它从身边轻易地溜走。

3. 创造快乐

快乐是主动创造后的满足。那些沉浸于辛勤的劳动创造中的人往往是最快乐的，而那些整日里无所事事的人往往是最不快乐的。国外一家报纸曾举办一次有奖征答，题目是"在这个世界上谁最快乐？"从数以万计的答案中评选出 4 个最佳答案：①作品刚完成，自己吹着口哨欣赏的艺术家。②忙碌了一天，为婴儿洗澡的妈妈。③正在筑沙堡的儿童。④千辛万苦开刀之后，终于救了危急患者性命的医生。

看来，劳动是创造快乐的最大源泉。那些只追求享受而不愿意劳作者恐怕很难有真正的快乐。

4. 学会快乐

快乐需要学习吗？是的。我们需要学习如何感受快乐，也需要学习如何寻找快乐。研究表明，婴儿会通过微笑等行为来与周围的人进行交流，以获得自身需要的满足，从而体验到快乐。所以快乐需要自己去寻找和发现，更重要的是要努力创造条件，使自己的需要得到满足，从而体验到快乐。不懂得球的人无法获得看球的快乐，不懂得历史的人在游览古迹时的快乐就要打折扣，没有文化的人享受不到读书求知的快乐……

德靠自修，神靠自养，乐靠自得，趣靠自寻，忧靠自排，怒靠自制，喜靠自节，恐靠自息。快乐不必无穷大，不需要附加条件，快乐是人生的选择，快乐存在于创造之中。生命的品质在于，先成为快乐的人，带着快乐的感觉去创造快乐的结果。

愚人向远方寻找快乐，智者则在自己身旁培养快乐。生活里的每一个细节都蕴藏着快乐，只是在于你是否感受到了而已。快乐着的人，从每一件事，每一个人身上，他都能发现能令自己欢悦的因素，并让快乐扩张，鼓舞和影响他周围的人。

第四节　IT 人员情绪管理实训

一、心理 B 超——情绪心理测评

（一）贝克抑郁量表（BDI）

贝克抑郁量表（BDI）由美国心理学家 A. T. Beck 于 1967 年编制，是最常用的抑郁自评量表，其目的是评价抑郁的严重程度。它适用于成年之各年龄段，但在用于老年人时会有些困难，因为 BDI 涉及许多躯体症状，而这些症状在老年人可以是与抑郁无关的其他病态甚或衰老的表现。

（二）抑郁自评量表（SDS）

抑郁自评量表（SDS）由 W.K.Zung 在 1965 年编制而成，用于衡量抑郁状态的轻重程度及其在治疗中的变化。评定时间跨度为最近一周。

该量表的评分不受年龄、性别、经济状况等因素影响，但如受试者文化程度较低或智力水平稍差则不能进行自评。该量表与 Beck 抑郁问卷（BDl）、Hamilton 抑郁量表（HRSD）、MMPI 的 D 分量表的评分之间具有高和中度的相关性。

（三）贝克焦虑量表（BAI）

贝克焦虑量表（BAI）由 Beck 等人于 1988 年编制，用于评定多种焦虑症状的严重程度。BAI 具有良好的信效度，项目内容简明，操作分析方便，是目前最常用的焦虑自评量表之一。BAI 主要适用于 17 岁以上的成人，在心理门诊、精神科门诊或住院病人中均可使用。

（四）状态 – 特质焦虑问卷（STAI）

状态—特质焦虑问卷，由 Charles D. Spielberger 等人编制，首版于 1970 年问世，1980 年完成修订，1981 年译成中文。该量表为自评量表，由 40 项描述题组成，分为两个分量表：

1. 状态焦虑量表（简称 S–AI），包括第 1~20 题。状态焦虑描述一种通常为短暂性的不愉快的情绪体验，如紧张、恐惧、忧虑和神经质，伴有自主神经系统的功能亢进。

2. 特质焦虑量表（简称 T–AI），包括第 21~40 题。特质焦虑描述相对稳定的，作为一种人格特质且具有个体差异的焦虑倾向。

该量表用于个人或集体测试，受试者一般需具有初中文化水平。测查无时间限制，一般 10~20 分钟可完成整个量表条目的回答。

该量表可应用于评定内科、外科、心身疾病及精神病人的焦虑情绪；也可用来筛查高校学生、军人，和其他职业人群的有关焦虑问题；以及评价心理治疗、药物治疗的效果。

（五）焦虑自评量表（SAS）

焦虑自评量表用于评出有焦虑症状的个体的主观感受，作为衡量焦虑状态的轻重程度及其在治疗中的变化的依据。而焦虑是心理咨询门诊常见的一种情绪障碍，近年来，SAS 已作为咨询门诊中了解焦虑症状的一种自评工具。

该量表测量的是最近一周内的症状水平，评分不受年龄、性别、经济状况等因素的影响，但如果应试者文化程度较低或智力水平较差则无法进行自评。

（六）巴昂情商量表

巴昂于 1997 年出版了世界上第一个测量情绪智力量表——巴昂情商量表 6（EQ–i），2000 年又出版了青少年版 6（EQ–i：YV），巴昂率先将情绪智力的研究引入实证和应用。巴昂认为，研究情绪智力，不仅要对其进行明确的理论构建，而且要对其进行实际的测量。从 20 世纪 80 年代起，巴昂对情商量表开展了大量的研究工作，对量表的描述和测量情绪智力的有效性选取了多样和广泛样本进行检验，并且在阿根廷、加拿大、德国、英国、印度、以色列、尼比利亚、菲律宾、南非、瑞典和美国等国进行了大规模的协作性研究，使用 EQ-i 评定情绪智力的人数超过 10000 人。经过数年在若干国家的调查，通过 4000 余人的样本，最后建立了量表的常模。该量表已成为国际上著名的心理量表之一，EQ-i 出版的时间虽不长，但已有多项心理研究将该量表作为测量情绪智力的工具。

（七）A 型行为类型问卷（TABP）

　　A 型行为（性格）是一种具有过强的竞争性以及高度的时间紧迫感的人格类型，A 型性格是冠心病的主要危害因素之一。在 20 世纪 50 年代，美国著名心脏病学家弗里德曼和罗森曼首次提出了 A 型行为类型的概念。他们发现许多冠心病人都表现出一些典型而共同的特点：雄心勃勃，争强好胜，醉心于工作，但是缺乏耐心，容易产生敌意情绪，常有时间紧迫感。他们把这类人的行为表现特点称之为 A 型行为类型（TABP），而相对缺乏这类特点的行为称之为 B 型行为（TBBP）。

　　1983 年由张伯源主持全国性的协作组，研究参考了美国的一些 A 型行为测查量表的内容并根据中国人的自身特点，经过 3 次测试和修订，完成了信度效度较高的 A 型行为类型问卷的编制。

二、心理实训

（一）策略训练

策略训练一： 克服冷漠训练

　　行动 1：仔细回忆 20 分钟，在下面的空白处，写下让你感动的人生时刻。例如朋友给你的一封信、父母给你的长途电话等等。在你感到冷漠的时候，请随时看看这些美好的记忆。

　　美好记忆时刻：_____

　　行动 2：连续 3 天，每天给你爱的人一个拥抱，如果可以，给你恨的人一个。

　　写下你的感受：_____

　　行动 3：回忆 5 次别人曾经需要你关心照顾和支持时，你冷漠对待他的经历，请换位思考，如果你是他，你会怎么想？

　　写下你的感受：_____

　　行动 4：早晨起来，对着镜子，给自己一个微笑。在路上行走的时候，试着对 3 个陌生行人微笑。无论结果如何，记住这是你突破自我的重要功课，一定要完成。

写下你的感受：＿＿＿＿＿＿＿＿＿＿＿＿＿＿＿＿＿＿＿＿＿＿

对于你来说，习惯于自我为主的冷漠让你渐渐丧失对人与人交往的信心，行动 3 和 4 可能是一个很大的挑战，希望你能成功地完成，并时刻检查自己。

策略训练二：利用三栏目技术进行情绪调控

心理学家认为，人的不良情绪往往源于不合理的、错误的认识失真，特别是内心的内疚自责思想。采用 ABC 理论来消除不良情绪，关键是学会跟不合理信念做辩论，即通过三栏目技术来改变人们的认知失真，实践证明，效果极好。具体做法如下：

将一张纸一分为三，从左至右分别写上"自动化思维"、"认知失调 / 不合理信念"、"认知重构"。当你有了心理困惑并产生负面情绪时，请你坐下来，按照以下 3 个步骤进行。

第一步，将你当时头脑出现的随想统统写在纸上，不要让他们老是盘旋在你的头脑中，想到什么写什么。

第二步，当所有随想都写下来以后，对每一种随想进行分析，将其与后面的认知失真表进行对照，找出你的认知失真，准确地揭示你对事实的歪曲。

第三步，练习对失真的思想进行无情的反击，以更客观的思想取代失真的思想。

例如，一位 IT "白骨精"因身体不适，上班迟到，被公司总经理当众批评。她感到非常羞辱和气愤。事后她通过三栏目技术进行了认知矫正。如表 8-1 所示。

表 8-1　情绪调控的三栏目表

自动化思维	认知失调 / 不合理信念	认知重构
被总经理当众批评，真丢死人了。	极端化思维	每个人都会有错，所以被人批评是正常的事，没有什么丢人不丢人的。虽然总经理当众批评我，让我很难堪，但也不至于那么可怕。没有时间观念，的确不是什么好习惯，以后尽力改正。
同事们肯定都在嘲笑我，他们都会看不起我，以后我在同事们中还怎么做人？	瞎猜疑 极端化思维	不对，大部分同事都很友好，我的工作表现和工作业绩有目共睹，一个小小的错误并不会影响我在广大同事们心中的地位。
总经理真可恶，对下属一点也不关怀。	诅咒 情绪化推理	其实，总经理平时对我的生活、工作都很关心，他发火并不是针对我一个人。况且，他也经常批评公司的其他同事和部门经理。

续表

自动化思维	认知失调 / 不合理信念	认知重构
我真是个失败者，怎么会落到这样落魄的地步？	人格化 以偏赅全	不对，我能进入这所公司并担任中层领导，就说明我很优秀，在工作方面我一点也不比别人差，今天的事只是一个小插曲而已，以后注意就好。
我真倒霉，偶尔迟到一次，就被总经理碰上。	诅咒	弱者才会怨命，只要我积极进取，我的命一定很好。目前我要做的是，找总经理沟通，解释一下迟到的原因。

当你为别人的误解而生气，当你为一次项目失败而萎靡不振时……你也试试采用这个技术吧。

表8-2列举了认知失真的几种表现方式。

表8-2　认知失真表

极端化思维	稍有瑕疵便认为是糟糕至极
瞎猜疑	没有根据地怀疑与推测，得出毫无根据的结论，自己还坚信不疑
情绪化推理	常常以自己的喜好来判断他人的心理状态，缺乏理性的态度，常用"我觉得……"，"我喜欢……"等感性的推理方式
人格化	一种使外在事件与个人发生关系的倾向，即使没有任何理由。典型的人格化表现：（1）找替罪羊。如：业绩不好，"都怪你的乌鸦嘴说中了"。（2）宿命论。如：投标未中，"我的运气一直都不好"
以偏赅全	对已出现的小小挫折或失误，会看得非常严重，且视为是无法原谅的错误
非此即彼	你看待事物只有好坏、成败之分，只要未达到完美，你就看成失败的
诅咒	用情绪化的语言来臭骂自己或他人："我是一个失败者。""你是一个胆小鬼。"

注：认知失真是一种歪曲现实、丧失客观性的不合理认知。认知失真具有自我保护功能，歪曲现实可缓解内心焦虑求得心理平衡（如吃不到葡萄便说它是酸的）。

策略训练三：彩绘心情

你现在心情如何呢？请你准备一张白纸与一些彩色笔，以一些不同的颜色、线条或图案，将你的心情用一幅画表现出来，不管你画图的技巧如何，请为你自己画一张图吧（不管是抽象、乱涂鸦或具体的图案均可），不需要事先构图，更不需要仔细思考，让手中的彩色笔跟着心中的感觉走，让自己很随意地画出心中的感受吧。

当你完成你的画之后，请你再用心看看你画出的图画是什么样子？你用了哪些颜色？那些颜色让你感觉如何？整幅画又让你感觉如何？找个朋友一起分享你的这幅画，谈谈你的心情或者你对情绪的感受、想法或者印象吧。

策略训练四：情绪脸谱

请将下面 4 个空白的脸谱画上不同的表情，以代表不同的心情，同时也以一个句子说明会有此心情的情境。

1．喜

○当＿＿＿＿＿＿＿＿＿＿＿＿＿＿＿，我真的好高兴哦。

2．怒

○我最气＿＿＿＿＿＿＿＿＿＿＿＿＿。

3．哀

○我好难过，因为＿＿＿＿＿＿＿＿＿＿＿＿＿。

4．惧

○我好怕＿＿＿＿＿＿＿＿＿＿＿＿＿。

此外，你也可以请别人画一下你曾有的表情，想想看当你有这些表情时，你心里的感受是什么？

○　　○　　○　　○

我的感受是＿＿＿＿＿＿＿＿＿＿＿＿＿。

策略训练五：记情绪日记法

请填写表 8-3，为每天的心情做一记录，它可以帮助你识别自身的情绪，有效管理自身的情绪（前三者为举例说明，你可以再接着写出你每日的情绪反应）。

表 8-3　每日情绪记录表

某月	天气	清晨		睡前		重要事件
		情绪	原因	事件纪要	原因	事件纪要
某日	晴	痛苦	爬出温暖的被窝	赶写一份项目阶段报告	项目阶段收尾	赶写一份项目阶段报告
某日	阴	忧郁	天又变冷了	与久未联系的朋友通电话	明天要出差	与久未联系的朋友通电话
某日	雨	焦虑	怕业绩不好	有个程序BUG未修复	与同事吵嘴了	工作未完成

续表

某月	天气	清晨		睡前		重要事件
		情绪	原因	事件纪要	原因	事件纪要

策略训练六：焦虑自助策略之腹式呼吸放松法

也称作深呼吸法，观察一下婴幼儿的呼吸，你会发现他们在吸气时肚子会鼓胀起来，而呼气时肚子则变平。这种就是腹式呼吸。实际上我们在婴幼儿时期用的就是这种呼吸。这是天然的呼吸方法，但不知怎的后来竟越来越少使用了。现在，当我们感到焦虑而过度呼吸时，不妨试试这种与生俱来的呼吸方法。因为焦虑或自律神经兴奋最常出现浅而快的呼吸，腹式呼吸以一种更放松的方式取代了这种浅快的呼吸方式，因而减轻了焦虑。腹式呼吸方法的具体做法如下：

1. 保持坐姿，身体向后靠并挺直，松开束腰的皮带或衣物，将双掌轻轻放在肚脐上，五指并拢，掌心向下。现在，把你的腹内想象成一个气球，你的任务是将这个气球充满气。先用鼻子慢慢地吸足一口气，直到你感到气球已经全部胀起。保持这个状态两秒钟。当你给气球充气时，你应当看到你的手朝离开身体的方向移动。这一运动可以帮助你检查是否已将空气送达腹内的深部。

2. 然后，再用鼻子慢慢地，轻轻地呼气，同时观察你的手向靠近身体的方向移动。反复这样做几次，以便你掌握这种腹式呼吸方式，并能达到腹式呼吸的深度要求。

3. 接下来我们学习如何控制呼吸的速度。你可以在呼吸时数数"1、2、3、4……"要求自己慢慢地均匀地数数，用4个节拍吸气，再用4个节拍吐气。如此循环。做深呼吸时，注意感觉自己的呼气，吸气，体会"深深地吸进来，慢慢地呼出去"的感觉。你还可以闭上眼睛。如果闭着眼睛，在做深呼吸的同时还配合一些想象的话，效果会更好。

4. 当你能在坐姿下熟练地运用深呼吸技术以后，还可以进一步增加难度：你可以尝试在不同的姿势下运用，看自己是否可以在躺着或站着时运用；你还可以尝试在不同的情境下使用，一开始在安静的环境下练习，接着可以在看电视时，洗脸时，走路时都试着去做，甚至可以尝试在有别人在场之类受干扰的情况下去运用。如果你能练习达到在各种复杂场合都能运用自如的程度，那么，在任何感到紧张焦虑的时候，运用起来都能得心应手，效用显著。

　　这种方法虽然很简单，却常常起到一定的作用。如果你遇到紧张的场合，或是不知道自己该怎么办，手足无措之时，不妨先做一次深呼吸放松。

　　策略训练七： 情绪调节——音乐处方

　　七情之病，看书解闷，听曲消愁，胜于服药也。每当听到的音乐非常美妙或是与自己的情绪完全合拍的时候，你是不是会感到无比的畅快？这是因为人体全身，每时每刻无处不在做着振动，这些振动都有一定的节奏。而使人感到畅快的音乐，实际上也是一种与人生理上的节奏状态刚好完全合拍的音乐。那么，当人体内的微振处于不正常状态时，我们就可以有意识地借助音乐的力量使它正常起来。音乐对人的情绪会产生意料不到的作用，当然不同的心情，需要选择不同的曲子。

　　催眠：门德尔松的《仲夏夜之梦》、莫扎特的《催眠曲》、德彪西《钢琴前奏曲》

　　舒缓压力：艾尔加《威风凛凛》、勃拉姆斯的《匈牙利舞曲》

　　解除忧郁：莫扎特的《第四十交响曲 B 小调》、盖希文《蓝色狂想曲》组曲、德布西的管弦乐组曲《海》

　　消除疲劳：比才的《卡门》

　　振奋精神：贝多芬的交响曲《命运交响曲》、博凯里尼的大提琴《A 大调第六奏鸣曲》

　　增进食欲：穆索尔斯基的钢琴组曲《图画展览会》

　　缓解悲伤：柴可夫斯基的第六号交响曲《悲怆》

　　试一试，当你工作、学习累了或心情不好时，听听这些音乐，看看是否会有效果。

　　（二）反思体验

　　反思体验一：

　　想一想： ①你是否经常发脾气，生闷气？ ②你是否经常感觉生活需要补充新的"血液"？ ③当朋友给你推荐精美的散文或好听的歌曲，你是否会欣然接受？

　　算一算： ①你每天有多少时间用来工作、学习，又有多少时间用来休闲？ ②一天中工作、学习与休闲时间的比例如何搭配才感觉快乐而充实？

　　反思体验二： 请详细阅读下列问题，想象你可能会有的情绪反应，尽可能多地列举问题的处理方法。

　　1. 当你在走廊与人边走边聊天的时候，有个人突然冲过来把你撞倒了。

你的反应、感受：_____

处理办法：_____

2．当你排队买东西时，有人不守秩序插到你前面。

你的反应、感受：_____

处理办法：_____

3．有人给你取了不雅的绰号，不时嘲弄你。

你的反应、感受：_____

处理办法：_____

4．有人不自觉，经常倒你水瓶里的水喝，你口渴时却没水了。

你的反应、感受：_____

处理办法：_____

5．外出时，你碰见一位熟人，不知道为什么，他（她）却没有和你打招呼。

你的反应、感受：_____

处理办法：_____

6．你把一本好书借给他看，他却弄丢了。

你的反应、感受：_____

处理办法：_____

7．这段时间总是遇到不顺心的事情，你的心绪很不好，莫名其妙地烦恼，总是想发火。

处理方法：_____

反思体验三：在下列情景中，想象你的感受如何？你希望别人对你的态度如何？

1．你刚刚被调到一个部门，那里有你很讨厌的同事。

感受：_____

希望别人对你的态度：_____

2．你是某月考核全公司唯一的不及格者。

感受：_____

希望别人对你的态度：_____

3．你跟别人打架，脸被打肿了去上班。

感受：_____

希望别人对你的态度：_____

4．你今天穿了一件比较新潮的衣服。

感受：_____

希望别人对你的态度：_____

第九章

IT人员的压力与心理健康

- 你知道慢性疲劳综合征、高血压、脑血管病等这些危害我们健康的最大"杀手"是谁吗？

- "压力山大啊"，我们是不是时时听到周围人或自己经常发出这样的感叹？压力是个魔鬼吗？压力带给我们的好处，你了解多少？石墨和钻石由同一种元素构成，是什么让他们的价值有着天壤之别？

- 你是球迷或体育迷吗？你喜欢看电影和真人选秀类节目吗？你知道人们为何对竞技运动、电影及真人选秀类节目如此热衷吗？是什么让白领们在工作间隙里躲开领导的视线偷玩一把"愤怒的小鸟"？"愤怒的小鸟"又为何如此火爆流行，老少皆宜？

- 你是否有过"上班猛如虎、下班病如猫"的巨大反差？是否有过下班进了家门后甚至连话都懒得跟家人说一句的经历？这是你想过的生活吗？如何过上快乐幸福的生活？

- 你多久没参加体育运动了？你知道运动是压力最佳的"纾解剂"吗？你知道为何要在术前向患者讲明手术的过程及后果吗？

案例一　IT白领聚众吸食摇头丸

2007年3月的某日凌晨，北京警方10多人冲进某俱乐部的歌厅包房，拘捕了现场30多个正在吸食摇头丸疯狂迷醉跳舞的舞者。事后警方提供的材料表明，其中大部分吸毒者是在科技园区工作的IT人员。当事人供认，由于平时工作压力大，心情不爽借此方法来聊以发泄。

案例二　24岁女网店店主连续熬夜过劳死

2012年7月17日，一名年仅24岁的女网店店主因为连续通宵熬夜，在睡梦中去世。

网店店主的活太难干了。网店生意一旦好了，那就会忙得要死。几位开网店的店主直言，"每天早上需要早起进货，中午回来就要守在电脑旁，傍晚和晚上的生意最好，这样熬夜到凌晨两三点很正常，然后还得继续早起进货。"开网店卖衣服的王先生说，忙的时候即使是睡着了，只要一听到交易信息的提示声，他就能从梦中蹦起来，然后和买家交流，"太耗时间了，每天几乎就在电脑前度过，能睡六七个小时已经不错了，碰上忙的时候，吃饭、睡觉没规律更是家常便饭。"

（过劳死简介：日本人将因工作过度引起心脏病发作或脑卒中而暴死的状况称为过劳死。据估计，每年因工作过度而死亡的日本人超过10000人。日本官方也把"过劳"正式列为职业病的一种，并且把"过劳死"一词写进了日本法律。早在1987年4月，美国疾病预防控制中心就已经将这种以慢性持久或反复发作的脑力和体力疲劳为主要特征的症候群命名为慢性疲劳综合征。现在，美国已经将这种病与艾滋病等量齐观，视为"21世纪人类最大的敌人"）。

案例三　IT吐槽：说说你工作中的各种郁闷

2012年3月，某网络论坛里出现了一则名为《IT吐槽：说说你工作中的各种郁闷》的帖子。受这篇帖子的影响，IT高新区孵化园"IT茶馆"的王主编决定在公司里开一场"吐槽会"，让大家当面吐槽，把心中的郁闷都吐出来。

3月2日下午，"IT茶馆"的5名员工走进了会议室。"什么IT啊，我们都是挨踢才对。"30岁的小李是研发总监，每天长达10多个小时对着电脑，他早就有话要说。有时候为了完成一个项目，他甚至每天长达15小时面对电脑，"看久了，眼睛受不了，这是最头疼的事"。

25岁的小谢认为，从事IT行业的男士，最受不了的就是公司女生太少。"IT公司基本上全是男生，没有妹子啊！"小谢感叹道，上大学时学的是理科，女生本来就少，没想到上班以后，女生更少。"都说男女搭配干活不累，我们上了一天班也看不到一个女生，工作效率肯定不高嘛，打羽毛球混双都不行！"

另一名员工也一吐为快："以前公司招个女生来，大家都想靠着她坐，男女比例严重失衡啊！女朋友也找不到啊！情何以堪啊！"

又一员工吐槽："每天上班都在办公室，缺乏运动。IT男基本都是宅男，除了上班很少出门。"这名员工说，IT员工工作时间长，根本没时间去锻炼身体。时间一长，身体就会出现各种毛病。

【资料】"吐槽"一词是日本漫才（类似于中国的相声）里的用语，最接近的词是"抬扛"、"掀老底"、"拆台"。在网络上，吐槽多表示揶揄，拆台，抱怨，偶尔会有一些谩骂。简单说，就是把工作中、生活中的不满发泄出来，以此来减压。

案例四　IT 白骨精的减压"大"法

一位从事 IT 行业约 40 岁左右的女性，在微博上讲述了她的减压方法：一是疯狂购物，刷爆自己最后一张卡，才心满意足地回家；二是暴饮暴食，一直吃到肚子疼，躺在床上，慢慢地消化，慢慢地睡着。心理学家认为，这些极端的行为不仅不能有效减压，反而会导致新的压力循环出现，这可以看成是强迫症。

有些 IT 白骨精则用挑战体能极限的"暴走"来缓解压力。IT 白骨精小许在两年前加入"暴走一族"，几乎成为了狂人，"不暴走不舒服"。这个在工作上风风火火、事无巨细的人，在下班后却找不到情绪的发泄口，该怎么办？蹦迪、喝酒、泡吧都试过，但还是无法解脱疲惫与烦躁。现在，她一年要出去暴走 10 来次，先慢跑，一直跑到喘不上气，再快走，一走就是十来个小时。"极度的疲惫才能让我极度地放松。"小许说。

（"暴走"族，是现代社会催生出来的一个新兴族群，用来减轻生活中各种身心压力，这曾是娱乐圈人士喜好的方式，因为"暴走"让身体体能达到极限，大脑进入休眠状态，什么都不想，放空身心。）

案例五　不得不说的段子

IT 女青年：一听我那个专业，别人便说：哇，好厉害。搞"挨踢"（网络语指 IT）的！帮我盗几个 QQ 号嘛，帮我破解一下某某的相册密码……什么 C#，什么 java，编译原理／数据结构／数据库……看到这些密物（密集物体）般排列的课程，我密物恐惧啦！！我穿裙子的，也穿高跟鞋的，我有小包包，没有身份识别卡，不是四眼妹，眼睛 5.3 的好视力……

唤醒体：某互联网公司程序员遭遇车祸成植物人，领导和亲人根据其视工作如命的作风，每天都在他身边念叨："需求又改了，该干活了！你快来呀！"奇迹终于发生，他醒过来了，第一句话："需求又改了？"

蓝精灵体：在那山的这边海的那边有一群程序员，他们老实又腼腆，他们聪明但没钱。他们一天到晚坐在那里熬夜写软件，如果饿了就咬一口方便面！哦苦命的程序员，哦苦命的程序员，只要一改需求他们就要重新搞一遍，但是期限只剩下最后两天。

案例六　IT 男改行卖水果后变帅体格好转　引网友惊叹

"2011 年，他是一个 PHP 攻城师（网络用语，意为工程师），和弟兄们奋战到午夜为了新项目上线；2013 年，他离开 IT 业，华丽转身成一个水果店老板……"2013年5月，一位前同事的一条微博以及两张"令人震惊"的对比图让前IT男、现水果店老板小徐红透了半边互联网。照片上显示，IT男时期的小徐戴着眼镜，肤色黝黑，前额秃顶。而"改行卖水果后，眼镜摘了，人变白了，连头发都长出来了……"有网友大叹，由此可以看出"程序猿"（网络用语，意为程序员）的生活多悲催，"要想变帅身体好，还是卖水果去吧！"

"IT男卖水果"一时间跃升为微博的热门话题，"始作俑者"网友"@叉小包"这条发布于2013年4月27日的微博被狂转7000多次。连央视新闻的微博都开始"从技术角度解读IT男小徐的华丽转身"。

小徐说，自己的改变与行业无关，而与心态有关，不过他也承认，现在生活作息更自由，"睡觉可以睡到自然醒啦"。

IT人员常愤愤不平地这样形容自己："起得比鸡早，睡得比狗晚，吃得比猪差，干得比驴多。工资的一半奉献给房贷，物价飞涨，工资不涨，十年都买不起一个厕所。"据国内智联招聘网站2010年举办的"职场人压力状况调查"显示，近五成职场人表示自己目前压力很大，44.4%表示还好，压力处于一般状态，完全没有压力感的职场人只占7%，超过七成的职场人表示目前的工作压力已经影响到了他们的生活，比例达到了72.5%，可见，在信息化社会的当今职场，压力现象普遍存在。

调查还显示，超七成职场人表示工作中的压力已经导致自己有抑郁倾向。其中，近六成表示自己有轻微抑郁症状。一成职场人表示自己已经有中度抑郁的倾向，甚至有2%的职场人表示工作的压力已经导致自己严重抑郁。化解IT人员的心理压力，重塑他们的心理健康已刻不容缓。

第一节　魔鬼与天使的混合体——压力

在这个PC（personal computer）当白菜卖，程序员当民工用的产业里，现实的压力折磨着曾经充满理想的IT白领们。被看做是高收入、高认知度的IT行业，实际情况则是：不加班，不IT；不过劳，不IT；无压力，不IT。just do IT！

一、压力概述

压力早先是一个物理学的概念和躯体的感受。譬如，胎儿在母体内的成长发育，就要承受四面八方的压力。自然分娩时通过狭窄的产道，更是一个需要经受巨大压力的过程。目前被普遍接受的观点是，婴儿出生时被挤压的过程，就像是一次心理的和躯体的按摩，有助于激活其全部的心理生理功能，增加其对疾病的耐受力。统计数据也表明，自然分娩的孩子，比剖宫产的孩子总体上要健康一些。

（一）压力与心理压力的概念

要了解心理压力的概念和内涵，首先要从压力入手。压力首先是一个物理学的概念和躯体的感受。胎儿在母体内的成长发育，就要承受四面八方的压力。自然分娩时通过狭窄的产道，更是一个需要经受巨大压力的过程。婴儿出生时被挤压的过程，就像是一次心理的和躯体的按摩，有助于激活其全部的心理生理功能，增加其对疾病的耐受力。统计数据也表明，自然分娩的孩子，比剖腹产的孩子总体上要健康一些。

压力是一个外来词汇，英文为 stress，学名叫"应激"，作为心理学术语，压力不仅指环境中客观存在的威胁性事件，而且也是指向个体与环境相互作用的过程中在心理上所产生的一种情绪体验。躯体能感受到的压力都是有形的，我们能够清楚地知道这样的压力的来源、大小和逃避的方式。比如，在拥挤的公共汽车上，我们清楚地知道压力是周围人给的，人越多，挤压的力量也就越大。逃避的方法也很简单，下车就可以了。而面对心理压力，就没有这么简单。心理压力经常给人铺天盖地的感觉，让人无处遁形。

心理压力是指个体在生活中对挑战性或威胁性事件或情境反映而形成的、伴有躯体功能以及心理活动变化的一种身心持续紧张状态。它包含着三方面的涵义：心理压力是一种心理状态；心理压力是对挑战性或威胁性事件或情境的反应而形成的；心理压力表现为认知、情绪、行为的有机结合。由此可以了解到：为了顺应社会环境的要求或者感受到挑战性或威胁性的生活事件时，个体就会体验到心理压力，其整体平衡状态被打破，并且伴随有生理上、心理上、行为上的相应变化，这种变化可能是自主的也可能是无意识的。

心理的压力有一部分是由已经发生或即将发生的生活事件引起的。如未完成的作业、即将来临的考试、必须面对的冲突，等等。这些压力的来源，我们知道得很清楚，所以处理起来就容易得多。这些心理压力的大小，虽然有一些客观标准来衡量，但归根到底，它们对人的影响，有着非常明显的个体差异。同样一件事，在某些人眼里，简直不足挂齿，而在另一些人看来，却是天大的事。是举重若轻，还是举轻若重，与一个人的人格大有关系。那些对自己要求过多、过严的人，就容易把小事放大，小压力也就成了大压力。

（二）压力产生的原因——压力源

心理压力产生的原因是复杂的，每一个人的压力都有所不同。有的是因为同事间的激烈竞争，有的是面临 IT 项目交付日期的日益逼近，还有的是由于 IT 系统实施失败等等，这些都是压力产生的原因。

心理学上把压力产生的原因称之为压力源，压力源又称应激源或紧张源，是指对个体的适应能力带来挑战，促进个体产生压力反应的因素。

（三）正确地认识压力

1. 压力无处不在

完全没有心理压力的世界是不存在的。不要试图去逃避压力，我们假定存在一个完全没有任何压力的情形，那一定比有巨大心理压力的情景更可怕，换一种说法就是，没有压力本身就是一种压力，它的名字叫做空虚。无数的文学艺术作品描述过这种空虚感。那是一种比死亡更没有生气的状况，一种活着却感觉不到自己在活着的巨大悲哀。为了排除空虚感，我们当中的一部分人找到了正确的方法，通过工作、生活、学习、友谊或者爱情等去填补自己的空虚；但另外一些人，为了消除这种空虚感，选择了极端的举措，比如本章案例一中所记录的科技园区 IT 白领聚众吸食摇头丸事件，就是空虚惹的祸。

2. 压力是把双刃剑

谈起压力，IT 人员们恐避之而不及，说它是一个魔鬼，是因为压力给 IT 人带来了心理上和躯体上的双重伤害，IT 业是一个高压力的职场，从 IT 研发人员的过劳死到 IT 代工厂员工的连环跳，从 IT 创业者的硅谷综合征到 IT "白骨精"的身心倦怠，IT 人由于压力而带来的身体困境，比我们想象的要可怕得多。除了工作强度大之外，无处排解由于压力所堆积的负面情绪，也是主要原因之一。压力像一个魔鬼把 IT 人折磨得苦不堪言，有一句名言说得好："生活中并不缺少美，缺少的是发现美的眼睛。"也许你看到的只是坏的一面，如果你仔细分析或回想一下，说不定能认识一位新朋友。这也就是"凡事都有好的一面和坏的一面"。压力就是这样，有坏的一面，也有好的一面。

那么压力对我们有什么好处呢？

小故事：美洲虎是一种濒临灭绝的动物，世界上仅存十几只，其中秘鲁动物园里有一只。秘鲁人为了保护这只美洲虎，专门为它建造了虎园，里面有山有水，还有成群结队的牛羊兔子供它享用。奇怪的是，它只吃管理员送来的肉食，常常躺在虎房里，吃了睡，睡了吃。

有人说："失去爱情的老虎，怎么能有精神？"为此，动物园又定期从国外租来雌虎陪伴它。可是美洲虎最多陪"女友"出去走走，不久又回到虎房，还是打不起精神。

一位动物学家建议说："虎是林中之王，园里只放一群吃草的小动物，怎么能引起它的兴趣。"动物园里的管理人员采纳了动物学家的意见，放进了

3只豺狗，从这以后美洲虎不再睡懒觉了。它时而站在山顶引颈长啸；时而冲下山来，雄赳赳地满园巡逻；时而追逐豺狗挑衅。

　　美洲虎有了攻击的对手，也就有了压力，压力使它精神倍增，与以前大不一样了。

　　压力的好处主要有两点。

　　第一，在心理压力之下，我们能够保持较好的觉醒状态，智力活动处于较高的水平，可以更好地处理生活中的各种事件。我们经常看到这样的工作情景：一个IT工程师已经连续面对电脑工作十多个小时了，面前的墙上贴着一张项目交付进度表，公司领导和项目组成员都立下了军令状，一定按时交付项目，这一幕就很好地展示了压力的好处，也说明巨大的压力之下可以促进人高效率地工作。再想远一点，我们生活中的好多事情，只要是做成了的，基本都与外界的压力有关；没做成的，多半是没有什么压力的缘故。比如大家在上学读书时也是不是有类似的体会，要考试了，功课还不是很熟悉，老师和家长都催着我们赶快复习，如果老师和家长不督促，我们往往很少自己去复习，老师和家长催得越紧越急，复习的效果越好。所以在这里顺便感谢一下所有曾经给过我压力的人，正是他们给我的压力使我提高了自己解决问题的能力。我们所熟知的"越挫越勇"、"失败是成功之母"、"生于忧患，死于安乐"等激发斗志的名言背后的心理学依据就来自于压力。压力影响行为绩效的规律如图9-1所示。

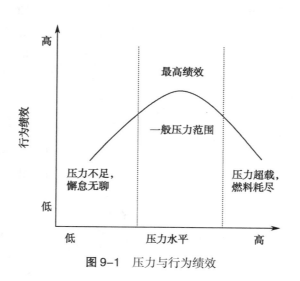

图9-1　压力与行为绩效

　　第二，在心理压力不是大到我们不能承受的程度时，它可以是一种享受，而且有可能是最好的精神享受。所有的竞技活动，包括流行的各种真人选秀类节目，就是人们在心理压力太少时"无中生有"地制造出的一些心理压力，目的就在于丰富我们的精神生活。各种心理压力之间，有一种很有意思的相互抵消的现象。表面地看，各种心理压力混在一起，人能够感受到的压力会是各种压力之和。其实不然。比如当工作上的压力太大时，如果去看一场同样会给人心理压力的、对抗激烈的足球赛或晚上在电视机前观看一档真人选秀类节目，工作的压力反而会减轻不少。

从以上两点可以看出，压力，也是一个天使。

所以说：心理压力是魔鬼与天使的混合体！关键是我们要全面地看待压力，认识它，控制它，利用压力积极的一面充分调动我们的积极性去又快又好地完成工作，同时不被压力消极的一面所困扰，使我们紧张、焦虑，工作效率下降，破坏我们的身心平衡，损害我们的身心健康。

二、影响压力的因素

心理的压力有一部分是由已经发生或即将发生的生活事件引起的。如未完成的工作、即将来临的考核、必须面对的冲突，等等。这些压力的来源，我们知道得很清楚，所以处理起来就容易得多。这些心理压力的大小，虽然有一些客观标准来衡量，但归根到底，它们对人的影响，有着非常明显的个体差异。同样一件事，在某些人眼里，简直不足挂齿，而在另一些人看来，却是天大的事。同是一轮明月，在持不同心态的人眼里，便是不同的。在泪眼婆娑的柳永那里就是："杨柳岸，晓风残月。此去经年，应是良辰好景虚设。"而到了潇洒飘逸、意气风发的苏轼那里，便又成为："但愿人长久，千里共婵娟。"人生也是如此！是举重若轻，还是举轻若重，与一个人的人格大有关系。那些对自己要求过多、过严的人，就容易把小事放大，小压力也就成了大压力。面对同一事件或情境，不同人的压力感有很大的差异，其主要因素可以归结为以下几个方面：

（一）经验

当面对同一事件或情境时，经验影响着人们对压力的感受。对两组跳伞者的压力状况进行调查发现，有过100次跳伞经验的人不但恐惧感小，而且会自觉地控制情绪；而无经验的人在整个跳伞过程中恐惧感强，并且越接近起跳越害怕。同样的道理，一帆风顺的人一旦遇到打击就会惊慌失措，不知如何应付；而人生坎坷的人，同样的打击却不会引起重大伤害。可见，增加经验能增强抵抗压力的能力。如在工作中，做过类似IT项目的工程师在开展IT项目时，驾轻就熟，能很顺利地向客户交付满意的产品，而没有做过类似项目的IT工程师则显得紧张、焦虑。

（二）准备状态

对即将面临的压力事件心理上有无准备也会影响人们对压力的感受。有的IT企业对项目的得失采取平常心的态度，对未中标的项目总结经验教训，把精力放在下一次项目的机会准备上，而有的IT公司，起初对IT项目中标信心十足，而最终结果却是未能入围，公司上下全体都沉浸在悲观绝望的气氛中，这样不利于公司长久稳定的发展。

（三）评估

认知评估在增加压力感和缓解压力中有着重要作用。同样的压力情境使有些人苦不堪言，而另一些人则平静面对，这与认知因素有关。当一个人面对压力时，在没有任何实际的压力反应之前会先辨认压力和评价压力。如果把压力的威胁性估计过大，对自己应对压力的能力估计过低，那么压力反应也必然大。例如，你在安静的书房看书，忽然听到走廊里响起一串脚步声，如果认为是将要入室抢劫的坏人来了，就会惊慌恐惧，如果认为是朋友全家来拜访，就会轻松愉快。正如一位哲学家所说："人类不是被问题本身所困扰，而是被他们对问题的看法所困扰。"

对压力的认知评估可以分为两个阶段。初步评估是评定压力来源的严重性，二级评估是评估处理压力的可能性。如果压力严重，又无可利用的应付压力的资源，必然会产生一种持续性的紧张状态。

（四）个性

压力是客观存在的，每个人都会有压力，但每个人对压力的感受以及对压力的承受能力都不一样，这与人的个性有关。不同个性特征的人对压力的感受不同，如内向型性格对压力比较敏感，对自己的感受比较在意，因为他的心理活动指向自己，不太愿意把自己的情绪表述出来，而情绪是有能量的，这种能量想找渠道出来，而内向的人把这个渠道堵住了，能量在心中出不来，堵久了就让人感到累。另外，社会支持系统比较少的人，承受压力的能力也比较脆弱。

（五）环境及其他

一个人的压力来源与他所处的小环境有直接关系，小环境主要指工作单位或学校及家庭。工作过度、角色不明、支持不足、沟通不良等都会使人产生压力感，家庭的压力常常来自于夫妻关系、子女教育、经济问题、家务劳动分配、邻里关系等。如果工作称心如意，家庭和睦美满，以及自己的健康状况良好，来自环境的压力就必然小。

三、压力与心身健康

中国科协与中国营养学会开展了历时一年的"科技工作者健康状况调

查"，到 2011 年 3 月为止共收集了 3025 份有效问卷、5786 份有效体检资料，结果显示：工作强度大、心理压力大成为影响我国 IT 工作者健康的最大"杀手"。

调查显示，就健康总体状况而言，IT 工作者发病率最高的是高血压、冠心病和脑血管等心脑血管疾病，发病比例为 11.5%，其次是消化性溃疡 10.6%、慢性疲劳综合征 8.4%。随着年龄的增长 IT 工作者所患疾病也越多。以男性为例，31~40 岁高血压患病率为 3.6%，到 51~60 岁上升到 21.8%，60 岁以上则高达 31.7%。糖尿病的发生率也呈这种趋势。与年龄变化趋势类似的是，患病率与职称高低成正比，中级职称高血压患病率为 5.8%、冠心病为 1.4%，到正高级职称时，这两个比率则上升到 13.6% 和 3.9%。

调查还显示，IT 工作者发生慢性疲劳综合征的高峰在 40~50 岁之间，40 岁以下血脂异常变化率为 8.4%，40 岁以上则达 20.3%。值得关注的是，中级职称焦虑和消化性溃疡的患病率是正高职称的 3~4 倍。这表明 40~50 岁这一阶段是 IT 工作者身体健康状况发生转折的关键时期，必须引起高度警惕。

压力早期的预警信号（见表 9-1），你有以下表现吗？

表 9-1　压力早期的预警信号

生理信号	心理信号	行为信号
肌肉紧张 疲劳困乏、睡眠不安 头昏脑涨、耳鸣眼花 心悸和胸部疼痛 心跳加速、呼吸困难、血压升高 头疼的频率和程度不断增加 皮肤对压力特别敏感 消化系统问题	注意力和记忆力下降 容易烦躁、缺乏耐心或喜怒无常 情绪低落和经常性的忧愁 削弱判断力，导致错误判断 胡思乱想或大脑一片空白 丧失信心、悲观失望 感觉精力枯竭且缺乏积极性 抵制变化、生产率降低 疏远感、幽默感减少 优柔寡断，即使是对最无关紧要的事情也是一样	比平时更经常地饮酒和吸烟 无端发脾气 经常烦躁和坐立不安 踱步，不安宁 不关心子女和家人 有自杀或杀人的冲动 睡眠容易受打扰 从朋友和家庭的陪伴或同事的友谊中退出 饮食习惯的改变（吃得过多或过少）

个体身心在压力下的反应表现为：

（一）压力下的生理反应

个体在压力状态下会出现一系列生理反应，主要表现在自主神经系统、内分泌系统和免疫系统等方面。例如，导致心率加快、血压增高、呼吸急促、激素分泌增加、消化道蠕动和分泌减少、出汗等。这种生理性反应的"总指挥"是人的大脑，大脑通过植物性神经系统和下丘脑—垂体—肾上腺系统这两大生理系统的活动来调节整个机体的状态。

应激反应依靠植物性神经系统在几秒钟内被快速激活，在"战斗或是逃跑"的警报发出后 20~30 秒钟内就可以基本准备完毕，并在紧张刺激消除后的 1 小时之内恢复常态。可见，压力下的生理反应可以调动机体的潜在能量，提高机体对外界刺激的感受和适应能力，从而使机体更有效地应付变化。但过久的压力会使人适应能力下降。

1．短期生理征兆

头痛、头晕、眼睛疲劳、呼吸急促、口干舌燥、手冷粘湿、周身燥热、肌肉绷紧、消化不良、腹泻、便秘、过度疲劳、紧张性头疼、神经抽搐、坐立不安、胃痛、便秘、心跳加快、血压上升、血糖增加与血液凝结。

2．长期生理征兆

长期性，周期性，季节性和节律性的上腹部疼痛；常会出现心情烦躁、易怒、记忆力减退；怕热、多汗、食欲亢进、消瘦、心慌、情绪紧张及脾气急躁；腹泻、便秘；局部阵发性瘙痒；关节肿痛；反复发作性气喘、呼吸困难、胸闷或咳嗽。

这些生理反应容易引发疾病，即心理问题转变为躯体问题，对这一转变的研究，已经成为一门单独的科学，叫做心身医学。有很多严重影响人们健康的疾病，就是由心理因素引起的，如高血压、胃溃疡等心身疾病。以胃溃疡为例，很多 IT 人员的胃溃疡都是工作或生活压力很大造成的结果，他们在精神上往往表现得很坚强，但是，强大的心理压力在他们相对薄弱的胃上寻找到了突破口，胃壁上的溃疡，就是这一突破口的象征。

注：心身疾病，顾名思义便是心理影响生理导致的疾病，换句话说就是由心理因素所引发或使之加重的身体疾病。例如高血压，它是一个生理上的症状，却有可能因为生活上的压力而加重。但是要注意的是，心身疾病只是一个通称，并不是一个确切的诊断，而且并不能就此认为此类疾病与身体上的器质性因素无关。事实上该名词出现目的就是为了强调心身一体的概念，以一个整体医疗的观点来看，任何的一个症状或疾病的发生，皆与该个案的生理、心理与社会因素息息相关，唯有对此三者作一个全面性的了解，方能在该疾病的预防、治疗与康复上提供最有效的照顾。

（二）压力下的心理反应

压力引起的心理反应有警觉、注意力集中、思维敏捷、精神振奋，这是适应的心理反应，有助于个体应付环境。例如，考试前夕、运动员参赛，在适度压力下竞争容易出成绩。但是，过度的压力会带来负面反应，出现消极的情绪，如忧虑、焦躁、愤怒、沮丧、悲观、失望、抑郁等，会使人思维狭窄、自我评价降低、自信心减弱、注意力分散、记忆力下降，表现出消极被动。心理学研究还表明，过度的压力会影响智能，压力越大，认知效能越差。个体在压力状态下的心理反应存在很大差异，这取决于个体对压力的知觉和解释以及处理压力的能力。

当个体面临压力时会有各种行为变化，这些变化决定于压力的程度以及个体所处环境。压力下的行为反应可分为直接反应与间接反应。直接反应指直接面对引起紧张的刺激时，为了消除刺激源而做出的反应，例如，路遇歹徒或与其搏斗或逃避。间接反应指借助某些物质暂时减轻与压力体验有关的苦恼，例如借酒消愁。

（三）压力下的行为反应

一般而言，轻度的压力会促发或增强一些正向的行为反应，如寻求他人支持，学习处理压力的技巧。但压力过大过久，会引发不良适应的行为反应，如谈话结巴、刻板动作、过度进食、攻击行为、失眠等。心理学研究发现：当猩猩被隔离监禁一段时间后，会出现重复的摇晃、吸吮手指或原地绕圈等刻板行为；把一只动物关在无法逃离的笼子中并给予电击，会引起动物不断吃东西的行为；当两只动物被电击时，电击开始或结束后不久，它们会打起架来。

1. 积极行为

积极行为是指为消除刺激源而做出各种努力，比如：为解决问题寻求帮助，想办法，查资料等。

2. 消极行为

消极行为是指为缓解压力源带来的紧张表现出来的退缩、发泄、幻想、强迫行为、酗酒、沉迷于网络、旷课、出走、离奇行为、自杀等。

上述种种由压力带来的不良的身心反应，其警示性是相当明显的。而且对同一个体来说，反应模式也是相当稳定、始终一致、并且会重复出现的。因此，善于关注、识别并严密监视自身的压力反应，是有效应对压力、维护心理健康、防止个体受到身心伤害的重要一环。

第二节 健康"杀手"——IT人员心理压力分析

压力是现代社会人们最普遍的心理和情绪上的体验。所谓"人生不如意十之八九",面对种种不如意,人们常常会焦虑不安,内心体验到巨大的压力。例如第一次上台演讲、第一次求职面试、亲人患病或死亡、工作变动或丧失。承受压力是生活、工作、学习中不可避免的。但是过度的压力总是与紧张、焦虑、挫折联系在一起,久而久之会破坏人的身心平衡,造成情绪困扰,损害身心健康。

一、IT人员的心理压力

一项针对IT人员展开的调查显示:有41.4%的受访者认为"工作从未使我的决策能力降低";有23.5%的受访者"非常能够接受自己的外貌",42.4%的人选择"比较能够接受自己的外貌";在对"自己的工作能力"一项调查中,有8.2%的人选择"非常满意",55.6%的人选择"比较满意"。这些数据都可以反映出IT人员群体是一个对自我能力相当肯定的群体。这一群体大多接受过较高教育,具备很高的专业素养,同时具有很强的工作能力。那么,这些IT人员所承受的压力是从何而来的呢?工作能力强不代表内心的认可度高,对自我的高度期待与现实差强人意的表现恰恰是他们所不能忍受的落差,由此导致的压力也可想而知。

概括而言,IT人员的压力主要来源于以下几个方面:

(一)精神层面

著名压力研究学者Kenneth Pelletier认为,"知觉到的自我与理想自我形象之间的分歧"是人格的独特架构,这类压力源最可能引发压力,而精神层面的影响在各种压力源中占据最大的比重。

"对自我的迷失,前途的迷茫,是导致IT白领抗压能力下降的一个主要原因。"北京卡耐基学校心理中心的熊主任这样总结。IT行业以往被看做是高收入、高认知度产业,当光环褪去,IT从业人员的心理落差也动摇了最初的动力。

(二)外界环境层面

多个动物试验证明,当动物数量超过一定界限,即使食物充足,也会造成看似健康的动物死亡。人面临拥挤的城市、交通堵塞、收银台长长的队伍以及个人空间的被侵犯,同样会表现出挫败。其他如金融风险、搬家、科技进步、社会经济地位低下等都是社会层面施加给人的压力。

整个社会进取的动力和机制保障的缺失(如未富先懒、未富先撤、未富先奢、未富先剩、未富先瘠的社会现象横流)更是动摇了人们努力奋斗的决心。现在，有房有车成了人生的第一追求目标，大多数 IT 青年觉得毕业以后必须有一套房子，这种从众的思维，很容易对工作产生功利心态，继而将兴趣放在后位，为了高薪跳槽，为了高薪不动，而对工作本身失去了兴趣和动力，要么急功近利，要么得过且过。

（三）日常琐事

著名的压力研究学者理查德·扎拉斯勒认为，日常琐事的积累也会形成慢性压力源，"一个人如果老是体验不到生活的快感和情绪的振奋，也一样容易生病。"而且，这种影响相对于急性压力来说，对身体的影响更为不利。从某种程度上说，由于日常琐事（如住房、休息等）的积累而产生的精神倦怠更明显，也更危险，更令人忧虑的是，这正是 IT 产业中坚力量的真实写照。

（四）人际关系

在人际关系中与他人割裂也是形成压力的主要原因，而人际关系冷漠恰恰是 IT 行业的特质。"我不善于和人打交道。"大多数被别人喻为技术天才的 IT 工程师和技术主管这样说。

"我很害怕管理类型的工作。领导和下属必然有一定的利益冲突，在面临冲突的时候，有时候我会碍于情面，对人不严厉；当碰到很差劲的下属时，我下不了狠心，说不出狠话；而该严厉的时候，又顾虑很多，无法直接指出其缺点。"尽管已经做到技术主管，小韩依然非常头疼公司的人际关系，好在他的职责只需要对团队人员进行技术指导，不用做那些业绩考核、发工资的"麻烦"事。

"我只喜欢宅。"IT 工程师小陈说，他下班后最大的乐趣便是玩游戏，或者看场电影。

小韩也如此，相比和朋友一起去酒吧聊天，他更喜欢"宅"在家里，从淘宝上搜罗一些小玩意。"宅"几乎成为 IT 技术人员共同的生活方式。

二、IT 族压力症候群

案例　又到了 7 月份，转眼半年过去了。在这个总结上半年业绩得失、规划下半年工作前景的节骨眼上，不少 IT 小白领发现，身边有这样一群人随着工作节奏的加快突显出来。

当大家都在按照常规速度工作时，他们则快马加鞭好像时刻都要赶飞机；当大家都希望聚会放松时，他们则把自己关起来加班；当大家都在讨论现在流行什么衣服时，她（他）们则永远穿着千年不变的两套衣服……想要用一个词来概括职场中的这群"他们"还真困难，于是有人提出"变态族"（以下简称 BT 族）这个可以最大范围概括"他们"种种异于常人之行为的词。

BT 行为一：头可三天不洗，班不能一天不加

曾经有一项针对北京、上海等几个大城市 IT 白领的调查，有 1/3 的人与常人的性格、处事方式等迥然不同，被人称为 BT 族。而在月薪 8000 元以上的 IT 白领中，BT 族更是占到 80% 以上。

你是职场 BT 族吗？这个问题当面问，或许没人敢说是，但在网络调查中，有 31.58% 的人承认自己就是 BT 族，这和上面的数据不谋而合。同时，有 42.11% 的人觉得身边的"BT 族"多了去了。

"我们公司这样的人还是有几个的，一般都是业务骨干哦！虽然我觉得他们还没有到 BT 那么严重的程度，但至少在他们身边你能明确察觉到，他们和你不一样。"小白领嘉嘉工作的公司不算大，大部分人都比较安于每月两三千元的收入，发不了财也不至于饿死，"但她所认识的 IT 人员好像是抱着干一番大事业的心态来工作的，每月拿这么点薪水对他们来说简直是一种'耻辱'，怎么都要干到月入 8000 元或者更高吧。所以他们要比我们付出更多的时间和精力，能省略的都省略了。"嘉嘉这样形容身边一位 IT 女朋友："头可以三天不洗，班不能一天不加"。大部分女人最在乎的颜面问题，在她看来是能减则减的步骤，实在不得以才会捣腾一下。

BT 行为二：只要成就，不管别人怎么看

有人这样定义"IT 族"：为人处世上，崇尚简单，直奔主题，容易让人无法接受；穿着打扮上，不修边幅，更不讲究，有时甚至邋遢；生活上，能简就简，有时饼干泡面就能解决一顿饭；和同事相处时，特别个人主义，基本没有沟通……

这一切表象都有一个共同的内在原因——"IT 族"大多有着争强好胜的性格。对他们来说，工作中的成就胜过一切。从这一点来看，你也可以把"IT 族"理解成"工作狂"。调查中，52.63% 的人觉得"IT 族"是个人原因造成的，好强的个性让他们时刻都想跑在别人前面。

IT 人都在抱怨自己的健康情况出现的共同症状，诸如：头昏脑涨、全身酸痛、口干舌燥、胃肠不顺、"性"趣缺乏、麻木倦怠、失眠……看医生却检查不出异常。这些就是典型的"IT 族压力症候群"。

（一）压力症候群解读

症候群：最初是马斯洛（Maslow，AH）依据其整体动力学的观点借用过来的一个医学术语，它指的是多种症状的复合体。"压力症候群"的主要核心症状为焦虑及伴随焦虑而来的一系列自律神经失调症状，例如烦躁、易怒、注意力不集中、记忆力下降、头痛、头晕、身体不适、失眠等；较严重者更会有心跳加快、呼吸困难、莫名其妙地发抖、盗汗、胸痛、肠胃不适，甚至还可能诱发各种不同的精神疾患。

（二）IT 族压力症候群的表现

1. 颈椎之忧

工作扭伤、运动不足及睡觉姿势不正确，都是常见的导致颈痛的原因，但另有一个常被忽视的因素——IT 职场人工作压力大，经常不得不长时间在电脑前连续工作以完成任务，加上使用电脑姿势不当是 IT 人员成为颈痛高危一族的主要原因。

北京某健康体检中心地处 IT 科技园核心区，来体检的客人中有一大批属于 IT 科技园区的员工。2009 年经过中心终检师韩主任对 IT 人员的体检结果进行统计，发现将近半数的人出现颈椎异常改变。虽然被统计的受检者平均年龄只有 29 岁，但颈椎 X 线片发现：生理弯曲变直的占 14.4%，出现骨质增生的占 18.6%，韧带钙化的占 6.2%，颈椎椎体间隙变窄的占 2.1%。种种迹象表明，长期使用电脑，特别是埋头于计算机前的 IT 编程人员、伏案精打细算的财会出纳、沉浸于网络世界的网民们，还有自小喜欢掌上游戏的游戏玩家，都应该注意颈椎的健康。

2. 职位危机

企业发展前景是否乐观、企业管理机制是否科学合理，企业制度执行是否公正而有效率，企业人际关系是否和谐等都是直接影响员工职位危机的因素。在 IT 行业技术日新月异的环境下，产品和服务更新速度明显加快，新业务形态不断涌现，资源整合速度加快，并购、重组热度不减，为了生存发展和保持竞争力，作为企业组织本身也必须适应环境不断调整。由此 IT 员工在企业的角色也呈现出不稳定的状态，学习新技能、适应新角色，找到新定位，避免被淘汰，这些都给 IT 人员带来了很大的心理压力。

3. 精神倦怠

IT 企业知识密集和技术密集的特点，决定了 IT 人员们劳动强度大，工作压力大。IT 人员们能否承受高强度工作负荷和时间压力？能否胜任复杂且具有创造性的工作？

IT 人员们真实的精神状态是：跳楼不如跳槽，我已懒得跳槽；罢工不如辞职，我已懒得辞职；拼命不如拼爹，我已懒得拼命；我也懒得结婚，我甚至懒得说话，我甚至懒得起床……就是 IT 业这份看似体面的工作让我变得如此麻木：任何绝望的事都无法让我绝望，任何悲伤的情绪都无法让我悲伤，理所当然的，我也没有什么快乐可言……

4. 下班沉默症

很多职场 IT 人都有"上班猛如虎、下班病如猫"的巨大反差，下班进了家门甚至连话都懒得说一句。调查数据显示，59.6% 的人认为工作压力令人身心疲惫，心情高兴不起来；52.7% 的人认为长时间疲劳，使一些人形成了排斥情感交流的惯性。40.5% 的人认为，人们总是习惯性地对陌生人客气，却忽略了亲友的感受；37% 的人认为工作和交通环境太嘈杂，导致人们迫切寻求安静空间。

每个人的精力都是有限的，工作任务繁重或急切希望有所成就的人，会把精力更多地放在工作和学习上，而无暇关注家庭和娱乐交际。在工作、应酬和家庭中，人们扮演的角色不同。在角色转换时，人们往往会忽略家庭角色，没有很好地考虑家人的感受。他们对工作和学习的投入可能会令他们对亲友表现出沉默、冷漠的态度。

5．心身疾病

"睡眠状况"可以从一定程度上反映机体承受心理压力的严重程度。调查发现，IT 工作者在 30~50 岁期间已经有 40% 左右的人遭受早醒的折磨，在 30~50 岁的 IT 工作者中，使用过安眠药帮助睡眠的男性达到 20% 以上，女性也接近 20%。严重的睡眠不佳无法保证身体得到充分休息，致使生理功能降低、免疫力下降，最终导致疾病的发生。

中国科协与中国营养学会开展的"2011 年科技工作者健康状况调查"显示：我国 IT 工作者每周平均正常上班时间为 42.8 小时，平均加班 9.6 个小时，高于国家法定工作时间每周 5 天 40 小时的规定。多数 IT 工作者需要在晚上或节假日加班。在指导研究生的 IT 工作者中，每位导师人均指导学生达 8.1 名，承担各级各类研究项目 7.5 个，任务明显过重。IT 工作者长期处于"习惯性"加班状态，超负荷工作和承受压力，且不注重保健，必然导致身体功能下降，容易诱发慢性疲劳综合征、高血压、神经衰弱、消化性溃疡等疾病。如果是患有高血压和冠心病的人，过分紧张劳累容易诱发心肌梗死、脑卒中等症，对健康造成更大的损害。这些疾病大多与人的心理状态有关，属于"心身疾病"的范畴，患者的病情在很大程度上易受心理因素变化的影响。

（三）压力症候群的处理

1．亲友支持

①倾听其情绪，能用话语把情绪说出来是最好的复原良药，不要急着给建议，而让他 / 她把情绪说完。②尊重他 / 她复原的步伐。不急着要患者恢复情绪。③旁人对他 / 她的情绪有所了解及接受。④鼓励他 / 她表达自己的需要、情绪，成为复原的发起者。⑤协助他 / 她评估问题，找出适当解决方式。⑥协助他 / 她避免过度反应，如躁动、自伤行为、酗酒等，若出现这些情况，找专业人员协助处理。

2．自我调适

①避免、减少或调整压力源。②降低紧张度：和有耐性、安全的亲友

谈话，或找心理专业人员协助。③太过紧张、担心或失眠时，医生可用药物来协助你，这只能暂时使用，但可有较快安定的效果。④不要使用烟酒、拒绝毒品。⑤不要孤立自己。可以多和朋友、亲戚、邻居、同事或各种心理辅导团体的成员保持联系，和他们谈谈你的感受。⑥规律运动，规律饮食（尤其青菜、水果），规律作息，照顾好身体。这段时间免疫力容易变差，注意预防感冒。⑦学习放松技巧，如听音乐或肌肉放松技巧（可请心理专业人员指导）。

3. 分清轻重缓急

当有很多混淆的情绪及事情要面对时，先从最重要、较容易完成的部分着手，不要一次处理太多事。

以心理学的角度而言，压力本身是无法逃避（或远离）的，我们能做的是如何去应对压力、管理压力，进而避免压力对身体所造成的慢性伤害。所谓预防重于治疗，规律的生活、充分的营养和适当的运动，绝对是增强个人调适负面情绪与纾解生活压力最基本的方法。

三、网游"愤怒的小鸟"火爆的心理学奥秘

有人说 2011 年因特网上最热闹的"战事"，就是小鸟和猪的战斗（"愤怒的小鸟"是 2011 人气最火爆的一款游戏，在全世界范围内受到喜爱）。一群粗眉怒目、体形圆胖的小鸟，为保卫自己的下一代，以身体为武器，与偷藏鸟蛋的猪作斗争。

"愤怒的小鸟"在全球的爆红已然成为一个江湖传说——基本上没有什么剧情，也没有高额的开发成本，只是一个仅有 8 人的芬兰小公司在空闲的时候鼓捣出来的小游戏，却以迅雷不及掩耳之势横扫全球，创造了超过 10 亿人次的下载量，甚至连英国首相卡梅伦、偶像歌手比伯等名人都成为它狂热的粉丝。

那么，这只愤怒的小鸟为何能飞得这么高？为什么"小鸟"如此吸引人？

玩"愤怒的小鸟"，你体验到什么样的感觉？不用去回忆，单是可爱温馨的画面，逗人的、喧闹的胜利欢呼，已经在你的潜意识里埋下了愉悦的种子。原来愤怒也可以快乐地宣泄，在愉悦的感觉之后你是不是发现一些压力也在无意间消失了？

这就是"愤怒的小鸟"的心理奥秘，一个快乐减压的心理过程。

首先，"愤怒的小鸟"带给你积极愉悦的感官体验。橙色的暖意、绿色的小猪、犀利的小鸟们，明快的视觉享受，再加上喧闹的欢呼、障碍物被击中倒塌的撞击声，充分地刺激着感官，带给了玩家一种愉悦积极的心理感受。这是快乐宣泄的第一步，先将你置身于积极的氛围中。关于为什么是绿

色的小猪，个人感觉，绿色代表着生命力，所以你的目标是充满力量的，而由此带来胜利的满足感也是充满力量的。

其次，游戏操作简单。对准方向，将愤怒的小鸟弹出去，它有足够的力量去击中躲藏在或金属或石块或木条或玻璃搭建的避难所里的可爱又可恨的绿色小猪。如此简单的操作，恰是在心理体验上将人们从烦琐的工作生活中解脱出来，你不用去操作很多，你只要对准目标，如果再加上好运，就可以胜利地欢呼啦！"几只小鸟，愤怒起来不光威力十足，吸引力也不容忽视"。IT人员小程说："'让我愤怒一会儿'，如今成了大家的口头禅。这个游戏简单又很容易上手，也不要花太多的时间和精力，轻轻松松打死几只绿皮猪，还能适当发泄下情绪，这么好玩的游戏怎么可以错过？"IT人员们表示，小鸟各有不同的超能力，叫声更是非常萌；而游戏猪被撞也相当有喜感；过关失败时，玩家总是比小鸟更愤怒。

第三，隐形的鼓励和积极的奖励系统。有很多金蛋，里面还藏着游戏任务，却不影响你通关，就像完成任务后给你的额外的奖励，带来一种小窃喜之后的满足。还有宝盒，你可以在通关之后再回去找，不乏乐趣。为何你的整个游戏过程是愉悦的，因为积极的体验引导避免了消极情绪在无意间侵入潜意识。攻击目标成功之后，是愉快喧闹的胜利欢呼而不是对小猪的嘲笑，对积极情绪没有一点污染，这迎合了人性善良的感受，将体验引导到积极的方向而快乐宣泄愤怒。

第四，让玩家体验到满足感和成就感。个人感觉小猪们躲避的建筑设计也独具特色。击中一个障碍物会产生连锁反应，给你呈现一个目标被你摧毁的过程，这个过程中还充满了撞击的音效，所以，整个过程中胜利带来的满足感和成就感也被放大了很多倍。一个小关中其实充满了很多个小关，即便你过不了这一关，却也能体验到胜利的成就，而不是没有过关的失落和沮丧，并且，即便没有过关，你也会对幸存的小猪产生有恨又爱又心疼的感情，不觉中产生语言上数落：这只可恶的小猪，心里却是又爱又恨的疼惜！如此，这个游戏中居然没有真正的敌人要受惩罚！

第五，"小鸟"们填补了人们的"碎片时间"。不仅在工作之余，坐地铁时、等电梯的间隙……都能看到低着头、对着手机屏幕聚精会神舞动手指的玩家。"这款游戏算得上是'娱乐小点心'，人们可以在许多场合毫无顾忌地掏出手机，旁若无人地玩起游戏。同时游戏又十分精致，包含可爱、温馨的画面，逗人的音效，以及取悦玩家的奖励系统，所以受到了各种人群的喜爱。"中国某IT创意产业基地的创意总监分析说，随着社会节奏的加快，人们在乘公交车、在银行、在机场、在餐厅都会出现大量的"碎片时间"，"小鸟"的成功因素之一就在于很好地填充了人们的碎片时间。把"碎片时间"拼贴起来并充分利用，效果十分惊人。开发者 Rovio 公司称，每天全球玩家花在这款游戏上的时间加起来高达两亿分钟，相当于 380 年！

第六，"愤怒的小鸟"激活了都市人内心的童真童趣。强烈的角色感，让很多人产生共鸣。某文化传播公司 CEO 陈总说，经常看到小鸟、小猪们那憨态可掬的头像出现于 QQ、MSN 以及各大论坛上，游走于无数聊天窗口，超囧的表情，俏皮而又有点无厘头，成为传递网友喜怒哀乐的通用"表情符号"。大家喜欢小鸟、小猪，因为"它好可爱！"。游戏中"太棒了"，"真了不起"的男中音恰是最好的语言暗示。在竞争激烈重重压力的工作生活之余，听到这样的鼓励，况且是在心情愉悦放松的状态之下，那减压效果真是不亚于给你做一次专业的心理快乐减压治疗。

最后，Facebook 用户的一项研究显示，网上行为容易跟风或从众，具有明显的"羊群效应"。"小鸟"的开发者 Rovio 公司正是利用了这一点，在社交网络上利用口碑力量传播，风靡速度简直和病毒一样快，而且传播成本十分低。Rovio 公司高层首先鼓动身边所有使用 iPhone 的工作人员、朋友、家人下载这款游戏，同时，借助 Facebook、推特这两个全球最大的社交网络广为传播，吸引了一大批名人粉丝，最后又从 iPhone 平台向其他智能手机平台及个人电脑推广，一举拿下全球市场。英国首相大卫·卡梅伦购买了完整版的游戏，加拿大少年歌手贾斯汀·比伯以及其他名人，都在社交网站上表达了对"小鸟"的喜爱。由此，慕名而来的玩家也越来越多。

也许这就是"愤怒的小鸟"成功的原因，当弹弓射出小鸟的那一刻，我们原始的欲望得到了满足，压力得到了释放。在忙碌的工作之余，这不失为一种简单而原始的快乐。

第三节　为心灵减负——IT 人员的压力管理

IT 白领们常常调侃自己是"40 岁前拿命换钱，40 岁后拿钱换命"。这听上去很荒唐，但却是事实。这种无奈最真实的体现就是：近八成的 IT 白领承受着各种压力，包括身体上及心理上的。但问题是，如今用命换来的钱，将来能换得来命吗？

IT 人员正确的做法是学会压力管理，释放压力，放飞心情！"治病须治根"，只有找出了压力的源头，才能对症下药。

一、任务压力源及其调适

压力源分为内部压力源和外部压力源两大类，①内部压力源：追求完美、自我认识、个人责任感、恐惧。②外部压力源：工作负荷、人际关系、工作环境、日常生活、管理角色、职业发展。

（一）IT 人员的任务压力

调查显示，中国 IT 人员面临的压力主要来自工作绩效、职位晋升、职场人际和职业技能四个方面，这是造成职场压力的普遍性和内生性的因素，而非衍生的、间接的、个性化的因素。IT 人员普遍认为任务绩效压力是职场中面临的最大压力，经过比较分析，任务绩效压力是 IT 人员面对的首要的、最直接的，同时又是强度最高、破坏力最大的压力源。

IT 研发、管理人员的任务压力主要表现在：

1. 入行门槛高

IT 作为高科技行业，具有一定的专业性，这就要求 IT 从业者必须经过专门的学习培训以获取本行业的专业技术技能后，才能胜任相关的职位，行业自身的高要求给 IT 人员带来了或多或少的职场压力。

2. 单兵作战多

IT 人员的工作范围较小，不像其他行业在工作中与人接触频繁，他们往往独自一人面对电脑或仪器，在没有人可以商量的情况下独自承担工作，比如一个软件模块的开发，某台服务器的维护，IT 生产流水线上某个工位等等。其工作状态就是日复一日，年复一年枯燥地对着一堆烦琐的程序或者设备，这是由于 IT 行业工作性质的特点所决定的，劳动分工决定了某项工作只能由一个人负责，IT 人员长期与外界隔阂，容易导致心理压力得不到疏解而产生神经性疲惫。

3. 转型升级快

IT 行业的发展日新月异，技术的变革和更新在各个行业总是最快的，如果你仍因循守旧，不学习了解一些最新的行业技术动态，也许不远的将来，你就会被市场淘汰。

4. 社会竞争激烈

权威人才机构在 2009 年开展的一项调查显示，全国竞争最激烈的十大行业依次为计算机软件、进出口、媒体出版、检验检测、计算机硬件及网络设备、通讯、IT 服务、电子商务。在这十大行业中，与 IT 直接相关的行业就占了 5 个，而位居第一位的计算机软件行业平均 76 人竞争一个"饭碗"。

5. 服务优质新

你必须将产品卖出去，将钱拿回来，即让客户满意后付款的压力，还有工作业绩任务，这是最大的压力！

承受了上面 5 个压力还不够，还有超负荷的工作、难以实现的目标、绩效差、做自己不擅长的工作、工作技能不够、工资低、下岗失业、上岗择业、工作调动、地位变化……

（二）不同层级职位的任务压力

1. 管理阶层压力

（1）IT员工创造力强、追求力强、自主性强、学习力强。他们会要求通过自我管理、自我监督、自我约束来灵活地完成工作，而不愿接受严格的程序化管理。

（2）IT员工的工作难控制、难计量，劳动过程难以监控。IT人员主要从事的是脑力劳动，劳动过程往往是无形的，而且劳动成果是新技术、新工艺、新发明，工作成果本身难以量化，产生的收益也由于受到多种因素的影响而难以估价。

管理层对个人的要求及任务责任太多也会导致高度的压力。许多IT经理认为，对待工作应做到完美无缺。一些IT部门经理一方面想尽力满足手下员工的要求，另一方面又要完成上级下达的任务，由此常常陷入两难困境，他们还必须决定手下员工职位的升降和解聘，此事更为棘手。

2. IT流水线装配员工的压力

"产能至上"是IT代工厂生产管理的核心特征，生产线上的IT装配人员被要求以"最佳速度"来提升产量和缩短交货时间，具体表现为以秒来精确计算IT装配工完成每道工序的最短时间，并以此安排员工的生产量，以期达到产能的最大化；而员工在这个过程中则被定义为以秒为单位完成某个动作的机器，而非具有主体性的人。在这种追求产量最大化的制度安排下，导致IT装配工承受了极高的工作强度和生产压力。在IT代工厂，IT装配工们被要求以固定的姿态保持在座位上或者保持站立，每一班持续工作10~12小时，其强度之大、时间之长不可避免地造成工人身体及心理的伤害。

（三）IT人员任务压力的调适

小故事：有两个人相约到山上去寻找精美的石头，甲背了满满的一筐，乙的筐里只有一个他认为是最精美的石头。甲就笑乙："你为什么只挑一个啊？"乙说："漂亮的石头虽然多，但我只选一个最精美的就够了。"甲笑而不语，下山的路上，甲感到负担越来越重，最后不得已不断地从一筐的石头中挑一个最差的扔下，到下山的时候他的筐里结果只剩下一个石头！

1. 不苟求自己

人应该有自己的职场目标，但有些人的职场目标不切实际，根本非能力所及、欲求不得，便会认为自己运气不佳，忧郁不乐、充满职场挫败感。为了消除挫折感，应把职场目标定在自己能力范围之内，稍有提升量——"不努力达不到，稍努力即可成功"为最佳。

2. 适当学会屈服

一个有职场目标的人，处事要从大处看；因此，只要大前提不受影响，于小处，有时亦不必过分坚持，以减少自己的烦恼。

3. 学会轻装上阵

在遇到职场挫折时，应该暂时将烦恼放下，去做自己喜欢做的事，如运动、逛街或看电视等，待到心情平静时，再重新面对自己的难题。

4. 保持进取心

闪闪发光的金刚石与平平常常的石墨有着天壤之别，然而，化学家的结论却令人惊异：金刚石与石墨一样，都是由碳原子构成，并且，石墨竟然能变成金刚石。石墨在 5 万 ~6 万大气压及摄氏 1000~2000 度高温下，再用金属铁、钴、镍等做催化剂，可使石墨转变成金刚石。那么，IT 企业家如何将"石墨"变成"金刚石"呢？——激励！但激励是有一定方法的，比如 IT 主管、经理可以将自己及业内成功人士成长的例子讲述给新人和下属，来鼓励、激励下属奋斗成长。

二、职场人际关系压力源及其调适

据相关调查显示，人际关系压力已经列到了职场心理问题的首位。如同事之间的关系、上下级之间的沟通、与客户之间的交流等等。

在造成 IT 人员的众多压力之中，人际关系带来的压力或许是最明显并且循环效应最强的一种。人际关系越不和谐，压力越大，人际关系压力的这种强循环效应使许多 IT 人员由于不经意间疏忽了人际交往而给自己带来巨大的压力。如何调整我们的人际关系，将恶性循环改造成良性循环，是至关重要的一件事。

（一）压力人物

1. 压力人物

我们都曾遇到过自己不喜欢的或自己应付不来，但对方却能带给你压力的"压力人物"，处理压力人物施加的压力时，不妨问问自己：是他们的问题？还是我的问题？我如何减轻双方相处的压力？还有一位"压力人物"更不可忽略，那就是"自己"，不妨问"自己"：是身体吃不消所造成的压力？还是心理负担太重造成的压力？我如何开始进行改变？

2. 压力人物的类型：①领导；②同事；③客户；④下属。

（二）关系评估

职场人际关系类型众多且十分微妙复杂，相处不好会给自身带来压力，稍有不慎，就会陷于被动，可以说每个在职场上摸爬滚打过的人都会对此深有感触。而及时分析评估，明确什么地方出现了问题，并进行积极有效的调整，不失为一个增强生存能力的好办法。

1. 权利与责任归属的冲突

理想的工作状态是权责利分明，但在实际工作中难免存在着模糊地带，而每个人都希望自己有更大的权利，得到最大的利益，同时又希望自己所需要承担的责任越少越好。在这种心态下就特别容易产生人际冲突。

2. 层级所产生的冲突

处于不同层级的人在面对工作任务时的思考方式是存在差异的，不同层级之间的 IT 人员进行沟通时既想充分地表达自己的意见又要让对方接受是件不容易的事。

3. 利益的冲突

绩效的考核、升迁是衡量工作表现的重要指标，每个人都希望能够表现出最好的绩效，但很可能会不小心或无意识地侵害他人的利益而导致冲突。

4. 沟通技巧不佳

只在意讲出自己的话，不管别人要不要听。有时在沟通的时候缺乏聆听和同理心，缺乏清晰的表达，在误解信息时又将责任归咎于对方。

5. 个人特质因素

表现为情绪管理不好、工作能力不佳、尊重别人不够、换位思考不到位等。

6. 外在的因素

家庭因素或是个人技能因素引发的压力，导致情绪失控。

（三）职场人际关系压力的调适

人们处在繁忙、竞争激烈的职场中，复杂的人际关系无疑给人增添了新的压力，那么，该怎样经营好你的人际关系呢？以下几方面值得关注。

1. 如何与领导相处

（1）尊重而不崇拜。尊重领导，意味着员工尊敬上级、尊敬长者，考虑是否想在这个工作岗位上干得更好更长。崇拜领导说明他某些方面能力强，让你很是佩服，但盲目崇拜只会滋生庸俗的人际关系，如阿谀奉承、行贿受贿、拉拢投靠、人身依附、结党营私等。所以不卑不亢值得提倡。

（2）服从而不盲从。没有服从就没有领导，没有服从就形不成统一的意志和力量，任何事业都难成就。下级对上级要坚决服从，但绝不盲从。蒙哥马利把人分为 4 种，一是聪明又勤快、二是聪明又懒惰、三是愚蠢又懒惰、四是愚蠢又勤快；第一种人可以当参谋，第二种人可以当司令，第三种人可以支配使用，第四种人只能予以开除，最笨的人，就是出色地完成了根本不需要干的事。

（3）尽责不推责。远涉重洋的一封来函：武汉市鄱阳街的景明大楼建于1917年，是一座6层楼房。在1997年也就是这座楼度过了漫漫80个春秋的一天，突然收到当年的设计事务所从远隔重洋的英国寄来的一份函件。函件告知：景明大楼为本事务所1917年设计，设计年限为80年，现已到期，如再使用为超期服役，敬请业主注意。（画外音：80年，不要说设计者，就是施工人员恐怕也不在世了吧。竟然还有人为它操心，还在守着一份责任、一份承诺。）

2．如何与同事相处

（1）平等。不管你是职场老手还是新近入行的"菜鸟"（网络语指新手），都应平等相处，心存自大或自卑都是同事间相处的大忌。

（2）和谐。看别人不顺眼，是自己的修养不够。千万别在办公室中板着一张脸，让人们觉得你自命清高，不屑于和大家共处。记住：别人身上的不足，就是自己存在的价值。

（3）真诚。日常的工作也要体现真诚，尤其是遇到晋升、加薪等问题时，同事间的关系就会变得尤为脆弱。这时，请保持自己良好的品格，不要手段、彼此尊重，公平竞争。

（4）防人之心不可无。同事间相处的最高境界是永远把别人当作好人，但要永远记得每个人不可能都是好人。世间会有君子就一定会有小人，所以我们所说的真诚并不等于没有自己的私密空间，最好还是根据彼此关系循序渐进。

（5）不要在背后议论他人。天下没有不透风的墙，每个人都很智慧，不要在背后议论任何人，你的任何一句话，都可能被同事有意无意地传播或被当事人所感知，如果实在要议论，就采用表扬的方式吧，背后的好话才是真正的好话。多花时间成长自己，少花时间去苛责、嫉妒别人。

3．如何与客户相处

（1）诚信。不向客户提供伪劣产品；不向客户承诺无法兑现的服务等；遵守并按时兑现向客户的承诺，说好什么时候办的事，一定按时办妥。这也是职业操守所在！

（2）尊重与热情。很多情况下，我们对客户的态度比业务本身更重要，所以请发自内心地将你对客户的尊重，透过你的着装、笑容、语言及行动表达出来，包括在电话交谈中。

（3）有效的沟通。应与客户保持主动、经常、有效的沟通，并认真倾听客户的需求及意见。对客户提出的问题与要求，应在第一时间给予处理并进行反馈。

（4）投诉与改进。将客户的投诉或不满意见反馈给有关部门或人员，及时对现有客户工作中存在的问题进行改进。

（5）必要的礼节。人与人之间，不走不亲，越走越亲，回老家或出差某地，给客户打个电话或走访下，这些都是人情世故必要的礼节，都体现了你对客户的尊重。

4．如何与下属相处

（1）公平。思想家韩非曾指出："凡治天下者，必因人情。人情有嫉恶性，故赏罚可用。"公平一是与"利益"有关——比如分配给下属的任务、待遇有可能出现不均等。二是和下属的荣誉有关——比如对下属的赏罚是否分明，比如加薪升迁是否有规可依等。

（2）协调。一个好的领导者，应该善于协调公司内部各种不同的矛盾，应该根据下级不同的情况，不同的性格、不同的爱好，因人而异，循循善诱，了解下级不同的要求，激发他们的责任感和积极性。用人所长，容人所短。

（3）沟通。根据心理学的研究成果，当向对方表示"否定"时，对方的整个组织——内分泌、神经、肌肉会全部凝聚成一种抗拒的状态。反过来，当向对方表示"肯定"时，对方的身体组织会呈现出前进、接受和开放状态。因此，在工作沟通时，要注意方式方法，特别是在拒绝别人的时候。

5．更多的人际关系处理方法和技巧请参阅本书第六章的内容。

三、工作环境压力源及其调适

公司结构及其日常工作环境对员工压力的影响颇大。对这两个方面进行长期而仔细地观察，你会找出压力的真正来源，然后可对症下药，缓解压力。

（一）了解公司结构

你是否赞成公司的运行方式？对其制度、结构、等级感觉是否良好？如果回答都是否定，那么你的压力正在形成之中。似乎最容易消除压力的方式就是主动辞职，然而这一偏激的行为本身就会产生压力。最好的办法是尽可能地了解问题之所在，并从公司的运行状况找出其根源。掌握的情况越多，你才越有机会提出改进建议。

案例 小沙被委任为一家IT公司的新产品开发部经理。公司正面临着日益下滑的销售额的压力，而且开发新产品的建议总是受到董事会的反对，小沙感到压力重重，变得非常沮丧。在此压力下，必须找到董事会可能接受的方法，通过对公司的更多了解，他意识到原先的意见过于偏激。小沙与销售总监讨论以往的成功经验，并示意销售代表应了解客户对公司产品的反馈。他最后做出报告说明：公司产品的质量受到代理商的好评，但是产品缺乏吸引力和创新性。终于，小沙获得董事会的准许大幅度地更新产品，由此销售额开始慢慢上升，终于成功地开发了多种新产品。

（二）工作环境

企业的工作环境可以理解为硬环境和软环境两种，硬环境比较容易理解，主要是工作地点、规模、设施、空气、光线和照明、声音（噪声）、色彩等，而软环境则往往是比较没有实型实体的，但它又是与员工的工作状态，工作质量和效率紧密相关的，涵盖了较广的内容。可以理解为一个良好心理环境和文化环境的工作场所；它意味着追求员工间相处融洽以及上下级合作愉快的一种良好的工作氛围。IT企业领导要重视的是：快乐不仅是一个宽松舒适的工作环境，还有人内心的舒适和人际关系的和谐。

（三）IT人员工作环境压力的调适

我们不仅要注重硬件环境，更要注重为中国的IT人员提供一个好的人文环境。哲学家说，人类求生存是社会进化的原因。一个人的理想和目标是会随着自己的境况而变化的。IT企业应当提供有充分竞争力的条件和环境。像富士施乐公司的PARC（施乐帕克研究中心）研究机构对待人才一样，让一批IT人有用武之地，让他们衣食无忧地致力于技术，做出原创性的产品，而不是让这些人为了高薪去外企做低级技术。也希望出现一批Design house（源于欧美，一些不甘心一直当打工仔的研发人员从摩托罗拉、诺基亚、爱立信、三星等公司走出来，成立几人到几十人不等的Design House。他们将自己开发出来的方案卖给手机厂商，包括自己工作过的公司），要让IT人员们广泛认同，在社会中依靠知识和技术能够有良好的生存环境，而不是没有生存空间。

IT人员要面对的只是技术问题，而不是整天为研发经费发愁；面对的只是做事，而不是整天考虑平衡人际关系；面对技术难题，要给的是信任和支持，而不是怀疑和指责。

作为老板，要想清楚的是有多大的投入能力？多久要求收回投资？失败了怎么办？如果不容许失败，就不能做超出自己公司能力的产品研发计划。笔者希望有一批纯粹为技术而生的IT人，能够物我两忘，醉心于探索未知世界，能够先付出，再享成果，用自己的绩效证明自己的价值。在国际IT领域中能有中国工程师的一席之地。

四、日常生活压力源及其调适

2006年，中华医院管理学会医疗卫生技术应用管理专业委员会（MTA）等机构发起的"健康透支十大行业"社会调查显示：IT人员和企业高管（含民营企业主）人群身体透支现象最为严重，调查发现，精神压力过大，生活节奏过快，饮食和生活不规律，是IT人员严重透支健康的主要原因。关于压力来源，31% 的受调查者反映最大的压力源自家人，未婚 IT 青年面对创业、婚姻的担忧，已婚 IT 人士头顶巨额按揭房款和教育支出，只能继续透支健康。

（一）IT 人员日常生活压力

IT 人员面临来自于生活的压力有：

个人的：人际关系、债务、晋升、怀孕等。

家庭的：结婚、孩子教育、离婚、家庭关系、婚外恋、家庭暴力、性压力等。

社会的：文化差异、歧视、通货膨胀、医疗保障问题、安全问题、交通拥堵等。

健康的：睡眠、生病、营养不平衡等。

环境的：噪声、污染、生活条件、天气、自然资源缺乏、消极的人、性骚扰等。

（二）IT 人员日常生活压力的调适

面对不厌其烦的日常生活压力带来的困扰，IT 人员们大都采取这样的方式来转移注意力：心无旁骛的全身心投入到工作中，在电脑前一待就是十几个小时，如果一个人相信工作可以用来逃避人生中其他的种种压力，那么这一信条将会得到强化。但是，我们必须了解自身的需要，既要重视事业，又不要忽视生活。

1. 应付变化

积极地看待变化，重新安排你的生活。日常生活的变化会突然打破工作与家庭间的适当平衡。如工作的更换是一个明显的例子；婚变或父母去世，同样可能逐渐破坏这种平衡。当外界对你造成压力时，花时间重新评估你的生活方式，开一清单列举自己最为关注的事情，你会发现生活中什么对你是重要的。

2. 建立亲密的关系

在一天疲惫的工作之后，你是将那些工作中的烦恼、为人处世的压力统统抛下换一副笑脸回家呢？还是将它们原汁原味地一起带回家？

建立一个幸福的家庭，可以有效地避免压力。向同事、朋友倾吐，是不少人释放压力的选择，但是，同事、朋友都有自己的工作和家庭，每个人都有自己的压力和烦恼，你不能老去打扰别人的生活。何况，有些压力很可能就是因为你与你的同事相互碰撞产生的，你再向其他的同事倾诉，未免有些背后说人闲话之嫌，弄不好也许会引起更大的烦恼。再说同事和朋友未必完全了解你的处境，开出的"处方"也未必合你的心意，压力自然还是难以消解。

而家就不一样了，夫妻之间亲密无间的关系使得交谈更加随意，更加真实。家人会用双倍的热情来帮助你、关心你，会设身处地地替你着想，为你指点。妻子对你会更加温柔，丈夫对你会更加宽厚，因为你在家人面前袒露了真实，你获得的会是最大公无私的帮助。家是温馨的港湾，可以停泊那只漂泊的孤舟；家是一泓春水，可以抚平你受伤的心灵。

五、压力的应对方法

为了有效地处理压力，应该了解面对压力时解决问题的过程、策略和具体方法。

无论是直接面对压力来源还是调节自我，都有许多方法可以采用。但这些方法有的效果是暂时的，有的效果是长远的；有的方法有助于成长，也有的方法会造成其他不良影响。

（一）正确的应对方法

判断应对方式是否科学、正确，有两个原则，一是达到自我放松的目的，二是不危害自我、他人和社会。这两个原则看似简单，却并不是那么容易做到。

1. 改变态度

小故事：一个小孩和一个水手聊天，小孩问水手，大海那么恐怖，你怎么敢到海上去呢？水手说，大海也有很美丽的时候。小孩问，你爷爷死在哪儿？水手说，我爷爷死在海上。小孩问，你父亲死在哪儿？水手说，我父亲也死在海上。小孩接着说，那你怎么还敢到海上去呢？水手反问小孩，你爷爷在哪儿死的？小孩说，我爷爷是在床上死的。水手问，你父亲在哪儿死的？小孩说，我父亲也是在床上死的。水手问，那你怎么还敢到床上去呢？

启示 事情本身并不重要，重要的是对这个事情的态度。态度变了，事情就变了。如果无法控制压力源，那就尝试改变对待压力源的态度。我们的烦恼，不是源于我们的遭遇，而是源于我们对世界的看法！以下的名言说得好：

改变不了环境，但可以改变自己；

改变不了事实，但可以改变态度；

改变不了过去，但可以改变现在；

不能预知明天，但可以把握今天；

不能样样顺心，但可以事事尽心；

不能选择容貌，但可以展现笑容；

不能控制他人，但可以掌控自己；

不能左右天气，但可以改变心情；

不能决定生命的长度，但可以控制它的宽度；

让我们面对生活，展现我们的灿烂笑容吧！

2. 学会各种减压方式

在当今高速发展的社会，人们无法控制压力的大小和去留，但绝对可以做的是控制对压力的反应程度。

首先，可以通过放松训练的方式来减压。IT人员的内心世界就好比一座制造紧张的工厂，大脑里时刻充满着消极的思想，这使得IT人员的思考能力受到限制，有时纠缠在臆想的情景中，诸如忧虑、自卑或恐惧等消极情感也随之泛滥，于是紧张的心理压力随之而来。可以在工作之余通过深呼吸、打哈欠、伸懒腰、按摩、催眠等方式进行放松练习；也可以通过想象进行放松练习（具体方法可见本章的实训内容）；这种放松练习不需要特殊的条件，随时可以进行，长期坚持对于消除压力和紧张心理十分有益。

其次，通过适当渠道把心中的郁闷宣泄出来，这种调节方法的关键是让自己动起来。例如当一名IT人员为一件事所困扰时，不要闷在心中，可将苦恼讲给信任的人听，甚至可以让自己痛快地大哭一场，这可以使痛苦、紧张的情绪得以发泄，而不致闷出病来，千万不要为了"尊严"和"体面"而过分自我压抑。

最后，还可以通过弹性思维、转移注意力来放松自己，心理学家通过跟踪研究表明，一个富有弹性思维的人，往往能冷静地应付各种变化，化逆境为顺境，变压力为动力。所以，IT人员要学会运用弹性思维，抱着"车到山前必有路"的潇洒气概，为自己创造一个积极、有序、宽松、和谐的生存环境。所谓注意力转移，就是当你想要忘掉一样东西的时候，越想忘记它反而越忘不掉；不去想它，去想别的，自然也就忘掉了。放松也一样，如果你越想着放松，就越紧张。相反，当你被压力所带来的负面情绪困扰而无法自拔时，去寻找一些能给自己带来快乐的活动，想想自己的兴趣爱好，把注意力转移到自己喜欢的事情上面去，如读诗词、写日记、看电影、听音乐、练字画等活动，以转移心中的紧张和郁闷，给自己带来意想不到的快乐，心理压力也会随之烟消云散。

3. 学习心理学

既然压力的来源是自身对事物的不熟悉、不确定，或是对于目标的达成感到力不从心所致，那么，疏解压力最直接最有效的方法，便是去了解、掌握自身的状况，逃避之所以不能疏解压力，是因为自身的认知并未得到改善，使得既有的压力依旧存在，强度也未减弱。IT人员可以在空闲的时候，通过阅读一些有关心理方面的专业书籍，来增加心理知识，掌握一些专业的心理咨询和治疗方法，进行自我调节，一旦"会了"、"熟了"、"清楚了"，压力自然就会减低、消除。这也是本书写作的初衷和目的之一。

4. 学会弯曲

小故事：加拿大魁北克省山谷中有一个奇异的自然现象，即山谷的西坡长满松、柏、柘、女贞等杂树，而东坡只有雪松。两个旅行者在大雪纷飞中仔细观察，揭开了谜底——东坡雪大，只有雪松枝丫富有弹性，没被积雪压断；西坡雪小，各类植物都能存活下来。

启示 两位旅行者获得启示，对于外界压力，可以通过正面抗争去战胜它，但有时也需要像雪松那样先弯曲一下，做出适当的让步，以求反弹的机会。有时弯曲不是屈服和毁灭，而是为了生存和更好地发展。任何的"执著"都是一种阻滞前途的行为，想想"流水"的启示，以柔克刚，压力太大的时候要学会弯曲。

5. 80分标准

小故事：一个渔夫从海里捞到了一颗珍珠，他非常喜欢。令人遗憾的是，珍珠上面有一个小黑点。渔夫想，如果能把这个小黑点去掉的话，这颗珍珠将成为无价之宝。于是，他把珍珠去掉了一层，但是黑点仍在。再剥一层，黑点依然在。最后，黑点没有了，但珍珠也不复存在。我们追求尽善尽美的代价往往就是将大珍珠也追求没了。

启示 心理学教授赫伯特·西蒙曾说："最好"是"好"的敌人。大多数IT人员做事的标准是要做就要做到完美无缺（如程序员不放过任何一个bug）。事实上，并不总需要这样，并不是所有的工作都得尽善尽美。君不见世上最伟大的软件公司——微软也是定期对其产品不断的升级、修复漏洞的吗？

6. 寻求心理咨询

其实人在遇到困难时，可以求助于人是件很幸福的事。当IT人员身心受到困扰而自己无法解决时，可以向专业的心理咨询机构寻求帮助。

北京某心理医院主任医师卢医生在谈起IT人员的心理健康问题时说，她接诊时经常碰到IT人员前来咨询。她认为这个人群有其特殊的心理特征。"他们一般都承载着IT项目任务，工作要求他们精益求精，追求完美，大多数人对工作认真执著，为了一个试验数据长时间纠结，为了一个测试结果焦急等待，像IT这样高精尖的工作也确实要求他们必须这样做。"

身为心理学家，卢医生对IT人员的心理压力也有切身体会。她说，IT科技发展速度极快，不能仅靠工作经验，IT人员如果不及时更新自身的专业知识就会被淘汰，需要他们不断地了解、学习国际上最新的 IT 技术知识，同时他们还要承受和普通人一样的家庭、独生子女教育等众多来自于生活上的压力。

卢医生想提醒 IT 人员，要合理安排事业和生活，要认识到：只要自己努力付出了，就不必为最终的结果困扰太多。定期休假，改变无限制加班的工作状态，注意劳逸结合，要有维护心理健康的意识，不要焦急等待别人的关心，要找到适当的方式宣泄自己的压力。

此外，中国营养学会秘书长贾先生也提醒 IT 人员注意饮食营养，由于紧张的工作状态，很多 IT 人员对吃饭不在意，随便用盒饭快餐对付，合理的营养搭配根本谈不上，这也给疾病的发生带来隐患。

7. 动静结合

从心理学角度说，一个人想要和谐幸福，不管多么困难都要回到现实中来解决问题。和玩网游、发微博等"消极休息"相比，学会"积极休息"更重要。散步、运动、深呼吸、瑜伽等方式能释放躯体的紧张，是积极的休息方式。而且，这种运动最好和家人一起进行，效果会更好。

维吉尼亚大学心理治疗教授布朗博士研究了 101 位沮丧的学生，将他们分为运动组和不运动组。布朗博士发现：2 个星期慢跑 5 天，10 个星期就能明显地降低沮丧分值。而 1 个星期跑 3 天的人，亦有同样的成绩，但在这期间不运动的人，却没有任何改变。

【启示】　"流水不腐，户枢不蠹，动也。"运动能够让你由于压力过大而萎缩的细胞重新活跃起来，运动使大脑产生更多的让人兴奋和快乐的物质——内啡肽，帮助你换一种心情去发现自己。没有人能在健身房或爬山作激烈运动的时候，还对刚才发生的不快之事耿耿于怀。不管是什么人，体育运动都能使您的精神为之一振。

充足的睡眠也可减少压力，睡眠可以让体力得到恢复，让人的情绪更好，从而有更多的精力来对付压力。

（二）不良的应对方法

1. 依赖药物　服用一些药剂可以起到暂时减轻压力的作用，但不能解决产生压力的根源。长期服用药物容易形成依赖，甚至引发其他疾病。

2. 酗酒抽烟　酒精是神经系统的刺激物，同时也是一种镇静剂。烟草是一种兴奋剂，也有一定镇静作用。抽烟喝闷酒虽然能够暂时起到抑制中枢神经系统的功能，缓解紧张状态，但经常使用容易导致酗酒或酒精依赖，香烟带来的副作用更是危害无穷。借酒消愁愁更愁，酗酒抽烟的最终结果往往不但不能消除烦恼，反而会导致生理和心理上的双重苦痛。

3. 上网、打游戏　很多"IT 族"一回家就埋头上网、打游戏、看电视，心理学家表示不赞成这样"消极的"纾压方式，这样越想减压，身体、心理反倒越累，最好的方式就是运动、出游；同时，学会敞开心扉，用积极的心态看待生活。

另外，其他不良的应对方法还有沉溺于幻想、攻击自己或他人等。

第四节　IT人员压力心理健康实训

一、心理B超——心理压力评估

（一）生活事件量表（LES）

生活事件量表（life event scale，LES）由杨德森与张亚林在前人工作的基础上经过5年的实践和研究于1986年定型，并已在国内十多个省市推广应用。该量表对个体的精神刺激评定使用分层化或个体化计分，并包括定性和定量评估。

该量表适用于16岁以上的正常人、神经症、心身疾病、各种躯体疾病患者以及自知力恢复的重性精神病患者。LES可应用于确定心理因素在神经症、心身疾病、各种躯体疾病及重性精神疾病等发生、发展和转归中的作用分量；用于指导心理治疗、危机干预，使心理治疗和医疗干预更具针对性；甄别高危人群、预防精神障碍和心身疾病，对分值较高者加强预防工作；指导正常人了解自己的精神负荷，维护心身健康，提高生活质量。

（二）应对方式问卷

我国现行通用的应对方式问卷由肖计划等人参照国内外应对研究的问卷内容以及有关应对理论，根据我国文化背景编制而成。该问卷可以解释个体或群体的应对方式类型和应对行为特点，比较不同的个体或群体的应对行为差异，并且根据不同类型的应对方式还可以反映人的心理发展成熟的程度。

二、心理实训

（一）策略训练

策略训练一：放松训练

现代科学证明，人的精神和肉体密切相关，相互作用。身体肌肉的深度放松状态与情绪紧张状态是一对互相抑制的状态，即同一时刻在一个人身上这两种状态不可能同时存在，一种状态的出现或加强必然导致另一种状态的减弱或解除。思想上的放松将增强身体抵抗疾病的能力，同样，身体放松也会使精神变得平静。放松训练是指身体和精神由紧张状态朝向松弛状态的过程。放松主要是消除肌肉的紧张。在所有生理系统中，只有肌肉系统是我们可以直接控制的。当压力事件出现时，紧张不断积累，压力体验逐渐增强。此刻，持续几分钟的完全放松比一小时睡眠效果更好。放松可以通过呼吸放松、想象放松、静坐放松、自律放松等方法。那么，是否需要放松，何时放松为好？除了压力测试外，还可以从身体、精神方面了解自己。从身体方面了解，可以观察饮食是否正常、营养是否充分、睡眠是否充足、有无适量运动等；从精神方面了解，可以观察处事是否镇定、注意力是否集中、是否心平气和。如果回答都为"是"，则说明比较放松；如果回答大部分为"不是"，那么需要借助放松来调整。

放松训练是一种自我调整方法。一般是在安静的环境中按一定的要求完成特定的动作程序，通过反复的练习，使人学会有意识地控制自身的心理生理活动，以达到降低机体唤醒水平，增强适应能力，调整因过度紧张而造成的生理心理功能失调，起到预防及治疗作用。

放松训练的方法有多种，下面介绍一些常用方法，读者可以利用早上醒来或晚上临睡前或其他空闲的几分钟时间进行练习。

放松一：想象放松

选一个安静的房间，平躺在床上或坐在沙发上（练习前做好其他的事情，以免干扰）。

闭上双眼，想象放松每部分紧张的肌肉。

想象一个你熟悉的、令人高兴的、具有快乐联想的景致，或是校园或是公园。

仔细看着它，寻找细致之处。如果是花园，找到花坛、树林的位置，看着它们的颜色和形状，尽量准确地观察它。

此时，敞开想象的翅膀，幻想你来到一个海滩（或草原），你躺在海边，周围风平浪静，波光熠熠，一望无际，使你心旷神怡，内心充满宁静、祥和。

随着景象越来越清晰，幻想自己越来越轻柔，飘飘悠悠离开躺着的地方，融进环境之中。阳光、微风轻拂着你。你已成为景象的一部分，没有事要做，没有压力，只有宁静和轻松。

在这种状态下停留一会儿，然后想象自己慢慢地又躺回海边，景象渐渐离你而去。再躺一会儿，周围是蓝天白云，碧涛银滩。然后做好准备，睁开眼睛，回到现实。此时，头脑平静，全身轻松，非常舒服（初学者需要反复多练几次）。

放松二：渐进放松法

选择一间安静的房间，躺在床上或坐在沙发上，宽松衣服，调整姿态，尽量舒服些（练习前做好其他的事情，以免干扰）。

使右脚和右脚腕肌肉紧张，扭动脚趾，感觉如何？收紧肌肉，再放松，反复做几次，记住紧张和放松时不同的感觉。

左脚和左脚腕重复同样的练习。

收紧小腿肌肉，先右后左，重复紧张和放松。

收紧大腿肌肉，先右后左。体会大腿紧张是怎样影响膝盖和膝关节的。

再移到臀部和腰部，注意紧张和松弛两种状态的不同感觉。

向上练习腹部、胸部、背部、肩膀的肌肉。

练习前臂与手，抬起放下，握拳放松，先右后左，反复练习。

最后到脖颈、面部、前额和头皮。

放松顺序也可以自上而下，每天花几分钟时间练习，坚持下去，必有收获。

策略训练二：IT 人员心灵解压清单

极端的放松与解压方式对我们的身体造成的影响，恐怕是残酷的。IT 程序员小旭暴走 4 年，已经导致了严重的膝关节伤害，30 岁出头的他特地买了一楼的房子，上下楼对他而言不亚于折磨。而暴走这种极端的解压方式，也让小旭的快乐体验获得的越来越少，可以预见的是，如果他不改变这种方式来解压，那么以后，他就不得不去寻找更加极端的方式来得到快乐体验，从而放松心情。

那么在日常生活中，在工作的闲暇时间里，作为 IT 人员，应该如何帮助自己的心灵解压呢？

当我们去超市的时候，都会习惯性地列张清单，让购物过程更有条理和效率。实际上，在很多时候，我们可以把列清单看作是促使个人充分发展的一件有效工具。现在，心理学家们通过调查研究发现，其实列清单可以帮助我们用最短的时间来为大脑减负、为心灵减压。

列出一些心灵清单，不仅是为了在更好地生活之前对过去进行一番整理抛弃，也是为了对人生意义进行一次深入思考。我们会发现，它是实现内心解放的最有效、最便捷的方法之一。一旦清单列出，那些将要完成的活动就变得没那么沉重，而我们的身心也会变得轻松起来。

身为高压行业下的 IT 人员，为你自己准备一个记事本，然后就开始列清单吧，我们建议可以列以下 4 类清单，它们可以帮助你在第一时间排除多余事项，更好地把握现在的生活和追随你的梦想。

"垃圾"清单：帮助你排除障碍

为什么我们的生活里除了工作还是工作？为什么我们每天除了工作之外就只剩下吃饭睡觉打游戏？为什么我们总是为了赚钱而疲于奔命？让人窒息的环境通常是造成我们疲惫不堪和压力重重的原因之一。为了专注于自己的内心世界，并更好地活在当下，可以写下那些你想要摆脱的事情，包括下面两类：

1. 你想在物质方面清除的东西（家里、架子上、日程表中、通讯簿里……）。开列这些清单可以帮助你清空大脑，让不必要的东西彻底远离你的生活。

2. 你想在精神方面清除的东西（仇恨、厌烦、浪费精力的事情、与某人枯燥乏味的关系、总是无法开始的恋情……）。在这类清单中，一定要把任何你想到的事儿都写下来，即使是那些你暂时不想或者无法解决的事儿。只有这样，你才能更具体有效地聚焦你的"重负"，更好地控制它，降低它的侵略性。

"抚慰灵魂"清单：让你感觉良好

这些清单将组成一个私人的百宝箱，里面有各种读书摘抄、优美的诗词、你曾去过的最美丽的地方、你曾拥有过的最美好的时光……它们汇集了能让我们感觉良好的所有资源，并帮助我们建立起自身的生存美学，以及对幸福的看法。这类清单需要不断充实，每当在生活中遇到了美好的时刻，就要把它记录下来，列成下面的两大类清单。

1. 日常生活中的小幸福（你喜欢的电影、爱玩的游戏、你爱吃的菜肴、爱听的音乐、你经历过的最美妙的旅途、最温暖的情感……）。

2. 想尝试的暂时逃离（让你遐想万千的城市中安静的小旅馆、乡村旅店、水疗……），并注明实用信息、预算、行程安排……孤独，对人来说是必不可少的。我们都需要偶尔让自己逃离他人的实现，忘记自己的社会形象和角色。为此，没有什么比开列一张写满美丽逃离的小清单更美好的事儿了。在你为工作而筋疲力尽的时候，它将成为你的救生圈。

"必不可少"的清单：帮助你守卫自己的生活

这类清单可以提升你的心气儿，深化你对生存和现实的认识。为了抛弃别人灌输给你的想法，学会做自己，必须摆脱活动过度造成的精神麻木状态。请你列出两类清单。

1. 想象，5年后、10年后、20年后的自己是什么样子（在什么地方、和谁在一起、在干什么……）。

2. 你对生活的向往。这张清单应该有各种引用以及你自己的思考。它能帮助你与自己的内心的最深处连接起来，找到属于自己的"恰当位置"。如果没有这些"恰当位置"，谁都无法摆脱混乱和迷茫。这类清单督促我们不断向自己提问，它提升了我们更加清醒地生活的能力。

"调整"清单：帮助你做自己该做的事

这类清单可以帮助你找到自己的方位，界定你在体力、脑力和情绪方面的优势和局限性。在日常生活中，我们必须不断面对各种问题，为各种事情负责，做出各种决定……我们强加于自身的某些限制并不一定正确。我们做一些事情，是因为我们一直在这么做，或者看到父母曾这样做。但在一个家庭中，难道必须总是一个人购物、准备饭菜或者必须总是一个人打扫卫生吗？为什么不学着放下权力，把一些事情交给爱人、孩子去做呢？现在你可以开列两类对照清单。

1. 所有必须由你做的事和所有并不一定需要你去做的事。

2. 你可以靠自己完成的事和你需要他人帮助才能完成的事。

这样，即使你不会马上着手做那些真正该你干的事情，通过列出内容确切而有效的清单，你会感到自己很好地控制它们了。

列出以上这样的四种清单，可有利于我们找到自己的人生方向、目标、定位，还有可能找回已经被我们迷失掉的梦想和追求。对于高压下的 IT 人员而言，诸多的调查都显示这一群体的困惑远远大于其他群体，因为这一行业之中的前途是最模糊不定，缺少规范化的前景的。在这样的行业之中，找回自己内心真正的追求，找回最初走进这一行业时的梦想和激情，对于 IT 人员本人以及这个行业来说，都具有着至关重要的作用和意义。

每天花一个小时左右的时间列解压清单，就是一次和自己内心沟通对话的过程，在这个过程中，我们可以更好地了解自己、倾听自己，也可以更好地控制自己、调整自己。长期坚持下来，可以让那些心灵的困惑淡出我们的生活。

策略训练三：化解压力的四种武器：

1. 降龙十八掌法——能解决的就解决

①找出压力源，一一化解掉；②自己解决：解决法、倾诉法、顿悟法；③借助外力：心理咨询法。

2. 逍遥自在法——不能解决就暂停

①易经哲学：顺势而为；②车到山前必有路；③放松和呼吸；④小憩、随意遐想；⑤听音乐、散步、与朋友聊天；⑥吃健康的零食；⑦爬楼梯、做操。

3. 乾坤大挪移法——不能暂停就转移

①授权法；②改变重心；③倾诉法；④宣泄法；⑤心理咨询法。

4. 舍得法——转移不了就放弃

①鱼与熊掌不可兼得；②有舍才有得；③人在江湖，身不由己，舍得谈何容易；④年轻时拿命换钱，年老时拿钱换命。

（二）反思体验

反思体验：仔细想想，回答下列问题

1. 回想你在工作中，面对巨大的工作量，你是如何进行的？做没做日程安排？时间管理？

2. 对于自己工作上的错误，你是否学会了认错？

3. 面对他人提出的所有要求, 你是否全部答应?

4. 面对压力, 你是否一人默默承受, 不和任何人敞开心门?

5. 你多久没有参加体育运动了?

第十章
IT人员人格发展与心理健康

- 世界上没有完全相同的两片树叶，人，也一样！在我们这个蔚蓝色的星球上，每个人都是无比珍贵的唯一，那么你知道是什么导致了人与人之间的差别吗？我们又如何去了解一个人？他（她）是怎样一个人？

- 你知道吗？你所用的IM（QQ、MSN等）头像、签名档和网络昵称折射着人格，显示出真我。你是否曾经在电脑"歇菜"时感到紧张、焦虑又或是无所事事？

- 那些网络红人们为何越骂越红？为何"微博女王"让被誉为"中国第一报"的人民日报都感到了强烈的危机感？为何会有"郭MM"、"总参一姐"等微博炫富姊妹团现象的产生？

- 为什么说性格决定命运？为何心态决定观念，观念决定行为，行为决定习惯，习惯决定成功？

- 你有没有发现这样一个现象？"技术牛人"们往往在现实社会里朋友很少，人际关系很差。

案例一 软件工程师小陈的苦恼

某软件公司的工程师陈默（化名）闹心可不是一两天了。小陈打小性格内向，上学那阵子，还没觉着咋样，不就是见了生人就脸红心跳，不敢当着别人的面亮明自己的观点吗？这反倒好了，可以少生是非，平心静气做功课。大学毕业，几经辗转，到了该软件公司，一晃就是七年，眼瞅着身边的同事纷纷上位，他这边却连个亮光都没有，心里头多少有些不快。前几天，项目经理组织大伙搓了一顿，有个毛头小子喝高了，居然搂着他的脖子，说原以为他是"揣着"，后来才知道，他是真的话少，人如其名！

小陈知道自己的"毛病"，话少是外表，关键是有点自卑。他也想多一点自信，只可惜，从小到大，从学校到社会，从来没交什么朋友，也没人指

322

点，他根本就不知道应该从哪儿下手。因为这个，他成了公司里的另类，看到同事们仨一群伍一伙儿，整天叽叽嘎嘎的，就打心眼儿里烦。这不仅影响到他与同事们的合作，也影响到他的人生大事，老爸老妈得空就催他相对象，七大姑八大姨的也紧着张罗，人是见了好几个，可至今也没有下文。原来他是烦加班，现在，反倒有几分感谢这加班了。

案例二 **"不要迷恋姐，姐是总参一姐"和她的炫富姐妹团**

一位 27 岁就拥有副师级上校军衔，自称"不要迷恋姐，姐是总参一姐"的微博在网络上爆红。2012 年 10 月，网民"任某某"在网络上注册微博客账号，自称是总参"特种大队高级指挥官"、"北京军区某领导的养女"，并登出军官证和着军装照片，频繁在网上以军人身份聊天交友，引发众多网民围观和质疑。2012 年 10 月 18 日，经军队和地方公安机关侦查，确认网络上流传的"最年轻解放军高级指挥官任 ×"是假冒军人，其身份和简介均属虚构。据任某某供述，为吸引网民关注，她编造自己是北京军区领导的养女，在某网站租借军服，并花 180 元钱制作了假军官证。

此消息一出，再一次引发了网友围观和热议。网友"淡了放盐"说：她做这么一套戏的动机是什么呢？好玩吗？很好奇。网友"丑蟑螂"说：现在因网络问题坐牢的可不少……大家一定要谨慎发言。网友"就叫有意思吧"：说到底，这是市场经济体制下，社会普遍追求名利浮华，人们浮躁空虚的表现，她既是群体里的一个个体，也是这个群体的集中反映。惩罚了她还有千千万万个"她"会冒出来，如何扭转这一种社会普遍心理才是问题的关键。

微博假认证，俏女郎"恋上"军衔，不独"总参一姐"一例。"第二炮兵刘 ×"，"警花天天陪领导"都是任某某的"好前辈"。当然，不能忘却的还有前前辈"郭 MM"、"高妹妹"们，她们独树一帜地构成了中国微博上的炫富姐妹团。

案例三 **目中无人的"王工"**

某科技公司的王工，直到被公司劝离的前一刻，都自我感觉良好。在王工眼里，其他同事，包括那几位头头脑脑，无论是专业造诣还是学历，创新能力还是言辞表达，即便是衣着打扮，跟他都没得比。他质问公司经理，像他这样的人才，咋就不招人待见了？公司经理迟疑良久才说："你就是有那么一点儿以自我为中心，说白了，就是目中无人。你容不得别人，别人也就容不得你，你换个地方试试吧，说不定是个好事。"

案例四　这几个IT人员是怎么啦

小吴，21岁，男性，每次答应家人要做的事都因为在上网玩游戏而耽误。由于遭到母亲批评，他竟情绪失控，用拳头把他的妈妈打倒在地。

小陈，女，24岁，像芙蓉姐姐一样总是把自己打扮得不得不让人注意到她。如果别人谈及别的话题，常常千方百计地将话题转向自己，而对别人的讲话内容则心不在焉。

小李，男，26岁，平时在工作中，从来都是独来独往，就是单位举行的集体活动，他也很少参加，总是表现得很紧张焦虑，他总担心在公众场合自己遭他人冷眼。

案例五　一个IT"宅男"的非常24小时

某周六下午14：16，阿杰已经在他的网游世界里逗留了243分钟。此间，除喝了半罐可乐，弹掉快要灼烧指头的烟灰，他的眼睛几乎没有离开过电脑屏幕。可这对他来说，并不足为奇。平时下班后、双休日，他经常都在重复这一系列动作。

阿杰今年30岁，单身，风华正茂，是位从事电子技术检测的IT工程师，同事们送给了他一个"宅男"的雅号。阿杰笑起来略显腼腆，工作时的他话不多，低着头，四壁包围着电脑，只是习惯性地在同事们七嘴八舌发表完自己的意见之后，从电脑的缝隙间，伸出半张脸，点点头，追加一句，"嗯。是的。"正因为如此，他在公司里是个"无色透明的生命体"，不露声色，不被关注。而在工作之外，阿杰与同事们几乎没有往来。

除了网络之外，阿杰觉得，似乎没有什么其他事情可做。没多久，阿杰关掉了游戏，开始边听音乐边浏览网页。如果没有人打扰，一天中他通常不超过10句话。有时，实在无聊了，他也会在QQ里找个陌生人吹牛皮。不限男女、年龄、人生观、择偶标准……通通天马行空一番，过过嘴瘾。还或者，假扮半小时女人，去和某个男人"胡扯"。"虚拟世界就这点好，说话不用负责任。"阿杰说。

【知识拓展】曹雪芹在《红楼梦》中描写了四百多个人物，每个人物各具风采。黛玉的忧郁与智慧，宝玉的多情与叛逆，宝钗的世故与圆滑，湘云的活泼与爽快，凤姐的泼辣与奸诈，探春的刚毅与精干，迎春的懦弱与温顺，惜春的冷漠与疏离，妙玉的清高与孤傲，元春的贤德与哀怨，袭人的奴性与忠诚，晴雯的抗争与刁蛮，平儿的善良与周全，尤三姐的刚烈与痴情……大大小小的人物有血有肉，显示出人格差异的"千姿百态"。

在周围人身上，我们也能看到各种各样不同的人，有的人热情奔放，有的人冷淡孤僻；有的人聪慧敏捷，有的人反应迟缓；有的人顽强果断，有的人优柔寡断；有的人善良助人，有的人恃强凌弱等等。这些既非纯属于心理方面，又非纯属于神经方面的人与人之间的不同，就属于人格差异。

第一节　面具后的真相——人格

人的鲜明特征是他个人的东西。从来不曾有一个人和他一样，也永远不会再有这样一个人。

——高尔顿·奥尔波特

我们如何去了解一个人，即他（她）是一个什么样的人？

他（她）是如何变成这个样子的？

他（她）为什么会成为这个样子？

他（她）是健康的吗？

他（她）会不会改变？如何帮助他（她）改变？

上述这些问题都可以通过人格心理学的知识来回答。

IT人员普遍好学、肯钻研、上进心强，渴望实现自我的价值。他们思路活跃，创新意识强，不墨守成规，热衷于挑战性的工作，以自我价值的实现作为人生奋斗的目标，使得IT人员的人格特征带有显著的不稳定性，同时也表现出一定的冲突性。例如，有时非常自信，而有时又极度自卑；有时认为自己很外向，可有时又发现自己比较内向……

一、人格解密

你是否留意过这样的一些现象：同样做一件事，有人做得快、有人做得好、有人做得慢、有人做得差；同样面对一项任务，有人沉着冷静、坚定自信，有人焦虑不安、退缩不前；现实生活中有些人很有才华，也有机遇，然而却与晋升、财富、幸福无缘，有些在学校成绩平平，出了校门若干年后却春风得意，让人刮目相看；有些人美若天仙却让人生厌，有些人其貌不扬却很有魅力……

这就是不同人格造成的差异。

（一）什么是人格

人格是我们日常生活中经常使用的词汇，人格一词有多种解释：有时是指人品，与品格同义，在日常生活中人们常常是从伦理道德出发运用"人格"一词对人的行为进行评价。如说某某人人格高尚、某某人人格卑劣，某某人缺乏人格。有时是指权利义务主体的资格，这是从法律上的一般解释，如说侵犯了某人的人格权……心理学对人格也有自己的解释。

心理学上人格的概念来源于古希腊语 Persona（伪装的外表）。原意是指古希腊罗马时代的喜剧演员在舞台上扮演角色所戴的假面具，它代表剧中人物的角色和身份，表现剧中人物的某种典型心理。如狡诈的人，忠厚老实的人，等等。心理学沿用其含义，把一个人在人生舞台上扮演的角色的种种行为的心理活动都看作是人格的表现。因此，各种心理学著作中都把人格看成是人与人得以区别的独特的心理特性。据美国心理学家奥尔波特（G.Allport）1937 年统计，人格定义已达 50 多种，人格的现代定义也有十多种。综合而言，人格是各种心理特征的总和，在不同的时间和地点，它都影响着一个人的思想、情感和行为，使他（她）具有区别于他人的、独特的心理品质。

（二）人格的组成

独一无二的心理表现，一如既往的行为模式，两者在"人"上的结合组成了人格。如图 10-1 所示。其中，心理表现是内隐的人格成分，指一个人由于某种原因不愿展现的真实自我，即面具后真实的人，这是人格的内在特征。行为模式是人格的外在特征，指一个人在人生舞台上所表现出的种种言行，这些言行要遵从社会文化习俗的要求，就像舞台上戴的面具，即人格所具有的"外壳"，这是我们可以观察到的外显的行为和人格品质。正因为人格包含内隐和外显的两方面的意义，就造成了现实生活中"知人知面不知心"的现象。

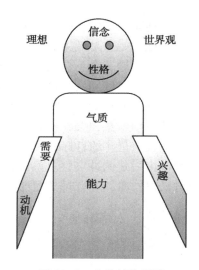

图 10-1 人格结构图示

1．心理特征

人格的心理特征体现了个体间的差异（如气质、性格、能力）。是个体身上经常地、稳定地表现出来的心理特征。

2．个体倾向

是个体进行活动的基本动力，它决定着个体对认识活动对象的趋向和选择（包括需要、动机、兴趣、理想、信念和世界观）。

（三）人格与个性

1．个性指的是人的个别差异，表达的是人格的独特性，但人格还有整体性的特点。

2．个性是相对共性而言，世界万物都有个性，而人格只是对人而言。

总之，个性是人格的独特性。

（四）人格的特点

1. 人格的独特性——人心不同，各如其面

心理实验：心理学家汤姆森·约翰逊做过这样一个实验，他把在地震中丧失双亲的一对孪生兄弟分别送给愿意收留他们的内华达州的一个议员和佛罗里达州的一个穷人，并对两人进行了长达三十多年的跟踪调查。结果议员家中的那个孩子由于受到好的熏陶和文化教养，性格既活泼外向，又温文尔雅，最后成为内华达州一位很有名气的律师。而在贫民窟中长大的那位孩子则继承了养父的一切特点，甚至变本加厉——懒惰、粗暴、冷酷、野蛮、不思进取，最终沦落街头，成为该州众多流浪汉中的一员。一对孪生兄弟的不同遭遇，可以看出什么？

启示　即使是同卵双生子，在遗传上完全相同，但受后天影响不同他们的人格也会有所区别，这就是人格的独特性。有的人开放自然，有的人顽固自守，有的人沉默寡言，有的人豪爽，有的人谨慎等。

2. 人格的整体性——由多种成分构成

试想一下：在你的周围，有一个人，有17个名字、17种不同的装扮、17种不同的发式、17种不同的声调和面孔、17种不同的性格、17种不同的生活，您会有怎样的感觉？我试想，你一定会感到非常惊异和迷惑。您首先的反应可能是不信，这太超乎我们的想象了，这能是真的吗？可是，这恰恰就是纪实体的心理分析小说《人格裂变的姑娘》中主人公西碧尔的现实写照。这部小说除了人名是假的，其他事实几乎都是真实、未加修饰的。她就是存在着17种不同的装扮、声调、面孔、性格和生活的那个活生生的人。心理学上，把这种一个人具有多种人格的现象，称做"多重人格"。

启示　人格的心理特征和个体倾向不是孤立存在的，而是密切联系，综合成一个有机的系统。人的正常行为是这些成分和特质协调一致进行活动的结果。当一个人的人格结构的各方面彼此和谐一致时，人们就会呈现出健康的人格特征，否则就会出现各种心理冲突。

3. 人格的稳定性——江山易改，本性难移

个体在行为中偶然表现出来的心理倾向和心理特征并不能表征他的人格。如林黛玉有时也会表现出很合群，对贾母会非常奉承。但这不是她的性格，不是她一贯的态度和方式。

当然，强调人格的稳定性并不意味着它在人的一生中是一成不变的，一般情况下，稳定占主导地位，变化居从属地位。随着生理的成熟和环境的变化，人格也有可能产生或多或少的变化，这是人格可塑性的一面，正因为人格具有可塑性，才能培养和发展人格。人格是稳定性与可塑性的统一。如一个人生活环境的重大变化，会带来他人格特征的显著变化，以顺利适应环境。

4. 人格的社会性——自然性和社会性的统一

印度狼孩的故事：1920 年，印度牧师辛格在狼窝里发现了两个小女孩，她们从小被狼叼走，在狼群中长大，像狼一样生活。她们被救出来以后，辛格对她们悉心照料并施以教育，想恢复她们的人性，可是效果甚微。年龄较小的那个女孩因很难适应不久后便死去了。年长一些的那个女孩 2 年后才学会站立，4 年后学会了 6 个单词，8 年后学会了直立行走。尽管女孩是人生的孩子，具备产生人的心理的物质条件——人脑，但由于她从小生活在动物的世界，没有参与人的社会实践活动，因此，她就没有人的心理。直到大女孩 17 岁临死时，才只有相当于 4 岁正常儿童的心理发展水平。

启示 人格的形成是个体社会化的过程，即便是人类的婴儿，如果缺乏社会接触，他就不可能成为真正的人。人格的社会性是指社会化把人这样的动物变成社会的成员，通过社会化，个人获得了从外在表现、衣着打扮到自我观念和价值观等个体内涵的人格特征。

5. 人格的功能性——性格决定命运

人格是一个人生活成败、喜怒哀乐的根源。正如人们常说的"性格决定命运"。人格决定了一个人的生活方式，甚至有时会决定一个人的命运。人们常常使用人格特征的不同来解释某人的言行及事件的原因。面对挫折与失败，有志者认真总结经验教训，在失败的废墟上重建人生的辉煌；而怯懦的人一蹶不振，失去了奋斗的目标。当人格功能发挥正常时，表现为健康而有力；当人格功能失调时，就会表现出懦弱、无力、失控甚至变态（其心理学理论可参见本书第一章"心理与人类行为"的相关内容）。

因此，可以这样概括：人格是个人各种稳定心理特征的综合体，显示出个人的思想、情绪和行为的独特模式。这种独特模式是个体社会化的产物，同时又影响着个体与环境的交互作用。

（五）健全的人格

1. 自我悦纳，接纳他人　人格健全的 IT 人员能够积极地开放自我，正确地认识自己，坦率地接受自己的局限并对生活持乐观向上的态度。

2. 人际关系和谐　人格健全者心胸开阔，善解人意，宽容他人，尊重自己也尊重他人，对不同的人际交往对象表现出合适的态度，既不狂妄自大，也不妄自菲薄，在人际交往中有吸引他人的特别之处，深受大家的喜欢。

3. 独立自尊　人格健全者人生态度乐观向上，生活态度积极热情，有正确的人生观与价值观，能够用理性分析生活事件，头脑中非理性观念较少。人格独立，自信自尊。

4. 能够发挥自己的潜能。人格健全的 IT 人员具有自我发展、自我塑造与自我完善的能力。能够充分开发自身的创造力，创造性地生活，体会生命的意义并选择有意义的生活。

二、人格的特征

个人在稳定的心理特征方面的差异称为人格差异。无论是在小说戏剧里，还是在现实生活中，我们处处可以看到各具特色的人格差异。

（一）气质无好坏——成就在个人

情境剧场：看戏迟到，各想绝招

地点：某剧场门口。时间：演出开始 10 分钟后。人物：查票员、4 位迟到的观众。情节：剧场规定演出开始 10 分钟后不许入场。4 位迟到者面对查票员其表现各不相同。

第 1 位：大吵大闹，怒发冲冠。第 2 位：软硬兼施，找机会溜进去。第 3 位：不吵不恼，虽然遗憾但还是理解剧院的做法，并自我安慰"好戏在后头"。第 4 位：垂头丧气，十分委屈，认为自己总是很倒霉。

同样面对看电影迟到，4 位迟到者的表现为何如此巨大的不同？这一切都归因于个人气质的不同。

气质（temperament）原意是掺和、混合，按适当比例把作料调和在一起。在心理学中，气质是指人们心理活动的速度、强度、稳定性和灵活性等方面的心理特征，是神经类型特征在人行为上的表现。心理学中气质的概念不同于日常生活中的"气质"概念，类似于平时常说的一个人的"脾气"、"秉性"。古希腊医生希波克拉底开拓性地提出了 4 种气质学说，即胆汁质、多血质、黏液质、抑郁质。

1. 多血质——春

像春风一样"得意洋洋"，富有朝气，又称活泼型。这种人的行动有很高的反应性。他们会对一切吸引他注意的东西，做出生动的、兴致勃勃的反应。这种人行动敏捷，有高度的可塑性，容易适应新环境，也善于交结新朋友。他们一般属于外倾，情感易外露，姿态活泼，表情生动。言语具有表达力和感染力。他们还具有较高的主动性。在活动中表现出精力充沛，有较强的坚定性和毅力等。但有时候，他们在平凡而持久的工作中，热情易消退，表现出萎靡不振。如《红楼梦》中心直口快、活泼开朗、爱开玩笑的史湘云。

2. 胆汁质——夏

像"夏天里的一团火"，有股火爆的脾气，又称不可遏止型或战斗型。这类人有理想、有抱负，有独立见解，反应迅速，行为果断，他们脾气暴躁、不稳重、好挑衅，但态度直率、精力旺盛。他们能以极大的热情埋头工作，并能克服前进道路上的障碍。但有时表现出缺乏耐心，当困难太大而需要持续努力时，有时显得意气消沉、心灰意懒。他们的可塑性差，但兴趣较稳定。如《红楼梦》中未见其人先闻其声、开朗、热情、脾气大、做事井井有条的王熙凤。

3. 抑郁质——秋

给人以"秋风落叶"般无奈忧愁的感觉，又称消极型。抑郁质的人孤僻，行动迟缓，情感体验深刻，善于觉察别人不易觉察到的细小事物。他们的感情细腻而脆弱，常为区区小事引起情绪波动；自己心里有话，宁愿自己品味，不愿向别人倾诉；喜欢独处，与人交往时显得腼腆、忸怩，善于领会别人的意图，在团结友爱的集体中，很可能是一个容易相处的人；遇事三思而行，求稳不求快，对力所能及的工作能认真负责地完成。在学习、工作一段时间后，常比别人更感疲倦；在困难面前常怯懦、自卑和优柔寡断。如《红楼梦》中的多愁善感、多疑、敏感、记仇的林黛玉。

4. 黏液质——冬

像冬天一样因无艳丽的色彩装点而显得"冰冷耐寒"，又称安静型。黏液质的人安静、稳重，反应缓慢，沉默寡言，情绪不易外露，注意稳定难于转移，善于忍耐。这种人反应性低，感情不易发生，也不易外露。他们态度持重，交际适度，对自己的行为有较大的自制力，他们的心理反应缓慢，遇事不慌不忙。可塑性差，表现为不够灵活。这一方面使他们能有条理地、冷静地、持久地工作；另一方面又使他们容易因循守旧、缺乏创新精神。他们的行为一般表现为内倾。对外界的影响很少做出明确的反应。如《红楼梦》中不动声色、不温不火、不卑不亢、冷静、情感表达不强烈的薛宝钗。

注：通过以上对气质类型的介绍，现在可以知道本节开头的"情境剧场"的答案了：第1位：胆汁质。第2位：多血质。第3位：黏液质。第4位：抑郁质。

实际上，在现实生活中纯粹属于一种气质类型的人并不多，大多数人往往兼有几种气质类型的特征，呈现混合型，也有的人属于各种气质类型之间的中间类型。因此，在判定自己的气质时要具体情况具体分析，不能模式化。需要注意的是，气质类型本身无好坏、优劣之分，每一种气质类型都有其积极的一面，也有其消极的一面。关键是我们在生活、工作、学习过程中，根据自己的气质类型，发挥自身气质的积极方面，避免其消极方面，为自己的发展提供有利的条件。

（二）百人百面目——千人千性格

1. 性格的概念

法国作家让·吉罗杜曾说："从我们的幼年开始，每个人身上就编织了一件无形的外衣。它渗透于我们吃饭、走路以及待人接物的方式之中。这件外衣就是我们的性格。"在心理学中，性格是指人对现实的稳定态度和习惯化的行为方式中所表现出来的心理特征。个体之间人格差异的核心是性格的差异。性格有两个构成要素：稳定的态度和惯常的行为方式。

2．人的性格是怎样形成的?

影响性格的四大因素：遗传——与生俱来的性格；家庭——为性格打上最初的烙印；教育——重塑你的性格；环境——时势造英雄。总的说来，性格是先天与后天的"合金"。

3．每个人的性格各不相同

小故事：300多年前，在普鲁士王宫里，大哲学家莱布尼茨正在滔滔不绝地向王室成员和众多贵族宣传他的宇宙观。突然他话锋一转，说："世界上没有两片完全相同的叶子"。听者哗然，不少人摇头不信。于是，好事者就请宫女到王宫花园中去找两片完全相同的叶子。谁知，数十人寻了个遍也无法找到。人们惊愕，原来大千世界是如此丰富多彩。后来人们都用莱布尼茨的这句话来比喻人的性格——世界上没有两片完全相同的叶子，世界上也没有性格完全相同的人。

`启示` 大千世界，千人千面，性格各有特点。

4.性格的类型

从不同角度和侧面可以对性格类型进行不同的划分，如表10-1所示。

表 10-1　性格的类型划分

划分方式	性格类型	行为特征
按照知、情、意在性格中的表现程度	理智型 情绪型 意志型	理智型的人以理智支配自己的行动。 情绪型的人，情绪体验深刻，举止容易受情绪左右。 意志型的人具有较明确的目标，行为主动。
按照个体的心理倾向	外倾型 内倾型	外倾型的人心理活动倾向于外部，活泼开朗，善于交际，感情易于外露，处事不拘小节，独立性较强，但有时粗心、轻率。 内倾型的人心理活动倾向于内部，一般表现为感情含蓄，处事谨慎，自制力强，交往面窄，适应环境比较困难。
按照个体独立性程度	独立型 顺从型	独立型的人不易受外来事物的干扰，他们具有坚定的信念，能独立地判断事物，发现问题解决问题，在紧急和困难的情况下不慌张，易于发挥自己的力量，但有时会把自己的意志强加于人，固执己见，不易合群。 顺从型的人，随和、谦虚，易与人合作，但独立性较差，易受暗示，容易接受别人的意见，在紧急情况下易惊慌失措。

5. 性格与气质

性格与气质的关系如图 10-2 所示。

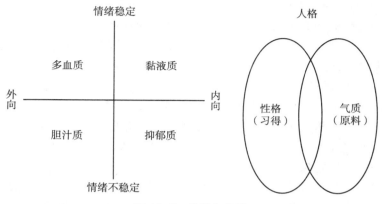

图 10-2　性格与气质

性格与气质都是构成人格的重要因素，两者相互渗透，相互影响，彼此制约。性格与气质的关系见表 10-2。

表 10-2　性格与气质的关系

类别	区　　别				联　　系		
性格	可变性。后天形成的，可以改变的	有好坏之分	体现人的社会属性	受环境影响明显，可塑性较大	气质使同一性格特征带上个人独特的色彩	气质影响性格的形成和发展速度	性格可以在一定程度上掩盖和改造气质
气质	稳定性。更多带有先天性，比较稳定	无好坏之分	体现人的生物属性	变化较慢，可塑性小			

（三）能力

能力是指个体顺利完成某种活动所必备的个性心理特征。能力分为一般能力和特殊能力。一般能力是指在进行各种活动时必须具备的基本能力。它保证人们有效地认识世界，也称智力。特殊能力：又称专门能力，是顺利完成某种专门活动所必备的能力。一般能力和特殊能力相互关联。

气质、性格和能力与个人职业发展密切相关，了解自己的气质、性格和能力可以帮助你在职业生涯规划中择己所爱（人的兴趣和爱好往往具有一种强大的推动作用）；择自所能（了解自己的优势所在，保证在今后的工作中做到扬长避短，取得较大的成就）；择己所需（使自己的行为方式与职业工作相吻合，更好地发挥自己的聪明才智和一技之长，从而得心应手地驾驭本职工作）。详细内容请读者参见本书的第十三章。

三、IT 人员健康人格的培养

心态决定观念，观念决定行为，行为决定习惯，习惯决定成功。

——史蒂芬·柯维

通过观念、态度、行为、习惯，我们看到了改变自己人格的途径和方法。

（一）观念意识与人格成长

1. 行为与感受

列举你目前正在做的事情或没有做的事情（情绪感受也可以），并写出理由填写在表 10-3 中。

表 10-3　小练习——行为与感受

事情	我正在……我感到……	理由（为什么）
1		
2		
3		

2. "想法"引起行为

人经历某一事件时可能产生的想法、行为及感受如表 10-4 所示。

表 10-4　"想法"引起行为

诱发事件	想法（观念）	情绪	行为反应
半夜睡觉，我听见窗口咔嚓一声	有人闯入我的房间	焦虑、恐惧	锁上门，报警
	是外面的风吹的，窗户没关紧	稍微烦躁一下	关紧门窗，回去睡觉
深夜，在一条空旷的街道上，一个男人在快速地接近我	我要被打劫了	恐惧	跑
	我怀疑是我的老朋友	惊奇、高兴	等他或赶紧打招呼

结论：同一个事件可以引起不同的想法与认识，并导致不同的情绪和行为反应。

3."想法"影响行为

记住，想法并不等于真实的事情。

我们正在做的就是行为；我们感觉到的就是情绪；使我们采取行动的理由来自于我们的想法和观念；想一想是什么让我们有了想法或对什么有了想法，那就是诱发事件。请完成表 10-5。

表 10-5 小练习——"想法"影响行为

编号	诱发事件	想法（观念）	其他的可能（与想法相关）
1	半夜睡觉，我听见窗口咔嚓一声	有人闯入我的房间	
2		是外面的风吹的，窗户没关紧	
3	深夜，在一条空旷的街道上，一个男人在快速地接近我	我要被打劫了	
4		我怀疑是我的老朋友	

4．生活经验分享

讲一讲你生活中误解别人后的表现，理解之后又有怎样的变化。

总结：在我们日常生活中，绝大部分的行为情绪感受与我们对事物的看法、认识息息相关，也可以说是我们对生活中人和事的看法决定了我们如何去做，因此我们对人、对事的看法正确与否至关重要。

5．心理学给我们的启示

（1）人们对事物的看法往往是片面的，与客观事实是有出入的，因而我们的行为感受可能就不对，进而会出现这样或那样的问题；

（2）我们还有一个特点，就是十分相信自己的想法和观点，并尽力去维护自己的观点。当客观信息与自己的观点相矛盾时，多数人会极力否定其他观点并产生对立情绪。

有一句非常流行的话：做正确的事比正确地做事更为重要。做事的前提应该是正确的看法与认识，从人格成长的角度讲，培养自己对人、对事的正确看法与观念是发展健康人格的重要途径。

想一想，如何让自己的想法更接近于事情的真实状况？

（二）"自我形象"的 4 个误区

"自我形象"是我们随时随地关于自身的心理图像，是我们看待自己的方式，也是我们认识和感觉自身的方式。当自我形象定形后，便不容易改变。我们会根据这幅图像活出自己的人生，面临各种抉择都以此图像为依据，确信只有这样子才能活下去。"自我形象"是我们生存的法则。人在思考自身时，经常陷入4种错误或者说是"误区"当中。

1. 表现误区

我必须达到某种标准才能有好的自我感觉。陷入这种误区之中的IT销售人员会想："我只有顺利完成本月笔记本电脑的销售业绩，才会有好的感觉。"

这一种自我形象以自己的表现来确定，若有很好的表现，人就感觉自己有价值，讲话也高声，认为自己很了不起；若表现平平的人，讲话低三下四，认为自己很差。

2. 指责误区

失败者不配得到爱，应该受到惩罚。如某个IT项目没能顺利中标，影响了公司业绩，IT人员就会感觉自己没能达到公司的要求。感觉领导不喜欢自己，领导一定会惩罚自己。

3. 认可误区

我必须得到某人的认可才能感觉到有价值，并有好的感觉。陷入该误区的IT人员会想："如果我这次IT项目不能在规定时间内完成的话，领导会批评我的，那样的话我就是个失败者。"

将自我价值建立在"他人的认可和评价"和"他人的意见"的基础之上，会对我们的自我形象带来非常消极的影响。那些非理性的认可、负面的意见会不知不觉地侵蚀我们，我们生命的潜力会被非理性的信念束缚和限制，从而没有办法突破和成长，最终给自我形象带来毁灭性后果。

4. 无望误区

我就是我，无法改变，没有希望。陷入该误区的IT人员可能会想："我永远也成为不了好员工，怎么也成不了，我还是趁早放弃吧！这种信念的后果是消极的。一个人感觉自己无法做出任何的改变，认为命运处处与自己为难时，他的心里常会有这样的想法：自己没有明天！当一个人常常以失败为伍，没有成就感时，他就会自我放弃。成就感是人最基本的需要，若时常感觉不到成就感，这一个人又恰逢失败的打击，会对自己完全的失望，感觉自己是一个没有用的人，最后掉入危机的漩涡之中。

另外，社会环境也影响着"自我形象"，信息化社会中各种媒体都在向我们传递一些社会的标准，什么是成功？要有钱有权有势，要住好房子、开好车等等，有这样一套标准不断灌输给我们，我们跟这些标准做比较，发现自己达不到这些标准的时候就会比较消沉，对自己的感觉就会不好，觉得自己不行，对自我的评价趋于负面，慢慢地自我形象越来越消极。

其实这是走入了成功的误区。

误区一：成功就是要成为人上人，拥有地位和金钱。

事实上，这只是成功的副产品，而不应该是主要目标。任何时代，总是少数人在社会的最顶层，但这并不意味着绝大多数人没有机会得到幸福，获得成功。对一个成熟的人来说，相对于外在的金钱和地位，最大的财富应该是内心的充实和自信，这种幸福的感觉来源于做自己喜欢的事情，与自己喜欢的人在一起，过自己适合也自得的生活。我始终认为，人与人之间，没有高低贵贱之分，只有人格高低与否和幸福感饱满与否的区别。

误区二：成功要靠自己。

这话只说对了一半。通往伟大的路是跟别人一起走的，在这个"合作为王"的时代，一个善于与人合作的人，才能得到他人的支持，得到他人的启发，进而与他人共创良好的组织氛围，这种氛围将有助于组织和个人的成长。

误区三：越勤奋，越成功。

有学者说，"懒人"更容易成功，这话并不是没有道理。勤奋当然是需要的，但更重要的是，要勤奋在正确的地方。换句话说，成功的关键是做正确的事情。毕竟，人的时间和精力是有限的，如果让无关成功的人和事牵扯了太多精力，就会离属于自己的成功越来越远。许多时候，与其急着赶路，不如静下来想想"方向"。

心理学家艾里斯认为：我们的感觉和想法无论好坏，都只不过是我们的信念体系运动的结果而已。即我们自己所信以为真的东西决定我们如何解释周围的世界，包括对自我的看法。感觉和想法实际上是自我内心活动的一面镜子，见表 10-6。

表 10-6　感觉与想法

测试项目名称	误区	感觉与想法	真实情形
害怕失败	表现	我必须尽量努力表现（我最好是找出软件的 bug，要不然领导就会不喜欢我）	被无条件接受，不必做出什么令人高兴的事情
害怕惩罚	指责	我无法达到理想水平，不完美，是失败者（IT 项目评审得了良，实在是不好，回公司后肯定得挨批评不可）	虽不完美仍被接纳，不达理想仍是正常，并没有失败，不会受到惩罚
害怕拒绝	认可	某某人应该为我高兴，否则我会被人忘记（领导指望我中标，可结果没有，我简直无法回公司面对他）	内在价值并不在于别人怎么说怎么想。无论受人关注与否都是有价值的人
害怕羞愧	无望	我就是这样的人，改变不了（我又延误了 IT 项目工期，不管别人怎么说，我反正是个笨蛋，只能这样了，永远也聪明不了）	有能力改变，一定会改变

以上 4 种"自我形象"会使人产生不健康的理念，把人带入到痛苦的深渊之中。越是相信这 4 种误区，自我感觉就越差。我们为了自己的幸福就必须重整"自我形象"，更新自己的思想，把生命之中的那些垃圾清理出去，看到我们生命当中的真相。

（三）自我形象的重整

心理学家研究发现，一个人的自我形象是由三根支柱所决定的，就是归属感、价值感和意义感。这三个支柱跟我们每个人内心深处的基本需求密切相关，这三个需求好比一个三条腿的凳子，缺了任一条，凳子都不可能站稳。

1. 归属感——被爱、被接受、感到安全

归属感是我们认识到自己被无条件给予爱的感觉。从感情上讲，倘若这种需求得不到满足，将增加内心深处的空虚感，会时常想找个热闹的环境来麻痹自己。每当夜深人静之时，总会不知不觉有种莫名的孤寂感撞击着你的心灵，触发着内心深处的"失落之痛"，"茕茕孑立，形单影只"的凄凉之感往往会如潮水般涌上心头。

讨论：你被爱吗？你被接纳吗？为什么你不能爱人以及不能接纳别人呢！

2. 价值感——有价值、有重要性

心理学和人格发展畅销书作者拉里·克莱布博士说："人必须首先拥有自己价值的目标，视自己很有价值也很重要，否则，他就不可能自在地为其他人或物而活着。

当一个人认为自己是一个有价值的人时，就会认识到自己存在的重要性，就会用宽广的心来对待自己，就算失败了也可以谅解自己，不会否定自己的价值以及自己的重要性。

思考：你所处的年龄段应该取得什么样的成就？可参考图 10-3。

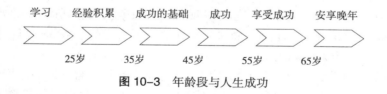

图 10-3　年龄段与人生成功

3. 意义感——信心、目的和能力

我们需要一个意义感，一种生活有目标的感觉——我要有所作为！与此相伴的是一种有能力的感觉——我能胜任它！当一个人感觉在世上没有存在的意义，则意味着他失去了信心，以及解决事情的能力；当一个人感觉自己有意义时，他的勇气会油然而生，产生了希望，使他在解决事情的过程之中具备超然的能力。

讨论：我生活的道路将通向哪里？我为什么要做我正在做的事？为什么不管做什么总是有的人很喜欢、很享受，而另外的人却感觉很痛苦、很没有意义？高兴地做一件事有什么好处？痛苦地做一件事有什么坏处？

4. 你能够被更新——别给自己和他人随意贴上"价值标签"

我们必须以积极的、合适的观念代替四种形象误区，更新自己的思想。

（1）不要给自己贴上消极的标签，如我是笨蛋、无能、丑陋。

（2）不要将自己与他人比较。记住，你自己是独特的，欣赏这种独特性之处，同时也要给他人应有的尊严。世上每一个人都是独特的，学会欣赏人的差异性。

（3）记住，人人都有你所不知道的问题与弱点。

（4）与处世积极、喜欢与你同行并享受人生的朋友交往。

（5）笑口常开，寻找并体味人生中的幽默。

（6）对他人抱以切实的期望，重视各人的才能、处事方式，志趣爱好。

（7）积极处世，看看能坚持多长时间不以消极的言语和想法对待人或事。

（8）放松自己，凡遇失败，切莫自责不已。

5. 重新认识自己

某位 IT 人员眼中看到的只有自己的弱点和别人的强项，以至于对自己总是不满意。就算在别人的眼中他很优秀，但他自己却依然还是不满意。如：我不喜欢我的样子；我不喜欢我的身材；我一文不值；我的天赋不如某人；我的性格不如某某人好；我不及他人聪明；我的口才不好等等。

若你只专注在自己的弱项上，你将会活在自卑之中，总是不能接受自己的现状，甚至把自己深深地关闭起来，不愿意让别人看见一个完整的你。而你却忘记了存在即合理，其实一切都是最适合你的。当你不能坦然地接纳自己，你也不能与别人快乐地相处，你总是过分敏感地认为别人在取笑你。同时在与别人互动的过程之中，你会发现自己的缺陷从而感到愤怒，而你却将怒气转嫁到他人身上。正确的做法是全面地认识自己的缺点和优点，做到扬长避短，以取得人生的成功。

我们必须学会养成一种习惯，相信什么是真实且适合自己的，用关于自身正确的信念 / 价值观来取代错误的信念 / 价值观。自身健康的信念表现为：①虽然失败，我被完全赦免且可以饶恕；②虽有错误，我被完全接受且可以接受；③我完全被爱，永远如此，即使犯错误时也不例外；④虽然曾有过失败，但我有能力改变，我会成熟。

（四）养成良好的习惯

1. 体验我的习惯与不习惯

（1）请在下面的空白处分别用左手和右手快速写下如下字句：心态决定

观念，观念决定行为，行为决定习惯，习惯决定成功。

（左手）	（右手）

（2）将你用左手和右手写字时的感受写在表 10-7 中。

表 10-7   习惯与不习惯的感受

左手	
右手	

2．养成新习惯

（1）对于养成新习惯你真的准备好了吗

在生活中，我们都曾努力过，试图养成自己认为重要的习惯，可是结果怎样呢？很多人、很多时候都是半途而废。那么原因是什么呢？首先，要问一下自己是否真的为养成一个新的习惯做好准备了。

养成一个新的习惯往往是与一个原有习惯对抗的过程，就像我们习惯了用右手写字却突然用左手写字一样：我们不习惯，我们会感到困难、痛苦和冲突。这种困难、痛苦和冲突往往是阻碍我们养成新习惯的"杀手"。

导致我们放弃养成新习惯的行为，除了与原有习惯相冲突而产生的困难、痛苦和冲突形成的阻碍之外，还有我们对养成新习惯行为的认同问题。而这种认同性如何，往往不是表现在表面认同上，而是从情感上表现出来。

美国心理学家桑代克认为，学习者对于有准备而又给予学习活动就会感到满意，对有准备而无学习活动就会感到烦恼，学习者对无准备而强制给予学习活动也会感到烦恼。这就是著名的"准备律"，当你为养成新习惯的行为方式而感到烦恼和痛苦，甚至不能坚持下去时，你是否应该检查一下：你真的想养成那个习惯吗？

（2）要有足够的重复练习

习惯的养成不在于会与不会的问题，就像右利者（右利者指惯用右手的人，惯用左手的人俗称为左撇子，其学术的称呼为左利者，我们中的大部分人都是右利者）不习惯用左手写字一样，其实我们是会用左手写字的，只是不习惯而已。在学习和生活过程中，我们往往缺乏对重复练习的重视，而我们对学习、工作技能的掌握、对生活方式的掌握往往是以习惯养成为目标的，所以足够的重复练习很重要，即桑代克的"练习律"。

实际上，在我们养成新的习惯过程中，让我们坚持不下去的还有另外一种因素：我们每一次练习与行动是否有效？桑代克的"效果律"告诉我们：如果一个动作跟随的是情境中一个满意的变化（结果），在类似的情境中，这个动作重复的可能性将增加；但是，如果跟随的是一个不满意的变化（结果），这个行为重复的可能性将减少。

我们在每一次练习与实践的过程中，能否体验到满意的和能否获得奖励是我们能否坚持下去的必要条件。我们要学会在练习与实践的过程中正确地评价自己的每一次练习与实践活动，这对我们十分重要。

四、透过窗口看风景——即时通讯工具显"真我"

即时通讯工具（instant messenger，简称 IM）作为一种网络交际工具，除了具有点对点交换信息的功能外，同时也是一种自我表达和反映自身心理的工具。这主要体现在 IM 软件的"头像"、"签名档"及"网络昵称"中。

头像是一种虚拟形象。在进行网络聊天时，别人是通过点击"头像"来和你进行聊天的，头像是你给他人的第一印象，在设置 IM 个人信息时，你可以根据自己的喜好选择不同的头像。签名档是由 IM 使用者自行撰写并可随时更换的一段文字信息。不同的 IM 软件其签名档有着不同的名称，例如在 MSN 中的官方叫法为"个人信息"，在飞信中叫做"心情短语"，在 QQ 中叫做"个性签名"。签名档和网络昵称紧紧相连，成为了 IM 用户在好友交际圈中的身份象征和主要的个性表达手段。网络昵称是使用聊天软件时所显示的名字，是自己拟定的区别于他人的标志符号（ID）。

"头像"、"签名档"及"网络昵称"在某种程度上反映了这个人的一些人格特点，彰显这个人的个性和心理。这听起来似乎是天方夜谭，实则不然。如网络昵称"散步的人"、"喝茶的心"，给人以中国文化的宁静淡泊，而网名"鬼进城"、"复仇女神"则难免暴露出了几分阴冷与嚣张。头像亦如此，一个用看起来邪恶，恐怖，或妖艳、性感图像的人，即便他（她）本人自认为是一个真善美的好人，但 IM 透露着其内心的潜意识，即使 TA 本人不承认，也只是因为 TA 没有意识到而已。昵称、头像尽管匿名，却是一张心理面具，透露着 IM 使用者背后的心理。

人们是如何选择 IM 头像的呢？事实上，每个人心里都有一个关于自我的形象，而这种看似表面化的自我形象是由背后的人格特征所组成的。换言之，我们使用某种IM头像，并非仅仅是由于对该头像图片的单纯喜爱，而是因为该头像能在很大程度上反映出我们的某些人格特征。因此，就算很多人在使用一段时间之后，会更换自己的IM头像（频繁或偶尔），但这种更换并非是随机的，它总会是我们自己内心的投射——头像反映了你的期望，你的喜好。也许期望并不一定成真，但这是我们的一个憧憬，一种向往，头像成为了我们的一种寄托和期许。如一些IT人员使用小孩照片的作为IM头像，反映了这类人的某些内隐性人格：有爱心、有责任心、稳重。而用自己真实照片作为头像的IT人员，或许表现为自恋，自信，性格刚毅的人格。用名人照片作为头像的IT人员，反映了这类人对名人所取得成就的倾慕，将其作为自己积极的心理暗示，鼓励自己向他（她）学习，将其作为自己努力奋斗的榜样。总之，不同的头像在很大程度上反映了每个人对自我形象和人格特点的认知。头像背后隐藏的人格，是根据图片特点得出的。对身体部分的夸大，饰物的属性、颜色，这些内容可以反映内心活动，具有投射测试的特性。

随着"签名档"功能的出现，IM工具存在的意义似乎已经远远超越了其本身的功能——聊天。有人称QQ、MSN等IM工具的签名档为"降低门槛的微博客"，只需一个词或一句话便能及时表达自己。微博本已很"微"，可签名档更加"迷你"，能吸引绝大部分IM好友的视线：无论是你的同学或好友、同事或工作伙伴，乃至你的领导和客户。每天一上班，打开聊天软件，查看自己好友的签名档已经成为了不少IT人员的习惯。通过IM软件的签名档来表达自己并了解他人，这种方式已经成为了大家心照不宣的默契。

个性签名也能很好地反映一个人的心理，但其反映的心理一般都是短期的，因为人们爱经常更换个性签名，IT人员在不同时期有不同的心态，不同的感悟。签名档就成为了IT人员们用来抒写自我感悟、抒发自我心情的窗口，更能让好友一眼看出你最近的心理状态。各类签名档的功能也不相同，有的是用来发泄心情，有的用来发布消息，有的是生活直播，有的是用来表达自我理想……概括起来，网络签名档有四大分类：

1. 自嘲戏谑

这类签名档的特征是充满戏谑意味，多以描述一些糟糕的经历借以自嘲。这些充满嘲讽意味的昵称，是网络传播娱乐化的体现。据一项调查显示，娱乐是人们上网的第一动机。信息社会人们刻意远离书本和经典，选择更娱乐化的东西。另外，草根性也决定了网民们倾向于选择自我揭露和自嘲。网民们在现实生活中面对的多是经典和权威，往往给他们以压抑感。人们上网就是为了娱乐，纾解压力。就会有意地去解构和瓦解这些在现实社会中"庄严"的东西，这种态度会很清晰地呈现在签名和签名档之中。

2．彰显个性

对个性的极度张扬，甚至是对传统思想的反叛，构成了这一类昵称和签名的特征。人们为什么会选择用网络签名来彰显个性呢？这与网民受众的心理有很大的关系。网络传播的特点就是互动性比较强。网络时代，受众的主动性大大提高，他不仅能够接受信息，也能够向外发送信息。传播者和受众者的角色能够在很短的时间内互换，所以网络给人们提供了多向的传播机会。有些人是有意识地为了宣传和表现自己；而大多数人则是无意识地在自己的签名或者昵称中透露出自己的价值观和兴趣爱好等。

3．描述现实

这类签名档的特征是"鸡毛蒜皮"，主要是记录自己生活中的一些日常琐事。在传播学中，有"沉默的大多数"一说，也就是说真正活跃发表言论的，常常只是一小部分人。同样在网络中，经常以发帖、发微博等形式来表达自己观点并引起广泛注意的人毕竟只占广大 IT 人员中的极少数，大多数人在因特网的信息海洋中鲜有能表达自己的机会，但他们有着强烈的欲望，所以他们的 IM 签名就成为了唯一可以表达和了解他们的窗口。

4．人生哲理

此类 IM 签名所传达的内容表现为对人生的思考。透露出 IM 使用者个人奋斗的目标和积极向上的心态。这类人非常在乎生活、事业的意义，在事业、学业、人生发展上可能处于成长和上升阶段，需要不断地拓展和完善自己，在他人眼里，常常表现为勤奋肯干、积极上进。

但我们要注意，小心 IM 签名档成为情绪的垃圾桶。有些 IT 人员常常喜欢用签名档来表达自己的情绪和情感。情绪和情感表达无可厚非，偶尔发泄一下情绪也是现代 IT 人常用的一种宣泄方式。但是，如果经常用签名档给自己贴负性标签则并不是一种好的表达方式。要知道，有时说多了，这种不良情绪会被自己强化，其结果是，你自己预言了自己的负面情绪。更重要的是，大量的牢骚和负性情绪还会给网友留下一个人生观消极，甚至是难于相处的负面形象。有的 IT 人员一天之内要变换无数个 IM 签名，而且风格各不相同，让人眼花缭乱。需要注意的是，切勿把签名档变成个人情绪的晴雨表。正如我们选择电脑桌面的壁纸能反映出一个人不同的个性一样（各人喜欢的颜色和图案都是自身个性的一种外延）。所以说，一个人习惯的表达方式可以作为自己了解自己的一个窗口。更为重要的是，这还可能会成为他人了解你的窗口，而当这类虚拟信息被赋予人格化的概念以后，不仅会对他人造成影响，也会对你自己的个性形象起到不良的影响。

　　人们对昵称和签名这么热衷，那么他们是根据什么来选择自己的昵称和签名的呢？最主要原因还是根据自己的个性，特别是补偿心理在其中扮演了很重要的角色。在实际选择过程中，有的 IT 人员是为了宣扬自己的个性，有的 IT 人员则相对低调。国外的一项调查显示出，百分之七十到八十的网民都有过扮演相反性别角色的体验，这折射出他们对于改变自身的渴望，所以一个在现实中很不起眼的人，他可能会把自己的网络昵称起得很夸张，试图让人们在网络上注意到自己，这也是一种潜意识的表现欲。至于网民们是否更换他们的昵称，则是要看他们的目的如何。一般来说，IM、电子邮箱、论坛及网游的网络昵称是为了树立一个自我形象而长期使用，是不会轻易改换名字的，而如果出于恶作剧想发表一些不负责任的言论和用于网络欺诈的目的，则会频繁地更换网络昵称或废弃不用。在这些长期使用的网络昵称中，很多都被主人当作自己在网络中的唯一身份，因而倍加珍惜（我们经常见到周围有 IT 人员因不慎遗失 QQ 密码或 QQ 被盗而感到万分焦急，赶忙利用其他通讯方式与好友联系、说明情况，生怕别人利用自己的名义发布一些不实的消息）。使用这些昵称的 IT 人员大都在网络中具有良好的表现，恶意辱骂与欺诈一般不会出现在这些昵称中。

　　故除了那些经常更改自己昵称的人以外，网络昵称更能反映一个人的心理，这种心理是长期的，昵称蕴涵着他们丰富的心理诉求，昵称的联想含义折射着人格。如有人起名叫"一笑而过"反映了一种潇洒飘逸的生活态度；"我是谁"俨然是哲学家的深度思索；"后街男孩"则使人想起了一种音乐文化。心理学认为"联想"是人高级的心理活动，积极的联想有助于开发智力，激发人生活力。在网络运用中，不论是 IM 头像、签名档、昵称、还是网游、网络社交等，培养自我积极的联想，对心理健康至关重要，反之一个整天沉湎于"网络杀手"暴力联想的人，现实中会形成双面人格。

　　也许，这个世界上没有比 QQ 号更有感情的号码了，身份证号不可能，手机号也不可能，信用卡号就更不可能了，IM 不是单一的词藻，IM 中的"头像"、"签名档"及"网络昵称"折射着人格，显示出真我。

第二节　塑造完美自我——IT 人员人格障碍及矫正方法

一、IT 人员常见不良人格特点

IT 人员一些常见的不良人格有以下几种：

（一）急躁——猴型莽撞

急躁是常见的不良人格品质。表现为一碰到不称心的事情就马上激动不安；没准备好就盲目行动，急于达到目的；缺乏耐心、恒心、性情急躁；说话办事快、竞争意识强、容易冲动；常常处于紧张状态。日常生活中急躁特点的人为数不少。常常什么都想学，而且想短时间内学会，生怕比别人落后，急于求成，但实际效果常常达不到期望的目标，从而泄气，发怒，既影响自己的健康和效率，又妨碍人际关系。

（二）悲观——祸不单行

有些人遇到不如意、失落的情况时便垂头丧气、怨天尤人，对前途失去信心而心灰意懒……这些都是悲观的表现。引起悲观的既有人生态度、意志品质方面的原因，也有认知错误、人格不成熟的因素。

有的人常从消极的角度去看问题，总把眼睛盯着弱点和困难的方面，或认为失败无法改变。这实际上是用悲观来对待挫折，结果是"帮助"挫折来打击自己，在已有的失败感中又增添新的创伤，就像在伤口上又撒了一把盐。这种悲观心理的发展，会使人浑浑噩噩、毫无生气。

（三）羞怯——不敢绽开的花朵

羞怯并不少见。如不敢在大众场合发表意见，害怕与陌生人打交道，与异性接触时会手足无措，见到领导便难为情，说话感到紧张等。一般而言，害羞之心人皆有之，但过分地害羞，就不正常了。它会阻碍人际交往，影响一个人正常的才能发挥，还会导致压抑、孤独、焦虑等不良心态。

羞怯是一种自我防御心理过强的结果，其特点表现为：

1. 过于胆小被动，过于谨小慎微。羞怯者说话时，意思往往表达不清楚，说话、做事总怕有错，担心被人议论、讥笑。思前想后，为此把自己搞得神经紧张、坐立不安，而且自己往往为错过说话、做事的时机而后悔、沮丧、自责。

2. 过于关注自己。羞怯者特别注意自己在别人心目中的形象，总觉得自己时时处于众目睽睽之下，敏感、拘束。

3. 自信不足。羞怯者对自己的社交能力、表达能力、做事能力乃至自我形象缺乏信心，因而使本来可以做到、做好的事难以如愿。虽然羞怯的人格特征与神经类型有一定的联系，但更多地还是后天因素所致。所以通过调节可以改变。

（四）偏激——倔强的野驴

偏激表现为看问题绝对化、片面化，认为要么就是全好，要么就是一无是处；表现在情绪方面是，按照个人好恶和一时心血来潮论事品人，缺乏理性和客观的标准；莽撞行事，不顾后果。IT人员偏激人格的形成与其知识经验不足、辨证思维发展尚不成熟以及长期与电脑等一些机器打交道，与人交流接触少有关联。

（五）狭隘——门缝中的观察者

雨果说："世界上最宽广的是海洋，比海洋更广阔的是天空，比天空更广阔的是人类的心灵。"人如果真的能拥有广阔的心灵，那么人们彼此之间的交流将会变得多么美好而和谐。

受功利主义影响，人们中的"狭隘"现象比较常见。凡事斤斤计较、耿耿于怀、好嫉妒、爱挑剔、容不得人等，即日常说的"气量小"。心胸狭隘往往影响人际关系，伤害感情，给自己带来烦闷、苦恼，于人于己有百害而无一利。狭隘人格多见于内向者，尤其是女性。

你是否曾有这样的情况：在工作、生活中为一点点挫折或失败而寝食难安；听到别人说你的坏话后长时间耿耿于怀；难以接受领导或同事对你的批评；只和少数几个想法一致或不如自己的朋友交往，不愿接受与自己意见有分歧或比自己强的人……如果有的话，你可能有些这方面的特点。

如果你自己有狭隘的倾向，一定要尽力克服，因为心胸狭隘会使人耐受挫折的能力降低、情绪不佳，无法结交更多知心朋友，所以离狭隘远点为好。

（六）嫉妒——心中的毒蛇

嫉妒是一种忧虑、愤怒和怨恨他人优于自己的复合情绪，是在他人的才能、地位、境遇或相貌等方面优于自己时，采取贬低甚至诽谤他人的手段来维护自己的自尊心和虚荣心的不良的人格品质。IT人员产生嫉妒心理的原因有很多：有的是因为工作职务竞争受挫，有的是因为领导表扬他人而批评自己，有的是因为友谊的丧失或转移，有的是因为自己的容貌、身体欠佳……一般来说，争强好胜、虚荣心强的人容易产生嫉妒心理。

黑格尔曾说，嫉妒是"平庸的情调对于卓越才能的反感"。嫉妒是一种心理缺陷。在日常生活中，嫉妒的存在是很普遍的。英国科学家培根说："在人类的一切情欲中，嫉妒之情恐怕要算作最顽强、最持久的了。"

即使是身心健康的人或轻或重地都有嫉妒心理，只不过有些人易表露，有些人善于掩饰而已。有此心理并非坏事，如果把此问题处理好了，则是一种催人积极奋进的原动力——学会取人之长补己之短。如果处理不好，就会妒火中烧，引起不正当竞争，惹出是非来。

（七）敌对——爱发怒的刺猬

敌对是个人遭受挫折或受到不公正待遇引起强烈不满情绪时表现出来的反抗情绪。有敌对倾向的 IT 人员往往把同事、朋友、领导、客户的善意看成是恶意的，他们轻则置若罔闻，重则伺机报复、破坏。IT 人员敌对心理的产生，与同事、客户的相应心理素质的负面影响有关，也同领导的领导行为方式失当有关，比如对下属不公正等。

（八）暴躁——闯入人群的角牛

暴躁是一种不良的个性品质，多见于性格外向兼有神经质的 IT 人员，其主要表现为沉不住气，易受激惹，听到不顺耳的话就火冒三丈，唇枪舌剑，甚至拳脚相加。暴躁同遗传因素有一定的关系，但主要是由于缺少自我克制能力造成的。此外，家庭教育中的放纵、溺爱，也是铸成暴躁性格的一个重要原因。如本章案例四中的小吴。

（九）依赖——精神无骨症

依赖指对亲近与归属有过分的渴求，这种渴求是强迫的、盲目的、非理性的，与真实的感情无关。依赖型人格的人宁愿放弃自己的个人趣味、人生观，只要他能找到一座靠山，时刻得到别人对他的温情就心满意足了。这种处世方式使得他越来越懒惰、脆弱，缺乏自主性和创造性。由于处处委曲求全，他们会产生越来越多的压抑感，从而使他们渐渐放弃了自己的追求和爱好。

心理学家霍妮指出这种类型的人有几个特点：深感自己软弱无助，有一种"我知砂小可怜"的感觉。当要自己拿主意时，便感到一筹莫展，像一只迷失了港湾的小船，又像失去了教母的灰姑娘。理所当然地认为别人比自己优秀，比自己有吸引力，比自己能干。无意识地倾向于以别人的看法来评价自己。

（十）孤僻——寒冬里的独行客

孤僻多见于内向型的 IT 人员，主要表现为不合群，不愿意与他人接触，对周围的人常有厌烦、鄙视或戒备心理，易神经过敏，猜疑心重，内心感觉孤独、寂寞和空虚。孤独人格的产生，往往与幼年创伤经历有关，如父母离异、缺乏母爱，或家长、教师管教过于严厉，教育失误等。如本章案例五中的阿杰。

（十一）自卑——刻意追求失败的人

自卑心理是指一个人严重缺乏自信时的心理，是自信心的大敌。自卑感不是天生的，往往是因为自我评价过低而逐渐形成的，客观上讲是由于个人的某些缺陷或者屡遭失败而造成的。

典型的表现有以下几条：

遇到困难时，首先怀疑自己的能力；办起事来优柔寡断，总怕把事情办错而被人讥笑；常拿自己的缺点和别人的优点比；做事总爱后悔，总觉办得不如意。

自卑心理的表现形式可以是多种多样的，根本的一点是对自己没有正确的评价。不容易以积极的态度去对待生活，容易把绚丽多彩的生活看得漆黑一片，使自己陷在自责、后悔、悲观的情绪中。如果上面四条表现你有其中之一，就说明你有自卑的可能。

事实上，自卑是一种非常普遍的心理现象，许多看似自负的人内心深处藏着深深的自卑。但不管怎样，这都是一种消极的自我评价或自我意识，会妨碍我们进步，是人生成功之大敌。如本章案例一中的软件工程师陈默。

（十二）自负——目中无人

自负型人格的特点是：自以为是，自命不凡，对自己的能力估计过高，惯于把失败和责任归咎于他人，在工作和学习上往往言过其实。同时，自负的人又很容易感情用事，待人处事不能正确、客观地分析形势，有问题易从个人感情出发，主观片面性大。持这种人格的人缺乏自我觉察，在家常不能和睦，在外不能与朋友、同事相处融洽，喜欢听别人的恭维之词，令他人对他敬而远之。如本章案例三中的"王工"。

随着社会竞争的加剧、工作压力的逐步加大，IT白领们在工作生活中拼搏时，难免会遇到各种各样的问题：有的IT研发人员执迷于自己的设计思想，殊不知最终结果往往不满足用户需求；有的IT人员回避现实社会，长期沉迷于虚拟网络中；有的IT人员借助于网络平台，利用雷人语录和夸张的动作在世人面前"展示"自己；有的IT人员自认为技术第一，自我感觉良好。

人格障碍（psychopathic personality）又称病态人格、变态人格、人格异常等。是指儿童期或青少年期发展起来的严重人格缺陷或病理人格改变，或者人格在总体上不适应的一类心理疾病。

人格障碍不是功能性精神病，人格障碍者没有认知障碍，智力正常，但他们往往不能对特定情景作出适当的情绪反应和行为。一般认为，人格障碍是在生物、心理和社会文化诸因素共同作用下形成的，有相对的稳定性，较难改变，人格障碍患者往往缺乏自知力，不能吸取教训，认识不到自己的缺陷。

人格障碍的表现十分复杂。据美国《精神障碍诊断与统计手册》（DSM—Ⅳ）中以临床常见的描述将人格障碍分为三大类群。第一群以行为怪癖、奇异为特点，包括偏执型、分裂型、强迫型人格障碍。第二群以情感强烈、不稳定为特点，包括自恋型、表演型、反社会型人格障碍。第三群以紧张、退缩为特点，包括回避型、依赖型人格障碍。下面介绍几种主要的类型。

二、偏执型人格障碍及矫正

案例 雷某，男，IT技术牛人。一次在项目总监竞聘中，他很自信地竞选技术总监一职，但是在全公司中却仅两人投他的赞成票。他很气愤，认为单位中的同事是嫉妒他的才能，所以联合起来不选他。他开会有时爱顶撞领导，觉得领导的想法是错误的，可是领导说他没完全领会会议精神，对此他心里很不服气。对很多事情只认自己的理，喜欢钻牛角尖，我行我素，认为自己比别人有更强的能力和智慧，不管别人的喜、怒、哀、乐，不愿与人分享，朋友很少，人际关系很差。

偏执型人格的人很少有自知之明，可谓九牛拉不回，对自己的偏执行为持否认态度，认识不到自己人格上的缺陷。

偏执型人格障碍的主要特点是敏感、多疑、自负，容易与人产生对立。这种人格实际并不少见，但其发生率很难调查。据国外报道，男性多于女性。主要表现是对别人有一种普遍的、无法理解的多疑倾向，认为别人总是在贬低或威胁自己，对自己不公平、不信任或不忠实，因而自己也不相信别人，而且容易因为觉得自己吃了亏而激怒。不易与别人建立良好的人际关系，包括自己的家人在内。

对偏执型人格障碍的治疗应采用心理治疗为主，以克服多疑敏感、固执、不安全感和自我中心的人格缺陷。

另外，有人说成功需要偏执，如英特尔公司董事会主席安迪·格鲁夫还专门写了一本自己成功的秘籍《只有偏执狂才能生存》，但是，需要明白的是，他所说的"偏执"准确来说应该是"执著"。

三、回避型人格障碍及矫正

案例 汪某，男，IT技术人员，酷爱计算机网络技术，且工作业绩比较好，在同事的怂恿下，报名参加了网络技术技能比赛。准备了一段时间后，同事们都反映肯定能成功，可是汪某心里却非常不安与害怕。比赛前一天就装病，最终没有参加比赛。汪某平时非常老实、胆小，很少有朋友，总是等待别的同事、同学主动与他交往，家里来了陌生客人，尽量躲起来避而不见。

回避型人格障碍的人具有自我封闭心理，他们总是逃避外界事物，但是并不敢深入到自己心灵的内部去，他们的回避带有强迫性、盲目性和非理智性等特点。具有这种心理的人，其最大特点是行为退缩、心理自卑，面对挑战多采取回避态度或无能应付。

回避型人格形成的主要原因是有自卑、生理缺陷、性别、出身、经济条件、政治地位、工作单位等都有可能是自卑心理产生的原因。这种自卑感得不到妥善消除，久而久之就成了人格的一部分，造成行为的退缩和遇事回避的态度，形成回避型人格障碍。

可以从以下几方面着手调整：

1. 最重要的是要消除自卑感

要正确认识自己，提高自我评价。形成自卑感的最主要原因是不能正确认识和对待自己，因此要消除自卑心理，须从改变认识入手。要善于发现自己的长处，肯定自己的成绩，不要把别人看得十全十美，把自己看得一无是处，认识到他人也会有不足之处。只有提高自我评价，才能提高自信心，克服自卑感。

2. 积极的自我暗示

要进行积极的自我暗示，自我鼓励，相信事在人为。当面临某种情况感到自信心不足时，不妨自己给自己壮胆："我一定会成功：一定会的。"或者不妨自问："人人都能干，我为什么不能干？我不也是人吗？"如果怀着"豁出去了"的心理去从事自己的活动，事先不过多地体验失败后的情绪，就会产生自信心。

3. 克服人际交往障碍

回避型人格的人都存在着不同程度的人际交往障碍，因此必须按梯级任务作业的要求给自己定一个交朋友的计划。起始的级别比较低，任务比较简单，以后逐步加深难度。在开始进行梯级任务时，你可能会觉得很困难，也可能觉得毫无趣味，这些都要尽量设法克服，以取得良好的效果，可参见本书第十一章介绍的系统脱敏疗法。

四、表演型人格障碍及矫正

案例　"我很不快乐，我的不快乐源于我的出众，我那妖媚性感的外形和冰清玉洁的气质（以前同学评价我的原话）让我无论走到哪里都会被众人的目光无情地揪出来。我总是很焦点。"这是网络红人芙蓉姐姐的语录，芙蓉姐姐赖以成名的招数非常简单，一是大量在网络上张贴自己"经典S形"体态的照片，二是不断发表超级自恋的"经典语录"，是典型的表演型和自恋型人格。除此之外，在网络上爆红的"小月月"等按照网帖中所描述的人物、事迹分析，亦属于表演型人格。

表演型人格障碍又称癔症型或寻求注意型人格障碍，是一种以过分感情用事或夸张言行来吸引他人注意为主要特点的人格障碍。具有表演型人格障碍的人在行为举止上常带有挑逗性并且她（他）们十分关注自己的外表。这类人情绪外露，表情丰富，喜怒哀乐皆形于色，娇柔做作，易发脾气，喜欢别人同情和怜悯，情绪多变且易受暗示。以自我为中心，好交际和自我表现。对别人要求多，不大考虑别人的利益。思维肤浅，不习惯于逻辑思维，显得天真幼稚。患此症的女性约为男性的两倍。

以下几种方法可以帮助其矫正：

1. 认识自我缺陷

提高认识，帮助患者了解自己人格中的缺陷。只有正视自己，才能扬其长避其短，适应社会环境。否则，就会处处碰壁、导致病情发作。

2. 情绪自我调整法

表演型人格患者的情绪表达太过分，旁人常无法接受。所以具有此种人格的人要改变这种情况，首先要做的便是向自己的亲朋好友作一番调查，听听他们对这种情绪表达的看法。对他们提出的看法，千万不要反驳，要扪心自问，这些情绪表现哪些是有意识的，哪些是无意识的；哪些是别人喜欢的，哪些是别人讨厌的。对多数人讨厌的要坚决予以改进，而别人喜欢的则在表现强度上力求适中，对无意识的表现，可将其写下来，放在醒目处，不时自我提醒。此外，还可请好友在关键时刻提醒一下，或在事后请好友对自己今天的表现作一评价，然后从中体会自己情绪表达过火之处，以便在以后的情绪表达上适当控制，达到自然、适度的效果。

3. 升华法

前面讲过，表演型人格患者有一定的艺术表演才能，我们不妨"将计就计"，让她们把兴趣转移到表演艺术中去，使患者原有的淤积能量到表演中去得到升华。事实上，许多艺术表演都有一定的夸张成分，为了使观众沉浸到剧情中去，演员必须用自己的表情、语言去打动他们。因此，表演型人格的人投身于表演艺术是一条不错的自我完善之路。

【拓展阅读】："网络红人"越骂越红现象背后的心理学成因

其一，审美空虚。

人们似乎对"美女"、"帅哥"不感冒了，"搞怪、献丑"反而惹人关注。一方面，在化妆品能创造奇迹的今天，人们对"美"的神秘感减弱，兴趣减退。更重要的是，在审丑的过程中，能体验到自我感觉的良好，获得满足。美国尼尔森公司发布的报告显示，62%的中国网民患上了"坏消息综合征"这一怪病，他们更愿意分享负面评论，作为旁观者享受那种置身事外的幸运感。

其二，精神空虚。

物质丰富的今天，人们往往注重结果的快感，而忽略过程的快乐，因此，人们的精神世界也就越来越难以满足。此外，巨大的生存压力使超过八成的现代人体验不到幸福感，为了填补精神空洞，人们不得不采用一些强烈的刺激，让麻木的大脑感知到。

其三，文化空虚。

已有事实证明，"小月月、芙蓉姐姐、凤姐、干露露等事件"是一些网络营销机构迎合网民口味，策划的一次次低俗的商业炒作。就像电影《赤壁》中让曹操、周瑜、小乔玩"三角恋"，《大话西游》里让唐僧爱上白龙马，似乎越俗、越出位就越受欢迎。一方面，俗文化能排解压力，使人产生解脱和刺激感，更适合消遣。但另一方面，人民论坛杂志在2010年开展的一项调查显示，有45.8%的人表示由于主流文化不吸引人，大众只能无奈"被低俗"。

其四，迎合心理。

从刚开始的"网络看客"心理到"审丑疲劳"，再发展到现在的"调侃愉悦"，网络水军迎合了大众的心理（通过娱乐性的"审丑"来排解压力获得愉悦）。微博、社交网等都是网络推手和网络水军青睐的活动场所。发帖内容常常是挑战传统道德底线或无厘头之事，使用词汇往往是最美、最牛、惊爆、惊艳等来争夺猎奇者们的眼球，满足大众娱乐心理的需求，引得众多网友去"欣赏"、"围观"和跟帖。

五、自恋型人格障碍及矫正

案例　"我9岁开始博览群书，20岁的时候达到顶峰，没有任何人能够超过我。我现在看的都是一种社会人文类的书，比如说《知音》杂志或者《故事会》，以我的智商和以我的能力的话，往前面推三百年，往后面推三百年，六百年之内，不会有第二个人超过我。"当我们点开网页，总能看到这样一些惊人的语录。

网友将说这段语录的人称之为"凤姐"，她自称身高1米46、博览群书，在网上征男友，条件是"必须为清华北大硕士、身高1米76到1米83"。凤姐上了不少电视节目，期间各种雷言囧语层出不穷，被网友戏称为"宇宙无敌超级第一自信姐"，并创造出口号"信凤姐，得自信！"

古希腊神话中，河神之子Narcissus是个相貌俊美的少年，是很多女子的爱慕对象。但是Narcissus生性孤傲，对这些爱慕无动于衷，只对自己水中的倒影爱慕不已，成天顾影自怜，最终憔悴而死，他化作水仙花，仍留在水边守望着自己的影子。后来，他的名字Narcissus就成了"自恋"的代名词。

自恋型人格的核心特征是以自我为中心。特点大多表现为自我重视、夸大、缺乏同情心、对别人的评价过分敏感等等。他们一听到别人的赞美之辞，就沾沾自喜，反之，则会暴跳如雷。他们对别人的才智十分嫉妒，有一种"我不好，也不让你好"的心理。和别人相处时，很少能设身处地理解别人的情感和需要。由于缺乏同情心，所以人际关系很糟，容易产生孤独抑郁的心情，加之他们有不切实际的高目标，易在各方面遭受失败。

对自恋型人格障碍的矫正，一般可采用以下方法：

1. 解除自我中心观

把自己认为讨人厌嫌的人格特征和别人对你的批评罗列下来，例如：①渴望持久的关注与赞美，一旦不被注意便采用偏激的行为；②喜欢指使别人，把自己看成太上皇；③对别人的好东西垂涎欲滴，对别人的成功无比嫉妒。

还可以请一位和你亲近的人作为你的监督者，一旦你出现自我中心的行为，便给予警告和提示，督促你及时改正。这些努力，可不能半途而废噢！

2. 学会爱别人

对于自恋型的人来说，光抛弃自我中心观念还不够，还必须学会去爱别人，唯有如此才能真正体会到放弃自我中心观是一种明智的选择，因为你要获得爱首先必须付出爱。弗洛姆在他的《爱的艺术》一书中阐述了这样的观点：幼儿的爱遵循"我爱因为我被爱"的原则；成熟的爱遵循"我被爱因为我爱"的原则；不成熟的爱认为"我爱你因为我需要你"；成熟的爱认为"我需要你因为我爱你"。自恋型的爱就像是幼儿的爱，不成熟的爱，因此，要努力加以改正。

生活中最简单的爱的行为便是关心别人，尤其是当别人需要你帮助的时候。当别人生病后及时送上一份问候，病人会真诚地感激你；当别人在经济上有困难时，你力所能及地解囊相助，便自然会得到别人的尊敬。只要你在生活中多一份对他人的爱心，你的自恋症便会自然减轻。

六、反社会型人格障碍及矫正

案例 **北京市"蓝极速"网吧特大火灾事故**

"蓝极速"事件的起因是 2002 年 6 月 14 日，刘某某、宋某某两人进"蓝极速"网吧时被拒，理由是"未成年人不得入内"。两个恼羞成怒的孩子跟"姐姐"张某商量要出这口气。2002 年 6 月 16 日凌晨，张某和她两个一起玩的"弟弟"在 QQ 上聊天："姐，我们去烧网吧了，等我们吧。"张某回了句："小心点。"两个十三四岁的男孩，带着张某给的 5 块钱买了一升多汽油，点燃了"蓝极速"网吧门口的红地毯。结果，大火吞噬了 25 条年轻的生命。

时隔一年，北京市第一人民法院于 2003 年 7 月 4 日对此案的 4 名纵火少年（3 人出庭）进行审判时，有被害人家属要求被告人向所有被害者家属道歉。这一要求得到了法庭的支持，两名被告先后道歉，但该纵火案主犯，年仅 15 岁的刘某某却顽固地拒绝道歉，并且非常猖狂地说，自己已经被判了刑，（民事赔偿）判多少家里也赔不起。

此举极大地刺激了受害者家属，一位受害者家属说："那个孩子才 15 岁，却铁石心肠，一点良心都没有。"无疑，这4名被告都有反社会型人格障碍的倾向，主犯刘某某最为严重。

本书第三章中案例四的初中学生小明为筹集玩网游的钱而杀害亲人，王辉因沉迷网络而引发的家庭暴力和因偷钱为玩网游而砍死老师的花季少女，也都是反社会人格障碍。

反社会型人格障碍又称"违纪型"、"无情型人格障碍"，国外的一项调查表明，反社会型人格障碍者在人群中的比例不到1%，但他们对社会的危害却非常大。国外统计显示，各类罪犯中约1/3的人是反社会型人格者，在初犯者中有10%~20%是反社会型人格者，在累犯及惯犯中，反社会型人格者则达到半数以上。由于对社会危害较大，在人格障碍的各种类型中，反社会型人格障碍是心理学家和精神病学家所最为重视的。

反社会型人格障碍的心理特征是：情绪的暴发性，行为的冲动性，对社会对他人冷酷、仇视、缺乏好感及同情心，缺乏责任感，缺乏羞愧悔改之心，不顾社会道德法律准则和一般公认的行为规范，经常发生反社会言行；不能从挫折与惩罚中吸取教训，缺乏罪恶感。

一个人格正常的人，在违反道德原则之后，会感到内疚、痛苦和自责，这种痛苦的情绪体验和罪恶感，会对日后的类似行为产生警示和预防作用。而反社会型人格障碍者在道德发育方面存在缺陷，他们没有道德观念，拒不接受社会道德的约束，没有自省能力，缺乏自责的情绪体验和罪恶感，不能形成自我惩罚的反馈机制。这就不难解释为什么15岁的刘某在纵火烧死25人且在看守所度过了一年以后，依然如此冥顽不化。

那么，反社会型人格障碍是怎样形成的呢？心理学家认为，这种人格的形成与童年期的教育和行为有密切关系。因此，精神病学家Lombroso认为有"天生的罪犯"，弗洛伊德强调"成年人格实际上在生命的第五年就已经形成"，而我国民间亦有"三岁看大，七岁看老"的说法。

在人格形成的过程中，家庭的影响十分重要。从家庭系统论的观点看，家庭中任何成员心理上出了问题，都可以说明整个家庭系统出了问题。孩子最易认同同性别的父母，父母不良的人格特点、对孩子的教育内容和教育方法不当，将严重影响孩子的心理健康——神经质的父亲难以培养出心胸豁达的儿子，在多愁善感的母亲的影响下，女儿可能比林黛玉还林黛玉。

事实上，上述案例中刘某性格的形成与其父亲密切相关——2003年7月8日法庭宣判时，刘某的父亲与受害者家属发生争吵。据当事人事后描述，刘某的父亲竟然对受害者家属说："我活得肯定比你们好，你们要真心疼儿子，怎么不跟儿子一起走？"甚至还说："应该把你们一起烧死。"

由于反社会型人格障碍的病因相当复杂、目前对此症的治疗尚缺乏十分有效的方法。如药物治疗只能治标不治本，且疗效不显著；而心理治疗对那些由于中枢神经系统功能障碍而成为反社会型人格的患者又毫无作用。但在实践中发现，对那些由于环境影响形成的、程度较轻的患者，实施认知领悟疗法有一定疗效。施治者可帮助患者提高认识，了解自己的行为对社会的危害，培养患者的责任感，使他们担负起对家庭、对社会的责任；提高患者的道德意识和法律意识，使他们明白什么事可以做，什么事不能做，努力增强控制自己行为的能力。

以上所有这些措施必须耐心进行，还需考虑中途有反复的可能。因为其"冰冻"形成"非一日"，解冻之路"慢慢分"。

第三节　IT人员人格健康实训

一、心理B超——人格健康心理测评

人格测评主要采用结构明确的自陈量表和结构不甚明确的投射技术进行评测。

（一）自陈量表

理论基础：自陈式量表是问卷式量表的一种形式。问卷式量表，简单地说就是书面的"问"和"答"。问卷式量表一般可以分为两类，一类是自我报告量表，也叫自陈式量表，是由被试自己作答的，一类是问卷式的评定量表，是由熟悉被试的人作答或对被试进行观察的人作答的。

自陈量表的优缺点：

优点：①是严格按照心理测量学原理编制的标准化测验。②计分客观、易于实施、解释时有常模为依据，比投射测验更容易进行掌控。

缺点：基于以下两点，可能导致测验结果不能反映被试者稳定的人格特征。①被试者对一些问题的回答会受到他当时情绪、动机等不稳定因素的影响；②被试是否坦率而真实回答测题。

1. 艾森克人格问卷（EPQ）

艾森克人格问卷（Eysenck personality questionnaire，EPQ）是英国伦敦大学心理系和精神病研究所艾森克教授编制的，艾森克教授搜集了大量有关的非认知方面的特征，通过因素分析归纳出3个互相成正交的维度，从而提出决定人格的3个基本因素：内外向性（E）、神经质（又称情绪性）（N）和精神质（又称倔强、讲求实际）（P），人们在这3方面的不同倾向和不同表现程度，便构成了不同的人格特征。

原版EPQ于1975年制定，它是一种自陈量表，有成人和少年两种形式

（本量表为成人形式），各包括 4 个量表：E——内外向；N——神经质，又称情绪性；P——精神质，又称倔强、讲求实际；L——谎造或自身隐蔽。经艾森克等人的因素分析计算，前 3 个量表代表人格结构的 3 种维度，它们是彼此独立的，L 则是效度量表，代表假托的人格特质，也表现社会性朴实、幼稚的水平。L 虽与其他量表有某些相关，但它本身却代表一种稳定的人格功能。

EPQ 所测得的结果可同时得到多种实验心理学研究的印证，因此它也是验证人格维度理论的根据之一。艾森克人格问卷是目前医学、司法、教育和心理咨询等领域应用最为广泛的问卷之一。

2. 卡特尔 16 种人格特质问卷（16PF）

1949 年，卡特尔用因素分析法提出了 16 种相互独立的根源特质，并编制了《卡特尔 16 种人格因素测验》（16PF）。这 16 种人格特质是：乐群性、聪慧性、情绪稳定性、恃强性、兴奋性、有恒性、敢为性、敏感性、怀疑性、幻想性、世故性、忧虑性、激进性、独立性、自律性、紧张性。卡特尔认为在每个人身上都具备这 16 种特质，只是在不同人身上的表现有程度上的差异。量表具有良好的信度和效度，是国际上最具影响力的心理量表之一。在临床医学中被广泛应用于心理障碍、行为障碍、心身疾病的个性特征的研究，对人才选拔和培养也很有参考价值。

3. 爱德华个人偏好量表（EPPS）

爱德华个人偏好量表（EPPS）是美国心理学家爱德华（Allen L. Edwards）以莫瑞（H.A.Murry）的 15 种人类需要（或动机）理论为基础，于 1953 年编制的。

爱德华个人偏好量表可用于大学生和正常成人，也可扩大应用到中学生，适用年龄范围较广，既可个别施测，也可团体施测。爱德华个人偏好量表是著名的自陈人格量表，被广泛地应用于研究和咨询工作，特别是职业相关领域。与一般测查个性特点的人格量表不同，爱德华个人偏好量表是从需要倾向的角度进行测查，根据测查结果能较快地了解到受测者的一般性格特点与需要特点。这种了解不但有助于对适合从事不同职业的人加以区分，而且有助于对特定工作中的人员做出可能成功与失败的评估。

4. 青年人格问卷（CPI）

青年人格问卷（CPI）是根据美国心理学家高夫（Gough，H.G）所编制的"加利福尼亚心理测验表"（the California psychological inventory）修订而成的，可以帮助人们在日常生活中理解、划分和预测自身和他人行为。

"加利福尼亚心理测验表"是国际上几种经典的人格测验之一，应用范围十分广泛。在教育心理方面，可用于对学员成就、创造性潜能的预测，并可以为专业选择提供指导；在管理心理方面可以用于对应聘者的管理潜能、工作效绩的预测提供参考。在国外它被认为是一项在人员选拔方面有较大潜力的测验。青年人格问卷是"加利福尼亚心理测验表"在中国的一个较好的修订本。

5. 气质量表

气质类型可采用陈会昌编的自陈量表来测定。该量表包含 60 道题目，每题采用 5 级评分（1 到 5）。要求受试者根据自己的实际情况做评定，使用简便，测查比较全面。

6. 明尼苏达多项人格测验 MMPI

MMPI 由哈特卫和麦多利于 40 年代编制而成。该测验的问世是自陈法人格测验发展史上的一个重要里程碑，对人格测验的研究进程产生了巨大影响。在编制过程中，他们进行了大量细致的研究工作。首先从大量病史、早期出版的人格量表以及心理医生的笔记中选编了大量的项目，然后对正常人和心理异常被试进行测量，经过重复测量，交叉测量等来验证每个分量表的信度和效度（这种方法称之为经验法）。经过 60 多年的实践与不断修定、补充，MMPI 被翻译成 100 多种文字，在几百个国家里进行了使用，是世界上被使用次数最多的人格测验之一。在中国，宋维真从 1980 年开始主持试用修订 MMPI，于 1989 年完成了标准化工作，取得了中国版的信度和效度资料，并制定了中国常模。

MMPI 测验中包含了临床量表和效度量表，共 566 题，实际为 550 题，其中 16 题为重复题。若只为了精神病诊断可只做前 399 题。测验时间一般为 45~60 分钟，长的可超过 2 小时。特殊被试可分几次完成，可给被试读题目。

（二）投射测验

理论基础：以弗洛伊德的心理分析人格理论为依据。心理分析理论认为，人的一些无意识的内驱力受到压抑，虽然不易觉察，但是却影响着人们的行为。

投射测验的优缺点：

优点：①弹性大，被试不受限制，可以任意作出反应。②材料仅为图片，因此可以对没有阅读能力的被试进行施测。

缺点：①评分缺乏客观标准，测验的结果难以解释。②对特定行为不能提供较好的预测。如测验上发现某人有侵犯欲望，但是实际上这个人却很少出现侵犯行为。③需要花费大量的时间。

测验形式：给出模棱两可的刺激，由被试对之自由反应。主试对被试的反应进行分析，并推论出被试的人格特点。

1. 罗夏克墨迹测验（RIBT）

由瑞士精神医学家罗夏克于 1921 年设计。结构：10 张墨迹图片，5 张彩色，5 张黑白。施测：每次按顺序给被试呈现一张，同时问被试："你看到了什么？""这可能是什么东西？"或"你想到了什么？"等问题。被试可以从不同角度看图片，做出自由回答。主试记录被试的语言反应，并注意其情绪表现和伴随的动作。

在对测验解释的过程中，罗夏克墨迹测验关心的是受测者对图形知觉过程的途径、理由及内容。如果受测者的知觉途径和墨迹图的建构过程相符合，则说明受测者的心理机制完好正常，他的现实定向是完善的；反之，受测者的心理机制就是残缺不全的，或者说功能不足，有不切实际的幻想或异常的行为，现实定向不良。

与标准化的心理测验相比，RIBT 的信度、效度均不理想。

2. 主体统觉测验（TAT）

由美国心理学家莫瑞（1938）编制。结构：有 30 张模棱两可的图片和一张空白图片。图片内容多为人物，也有部分风景，但每张图片都至少有一个人物。测试：每次给被试呈现一张图片，然后据以讲个故事，故事的叙述应该包含 4 个基本维度：①图中发生了什么事？②为什么会出现这种情境？③图中的人物正在想什么？④故事的结局会怎样？

被测验者在讲故事时会将自己的思想感情投射到图画中的主人公身上。默里提出的方法是要从故事中分析一系列的"需要"和"压力"。他认为，需要可派生出压力，而且正是由于需要与压力控制着人的行为，影响了人格的形成和发展。因此，通过主题统觉测验，可以反映一个人的人格特点。后来在此基础上衍生出了投射技术中的结构技法。临床医学家还用这种测验结果进行病理分析。

二、心理实训

（一）策略训练

策略训练一：培养健全人格的运动疗法

运动心理学的研究表明，各项体育活动都需要运动者具有一定的自我控制能力，因此，根据缺陷类型有针对性地选择体育锻炼，是有效纠正个人心理缺陷、培养健全人格的方法。

1. 缺陷类型：胆怯

此类人天性胆小，做事怕担风险，动辄害羞脸红，性格腼腆。

运动处方：建议参加游泳、溜冰、拳击、滑雪、单双杠、跳马、平衡木等运动项目。

理由：这些活动要求人们必须不断地克服害怕摔倒、跌痛等种种心理畏惧，以勇敢、无畏的精神去战胜困难，方能越过障碍。经过一段时期的锻炼，相信你的勇气会逐渐增加，处事也能老练不少。

2. 缺陷类型：紧张

此类人一遇重要场合就惊慌失措，严重时大脑一片空白，从而导致正常水平无法发挥。

运动处方：这些人要克服性格缺陷，应多参加竞争激烈的运动项目，特别是足球、篮球、排球等比赛活动。

理由：赛场上风云变幻，紧张而激烈，只有拥有沉着冷静的心态，才能从容应对，取得胜利。若能时常经受这种激烈对抗的考验，人在遇事时就不至于过分紧张，工作、学习就会更加从容。

3. 缺陷类型：孤僻

这种人天生不大合群，不善于与人交往，容易被社会孤立起来，一不小心就使工作和生活陷入四面楚歌的境地。

运动处方：建议少从事单人的运动项目，多选择足球、篮球、排球或是接力跑、拔河等团队性体育项目。

理由：坚持参加这些集体项目的锻炼，能增强自身活力和与人合作精神，使运动者更加热爱集体，逐步适应与同伴、同事的交往，从而逐渐改变孤僻性格。

4. 缺陷类型：犹疑

犹疑者不论大事小情都时常犹豫不决，办事缺乏果断，瞻前顾后，顾虑重重，结果往往会错失良机，甚至作出错误抉择。

运动处方：建议选择乒乓球、网球、羽毛球、跳高、摩托、跳远、击剑、跨栏、角力等项目。

理由：以上项目要求运动者头脑冷静、思维敏捷、判断准确、当机立断，任何多疑、犹豫、动摇都可能导致失败。因而久练能帮助人培养果决的性格品质。

5. 缺陷类型：急躁

此类人缺乏耐性，急于求成，却往往因一时冲动犯下无谓的错误。

运动处方：要克服急躁情绪，可选择下象棋、打太极拳、慢跑、长距离散步、游泳及骑自行车、射击等运动项目。

理由：上述运动强度不高，强调持久性和耐力，坚持从事这样的活动，能帮助人调节神经系统的活动，增强自我控制能力，从而达到稳定情绪、克服焦躁的目的。

6. 缺陷类型：自卑

此类人缺乏应有的自信心，习惯于未上战场就先打退堂鼓，经常担心自己完不成工作任务，挨老板的骂。

运动处方：可以选择一些简单易做的体育项目，譬如跳绳、俯卧撑、广播操、跑步等。

理由：以上项目简单易行，有助于舒缓绷得过紧的"弦"，不断提醒自己"我还行"。坚持锻炼，自信心一定会逐步增强。

7. 缺陷类型：自大

此类仁兄凡事喜欢逞强，过于高估自己，轻视别人，易引起同伴反感。

运动处方：由于自大者总是信心爆棚，不妨有意选择一些难度较大、动作较为复杂的运动，如跳水、体操、艺术体操、马拉松等项目，或者找一些实力水平远超过自己的高手，进行象棋、乒乓球、羽毛球等项目的对垒。

理由：人外有人，天外有天，多体验运动的艰难，有助于克服自负、骄傲的毛病。

最后要说的是，体育锻炼要想达到心理转化的目的，必须有一定的强度、质量和时间要求，循序渐进。人各有异，选择何种项目应该视自身情况，有的放矢，千万不要硬来。

策略训练二：认识和评价自我训练

方法一：收集 5 条或以上身边亲友或同事对自己的认识或评价，填写在表 10-8 中。

表 10-8　自我评价练习

评价者	评价者对你的印象	是否与你的自我评价相符	评价者认为你可以成为（或者希望你能成为）什么样的人？	评价者想对你说的话
小黄（A）	小郑是个开朗的女孩	还比较符合	IT 产品销售	希望小郑能更稳重一些
B				
C				
D				
E				

（注：第一栏是小黄对小郑的评价举例）

方法二：

1. 小组讨论

（1）你眼中的自己与别人眼中的你的形象在哪些方面相符？如果不相符，差异在哪？

（2）你是否能够客观地认识和评价自己？如果可以，你的方法是什么？反之，你认为是否应该改进？打算如何做到？

2. 获取积极的自我体验

积极的自我体验包括成功的体验、道德的体验和美的体验。我们在学习和工作中积极进取，就可以获得成功的体验。成功的体验不仅可以使我们情绪快乐，而且可以帮助我们树立自信心。关爱他人、关心集体、关注社会，培养正义感和同情心，可使我们获得道德的体验，增加个人的价值感。美的体验可以促使我们热爱生活、珍惜生命，它能催人奋进，催人向上，去创造更加美好的生活。

3. 培养自我实现的调控能力

自我控制是成功人格的特质之一。要达到自我实现，就要学会设置切合个人实际的目标，同时还要敏感地根据事态的发展调整自己的目标。要学会自我反省，在反省过程中肯定自己的优点，发现、改正自己的缺点。当目标和实际情况发生冲突时，要自我调节。还要学会对不符合要求的情绪和冲动进行自觉的控制，保持健康的心理，实现自我完善。

4. 学会自我激励

美国心理学家詹姆士的研究表明，一个没有受到激励的人，只能发挥其能力的20%~30%；而当他受到激励时，其能力可以发挥80%~90%。我们应该善于发现自身的优点和特长，在不断进步中获得成功的体验，经常进行自我激励，以此获得前进的动力。还可以经常回想自己做得好的方面，用"我做得还真不错！""我真棒！"之类的话语来激励自己。

方法三："自画像"

活动目的：为了使IT人员能够对自己有更深入的了解，形成积极的自我体验。

活动准备：准备一张纸和一支笔

活动过程：请为自己画一幅画，这幅画要能体现出自己的特点，可以是写实，也可以是抽象的、象征性的。如某位IT人员认为自己很踏实、勤恳，于是他以牛的形象来描述自己。

体会和感悟：试着回想绘画过程中自己所有的心情和感受如何？是否对自己有新的体会、新的发现？是否满意自己对自己的描绘？满意在哪，不满意又在哪？

与人分享：与IT人员相互交换看自己的画，谈谈自己为什么要这么画，为什么使用这样的色彩和线条来表达自己？

引导实践：设计今后努力改善的方向。

策略训练三：克服自卑训练

训练一：正视自己

欣赏一首喜爱的歌曲，然后拿出一张漂亮的纸片，坐在桌前，吸一口气，在自己喜爱的音乐声中，在纸片上记录下自己的优点。如果你实在想不出自己的优点，以下问题供你参考，希望对你寻找出自己的优点有帮助。

1. 你喜欢自己的什么品质？即使这些品质是人皆有之、无足挂齿的。

2. 你有过什么样的成就？即使是学会了编一种中国结或者领悟了一种扑克牌的精髓。

3. 你面对过怎样的挑战？即使是短短的几个小时里就顺利解决的。

4. 你有什么技能？即使是家务劳动、休闲方式，比如厨艺或者插花。

5. 你喜欢的人与你有哪些共同点？即使是都喜欢穿同一个品牌的衣服。

6. 你没有哪些缺点？即使是马虎大意等无关大雅的小缺点。

7. 你周围的人对你是什么评价？即使是一句"还可以"的笼统赞誉。

8. 我的优点有：_____

训练二： 夯实自己的薄弱环节

超越自卑，不是逃避自己的缺陷，而是在你认识到自己优点的前提下，弥补缺陷，尽可能地将缺陷转化为优势，于是，本来就优秀的你不是更加优秀吗？所以，自信的你更能承认自己的缺点，所以你更有机会弥补你的缺点，你将拥有更多的自信！请填写表 10-9。

表 10-9   弥补缺点小练习

我的缺陷	弥补措施

策略训练四： 自信心训练法

自信心训练法（一）

第一，在一个星期左右时间里，你要注意自己做得好的几件小事，并尝试因此而给自己一些赞扬。（通过这个小小的练习，会使你增加乐观与自信，以积极的心态去面对身边的每一件事情。）

第二，将思想集中在这件事上，回忆自己为完成这项工作经历的每一个细节。赞扬自己：告诉自己，你是一个英雄，完成了了不起的工作，正确地运用了自己的心智等等。（这样你就会感到骄傲和自豪。）

第三，下一步，检查是否有你可以做的、合理和可接受的情况的事情。（这样你就可以改变现状，取得更大的进步。）

第四，在这一阶段，找关于同一情况的其他真实话语，此话语不太消极，甚至是积极的。

第五，在下一阶段，用几分钟时间独处并避免受到干扰，慢慢地对自己重复这些话语，同时以你感到最舒适的方式进行呼吸。持续说直到你觉得全身放松和舒服为止。

在随后的一个星期内将这个练习重做几次，努力养成避免消极的习惯。

注意：你可能会发现做练习闭上眼睛对自己更有帮助，效果也更好。

自信心训练法（二）

第一，改变自己不正确的认知，多参加有意义的集体活动，去充分体验感受生活，多看些励志的书籍和伟人、哲人传记，看看他们成功史和为人处世之道。（这对自己性格的改变有帮助）

第二，不要总用阴暗的眼光去看待别人。世界上既然有好事，就必然会有不如意的事，既然有好人，就有一些害群之马，但好人还是多数。（这样我们就会正确地看待别人，看待我们共同生活的社会。）

第三，试着去帮助别人，从中体验乐趣。（在这种帮助中，能体现自身的价值，也能帮着改善心情）

第四，生理有残但心理健康，也能发展成完美、健全的性格，这本身就会给人以美的享受。因此，在塑造性格的过程中，每个人都必须有健康的自我意识。

第五，要正视现实，面对现实，凭进取心去适应环境，人的能动性是很大的。

第六，培养健康情绪，保持乐观的心境。"失之东隅，收之桑榆"、"塞翁失马，安知非福"想得开，烦恼就会自然消失。

第七，取人之长，补己之短。"人海茫茫，风格各异"；"金无足赤，人无完人"。

策略训练五：价值观的自我认识

价值观大拍卖

1. 爱情—1000	4. 亲情—1000	7. 财富—1000	10. 享受一顿美餐—500
2. 友情—1000	5. 权利—1000	8. 欢乐—1000	11. 房子—500
3. 健康—500	6. 自由—1000	9. 长命百岁—1000	12. 大学毕业证—1000

规则：参考市场竞拍法。每个人有10000单位的资本；每次竞价以500单位为单位；每个竞拍物后面的数字为竞拍起价！每个人有无限的机会，以自己的所有资本（10000）去竞拍自己所看重的物品和尽可能多的物品！

（二）反思体验

反思体验：许多人躲藏在失败当中。对他们来说，宁愿让日子沉浸在对失败的羞愧和后悔之中，而不愿意重整旗鼓，迎头进取。一年复一年，他们诉说着困难和失败，就像幽暗的流云，时刻念叨着他们如何成为生活的牺牲品。

失败并不是你人生的命运；痛苦不是你人生的主题。你能够被更新！只要你做到：第一，渴望改变；第二，决心改变，第三，坚持到底。

回应：写一首个人小诗：我是

第一节	第二节	第三节
我是（我所具有的两种品格）	我假设（我实在想假设的事情）	我明白（我认定为真的事情）
我好奇（我所好奇的事情）	我感到（一种想象的感觉）	我说（我相信的事情）
我听见（一种想象的声音）	我触到（一种想象的触觉）	我梦想（我梦想的事情）
我看见（一种想象的景象）	我担心（实在令你烦心的事情）	我试图（我真正想努力去做的事情）
我愿（一个实在的愿望）	我哭泣（令我非常悲伤的事情）	
我是（重复本诗第一行）	我是（重复本诗第一行）	我希望（我真正希望的事情）

第十一章
IT人员常见心理障碍及防治

● 每隔一段时间，总有一些流行语爆红于网络，2012年，你听过《江南style》吗？看过《泰囧》吗？你知道TA们因何而爆红吗？2013年，逆袭，累觉不爱，高端大气上档次等网络语是不是耳熟能详？

● 网购为何让人爱？甚至于连拆快递也是一种乐趣，而你在网店上淘来的"东东们"却在角落里经年累月地吃着灰。读者朋友们，你有同感吗？你是否感觉每月网购消费数额会吓你一跳，较之于实体购物不知不觉多花了很多钱？

● 是什么魔力让人们半夜三更从温暖的被窝里爬起来"偷菜"、组队"打魔兽"而不亦乐乎？又是什么让家中的奶奶和孙女争电脑"打植物僵尸"？为何网络发帖、灌水如此盛行？

● 为何外表柔弱的虐猫女、虐兔女们会做出虐杀动物并拍成视频的举动？喜欢看这种影片的"粉丝"是些什么人？他们怎么会有这样的嗜好？这种心理究竟是如何产生的？

● 网络热词"屌丝"、"土豪"为何走红？它们反映了网民什么样的心态？

第一节　初识心理障碍

心理寓言——小猫逃开影子
"影子真讨厌！"小猫汤姆和托比都这样想，"我们一定要摆脱它。"

然而，无论走到哪里，汤姆和托比发现，只要一出现阳光，它们就会看到令它们抓狂的自己的影子。

不过，汤姆和托比最后终于都找到了各自的解决办法。汤姆的方法是，永远闭着眼睛。托比的办法则是，永远待在其他东西的阴影里。

心理点评

这个寓言说明，一个小的心理问题是如何变成更大的心理问题的。

可以说，一切心理问题都源自对事实的不合理认知。什么事实呢？主要就是那些令我们痛苦的负性事件。

因为痛苦的体验，我们不愿意去面对这个负面事件。但是，一旦发生过，这样的负面事件就注定要伴随我们一生，我们能做的，最多不过是将它们压抑到潜意识中去，这就是所谓的忘记。

但是，它们在潜意识中仍然会一如既往地发挥作用。并且，哪怕我们对事实遗忘得再厉害，这些事实所伴随的痛苦仍然会袭击我们，让我们莫名其妙地伤心难过，这种疼痛让我们进一步努力去逃避。

发展到最后，通常的解决办法就是这两个：要么，我们像小猫汤姆一样，彻底扭曲自己的体验，对生命中所有重要的负性事实都视而不见；要么，我们像小猫托比一样，干脆投靠痛苦，把自己的所有事情都搞得非常糟糕，既然一切都那么糟糕，似乎痛苦不知道来自哪里了？那个让自己最伤心的原初事件就不是那么疼了。

有心理学家说，绝大多数的吸毒者有过痛苦的遭遇。他们之所以吸毒，是为了让自己逃避这些痛苦。这就像是躲进阴影里，痛苦的事实是一个魔鬼，为了躲避这个魔鬼，干脆把自己卖给更大的魔鬼。

还有很多酗酒的成人，他们中有许多人有一个酗酒而暴虐的老爸，挨过老爸的不少折磨。为了忘记这个痛苦，他们学会了同样的方法，家暴也是如此。

除了这些看得见的错误方法外，我们人类还发明了无数种形形色色的方法去逃避痛苦，弗洛伊德将这些方式称为心理防御机制。太痛苦的时候，这些防御机制是必要的。但糟糕的是，如果心理防御机制对事实扭曲得太厉害，它会带出更多的心理问题，譬如强迫症、社交焦虑症、多重人格等。

真正抵达健康的方法只有一个——直面痛苦，面对阳光。直面痛苦的人会从痛苦中得到许多意想不到的收获，它们最终会变成当事人的生命财富。请相信，太阳会普照每一个人，只要你自己不躲在阴影里。

切记：阴影和光明一样，都是人生的财富。去勇敢地面对它，化解它，超越它，最后和它达成和解。

美国心理学家罗杰斯曾是最孤独的人，但当他面对这个事实并化解后，他成了真正的人际关系大师；美国心理学家弗兰克有一个暴虐而酗酒的继父和一个糟糕的母亲，但当他挑战这个事实并最终从心中原谅了父母后，他成了治疗这方面问题的专家；日本心理学家森田正马曾是严重的神经症患者，但他通过挑战这个事实并最终发明了森田疗法……他们生命中最痛苦的事实最后都变成了他们最重要的财富。你，一样也可以做到。

一、心理障碍概述

有心理学家说：19 世纪是传染病世纪，20 世纪是躯体疾病世纪，21 世纪是"精神疾病的世纪"！21 世纪，各种生物疾病控制得越来越好，在中国上海，2011 年人均平均期望寿命已达到 82.51 岁。国内一项针对部分精神障碍的患病率变化调查显示，1992 年发病率为 12.25%，到 2004 年发展到 21.5%，增加近一倍；焦虑障碍发病率从 3.52% 发展到 6.1%；抑郁症发病率从 1.66% 发展到 4.8%；精神分裂等疾病也在快速增长。以上海为例，每 5 个人中有 1 个终身有过至少一种心理行为问题，终身患病率达到 18.98%；每 8 个人中有一个正存在某种心理行为问题，现患率达到 12.18%。

有资料表明：我国目前心理障碍者的发生率已达 10% 左右，其中约有 0.07% 的人迈向了通过死亡来解脱的之门，有 0.15% 的人因此走上了偷盗、抢劫、杀人、强奸等犯罪之路。

随着人类进入信息化、网络化社会，我们每个人都面临着巨大的心灵震撼，各种思潮泛滥、不同思想碰撞，社会适应问题、学习就业问题、恋爱婚姻问题、子女教育问题以及家庭矛盾问题，随时都会使我们陷入困惑之中；再加上社会上吸毒卖淫、灯红酒绿、腐化奢侈等等现象如一股股强劲的潜流冲击着人们的精神世界，让我们感到忧虑、焦躁、沉闷和愤然。

人们不禁惊叹：人的心理怎么这样脆弱？

令人遗憾的是，尽管当今人们对生活质量要求甚高，愿意在强身健体、美容等方面进行高额的投资，但在开展心理保健方面，却明显地漠视和冷落。一些前往医院去看心理医生的人遮遮掩掩，对自己的疾患讳莫如深，视为丑事一桩，生怕被人认为是"精神病"。我们在引进外资和技术走向现代化的同时，也应该重视人们的困惑，提倡在身体检查项目上加上心理测验项目，设立心理科，由专业心理医生指导人们，为他们排忧解难。

世界著名心理学家特罗茜·罗尔在谈到人们陷于"心病牢狱"时说："正因为它是我们自己构筑的，我们就有能力用自己的双手打开栅锁，把自己解放出来。"

（一）心理障碍的概念

心理障碍是许多不同种类的心理、情绪和行为失常的统称。人的心理活动既是大脑的功能，又是客观现实在人脑的反映。大脑对现实世界的主观能动反映是通过心理活动的形式表现出来的，谓之心理现象。心理现象又包括心理过程和个性心理两个方面，心理过程是心理现象的动态表现形式，是人的心理活动的发生、发展过程；个性心理是心理现象的静态表现形式，是在心理过程中所表现出来的具有个人特色的、稳定的心理特点。心理障碍实际上是指异常的心理现象，它包括了心理过程障碍和个性心理障碍。

（二）心理障碍的研究历史

心理障碍的历史几乎和人类文明史一样古老，精神病学是古老医学的一个组成部分。由于它的研究对象是复杂的心理障碍，受历史文化背景和科技发展水平的影响，现代精神病学的发展只有一百多年的历史。古代人们认为有不依赖于躯体的灵魂存在，而精神变态是灵魂的疾病所致。公元前5~4世纪，希腊医学家希波克拉底（Hippocrates，460—377 B.C.）认为大脑是心理活动的器官，他提出了精神病的体液病理学说，他的学说对精神医学的发展有很大的影响。到了中世纪，医学为神学和宗教所控制，精神医学的发展大大的后退了，精神病人被视为魔鬼附体而受尽折磨。17世纪以后，科学有了很大进步，医学也有了相应的发展。18世纪是西欧精神病学的一个转折点，从那时起精神病才被作为一种可以医治的疾病来进行对待和研究。但直到19世纪末至20世纪初，精神病学的发展才进入一个重要时期，克雷丕林（E.Kraepelin，1856–1926）从临床观察入手，以病因学为依据，提出了疾病的临床分类学原则。他认为精神病是一个有客观规律的生物学过程，可分数类，而每一类都有自己的病因、临床表现、病程和转归，使精神病学从综合征的归纳进入自然疾病单元的研究。20世纪以后，许多精神病学家对精神病的病因、发病机制、临床表现和治疗进行了大量的研究和探讨，以期阐明心理现象的本质和病理现象的发生机制，形成了精神病学中的各种学派，其中比较著名的代表人物有：弗洛伊德，巴甫洛夫，Mayer-Gross，Jasper等。20世纪50年代以后，分子生物学的巨大成就以及电子计算机和各种新技术的研究与应用，使精神科学有了十分迅速的发展。对精神疾病的生物学基础研究进入到一个新阶段，推动了精神药理、精神生化、分子遗传学等学科的发展。同时，社会心理学家也参与精神病学的实践和研究，通过对精神病服务机构的变革和大规模精神疾病的流行病学调查，使文化、心理、社会因素对精神疾病、心理行为问题发生、发展的影响日益受到重视。有关心理社会因素、应激对心理和生理功能的影响，无论在理论探讨还是医疗实践方面，都有了更广泛和深入的研究。

（三）心理障碍的原因

与传染性疾病不同，大多数心理障碍没有明确的病因与发病机制，也没有明显的体征和实验室指标的异常。但发病与生物学因素和心理社会因素有关，也就是说心理障碍是在遗传的基础上，通过后天环境的影响而形成的。

1. 遗传因素

通过家系调查和基因研究，认识到心理障碍具有一定的遗传性，大多数心理障碍是多基因遗传。虽然遗传因素对于某些心理障碍的发生有一定的重要性，但是后天环境的影响和各种心理社会因素的影响更为重要。目前认为精神分裂症、情感性精神障碍以及神经症等等心理障碍的遗传只是使得个体具有遗传易感性，并不一定发病，甚至可以一生都不表现出疾病状态。

2. 心理社会因素

应激性生活事件、人格特征、父母的养育方式、社会阶层、社会经济状况、文化宗教背景、人际关系等均是构成影响心理障碍的心理社会因素。研究发现，具有某种人格特征的人容易罹患某些心理障碍，如具有表演型人格的人容易患癔症；强迫人格的人容易患强迫症等。

总之，生物学因素和心理社会因素在心理障碍的发生发展中均起着重要作用，它们相互作用，相互影响，共同影响人类行为。

（四）心理障碍的诊断标准

在医学中，心理障碍的诊断标准有主观体验标准、客观检查标准和社会文化标准等。主观体验标准是指IT人员存在有导致自身心理、生理伤害的主观体验或消极情绪，主观感觉有与自己过去或其他人不同的心理活动存在；客观检查标准是指通过相关检查确定存在的与异常心理活动有关的心理学或生物学证据。社会文化标准是指心理活动是否符合当前人们所普遍认可的社会规范。IT人员的行为是否符合当前的社会文化环境、行为准则、道德规范、价值观念、民族传统和风俗习惯，依此来判断心理活动是否异常。在鉴别心理活动是否正常时，还要综合考虑、全面衡量，不能仅凭某一标准就断言某种心理活动存在障碍。

（五）心理障碍的分类

心理障碍的分类一直是个棘手的问题，由于心理障碍的多维性和多层面性，加之人们对心理疾病的认识随着时代的变迁不断深化，所以心理障碍的分类体系经常发生变化。远溯秦汉时代，我国古籍中将精神障碍分为癫、狂和痫症。清代的陈士铎在《石室秘》中将精神疾病分为癫、狂、花癫和呆病4类。迄今为止，也没有一种非常完整、科学的分类系统。传统的方法是把心理障碍分为心理过程障碍和个性心理障碍两大类；临床精神医学把心理障碍分为重性精神病、神经症、心身疾病和人格障碍四大类；医学心理学又分为轻度心理障碍、重度心理障碍、心理生理障碍、脑器质性疾病所致心理障碍和特殊条件下所产生的心理障碍等。

目前我国根据WHO的分类法将精神障碍分为十大类（CCMD-3）：

（1）器质性精神障碍；

（2）精神活性物质与非成瘾物质所致精神障碍；

（3）精神分裂症和其他精神病性障碍；

（4）心境障碍（情感性精神障碍）；

（5）癔症、严重应激障碍和适应障碍、神经症；

（6）心理因素相关的生理障碍；

（7）人格障碍、习惯和冲动控制障碍、性心理障碍；

（8）精神发育迟滞与童年和少年期心理发育障碍；

（9）童年和少年期多动障碍、品行障碍、情绪障碍；

（10）其他精神障碍及心理卫生情况。

二、心理障碍易混淆的几个概念

（一）神经病、神经症与精神病

在日常生活中，人们开玩笑或者骂人时经常使用"神经病"这个词，其实，人们心里想表达的内容主要是"精神病"方面的含义。一般的人不大清楚神经病、神经症、精神病三者之间到底有何关系，有时甚至以为它们是一回事。其实，三者有很大的区别。如表 11-1 和图 11-1 所示。

表 11-1 不同程度的心理问题

类型	一般心理问题	严重心理问题	可疑心理障碍
激发因素	现实因素常形冲突（道德性的）	现实因素常形冲突（道德性的）	变形冲突（非现实性的、非道德性的）
持续时间	1~2 个月	2 个月以上，半年以下	常常不足 3 个月
情绪反应	理智控制	可能短暂失去理智控制	失控，常人难以忍受
社会功能	正常，效率下降	受到一定影响	可以正常学习生活，但人际关系可能受到影响
泛化	无	有	有

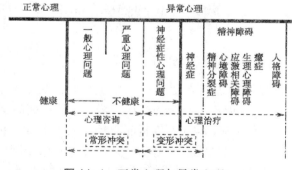

图 11-1 正常心理与异常心理

神经病指人的神经系统发生器质性疾病，如三叉神经痛、坐骨神经痛、半身不遂等；神经病一般可通过各种医疗手段找到病变的部位，由医院神经科医生采取相应的对策来诊治。神经症又称神经官能症，是一组轻性心理障碍的总称。神经症是由心理因素引起的，主要基本上都是主观感觉方面的不良，没有相应的器质性损害，但社会功能受影响。如焦虑症、恐惧症等；神经症的治疗是以心理治疗为主，药物治疗为辅。精神病指严重的心理障碍，患者的认知、情感、意志、动作行为等心理活动均可出现持久的明显的异常；不能正常地学习、工作、生活；其动作行为难以被一般人理解，显得古怪、与众不同；在病态心理的支配下，产生自杀或攻击、伤害他人的动作行为；有程度不等的自知力缺陷，患者往往对自己的精神症状丧失判断力，认为自己的心理与行为是正常的，拒绝治疗，如精神分裂症等；精神病必须坚持精神药物治疗为主，辅以心理治疗。

（二）心理失衡与心理平衡

唐代诗人李商隐写过一首诗："东妇人煮肉，西妇人拾柴，本曾欢欣去，为何怨归来？"——一位本来高高兴兴地去拾柴禾的妇女，看到别人家的老婆在悠闲地煮肉，心理不平衡，于是愤而丢下柴禾，气恼地回家了。现实生活中，也有不少这样的"西妇人"——拿自己跟别人比较，拿此事和彼事比较，拿现在和过去比较……现在的 IT 白领们生活累，部分源于生存，部分源于攀比，有比较就会有差别，就容易产生心理落差，导致心理失衡。

其实，在西方心理学当中，是没有 psychological balance（心理平衡）这一术语的，"心理平衡"一词可谓是中国人的独创；而心理失衡和心理平衡又是相对的两个概念。"心理平衡"是指人们内心世界和谐宁静的一种状态，而心理失衡则是个体在愿望、需求得不到满足或遭受挫折失败时，产生的一种心理上的不平衡甚至紊乱的状态。

第二节　网络性心理障碍的心理学分析

一、"网购成瘾"的心理学分析

10 年前，网购还是人们半信半疑的新生事物；2012 年，它以"疯狂"的姿态证实了自己强大而不可忽视的存在。每天 8 亿件商品待售、6000 万人次"逛店"、平均每分钟售出 4.8 万件货品、10 分钟交易额 2 亿多元，一天超过 190 亿元，一年突破万亿元——这不是天马行空，而是网民们掏出的真金白银。据 2013 年 1 月份中国商业联合会发布的统计数据显示，2012 年国内网购销售规模超万亿，继续领跑各类零售业态，网购人数达到 2.47 亿。2013 年 1 月 16 日，商务部对外表示，从消费方式看，近年来网络消费呈现出迅猛增长态势。2013 年全年网络零售交易额达到 1.84 万亿元，预计 2015 年将超过 3 万亿元，占到社会消费品零售总额的 10% 以上。

（一）被网购改变的生活

一入淘宝深似海，从此逛街是路人。进商场没感觉，网上买才舒服。宁可网购吃亏，不进实体商店……随着电子商务的不断发展，网购已成为很多人喜爱的购物方式之一，甚至有些网购达人将其变成了一种生活方式，网购成瘾，花钱没数，任人评说，乐在其中。

毫无疑问，网购的普及也影响了每一个消费者的生活。消费从未像今天一样简单、快捷，如今，时尚女性可以在网购平台分享自己的新搭配；IT 发烧友可以在家坐等最新的电脑硬件送上家门；文艺青年不用再去书店翻阅查找，只需在网上轻轻点击，便可整日在家阅读莫言文集；家庭主妇们也不用天天往超市跑，网络超市能将柴米酱醋油通通打包送到家……

网购和我们每个人都有着剪不断的关系，正如因特网为人类认知和交流带来的巨大改变一样，电商和网购也必将深刻改变我们这个时代的消费方式。

媒体生态学的创立者尼尔·波兹曼教授曾在《娱乐至死》中警告过人们，汪洋如海的过剩信息反而会阻碍我们的发现，网购的世界也是如此，有些人对此理性相对，各取所需；有些人对此盲目跟风，每两三天都要换一家网站乐此不疲；也有些人成了网购"瘾君子"，每天就像患上了"强迫症"一样，各大购物网站都留下了他们的足迹，小到袜子、饰品，大到音响、家电，只要能想到的东西，都在他们的购物清单之中。似乎一天不从网上买东西，他们就会变得寂寞难耐，像失恋般怅然若失。小李自从网络购物以来，每天早晨起床后第一件事就是坐在电脑前打开网上商城，抢看今天的特价、团购和打折商品，不知不觉，一天下来浏览了无数的商品，收藏了无数的"宝贝"（网络语指"有意向买的商品"），专心致志。除了吃饭睡觉，几乎都守在电脑旁，腰酸背痛也得再逛几个网店不可，每买一样东西都要不停地比较，翻来覆去，眼睛酸胀都不歇息片刻，一天不逛网店就感觉不自在，不买就觉得手痒心痒，总觉得今天少干了点什么一样，网购成了他生活中不可或缺的一部分。小李这样的现象在心理学上称之为网购强迫症。

"现在，只要一看到楼下有送快递的来，我就特别期待，每次买完东西后我都会焦急地等待收货，拿到东西的那一瞬间会特别开心，然后，好多东西也就一直放在角落不管不用了。不过，要是到了商场，我看着那些东西一点儿感觉都没有，不仅总觉得贵，而且还觉得这些都不属于我，还是在网上买东西比较舒服。"这段话也许说出了很多网购者的心声。

（二）网购为什么让人爱

1. 性格 喜爱网购的原因并不能简单地归因于这种消费方式和网络的存在，其产生是与现代人的工作环境、生活环境以及个人的性格直接相关的。一般性格内向的宅男宅女们为多发对象，因为性格内向的人在当今快节奏的信息社会现实中很难找到内心情感释放的途径，所以会借助网络来将自己真实的内心完全释放。他们会通过网上的虚拟社交弥补现实社交的缺失，会通过网上购物发泄内心的压抑。此外，现实的压力、环境让人疲惫，复杂的社会关系、工作关系存在着诸多不平等，然而，在虚拟的网络中，这种不平等的状态可以得到补偿。宅男宅女们常常沉醉于此，因而对网购强迫症具有最弱的抵抗力。

2. 价格便宜 汪女士以前对网络上的东西印象并不好，总觉得只从电脑上看个大概而没有经过亲手挑选的东西肯定不会太称心。一次汪女士逛街时在一家品牌鞋店买了一双800元的皮靴。一周后汪女士发现同事也穿着一双一模一样的皮靴，一问价同事只花了五百多元。"不会吧，怎么这么便宜？""网上买的呗。"汪女士再仔细看看质地质量做工和品牌，居然一模一样！这件事以后，本来不太懂电脑的汪女士在两个月内就成了网络购物老手。开始了自己的网络购物历程：衣服、鞋子、日用品、电器……汪女士说，她现在要买衣服、鞋子的时候，先到街面上的商场里转一圈儿，相中后把品牌和样式记好，然后去网上买，同样牌子同样款式的会便宜很多。价格便宜成为许多网购者最重要的理由。由于实体店相较于网店要负担额外的店面租金、仓储成本、营业员工资等成本，同样商品的价格自然比网店的要贵，现在有一种说法是实体店成了网店的"试衣间"！

3. 种类丰富 网上所出售的商品几乎包罗万象，小到针头线脑，大到家具汽车，想买什么只要输入关键字一搜，各种品牌、各种样式琳琅满目，而且在实体店中很难找到的小众商品也能点点鼠标轻松找到。只要在电脑前坐上一小会，床垫、衣服、台灯、孩子的玩具、杂志、怀旧唱片……能想到的就都买全了，在家等着收货就行了。

4. 便捷 网络消费者包括白领阶层、学生群体、中年女性和退休老人等。尽管他们有不同职业背景、文化层次、年龄结构的差异，但也有较多的共性。他们普遍不追求购买奢侈品和豪华商品那样关心外部效用的满足，购物选择的方便性、购买抉择的自由性、商品的价格和质量是其购物时考虑的主要因素。

这些特点体现在网络消费方面，具体表现为网络消费者强调购物过程中的精神和心理感受，重视自己在精神和心理需求方面的满足，即注重感性消费。网上商城上的商品被分门别类地配以产品图片、详细参数说明和用户点评呈现于页面上，明码标价供顾客自我浏览选购，而且网络商城还会将同类型的商品"自动推送"给网络消费者以供其比较选择，消费者可以在网络商城上任意比较价格，对比商品性能，想看多长时间就看多长时间，没有人来催促你，你也无需排队，有什么疑问还可实时连线网络销售客服进行咨询，极大地满足了网络消费者的心理需求。

与百货商店、步行商业街、购物中心相比，网络消费者对付款结算方便性的要求更高。特别是对于年轻白领阶层的网络消费群体而言，平时生活节奏较快，总想在排队结账之类的事情上多省些精力和时间，希望不排队就能完成结账。网上商城的后台程序可实现自动标价、计价、支持各大银行储蓄卡、信用卡的付费结算，支付效率高，大大缩短了网络消费者的支付等待时间。

5. 解闷　有一位姓杜的女士谈起了她比较特殊的网购原因——怀孕了。怀孕后，杜女士多数时间就一个人待在家里，缺少社交活动和交流，加上不方便出门买东西，于是她开始在网上买些家里需要的小东西。"我以前给老公看中一款飞利浦剃须刀，在精品店卖五百多元，当时我嫌贵没买。到网上一搜，才200多元一个。"杜女士想：先买一个试试吧。结果货到了以后质量没问题而且还有保修！这段时间，杜女士还网购了不少生活用品，感觉情绪好了很多，不再寂寞难耐了。无独有偶，据中国新闻网2013年5月22日报道，在襄阳一家网站工作的刘先生的妻子怀孕离职后靠网购解闷，一个上午他就代收了7个大大小小的快递纸箱。

6. 减压　面对压力时，每个人都有不同的态度。有些人能够调整状态，积极应对，而有些人则在不断逃避，在逃避的过程中内心又会产生负罪感和挫败感，于是某些人就选择购物这样的方式来转移焦虑不安的情绪。在购物过程中，享受着这种行为所带来的快感、满足感、占有欲和控制欲，以及囤积商品所带来的一种安全感。

7. 从众心理　在网上商城开展的购物狂欢节里，热火朝天的消费氛围具有强大的感染力。看着网络上商品购买人数的数字不断地向上跳动，似乎人人都在抢购，加上网站上具有诱惑性的语句"亲，××万人的选择，你不加入就OUT（网络语指"过时"）了！"，自己不买似乎就成了"局外人"。人是一种群居动物，都渴望有归属感和安全感，孤立总是会让人觉得恐惧，所以很多人都在不知不觉中受"从众心理"的引导，白花了很多"银子"（网络上对钱的称谓）。

8. 盲目　买一件也要出那么多快递费，还不如多买几件，加上东西本来就比商场便宜，所以常常会不知不觉地买多了。小丽说，现在自己的香水已经有二三十瓶，衣服、包包等等更是多得没法算。网购看似便宜，其实你会无意中买很多没用的东西，反倒会花更多的钱。而且所买的众多物品中有很多都是可要可不要的，但每次都觉得网上的东西比商场里便宜，并且这些"东东"（网络语指"商品"）又是限时打折，"秒杀"抢购，不买生怕就再没有机会了，就在无意中买了很多不常用的物品，其实这样一算来反而花了更多的钱。

9. 满足 爱拆快递不爱逛街恨不得牙膏也网购。"拆快递也是一种乐趣"，IT白领刘小姐坦言，拆快递有一种拆开礼物的喜悦感。"我很喜欢那种一层一层拆开快递的感觉，就算买的是书，拆开那层薄膜，也觉得很有乐趣。我男朋友还开玩笑说，准备送我一整套餐具，一件一件寄给我，能让我多拆几次。"在用户以受过高等教育的年轻人为主的"豆瓣网"上有许多网购发烧友自发组成小组。如"每天都收快递 我们都是购物狂"小组、"每天都要收快递网购达人"小组。有的小组成员人数高达900人。还有衍生的"快递焦虑综合征"小组，小组成员的"症状"是"习惯性不断查看物流，订下的东西到达前总在忧心它现在到了什么地方，还没发货的就忧心到底什么时候能发……总之从下单开始就间歇性心神不宁。"

10. 购物行为与支付行为相分离 网络商城采用自助式购买，一次性集中结算方式，即网络消费者们在购物网站上尽情选购商品，将心仪的商品一件一件加入到网络购物车中，多次享受购买商品的心理满足感，选购完毕后一次性登录电子银行集中支付，即不需要每购买一件商品就付费一次，正所谓愉悦多次，痛苦一次。特别是对于使用信用卡支付的网络消费者而言，可让自己愉悦30天，只用忍受月底收到信用卡消费清单那一天的"痛苦"。

二维码购物支付方式的产生，改变了人们生活中传统的线下消费模式（即选购商品——排队付款——提货回家），将线下购物与线上付款有机结合起来，消费者在实体店、网络商城和报纸杂志上看中某个商品后，无需记下该商品的具体名称和型号，使用手机二维码APP（扫描软件）扫一下该商品旁边的二维码，自己或委托他人（如对电脑操作不是很在行的父母委托子女）进入电子银行支付页面完成支付，然后就等着商品送到家，特别是对于委托他人付款的消费者来说，扫码购物降低了他们付款时的"痛苦感"，使"花钱"变得更轻松。

11. 心理账户不同 常常等到信用卡对账单寄来，才发现开销已大大超出自己的能力范围；每月月底查银行工资卡，才发现存款数额直线下降……网购大多通过信用卡、支付宝、网上银行之类的电子货币付款，而电子货币与现金分属不同的心理账户，不少 IT 人员对电子货币心理账户的敏感度较低，表示常常刷爆信用卡，在不知不觉中花了很多钱。

【知识拓展】心理账户是芝加哥大学行为科学教授里查德·塞勒（Richard Thaler）提出的概念。

如果今天晚上你打算去听一场音乐会，票价是 200 元，在你马上要出发的时候，你发现你把最近买的价值 200 元的电话卡弄丢了。你是否还会去听这场音乐会？实验表明，大部分的回答者仍旧去听。可是如果情况变一下，假设你昨天花了 200 元钱买了一张今天晚上的音乐会门票。在你马上要出发的时候，突然发现你把门票弄丢了。如果你想要听音乐会，就必须再花 200 元钱买张门票，你是否还会去听？结果却是，大部分人回答说不去了。

可仔细想一想，上面这两个回答其实是自相矛盾的。不管丢的是电话卡还是音乐会门票，总之是丢失了价值 200 元的东西，从损失的金钱上看，并没有区别。之所以出现上面两种不同的结果，其原因就是大多数人的心理账户的问题。

人们在脑海中，把电话卡和音乐会门票归到了不同的账户中，所以丢失了电话卡不会影响音乐会所在的账户的预算和支出，大部分人仍旧选择去听音乐会。但是丢了的音乐会门票和后来需要再买的门票都被归入了同一个账户，所以看上去就好像要花 400 元听一场音乐会了。人们当然觉得这样不划算了。

快捷、便利、低价、齐全、限量版、24 小时在线……无论网购横空出世之初被赋予了怎样的正面意义，今天，诸位"网奴"、"卡奴"们对它的解读只剩下一句话：败家、败家、超败家。

网购瘾就是这样被培养起来的：你也许从未光顾过小区楼下 50 米开外的超市，因为在淘宝上囤积的日用百货零食小吃一两年内绝无耗空的可能性；你面对商场打折季从来岿然不动，因为代购网站的大力促销才是真诱惑，数次货不对板也扑不灭这份热情；你的饭局从来都要提前三天预定，没办法，谁叫团购网站有这坑爹的规定；你从电商网站买的咖啡煮壶经年累月吃着灰，还有半架子新书从未拆过封……尽管每个信用卡结算日你都哀嚎着"想砍掉自己不停刷网购的手"，结果发现"自己原来是千手观音"——你还是上班偷闲不停搜索着新的商品关键词，一遍遍刷新订单物流等待快递小哥让你的手机铃声响起。网购是个坑，轻易患上购物强迫症。姑且让我们来剖析一下电商网站是如何把握消费者心理的吧。

第一步：洗脑

宣扬时尚新潮情调，灌输网络消费观：钱要花，礼要送，广告来了看了再骂。记住你是时尚的代言人，新潮的典范。世间最畅快的事莫过于拿着钱畅游享受世界，看中什么你就买什么，只图个高兴——然后，千万别思考。思考会毁掉这一切。

第二步："跟风"潮

当人们熬红了双眼盯着电脑屏幕准备"秒杀"时，当人们懊恼自己手不够快，没抢到心仪的商品时……许多人已在不知不觉中陷入了网购的"实惠"陷阱。还有许多人因为受到"团购"、"万人疯抢"的引导，而购买了大量的自己并不是那么需要的物品或服务，造成了浪费。网购者比较容易走入"羊群效应"的误区之中。

【知识拓展】 心理学上的"羊群效应"指集体中人们盲目从众，丧失独立判断的行为。在群体中，个人的才智和个性被削弱，群体往往表现出冲动、急躁、没有长远打算、情绪夸张与单纯、轻信、易受暗示。

第三步：诱"虚荣"

虚荣在《现代汉语词典》上的释义是"表面光彩"。对"表面光彩、虚幻荣耀"的追逐是人类普遍具有的性格弱点，谁都无法逃脱。恰巧，名牌拥有表面的光彩"美貌"和内在不菲价值所代表的"贵气"，满足了女人对美和富有的双重虚荣，所以几乎没有女人在名牌面前可以逃脱——穿着名牌，背着名牌，在镜子里，女人能感觉自己与那些广告中的女明星发生了联系，与时尚杂志中描摹的美好高端生活发生了联系，甚至是与名牌历史典故里那些犄角旮旯的名女人发生了联系，感觉镜子里的自己瞬间乌鸡变凤凰。正如《奢侈带来富足》一书说所说——名牌奢侈品以前一直是贵族的专利，今天却成了大众时尚。而名牌之所以风靡大众，只是因为可以提供给你瞬间成为贵族的错觉。爱马仕近年在众名牌中之所以异峰突起，也在于成功而完整地塑造了低调的王妃式奢华。低调奢华有内涵，高端大气上档次，调动的只是那些试图低调的虚荣心而已。

第四步：抓"软肋"

从懂得把营销术聚焦在人类的自卑心上开始，一切与两性有关的周边商品就成功了一半，这就是为什么"A杯瞬间变C杯"的魔力挺永远销量大好，"让你再坚持4分钟"的安全套被奉为成功案例。这些营销手法犹如魔法棒，但当你把手伸向货架的那一刻——喂！你已经暴露了。由于性用品购买私密性的缘故，网购情趣用品在网购份额中占了相当大的比例。

第五步：羡"光环"

天价月饼、天价车、天价房、甚至是天价榨菜……这年头，什么都可以有天价。商家笃定地相信诸多消费者的心理是——不求最好，但求最贵。所以，他们纷纷占据各类商品的价格制高点，不断强调面子的意义，放大面子的隐形价值，姜太公钓鱼，等愿者上钩。

情面、场面、攀比无处不在。在生活中，我们每个人都暗自会给自己一个消费定位，只是最高处的那根标杆往往会影响我们的决定，拉高我们的尺度。我们总是在左顾右盼的比较中丧失自知之明，头脑一热，就像跳高运动员一样不断纵身一跃去触碰一根我们达不到的高线。

第六步：显"至尊"

当在银行被 VIP 频频插队而怒火中烧时，你就会明白，奥威尔的那句话是何等正确——"所有的动物都是平等的，但有些动物比其他动物更平等"。只不过以前是政治权力让人"更平等"，现在是商业手段让人"更平等"。

所有的品牌都看到这一点。银行设置无数个信用卡级别，普通卡、金卡、白金卡、黑卡……你得像网游过关打怪一样才能升级；诱人的广告让你无比至尊——不仅要打造限量版，还要"特供××"；奢侈品要不厌其烦地强调"手工制作"，虽然它极有可能诞生在东莞的某个工厂里；就连快时尚品牌都要跟知名设计师合作，让你在预算有限的情况下，获得"限量版"的优越。你的确获得了一些优越感，或许还有不少特权，然后，你就掉进"致命的幻觉"里不可自拔了。

（三）网购成瘾的矫正——网购虽好，适度才好

1. 要养成在购物之前"做计划"的习惯，将必须要购买的物品列成一个清单，按照清单逐一购买。如此一来，在购物时心里就有一个"谱"，不会随便乱买。

2. 在购买前将想买的物品进行分类：需要的、想要但不需要的。在分类时，就能将自己的欲望压抑住，购买时就不会失去控制。不仅如此，在下手前让自己有几秒钟的停留，问问自己这是不是需要的，以减少后悔的机会。

3. 尽量使用现金消费。消费时刷卡很容易造成消费过度的问题，因为电子货币与现金分属不同的心理账户，刷卡时对金钱的敏感度较低，正所谓看不见就不心疼，因此很容易在不知不觉中就花了很多钱。

4. 还有很重要的一点，那就是增加社交活动，多与朋友交流，多培养兴趣爱好，拓展自己的心理空间。

5. 当心理出现压力时，要学会适时释放，可以到合适和安全的地方与友人进行真心的交流，如果缺少知己，可以通过写日记的形式，帮助自己理顺思路，找出问题所在，并积极处理。关于管理情绪和减压的具体方法请参见本书的第八章和第九章。

6. 了解一些消费心理学的知识，避免受到网络商城商业推广手法的迷惑。

二、"网游成瘾"的心理学分析

当你听说一位 48 岁公务员的妻子，死守电脑前"偷菜"而冷落丈夫和女儿，乃至渎职被除名时；当你听说 IT 白领三更半夜爬起来组队"打魔兽"不亦乐乎时；当你看到家中奶奶和孙女争电脑"打植物僵尸"时……不要奇怪，类似的场景正在我们身边不停地上演。电脑游戏在 IT 人员的世界中扮演什么样的角色？它又怎样悄然改变人们的观念和行为方式？这些都需要我们追问答案。

（一）网游成瘾的原因分析

网络游戏的存在是基于人们对娱乐的需求而产生的，本身并无不妥；广大网络游戏玩家为什么沉迷玩网游呢？又是如何被锁定和激发的呢？

1. 享受满足的成就感

在网游中，成功的目标很单一，就是升级，战斗力变强。而升级的途径也非常的公正和唯一——就是奋斗，这与现实社会不同。现实中目标和途径都不是唯一和公正的，尤其是正处于转型期的中国社会，很多人在小的时候可能非常勤奋，因为当时成功的途径单一、目的明确——就是学习好，但是到了社会上就不行了，因为到了社会发现原来目标是多维的，路径也是多条的，而且不是"公平"的，从官二代"我爸是李刚"的嚣张到富二代"你们在北京住得上 300 多平方米上下两层带露台的经适房（面向城镇中低收入家庭出售的且面积均为小户型的住房）吗？"的炫耀，"官二代"与"富二代"已经成为了风靡网络的代名人，屡屡冲击着网民们的价值观，光努力学习、工作还有用吗？人们产生了迷茫，感到了不公正，觉得努不努力一个样。当然在网游中也可以用现实社会中的货币来代替升级（如买装备、买虚拟金币等），但这也正好给了玩家将虚拟金钱兑换成真实货币的机会，给玩家带来了实实在在的经济利益，更加满足了玩家的成就感。

2. 能够实现的目标

在网游中，大目标和小目标的配合非常好，你总是在追求着一个小小的，感觉略一努力就能实现的目标，总有成就感。这种成就感激励着你继续努力。它不会出现现实中由于目标太高太远而导致你失望和放弃。如植物大战僵尸游戏让人通过不同的排列组合，一步步地赢得不同的道具，通过不同的关卡。每种道具都有不同的特性，不同需求。游戏中有两种资源，一是阳光，一是金钱。阳光作为游戏中种植植物的基本需求，是游戏中最重要的资源。金钱则主要是购买新的植物和小道具。在现实生活中，有谁不喜欢阳光，有谁不爱钱？而这两者在游戏中，只要稍稍努力，便可得到。

所有的网络游戏都遵循这样的一种流程：游戏提出指令，玩家全力完成，得到奖赏（新的技能、装备、荣誉等），游戏提出下一个指令。在这里，游戏运营商就像是庄家，在合适的时候给玩家（就像是赌徒）以强化，不同的成功行为给予不同的奖赏，并让他们始终保有获得成功的希望——只要玩家投入足够的时间及金钱。游戏使人上瘾的秘密就在于此。

3. 获得认同的价值感

新一代的青年人注重自我感受，对自身评价较高，具有较为张扬的个性，渴望展示自己，希望得到周围同事和朋友的认同，但是，目前社会和单位无法提供给他们实践的机会，他们缺乏表现自我的个性平台，个性和潜能受到了压抑，理想我和实现我之间发生的冲突让他们倍感焦虑。

玩家之间可以在网上相遇、相识、相互合作、相互为敌，真实世界的规则延伸到了虚拟世界之中。对许多人来说，这是一个新奇的世界，没有压力、没有责任，这里没有监督者，人人都可以从现实世界的角色中挣脱出来，去除面具，这里适用的是武侠小说里所描述的英雄法则。我们知道，如果想在一个组织或活动中生存下去，就必须认同其中的法则。网络游戏共通法则就是：实力为王。高手是这个舞台最耀眼的明星。高手的身份主要体现在级别和装备上，和现实世界不同的是，只要你在线再加上自己的努力，你就会成为受人尊敬的人物。毫无疑问，对于在现实社会中不如意的人来说，网络是一个再好不过的避风港，玩家可以为自己创造一个新的"角色"——新的名字、新的经历。所有这些都对人无疑有着巨大的吸引力，让充满压力和焦虑的现实生活黯然失色，如此便形成了沉迷游戏的恶性循环。

4. 随心所欲的角色体验

通过角色转换，你可以体验到另一种人生，例如，本来是男生体验一下当女生而受到其他网友呵护的感觉；本来是弱者体验一下强者的感觉；分别体验一下当战士和当女巫的感觉；体验一下当领导的感觉；体验一下回到古代的感觉；体验一下砍人的快感等。

约翰苏拉在他《网络空间的基本心理特征》中指出，"虚拟的网络空间和人们内心体验世界的真实大不一样，数字化的人、关系和群体使人类相互作用的时间和方式得以延伸"，在网络上逗留过久的人会将游戏中的行为规则带入日常生活，最常见的是使用游戏中的语言，做出一些游戏人物的造型，严重的会对游戏中的形象念念不忘，最极端的是他们把现实看成是虚拟游戏的反映。以上这些还可以从另一个方面解读，在网络游戏上众多玩家组成了一个小社会，这就是"江湖"，玩家们在网下也会极力表明他是玩家群体的一分子，是游戏的参与者。这个生活中的群体在部分情况下仍然会遵循游戏中的法则，在世俗生活中，高手也能得到圈内人的尊重。他们会集体地抵制外界阻止他们游戏的努力，而且集体往往会做出个人不敢做出的决策，比如杀人。

5. 弥补人际交往的遗憾

人是社会性的人，天然的有对集体和相互关爱生活的向往。在高学历的 IT 人群中不少人社交能力有欠缺，又没有足够的集体活动来满足大家的需要，因此大家用网络来替代现实。交往动机在网游玩家中占了很大的比重。网游中人际交往与现实不同之处在于，网游中的人际交往比较单纯，大家为了共同的利益组成战队成为亲密无间的战友，就算是相互攻击，却不存在虚伪、勾斗，大家有着共同的爱好、利益，相互之间是平等的，你还可以展现你独特的方面，实现现实中不能实现的个人追求。

6. 没有顾忌的发泄

通过在游戏中的砍人、杀人、抢东西，你可以得到巨大的发泄。这是因为人的效用往往是建立在对比之上的，随意地杀死别人，看到别人痛苦时自己会得到巨大的快乐！心理分析大师弗洛伊德认为，游戏是释放焦虑和补偿生活中遇到的挫折的手段。它满足了人们内心的一种童真，让人获得正确的发泄途径，又或只为填充无聊。动作和枪战游戏往往是男性 IT 人员所喜爱的一类游戏，生活中的不如意、不满、愤怒需要发泄，正确的发泄途径是建立在不对他人和自己造成伤害基础上的，动作和枪战游戏恰好提供了现实中的挫败感得以释放的合理渠道。而植物大战僵尸是款单机游戏，不需要上网就可以玩，当由于突然断网而感到无所事事，引发焦虑时，正好用此来纾解心情。

7. 填补内心的空虚

网游是很好的打发时间的工具，它可以成为弥补心灵空虚的"毒品"。要想弥补空虚必须做到忘我、忘忧，而网游过程中的紧张气氛恰可以使你忘忧、忘我。当很多人闲来无事时，想到的可能就是打游戏，这与以前的打牌、打麻将是一样的。

8. "不落伍"的从众

为什么玩游戏？朋友都在玩呀，不玩跟他们就没共同语言了，或者我男朋友/女朋友一天到晚玩游戏，我不跟着玩在旁边看着他们玩太无聊了。

对于持这种心理的玩家，游戏的宣传造势工作起着非常重要的引导工作。这些玩家中大部分是对游戏本身没有自己的好坏判定标准的，甚至是对游戏一无所知，他们判断一个游戏是否好玩、是否值得玩唯一的标准就是玩的人多不多，有多少朋友在玩。

9. 失自我的攀比

"我没别的，玩游戏就是为了要比张三李四他们都强，他们 12 级我就要练到 13 级，总之不能比他们差"或者"张三又打出一套极品装备了，我也要打出来，还要比他的好"……

这是长期坚持玩一款游戏的老玩家的共同心理。他们玩这个游戏已经有很长一段时间了，游戏本身对他们而言已经完全没有了新鲜感和吸引力，之所以坚持玩下去完全是因为攀比的欲望，不想比别人差，一定要比别人好。

10. 愉悦

奥地利心理学家彪勒认为，游戏是获得心理愉悦的手段。喜欢传统游戏的人也可以从电子游戏中找到他们的所爱，在网上你可以与千里之遥的对手下一盘围棋；喜欢赛车的玩家操纵键盘、手柄或方向盘仿佛进入了 F1 赛道；喜欢足球的人在电脑上摇身变成无法阻挡的前锋，把球一次次送入对方的大门。身心紧张的现代成年人通过游戏愉悦自己，放松心情，为生活增加一些情趣。

11. 乡土情结

在忙碌的信息社会里，大家都非常向往能亲近自然，比如现实版的 QQ 农场和开心牧场就是大家向往这种田园生活的写照。"大家感受自然的机会太少，所以对它更渴望。"众多 IT 人员感叹道，而植物大战僵尸游戏中的玉米射手、倭瓜、樱桃炸弹等可爱的植物形象很容易勾起人们的乡土情结，让人一见钟情。

12. 简单耐玩

植物大战僵尸可以说是老少咸宜，上至 60 岁下至 6 岁都能玩上两把。开心农场更是让全国人民从"斗地主"阶段直接当上了地主。以往的电脑游戏都比较复杂，除了一手键盘一手鼠标忙得不亦乐乎外，也是对听力、反应速度、身体协调性等的综合考验。上手难度很大，新手"被欺、被虐"是常事。另外加上一些游戏"大作"由于场景比较宏大，内容比较复杂，也很容易让一些刚玩的人找不到乐趣。这就造成了除了青少年以外，其他年龄段的人较少玩游戏的状况。而在这两款游戏的玩家中，"小白"的数量可能得占到70% 以上。植物大战僵尸和开心农场没有繁杂的操作，画面风格卡通、简单，只需要鼠标拖拖点点就好，可以说是无技术，无内涵，无技巧的"三无小白"产品，随便一个人，都可以在 10 分钟内上手学会。加上游戏文件容量不大，下载起来方便，不像大作游戏少则 5、6G 大则 20、30G。对电脑硬件配置要求也不是特别的高，一般配置的电脑就可以，从而大面积地扩大了用户的数量。作为单机游戏，植物大战僵尸的关卡足够多，而且还有无尽模式，使得这个游戏不会像某些游戏那样容易被玩爆。

从社会发展趋势看，现代人的一生注定是离不开游戏的，游戏可以成为教育的手段，游戏可以成为治疗的手段，游戏甚至可以成为克服游戏弊病的手段。如游戏设计者们发现有些成年女性长时间在电脑或沙发上看电视剧缺乏运动就开发了运动类游戏来帮她们减肥。游戏满足着成年人的心理需求，游戏也制造着痛苦，沉湎于电子游戏成为了当今社会重要的社会问题，有人甚至把电子游戏称为"电子海洛因"。

由于新一代人的生活不再像父辈那样艰辛，没有了从小担起的责任，在轻松和沉重之间自然不愿意选择沉重，在游戏中体验人生是他们与父辈的不同，游戏人生成了他们的追求。

面对来势汹汹的指责之声，应该怪罪的不应该是游戏，它只是一种媒介而已。人类获得游戏的能力是人类进步的表现，在低等动物身上是看不到游戏的。无论是对于一个人的成长还是对于一个人的生活，游戏都是一项重要的活动。

科学的发展自然会带动游戏的发展，科技使得游戏更容易满足人的心理需求，加倍地愉悦人、诱惑人。游戏是不可能被禁止的，关键是在游戏的媒介中装入适当的成分，给不同的人以适合的游戏，使他们获得适合的心理满足。

（二）网游成瘾矫正建议

很多"上瘾"的玩家觉得，"偷菜"、"打怪"、"升级"已经成为一种习惯，这种习惯难以更改。心理学家给出了"跳"出这个虚拟世界的建议，轻度上瘾的玩家，可以通过组织同事、朋友、同学打球、踢毽子等有氧运动和多参加集体活动以减少接触网游的时间，从而慢慢离开电脑桌；对于沉溺虚拟世界无法自拔的玩家来说，向心理医生寻求帮助，进行系统的治疗，是最好的解决办法。

三、"社交网络成瘾"的心理学分析

每天一打开电脑，第一时间就打开社交网站，拼命刷屏发消息；在忙得不可开交的时候，也要挤出时间在微博上徜徉，担心自己几个小时不上就被滚滚信息潮流抛在后方；遇到网络连接不了这些网站的时候，就心神不宁、坐立不安，满脑子想着好友们在网上又更新了什么新内容……

短短几年内，我们经历了从论坛到社交、博客到微博、QQ到微信的巨大变化，迎来了一个碎片化的信息世界。随着新的网络社交方式的出现，人们泡在社交网络上的时间也日益增多。根据杜克大学丹·艾瑞利教授研究得出的数据，他认为人们花在社交网络上的时间是上网时间中最长的，而且有不断向上的趋势。也就是说，人们愿意花费在社交网络上的时间越来越多。

印度心理学家米拉·尼尔坎森对印度160名网民进行了抽样调查。结论

是：不满 18 岁的青少年受到网络的诱惑最大，而这些青少年很有可能因网瘾在未来会出现一些心理疾病。她认为"青少年越来越倾向把生活重心搬到网络上，而他们在网络上的时间越长，登录社交网络的概率就越高。"她还发现，这些孩子同其他没有网瘾的孩子相比，更容易辍学，忘记睡觉和吃饭，更重要的是，这些孩子往往更容易陷入激动或者沮丧的情绪中。她将这种现象称之为"社交症候群"——一觉醒来就想登录，即使不在线，也每时每刻在牵挂着自己的页面，或者原本可以面对面进行交流，却也宁愿通过信息或者贴留言交流。

（一）社交网络成瘾原因分析

社交网络的普及，让 IT 人员们免去了许多的奔忙之苦，也让 IT 人员们成为了孤独的"宅中人"，无需串门，不事往来，从此只在摄像头里沟通交流。

"为何社交网络让人们如此着迷甚至上瘾？社交网络怎样改变着人们的生活方式？""社交网瘾"这一热门话题，在 2011 年 1 月份的达沃斯论坛上成了一个分论坛的主题，来自全球各地的政治高层、科研人员和经济学者们，都认为应该对社交网瘾引起足够的重视。

1. 全民娱乐泛化

2012 年，你听过《江南 style》吗？看过《泰囧》吗？自从《江南 style》于 2012 年 7 月 15 日在国外视频分享网站 Youtube 上线后，截止到 2012 年 12 月，《江南 style》的点击率已破 10 亿。而 2012 年 12 月上映的 3000 万元成本的电影《泰囧》票房截止到 2013 年 2 月份已近 13 亿元。《江南 style》和《泰囧》为什么会创造奇迹？这都要归功于社交网络！《江南 style》发布到网络上后，在 30 天内被四大微博明星用 Twitter 强烈推荐，然后在当年 8 月成为 Youtube 上最火的视频。名人效应＋模仿恶搞＋社交网络，神曲就这样诞生了。金鳞本非池中物，一遇风云便化龙。而《泰囧》的火爆，很有些中国版《江南 style》的意味，《泰囧》能够腾上九霄，创造奇迹，是因为遇到了中国社交网络热潮这个"风云"，今天你看《泰囧》了吗？一时间成了社交网站上见面打招呼的第一句话。看《泰囧》成为了一种流行，一种时尚，一场都市狂欢。各种模仿、恶搞版本的《江南 style》和《泰囧》视频在网络上层出不穷，像病毒般蔓延，满足着不同人群的娱乐诉求。接着，新一轮的互动、转发、模仿、恶搞继续将它们推向高潮，吸引着 IT 人员去"围观"（网络语指"关注度很高"）。自从有了社交网络之后，每年都会有莫名其妙的流行与爆红，2012 年是《江南 style》和《泰囧》，明年一定会有另一部或另二部。

2. 网游社交化

开心农场最吸引人的特点不是种菜而是"偷菜"，就是在好友所种植的作物已经成熟还没来得及收获时，翻到好友的农场里收取作物果实（网友们称之为"偷菜")。在本世纪初的时候，PC游戏的玩家还主要是青少年群体，那时的游戏，无论是单机还是网络，都或多或少地带有竞技的成分在里面。开心农场打破了以往游戏只与"怪"斗的模式，与人"斗"才是游戏的最大乐趣。开心农场抓住人们喜欢贪便宜，不劳而获的心理吸引了各行各业，男女老少玩家偷取好友的作物果实（亲，不用自己种哦！）。

作为网络游戏的开心农场已经发展成为了一种网络社交工具，即网游社交化，谁今天没来偷我的菜，就不算是我的好友！

（二）社交网络成瘾的心理学分析

1．现实社交焦虑

据统计，全球约有7%的人患有社交焦虑障碍症，而中国每10人中约有1人或多或少有社交焦虑方面的困扰。社交是IT人的软肋，在软肋之上，利用网络进行社交是拿手好戏。

显然，各类社交网络的最大卖点在于在虚拟的网络世界里满足人的社交渴望。多少年前，英国诗人约翰·邓恩感慨过："没有人是孤岛，每个人都是大陆的一部分"，而社交网络不需要你具备社交能力，不需要跨越物理和心理的距离，只要十指按动，就能将一个个"孤岛"联接成一片广袤无垠的陆地。据说，只要你愿意，"非接触型"的社交可以占据人类整个社交的80%。

一方面，你在虚拟世界里享受着越来越轻松的社交，另一方面，面对至爱亲朋，你会越来越觉得漠然无语。人们的社交能力是从小到大一点点在与人交往中形成的，没有现实中积累的交往练习，结果就是，那些在虚拟世界的社交狂人，在现实中往往是社交低能儿。

2．新情境的刺激

如果你有过在泡论坛时不断刷新页面的经历，你就会明白社交网站的通知系统是一个多么精巧的引人上钩的设计——人们难以容忍等待，他们需要新状态的刺激，现代化的机场都将下飞机口到取行李处的距离设计得要多漫长有多漫长，就是为了避免旅客在取行李处叉着双手等行李，因为"走"比"等"更容易让人接受——而创造通知系统的IT工程师们显然深谙此道，只要通知系统不断地给出状态更新的通知，就能够让人每天乖乖地登录，然后长时间地留在你的社交网站上，这一招就像用香肠逗狗一样好用。

3．满足感

丹·艾瑞利教授对社交网络进行了深入研究后发现：任何人都能通过社交网络把自己最新的情况放到网上，然后通过网络，跟自己认识或者不认识的人分享。当这种分享得到一些人的肯定时，人的心理会有满足感。越多人的参与，这种满足感就越强烈。"当这种满足感成为一种习惯时，许多人已经依赖甚至离不开网络了，从而出现了社交网瘾。"丹·艾瑞利教授说。

4. 自恋

80%的社交网络用户所发的内容都是和自身有关，在每天发布的2.5亿张照片中，35%都突出了自己。社交网络中的大多数信息都与"交流"没半点关系，只是某人发布的"自以为很重要"的自我推销信息而已。根据"人类自我表现理论"，人们的自我表现往往根据相互关系中对方的特点而采取某种相应的对策，人们会不断地调节和控制呈现给其他人的信息，特别是有关自我的信息，以便建立起有利于自己的形象——所以人们会狂热地维护自己的微博形象。

5. 嫉妒

人们总是有无穷的动力想去瞧瞧多年不见的老朋友、老同学，或是初恋情人，看他们是不是过得比自己更差，有位社交网瘾患者曾向其心理医生坦白，在他听说前女友离婚的消息后，他曾连续一个月关注她的微博和社交网络，并且觉得很爽……巴菲特说，竞争并不是推动人类前进的动力，嫉妒才是。

（三）社交网络成瘾矫正建议

对于年龄稍大的孩子，建议父母与孩子商量，约定每天使用电子产品的时间。如果孩子已沉迷其中不能自拔，不能硬着来，必要时找心理医生介入。

成年人自控能力较强，有些人因为工作环境或生活习惯产生对社交网络的依赖。这与对酒精、烟的依赖有相似之处，需要靠意志力来改变，更重要的是多找些其他兴趣，多与朋友互动，转移注意力，慢慢从这种依赖中脱离出来。

丹·艾瑞利教授认为："未来每个人都有患上社交网瘾的可能，我们必须未雨绸缪。"他已经对自己的学生展开了部分实验，比如尽可能减少在社交网络上的时间。其中一个方法就是通过修改密码等方法禁止登录。他让学生在每个星期天晚上互相修改社交网站密码，然后等到下星期五晚上才告诉彼此新密码，这样平时上学的时候，他们就不能登录社交网站了。"这种效果不错，学生们大多数都能安心地把作业交上来。"

赫芬顿网站的专栏作家尼赫顿的另一个"妙招"设定自己上社交网络的时间限额。如果没有超出限额，就给自己奖励，反之则接受惩罚。"有必要的话，可以邀请朋友互相监督，或者可以用钱来作为惩罚手段，或许这样才会有效果。"2013年，美国和英国流行聚餐时把智能手机集中起来保管，第一个拿手机出来上社交网络的人必须替大家买单。

四、网络性心理障碍

网络对于现代社会的影响是全方位的，从虚拟到现实，从经济、政治、文化到衣食住行，网络的触角已经延伸到了当代人生活的方方面面，越来越多的人通过网络了解资讯、通信联络、学习知识、休闲娱乐、购物支付、交友互动，网络已成为一种新的生活方式。人们不得不由衷感慨：网络正在接管生活。

　　阳光与阴影，相生而相随。越是明亮的地方越能产生黑暗的阴影和矛盾。网络是把双刃剑，在为人们提供便利的同时，也带来了诸如网络安全、虚假有害信息、网络政治化、网络暴力以及网络成瘾等一系列问题。这些问题的产生和蔓延既干扰了网络的健康有序发展，又触犯了道德的底线，更损害了网民的心理健康。据报道：一名学生沉溺于网络世界，为了上网，偷走家中大量钱财，原本虚弱的姥姥一气之下断气身亡。而他自己，在猛然醒悟后，选择了自杀。

　　随着网民数量的增多，一种新的疾病——网络性心理障碍引起了世界医学界和心理学家的关注。心理学家对众多 IT 人员的心理进行了分析，发现网络对 IT 人员的消极影响包括：①多元化的文化思潮与观念严重冲击着 IT 人员正确的世界观、人生观和价值观的形成。②因特网中的"信息垃圾"造成部分 IT 人员是非观念模糊，道德意识下降。③英特网容易诱发 IT 人员由好奇到发泄甚至发飙，导致网络不道德行为甚至违法犯罪。④因特网容易引发 IT 人员网络性心理障碍，甚至可能带来"人性异化"，使有的 IT 人员成为"数字人"。⑤英特网容易使人产生习惯性依赖，使人变笨。以前人们遇到难题往往是求助于师长亲朋或自己寻求解决办法，现在一遇到问题，第一反应就是搜索度娘（网络语指"百度"）或古哥（网络语指"谷歌"）。搜索已经成为很多 IT 人每天的习惯，长此以往，人的记忆、情感、感知等就会衰退。

　　网络性心理障碍是指患者往往没有一定的理由，无节制地花费大量时间和精力在因特网上持续聊天、浏览、玩游戏、网购等等，以致损害身体健康，并在生活中出现各种行为异常、心理障碍、人格障碍、交感神经功能部分失调。患者早期，先感受到上网的乐趣，然后不断延长上网时间并出现记忆力下降。有些患者晚上起床解手时都会情不自禁地到网络上"溜达溜达"。后来发展为躯体依赖，表现为每天起床后情绪低落、思维迟缓、头昏眼花、双手颤抖、疲乏无力和食欲减退，只要上网精神状态立马恢复至正常。该症晚期，患者出现与生理因素无关的体重减轻，外表憔悴，每天连续长时间上网；一旦停止上网，就会出现急性戒断综合征，甚至有可能采取自残或自杀行为、危害个人和社会安全。

　　有研究显示，长时间上网会使大脑中的一种叫多巴胺的化学物质水平升高，这种类似于肾上腺素的物质短时间内会令人高度兴奋，但其后则令人更加颓废、消沉。人在吸食毒品和享受性爱时，也同样会产生大量多巴胺，这也许就是网络使人上瘾的真正原因。据统计，网络性心理障碍者的年龄介于 15~45 岁，男性患者占总发病人数的 98.5%。20~30 岁的单身男性为易患人群。

世界在信息化的运转中走向完美，却隔膜了人心。这个社会怎么了？明明是在进步着，却好像倒退了许多。看来在科技发达的今天，人类面临着更多更复杂的问题。也许，网络中有许多被数字生活折磨得失去自我的人；也许，他们已把虚幻的世界与自己曾经的理想混为一谈，分不清是非。但我依然相信，网络没有错，就像杀人犯拿刀杀了人，但不该把刀拿来枪毙一样。

你累了吗？那就在网络上从中国出发到印度，去感受人们在恒河水中沐浴时的庄重和神圣，之后，跨过幼发拉底河和底格斯河，去了解古代两河流域的文化，还可以顺便到意大利看一眼比萨斜塔，到水城威尼斯感受一番异域风情。在夏威夷网页上，你可以赤脚走在沙滩上，任凭潮湿温暖的热带海风吹过脸庞；在埃菲尔铁塔的网页上，你可以站在铁塔顶端，把巴黎市的浪漫夜景尽收眼底。你好像站在了宇宙中，可以看到星星在你身边掠过……

请相信，只要怀着一颗健康的心上网，网络一定会发挥出巨大的潜能。

五、网络"虐猫女、虐兔女"背后的心理学透视

2006 年，一组变态残忍杀猫的图片和视频被各网站广泛转载，从图片上看，杀猫者是一名穿高跟鞋和丝袜的时髦女郎，并且毫不在乎地面对镜头用高跟鞋的鞋跟虐杀小猫。据称她虐杀猫已经有 10 年，每天到处领养小猫回家当天虐死，并将过程拍成照片或视频上传到网上，意图宣泄变态似的快感，引起了网友们的极大公愤。

无独有偶，2010 年，一段"虐兔女"的视频在网络上热传：一位约 20 岁左右的白衣女孩把兔子放在玻璃下，自己坐了上去，把兔子活活压死，其残忍的行为一时间引爆众怒。

愤怒之余，人们不禁要问：一般的人看见小生命，都会油然而生出一种怜爱之心，这些外表柔弱的女子为何如此残忍？与生命本能相对，每个人身上有一种趋向毁灭和侵略的本能冲动。正常人在某些时候也会在某种疼痛上体会出快感。例如有些男性 IT 人员喜欢观看暴力影片——好莱坞大片常常设置暴力和毁灭情节，就是迎合了人们的这种心理。

在某种境遇下，比如过大的刺激和压力，死亡本能就可能突显出来，但是强大的生命本能会迫使死亡本能以各种形式伪装起来。自毁的冲动受生命本能的压制而减弱，或改转了方向，比如有的人会成为一个被虐待狂，有的

人也可能把所有"毁灭能"的方向转向外界，而成为侵略性的人、虐待性的人及谋杀者。这种残忍的人并不只是现在才有，也不只是中国才有，在全世界范围的任何时代都有。

在人肉搜索的压力之下，"虐猫女"、"虐兔女"纷纷通过网络道歉。但随后的调查发现更让人们大吃一惊，残忍的虐待动物不仅仅是某一个人的嗜好，有知情者在网上揭露这种现象已催生出了一个"产业"——成批量地制作和销售残忍虐待小动物的影片。背后的推手竟是一个秘密的虐杀小动物团体，但凡参加虐杀动物的视频拍摄（虐蛤蟆、虐猫、虐兔子、虐狗，全是美女残害小动物的血腥场面），每人每次至少获得 6000 元的酬劳（2006 年的酬劳标准）。

喜欢看这种影片的人是些什么人？他们怎么会有这种爱好？

心理分析：这不单纯是一个虐待小动物的事情，其实这是一种变形的性虐待。据网友的爆料，"虐兔女"所在的虐杀小动物团体，名曰 crush fetish（简称 CF），网友译作"粉碎崇拜"；而另一分支为 killer，意思就是宰杀、切割。这类网站常常诱骗一些无知少女以"女王"的姿态参与拍摄虐杀视频，而 VIP 会员则付费观看这些视频，从而形成了一个黑色产业链。

其实，fetish，或者叫 fetishism，就是一种性变态行为，它有拜物教的意思，在这里的意思是恋物癖，让美貌的少女残虐动物，美丽和血腥并存，真是"又黄又暴力"，以此来满足变态的欲望。更有甚者让人拍摄虐杀活人的小电影，尼古拉斯·凯奇的电影《8 毫米》就有此情节。这类影片一定是找一个美女，穿着性感，肯定不会是运动装和运动鞋，一定是高跟鞋和丝袜，国外很多性虐待的影片中，都是以高跟鞋和黑色丝袜为道具的。

这种群体性病态心理究竟是如何产生的呢？

一种是完全的心灵空虚。在现实社会中，他们很可能是人们公认的很成功的、社会地位很高的人。不像一般的人每月能赚上几千块钱就感到很满足了，一个连饭都吃不饱的人，能吃上一顿丰盛的饭菜就感觉很快乐了，而这些人，现实中一般的刺激已不能满足他们生理和心理的需要，感觉已非常麻木，世俗的成功对他们来说根本不提劲，其刺激的心理阈值比一般人要高，认为没有更多的奔头和希望，也没有更高的境界和文化修养的动力。所以他们会寻求这些刺激，以常人感到不舒服的方式来达到兴奋感、刺激感。在他们看来，虐待小动物的过程其实带有一种性虐待的意味，观看时有一种性快感，而被虐待的小动物就是他们自己的替身。

第二种人则是的确存在着心理偏差，是轻度心理障碍患者。他们无法通过正常途径排解由社会、工作、情感等方面带来的心理压力，又无法对现实中的人进行攻击，只能转移目标，将长期积累的不满转移到比他弱小的小动物身上，以获得心理优势和成就感，如 2002 年的硫酸泼熊事件。心理学上将之称为弱势群体症候群，这类人往往是在现实社会里受到了一些不公正的对待，导致对社会、对世界的理解有所偏差——这些人对社会、世界的理解就是血腥的、暴力的、恃强凌弱的。美女虐杀小动物就是他们主观内心的投射。

第三种既不是由于心灵上的空虚，也不存在心理障碍的人单纯受利益的驱使而虐杀动物，长此以往，他们其中将有 15%~20% 的人会产生强迫倾向，通过虐杀动物来寻求安定感。

美国普林斯顿大学的苏珊·菲斯克对此做了大量的研究。研究结果表明：当人们身处压力、愤怒或受到嘲弄时，很可能会产生施暴行为，这是造成虐杀小动物行为的关键原因。也就是说，在当今现实的环境下，不单单是精神障碍患者可能有施虐行为，事实上几乎我们每一个人都有可能这样做。

康德在《道德形而上学基础》里曾有名言，简单地说就是在警醒人类：我们虐待动物的行为极有可能会诱发人们对自己本身的虐待。虐待动物、欺凌弱小着实是临床心理中很常见的一种行为。这种行为映射出来的内心世界可以很简单也可以很复杂，简单的情况，其实就是一种境遇性发泄。

类似的施虐者都有着一个共同的特质，那就是他们自身都有着无法得以释放的精神压力。这些负面情绪有可能是某次创伤引发的，也有可能是长期积累的结果。网络"虐猫女、虐兔女"现象的内因可能是小时候遭受过心理创伤，就像某些溺水的孩子长大后可能会得恐水症一样，"一朝被蛇咬十年怕井绳"的故事在虐待动物这件事情上也是比比皆是。一些施虐者，当我们去深究他们内心世界的时候，往往发现，都是可以追溯到很早以前的某段心理创伤，而这种创伤可大可小。幼年受过心理创伤如没有得到及时医治，就会形成对外部世界抵触对抗的心理，如无法正确处理其负面情绪，就采用撕纸等不正当方式发泄并开始迷恋暴力、观看虐待等内容的电影、视频，当压力累计超过情绪负荷能力时，则开始对小动物、对小孩、对他人施暴。

第三节　IT 人员强迫症的概述

案例一　网购强迫现象

一到商场看到喜欢的东西，或需要买东西时就想到网上搜；一上网就想逛网店，几乎每天都想买点东西，不然就会觉得手痒心痒，需要的不需要的买一大堆，买回家又经常放着不用；每买一样东西都要不停地比信誉比价格，耗费大量时间；刷卡消费使得对金钱没有感觉，存款直线下降；逛网店上瘾，拣便宜上瘾，连收包裹都上瘾……

案例二　偷的不是"菜"，是心中的失落和寂寞

网友"Myhouse"说，以前从来没有玩过任何网游，两星期前开始玩了一会儿"农场"，没想到上瘾了。"有一天晚上9点多我正在外面的浴池洗澡，突然想起我种的'萝卜'好像是10点左右熟，我赶紧草草洗完澡赶回家收'萝卜'。到家后打开电脑一看，还好，还有8分钟才熟，总算是赶上收获了。有时候准备睡觉时，发现自己的'庄稼'快熟了，就会等着把'庄稼'收了后才睡觉，有时候会等到晚上12点多！"

网友"夜色阑珊"更是痴迷，谈到自己玩"农场"的经历，她说每次种完地后总要算一下蔬菜成熟的时间，总担心错过了刚成熟时的最佳收获时间，会被别人偷一些蔬菜。"如果是晚上成熟，我会定好闹钟半夜3点起床"抢收"。

已经40多岁的陈经理是一名IT公司高管，平时工作闲暇时，他非常喜欢玩农场游戏，并沉迷其中。一次陈经理所在公司组织到郊外一处农家乐吃饭，陈经理看到附近菜地里的南瓜长势喜人，并看上了其中一个特别大的，就很想将它带回去。于是，他对一个也喜欢玩农场的同事说：那些南瓜长得很好，等会我们每人去偷一个吧。那位同事说：以前还从没偷过东西，在网上"假偷"不过瘾，偷南瓜比买南瓜刺激多了，我们一起去试试。当天晚上，他们到菜地里偷了五六个南瓜。没过多久，又一次出游。陈经理再次和同事去菜地偷了南瓜。之后便上瘾了，每次出来，都要偷点菜回去。

案例三　发帖癖

截至2012年底，据对中国最有影响的10家网站统计，网民每天发表的论坛帖文和新闻评论达300多万条，论坛已经成为许多网站吸引网友观点交流碰撞、信息传递的平台。为了获取高点击率和回帖，一些人逐渐对发帖情有独钟，以至于每天都要发一张或几张原创帖，想方设法引起网友关注、点击、回帖，甚至不惜暴露隐私、制造噱头，造谣诽谤，患上"发帖癖"。

（一）强迫症的概念

在谈强迫症之前，先谈一下强迫现象，亲爱的IT朋友们，你曾有过类似的经历吗？出门后总在担心房门是不是锁了？电灯、煤气是不是没关好？甚至会因此回家检查，对已完成的工作，有时缺乏应有的满足感……儿童、少年也会出现强迫现象，比如儿童在马路上行走时，走4步必须跳1步才能继续向前走等。可以说人人都可能会有强迫现象，一般来说，如果这种强迫现象频率不高、程度轻微、持续时间短，没有引起严重焦虑等情绪障碍的话，就是一种正常的表现。

但是，如果你在一些事情上经常表现得无法自控，明知这些想法和行为毫无意义，但又一定要去想、去做，无论自己再怎么努力与之斗争或加以控制，却还是无法摆脱，并因此焦虑不安，影响到正常的生活和工作，那你就有可能患上强迫症了。

强迫症是以明知不必要，但又无法摆脱反复呈现的观念、情绪或行为为临床特征的一种心理障碍。随着社会节奏的加快，工作和生活的压力就成为患强迫症的主要诱因之一，并且一些越来越多的比如网购成瘾、手机依赖、社交强迫……等新型强迫现象为特点的人群正在增多，在心理学上形象地称之为"怪习惯的奴隶"。

这类病人在病前往往具有强迫性格缺陷。特征为：胆小怕事，优柔寡断，谨小慎微，处理事务一丝不苟，井井有条。与人交往严肃刻板，缺乏灵活性和适应性。

（二）强迫症的类型

强迫症大体可划分为强迫观念、强迫意向和强迫行为三种类型。

强迫观念可以表现为不自主呈现的某种想法、某种事情或某句话。如脑子里反复出现"我是一个俊姑娘"，"苗条身材"，"春风又绿江南岸"等；还可以表现为强迫怀疑，如锁了门后又反复怀疑是否真把门锁好了，发完 e-mail 后又怀疑自己是否真把信写好了、投对了地址等；还可以表现为强迫联想，如看到树枝枝叶、草地便想到了许多虫子或野兽；还可以表现为强迫性穷思竭虑，如为什么人要长两只眼睛？为什么 1+1=2？先有鸡还是先有蛋等等？

强迫意向：又名强迫冲动，是一种强有力的内在驱使，是常常被某些欲望或意向纠缠而产生的冲动。如走到河边或井边，老想往下跳，但患者并不会这么做，只是自己不能控制这种意向的出现，感到十分担心与苦恼。

强迫行为具体可表现为强迫计数，如上楼梯要计数有多少梯级，走路要数自己的步子，明知无意义，也记不住，但还是要数；还可表现为强迫检查，这与强迫怀疑相联系，如反复检查门窗是否关好；还有强迫性洗手，强迫性洗衣，强迫性偷窃等都属于强迫行为。

强迫观念、强迫意向和强迫行为，其共同点是具有强迫性、重复性、刻板性和仪式性。

第四节 IT 人员焦虑症的概述

案例一 **网络流行语背后的集体焦虑**

如果你现在还在说"囧"、"雷人"以及"贾君鹏，你妈妈喊你回家吃饭"……那么你无疑已经"OUT"了。2012 年，吊丝（屌丝）一词爆红网络。"吊丝"被定义为一群焦虑不安的年轻人：他们当中有的十载寒窗考上大学，等真正工作后却发现理想与现实相去甚远，读书无法改变自身的经济窘况；有的初中辍学，进城务工，或成了发廊小工，或成了网吧网管，更有成为搬砖工人，或是无业游民，以自由职业者自居。他们都与城市的繁华距离甚远，领着微薄的薪水，过着唯有方便面、火腿肠果腹的生活。

他们没钱，没背景，没未来；自嘲"穷丑矮挫胖笨撸"；在"高富帅"面前，只有"跪"叫爷的命；鼓足勇气跟"女神"搭讪，只换来一句"呵呵"；因而他们宣称：我就是这副样子，再怎么差都无所谓了……

吊丝绝非中国特产，在美国，有 Loser（失败者）；在香港，有"宅男"；在日本，有"毒男"和不思上进、缺乏热情和活力的"干物女"，显然也是吊丝一类。香港"吊丝"中，逃避社会是常见的表现。这些年轻人被称为"隐蔽青年"。在结束学业后，由于能力不足或缺乏信心，他们存有放弃找工作的念头，大部分时间都"宅"在家中，通过上网浏览网络社区，或玩电子游戏来慰藉自己。更有甚者，产生厌恶社会的情绪，做出自杀、犯罪等过激行为。日本"吊丝"被称为"毒男"，源自"独男"，表现为"明明自己对异性很有兴趣，却从来不敢行动"，每天只躲在电脑前幻想与自渎。他们同样缺乏自信心，不懂异性间的相处之道。或因性格内向，或因样子长得不够好，而自尊心过强；或因经济问题，觉得自己底气不足。

吊丝，反映的不是简单的青春情绪，而是集体焦虑。据统计，2010 年我国 15 岁及以上年龄的人精神疾病患病率约为 17%。一份有关部委针对毕业后低收入大学生聚集群体（"蚁族"）的调研报告显示，接近九成的"蚁族"属于"穷二代"。有评论认为，这些青年人是相对弱势的城市群体，在高收入行业，或许缺乏竞争力，但他们最缺的是社会资源和家庭背景。在中山大学亚太研究院朱崇科教授看来，今日社会利益集团成形，大量"蚁族"挤不进上升通道。婚恋中的现实压力，也加剧了这个群体的焦虑情绪。有心理学家分析称，"蚁族"是焦虑情绪最突出的人群。

这种最具有"吊丝"特征的群体焦虑既没有退路，又没有前途。"吊丝"不过是以一种网络亚文化的姿态尝试发出劣势群体的声音，因而才有自嘲，甚至自暴自弃的现象。长期研究鲁迅的朱崇科教授表示："物质上的贫穷，压缩了年轻人的视野和雄心，曾被批判和抛弃的阿Q重新附体，并成为时代自我安慰的精神资源"。

无独有偶，2013年网络热词"土豪"爆红，"土豪"指一些在网络游戏上舍得大把花钱的玩家，也指在网络上无脑消费的人。2013年9月9日，微博上发起"与土豪做朋友"以及"为土豪写诗"活动，其社会意义与之前人人争当"屌丝"是相同的，意味着公众从自嘲和自我生活诠释的角度，把自己在心理上与那些土豪分开，回归到普通的大众。

案例二　IT"茫一代"，焦虑无措的IT人

"近期计划中的跳槽没能落实下来。期间，联系过一些"著名"的企业，结果都是高不成低不就的局面，这是意料之外的，形势不容乐观。作为工作了9年之多的我，技术能力在单位上也算过得去的那种，经验不存在多大问题，但我看到似乎用人单位也很顾及"工作了9年"这一点。而我如果继续留在现在的岗位上，我的激情会丧失殆尽，我改变不了任何东西更得不到我想要的，顶多是混日子，可是对我来说完全地混日子就是生不如死。过去走了太多弯路，被太多东西干扰到了，很想再开始再上路，但也慢慢发现人生的确没有回头路，IT行业更不相信眼泪。很多年前父亲为了我出人头地放弃了治病机会先我们而去，母亲在农村独自一人历尽千辛万苦将我供养出来，每每想到此，我的内心就如同刀割一般，我如今惨淡的状况也使得我郁郁寡欢，的确愧对XX大学的出身，愧对一些人，这种酸楚很难用文字表达出来。"

"我既是一个勤奋的人却又是一个焦虑的人，既想上进却又患得患失。35岁，有老婆、孩子，我还能做些什么？"

上述是一名IT人员博客中的文字。这是"压力山大"的一代人。严重透支身体，恨不能每周7×24小时地工作，在跻身上层、功成名就的路上狂奔。他们的不安全感、焦虑感从某种程度上远远超过了父辈。对许多IT人来说，35岁甚至意味着技术生涯的结束。在IT业，29岁就已经临近"过期"：青春的有效期29岁截止，一到30岁，就会被打上"Timeout"（过期）的印记。对于那些最早一批进入外资IT企业"吃螃蟹"的人来说，现在已近人到中年，更是处境尴尬。一方面由于年龄的原因，不少外企白领在IT公司的发展遭遇瓶颈，"在我这个年龄和职位，继续待在外企的话后面的路已经很清楚，升职上遭遇玻璃天花板，年龄上经不起高强度的工作"。一位IT人员如是说。

对未来前途的未知性，不确定性和不安全感也加重了"茫一代"的焦虑。就拿结婚作例子，有人估算了近40年来中国人结婚的成本：70年代末是600元，80年代是3000元，90年代是3.3万元，21世纪达56.6万元，越来越贵的中国式婚姻。虽然中国社会经济获得了前所未有的快速发展，但人们的收

入增长速度却远没有跑过物价上涨的速度。

案例三　资讯焦虑症

　　这无疑是一个资讯爆炸的时代，可用的资讯平均每4年就增加一倍（或者更快）；各种资料、信息、画面正排山倒海般涌来。网络时代为IT人提供了搜寻任何资讯的可能，他们也被迫成天面对各种各样的新资讯，接受着五花八门的信息。在自以为获得各种资讯的同时，却同时为资讯所困扰，甚至迷失了自我。

　　IT人似乎总有读不完堆积如山的报纸书刊，即便这样每天还是有一些只能一知半解的新事物出现，所以IT人总是在不停地追赶知识的脚步。刚刚学会了编程语言Foxbase和C＋＋，马上又出现了VB、JAVA、Delphi和.NET；刚刚学会了画电路板的工具Protel，马上又出现了Mentor和OrCAD；刚刚学会了实时操作系统Unix，马上又出现了VxWorks、Psos和Linux；刚吃透GSM，马上又出现了CDMA、3G和4G网络……为了在IT行业生存，甚至在社会中立足，IT人被迫追赶每分钟都在膨胀的知识，但人的脚步总追不上新事物的诞生。面对唾手既得的种种资讯，如果不加以分析、判断、理解和取舍而照单全收，必将对心理健康造成严重伤害。在浩瀚的资讯面前，很多人感到极度的恐慌和精神焦虑，感到了人的渺小和无力，害怕在如潮的资讯中灭顶，害怕被这个多变的时代所遗弃，这就是典型的资讯焦虑症。

　　如何在繁杂的资讯里，寻找有意义的知识，同时还要在这些可能存在错误的资讯中，寻找正确的答案。这需要保持清醒的头脑，利用有效的工具，寻找有用的信息，并在分析判断中去其糟粕、存其精华。

　　这几年，IT行业作为一个朝阳产业，IT人也逐渐成为工作压力最大的人群。IT管理、研发人员忙着充电，忙着挣钱，忙着买房买车，忙着出国，在忙碌中渐渐迷失了自己当初的理想。

　　（一）焦虑症的概念

小故事：沙鼠的焦虑

　　在撒哈拉大沙漠中，有一种土灰色的沙鼠。每当旱季到来之时，这种沙鼠都要囤积大量的草根，以准备度过这段艰难的日子。因此，在整个旱季到来之前，沙鼠都会忙得不可开交，在自家的洞口进进出出，满嘴都是草根。从早上一直到晚上，辛苦的程度让人惊叹。

　　但有一个现象却很奇怪，当沙地上的草根足以使他们度过旱季时，沙鼠仍然在拼命地工作，仍然一刻不停地寻找草根，并一定要将草根咬断，运回自己的洞穴，这样他们似乎才能心安理得，才会踏实。否则便焦躁不安，嗷嗷叫个不停。

　　而实际情况是，沙鼠根本用不着这样劳累和焦虑。经过研究证明，这一现象是由于一代又一代沙鼠的遗传基因所决定的，是沙鼠一种出于本能的担心。老实说，担心使沙鼠干了大于实际需求几倍甚至几十倍的事。沙鼠的劳动常常是多余的，毫无意义的。

　　一只沙鼠在旱季里需要吃掉两公斤草根，而沙鼠一般都要运回十公斤草根心里才能踏实。大部分草根最后都腐烂掉了。沙鼠还要将腐烂的草根清理出洞。

　　曾有不少医学界的人士想用沙鼠来代替小白鼠做医学实验。因为沙鼠的个头更大，更能准确地反映出药物的特性。但所有的医生在实践中都觉得沙鼠并不好用，其问题在于沙鼠一到笼子里，就表现出一种不适的反应。它们到处找草根，连落到笼子外边的草根它们也要想法叼进来。尽管它们在这里根本不缺草根和任何食物，但它们还是习惯性地不踏实。

　　尽管在笼子里的沙鼠的生活可以用"丰衣足食"来形容，但他们一个个还是很快就死去了。医生发现，这些沙鼠是因为没有囤积到足够草根的缘故。这是它们头脑中的一种潜意识决定的，并没有任何实际的威胁存在。确切地说，它们是因为极度的焦虑而死亡，这是一种来自自我心理的威胁。

　　这就很像我们 IT 人员——在现实生活里，常让 IT 人员深感不安的事情，往往并不是眼前的事情，而是那些所谓的"明天"和"后天"，那些还没有到来，或永远也不会到来的事。

　　焦虑症又称焦虑性神经症。焦虑是我们生活的一部分，所有人都会有焦虑症状，正如美国 20 世纪最有影响力的心理学家罗洛·梅（Rollo May）所说，人们几乎在人生的每一个十字路口都会遇到焦虑问题。但是，如果焦虑严重到成为一种可怕的令人痛苦的担忧感，个体极力对之加以压制时就演变为心理障碍，我们称之为焦虑性心理障碍。

（二）焦虑症的类型

1. 急性焦虑症

　　起病突然，患者有一种说不出的内心紧张、恐惧感。主要表现为惊恐发作，在夜间睡梦中多发生，有濒死的感觉，患者心脏剧烈地跳动，胸口憋闷，喉头有堵塞感和呼吸困难。由惊恐引起的过度呼吸造成呼吸性碱中毒（二氧化碳呼出过多导致血液偏碱性），又会诱发四肢麻木、口周发麻、面色苍白、腹部坠胀等，进一步加重患者的恐惧，使患者精神崩溃。这类患者就诊时往往情绪激动、紧张不安，常给医生一种心血管疾病发作的假象。一般急性焦虑发作持续几分钟或数小时，当发作过后或适当治疗后，症状可以缓解或消失。

2. 慢性焦虑症

又称普遍性焦虑或广泛性焦虑症，是一种自己不能控制的，没有明确对象或内容的恐惧，觉到有某种实际不存在的威胁将至，而紧张不安、提心吊胆样的痛苦体验，总有一种恐惧性预感，担心自己的亲人会发生什么不幸和意外，对自己身体上一些变化和感觉非常敏感。还伴有颤动等运动性不安、胸部紧压等局部不适感及心慌、呼吸加快、面色苍白、出汗、尿频、尿急等自主神经功能亢进症状。

还有一种分类，大家可以了解一下，在美国的精神障碍诊断标准中，焦虑障碍包括：广泛性焦虑、急性焦虑发作、恐怖症、创伤后应激障碍、急性应激障碍、强迫障碍。因为这些疾病有一个共同点，那就是焦虑症状突出。

第五节　IT人员恐惧症的概述

案例　　张某，男，30岁，某IT公司技术人员，因为害羞，老认为自己是个怪人。自从上学、工作以来，他从不与人多讲话，与人讲话时眼睛躲闪，不敢直视对方，像做了亏心事一样。一说话就会脸红，低头盯住脚尖，心怦怦跳，身上起鸡皮疙瘩，好像全身都在发抖。而且，不愿与同学、同事接触，老觉得别人讨厌自己，在别人眼中自己是个怪人。同时，最怕与女生接触。特别是在人多场合里，只要有女生出现，就会不知所措。工作时，也很怕领导，见到领导就面红耳赤，不能言语，严重的时候甚至手脚都发麻，呼吸也困难。常常因为紧张，对领导所交代的工作常常不知所云。更糟糕的是，现今在家人，朋友面前说话也不太自然。由于这些毛病，他极少去社交场所，也很少与人接触。自己曾力图克服这个怪毛病，也看了不少心理学科普图书，按照社交技巧去指导自己，用理智说服自己，用意志控制自己，但作用就是不大。这种情况已经严重影响了他的工作和生活。

（一）恐惧症的概念

恐惧症是以恐惧症状为主要临床表现的神经症。患者对某些特定的对象产生强烈和不必要的恐惧，伴有回避行为。恐惧的对象可能是单一的或多种多样的，如动物、广场、闭室、登高、血液、物体或社交活动等。

（二）恐惧症的类型

1. 场所恐惧症

广场恐惧症原意是特别害怕到人多拥挤的公共场所去，后来引申到不敢使用公共交通工具、不敢单独离家外出，甚至害怕单独留在家里。根据发作表现可分为如下几类：

（1）广场恐惧症无惊恐发作：这类患者在广场恐惧症状出现前和病程中从无惊恐发作，其主要表现有以下几个方面：

1）害怕到人多拥挤的场所：如车站、广场、会场、剧院、餐馆、菜市场、百货公司等。

2）害怕使用公共交通工具：如乘坐汽车，火车、地铁、飞机等。

3）害怕单独离家外出，或单独留在家里。

4）害怕到空旷的场所，如旷野、空旷的公园。

当患者进入这类场所或处于这种状态时，便感到紧张、不安，出现明显的头昏、心悸、胸闷、出汗等植物神经反应；严重时可出现人格解体体验或晕厥。由于患者有强烈的害怕、不安全感或痛苦体验，常随之而出现回避行为。在有一次或多次类似经历以后，常产生预期焦虑。每当患者遇到上述情况，便会感到紧张，极力回避或拒绝进入这类场所。在有人陪伴时，患者恐惧可以减轻或消失。

（2）恐惧症有惊恐发作，有以下三种表现：

1）广场恐惧症起病前从无惊恐发作：患者不出现在害怕的场所也无惊恐发作，只在经历害怕的场所或境遇时极度恐惧，达到惊恐发作的诊断标准。回避害怕的场所或境遇，或恐惧症状得到有效控制，惊恐发作便会停止。

2）广场恐惧症起病前经历过一次或多次惊恐发作：患者害怕单独出门或单独留在家里，担心自己出现惊恐发作时无亲友在身旁救助；如果有人陪伴便可消除担心。在惊恐障碍得到有效治疗后，广场恐怖症的症状会逐渐消失。这类病例的原发病是惊恐障碍，广场恐怖为继发症状。

3）广场恐惧和惊恐发作并存：患者既在人多拥挤的场合感到紧张不安，在一般情况下也有惊恐发作。这种情况常需分别给予适当治疗，两类症状才会消失，应考虑为两者合病。

在这类心理疾病的人群中，"广场恐惧症"已经成为了一种常见病，在30~35岁的女性中最为多见。而据近年来的调查，在男性"广场恐惧症"患者中，十有八九沉湎于网络。

2. 社交恐惧症

主要表现为在社交场合中出现恐惧。患社交恐惧症的人在大庭广众面前害怕被别人注视，害怕会当众出丑，因此当着他人的面不敢讲话、不敢写字、不敢进食，甚至不敢入厕，严重者可出现面红耳赤、出汗、心跳、心慌、震颤、呕吐、眩晕等。如果病情严重，患者可因恐惧而回避朋友，与社会隔绝而仅与家人保持接触，甚至失去工作能力。如果患者害怕与他人对视，则称为对视恐惧。如果患者害怕在与人相处时会面红或坚信自己有面红，则称为赤面恐惧。

3．物体恐惧症

亦称特定的恐惧症，单一恐惧症。主要表现为对某些特定的物体产生恐怖。患物体恐惧症的人可表现为对动物的恐怖，害怕猫、老鼠、狗、蛇、蜘蛛、鸟类或昆虫等小动物。在青春期前，对动物恐怖的男女患者比例相近，成人后则以女性为多。有些物体恐惧症表现为对尖锐物体的恐怖，而不敢接触尖锐物体，如刀、针、剪等锐器，害怕自己或别人会受到这些物体的伤害。也有的患者可表现为害怕见到血液等。

第六节　IT人员抑郁症的概述

案例一　网络一姐曾患抑郁症想自杀

芙蓉姐姐成名于 2003 年，因为在网络上贴出了自己大量扭着 S 形曲线的照片并配以高调的言论称自己是"美女"而一夜蹿红。被广大网友称为"网络一姐"，伴随着她在网络上的蹿红，谩骂之声不绝于耳，她的出现挑战了大众传统的审美习惯。

芙蓉姐姐说，她曾经非常抑郁，甚至有过自杀的念头。家里人也同样承担了很大的压力，邻居们都在议论说父母怎么养出了我这个不孝的女儿。这些年，芙蓉姐姐说她从未停止过检讨自身，她希望可以被越来越多的人理解，把自己光彩夺目的样子给全世界看。

案例二　国内某著名IT企业总裁不解员工为何自杀

2008 年国内某著名 IT 企业十天内两名员工接连自杀，该企业的总裁对员工中患抑郁症、焦虑症不断增多的情况"感到十分担心"。"有什么办法可以让员工积极、开放、正派地面对人生？我思考再三，不得其解。"这名总裁对此十分困惑。

这位总裁称欧美国家的人大多数不嫉妒别人的成功，也不会对自己的处境感到自卑，而且人们之间相处和谐。但国内有些 IT 人员反映出来的现象却令人不安，"一部分员工，不知道是自己是祖坟位置好，还是碰到了什么神仙，突然富有后，就不知所措了，表现得奢侈、张狂，在小区及社会上表现得咄咄逼人，不仅自己，连他的家人也趾高气扬起来……；"一部分 IT 人员对社会充满了怀疑的眼光，紧紧地捂着自己的钱袋子，认为谁都在打他的主意，对谁都不信任……"

这家著名 IT 企业的总裁最后甚至拿自己举例，坦承自己也曾是一个严重的抑郁症、焦虑症患者，"我曾经想写一篇文章——快乐的人生，以献给患抑郁症、焦虑症的 IT 朋友们，但一直没有时间。我想他们应去听一听北京景山公园歌声的海洋，去看一看丽江街上少数民族姑娘的对歌，也许会减轻他们的病情。在心理医生的帮助下，加上自己的乐观，我的病完全治好了。我相信每一个人都能走出焦虑症和抑郁症的困境。"这家著名 IT 企业的总裁如是说。

案例三　整个 IT 业现在都患有抑郁症

在某知名互联网人士的 IT 评论圈的圈友中，对于 IT 业的集体抑郁症的讨论很是热闹。

干 IT 的甚至不如杀猪的快乐。IT 评论圈圈友小宏如是说，"杀猪就杀猪，简单地一把刀一盆水的投入就能一天赚几百"。圈友小屈马上响应杀猪说，并着急地问，"猪在哪里？"。然后大家一致决定合作从事杀猪行业，都觉得干 IT 没有杀猪的快乐。

"IT 白领"，事实上是"挨踢"，"工资领了白领"，不仅逃不过普通老百姓所背负的住房、医疗和教育这"三座大山"，还呈现出集体"抑郁"的状态。据某 IT 专业网站调查，大量 IT 行业人士感觉"压力特别大"，感觉"抑郁"的人群占到了 69%。

IT 业被外界认为是高科技、高价值和高利润行业，但快速的变化和激烈的竞争，让这个行业的职业前景充满了不确定性，随着 IT 行业利润的压低，IT 行业的薪金水平已经无法提升甚至出现下滑，与此同时，其他传统行业工资大幅度提升，IT 员工的实际购买力出现大幅度下降趋势。再加上 IT 业是中国市场化最彻底的一个行业，绝大多数 IT 企业为生命周期不超过 7 年的中小企业，从业人员经常被迫流动以求生存；即使在大公司或者外企工作的从业人员，也会因公司并购或业务调整，导致被裁员。业内人士分析，这是 IT 行业员工普遍缺乏"安全感"和"归属感"的主要原因。

抑郁症最容易袭击那些优秀的人才。美国著名抑郁症问题学者史培勤说：这种病症往往袭击那些最有抱负、最有创意、工作最认真的人。IT 行业人员的年轻化和竞争的残酷性在各行业中是最突出的，现在整个 IT 行业都是技术至上论，不在沉默中"变坏"，就在沉默中"变态"，2007 年某著名跨国 IT 集团员工因患抑郁症而遭辞退并导致两度自杀的悲剧引发了众网友对抑郁症的讨论，而后国内某著名 IT 企业集体患上抑郁症的事件，使抑郁症再一次被抬上了桌面，引起了社会的广泛关注。

这让人们不免思考：IT 界集体抑郁了？从社会反映的问题可以看出，其实不止是这家著名的 IT 企业，整个 IT 业现在都笼罩在抑郁症阴影之下。

著名心理学家马丁·塞利曼将抑郁症称为精神病学中的"感冒"。大约有 12% 的人在他们一生中的某个时期都曾经历过相当严重需要治疗的抑郁症，尽管他们中的大部分抑郁症发作不经治疗也能在 3~6 个月期间结束，但这并不意味着当你感到抑郁时可以不用管它……

（一）抑郁症的概念

抑郁症状不单指各种感觉，还指情绪、认知与行为特征。抑郁最明显的症状是压抑的心情，表现为仿佛掉入了一个无底洞或黑洞之中，正被淹没或窒息。其他的感觉包括容易发火，感到愤怒或负罪感。抑郁常常伴随着焦虑，对所有活动失去信心和兴趣，渴望一个人独居。抑郁也伴随着个体思维方式的转变，这些认知改变可以是一般性的，比如注意力不集中、记忆力衰退或者很难做出决定。在思考中可能有更多的心境转变，消极地看待世界、自我和未来。因此，抑郁的人很难回忆起美好的记忆，不适当地责备自己，认为他人更消极地看待自己，对未来感到悲观。与此同时，还伴随身体症状，如常常乏力，起床变得困难，更严重时睡眠方式都将改变，睡得太多或者早晨醒得太早，并且不能再次入睡。也可能出现饮食紊乱，吃得过多或过少，随之而来的体重激增或剧减。抑郁是一种持续时间较长的低落、消沉的情绪体验，它常常与苦闷、不满、烦恼、困惑等情绪交织在一起。

抑郁症的症状可概括为"三低：即情绪低落、思维过程缓慢和动作减少，主要有：

1. 情绪低落为抑郁症的最主要症状

患者起初可能在短时间内表现为各种情感体验能力的减退，表现无精打采，对一切事物都不感兴趣。患者感到"过失"和眼前的"不如意事"纷纷涌上心头，萦回不去。瞻望未来渺茫暗淡，欢乐之情完全消失，渐萌发厌世之念。沉重的情绪忧郁总是带来自责自罪，患者感到自己已丧失了工作能力，成为废物或社会寄生虫。有的把过去的一般缺点错误夸大成不可宽恕的罪孽，一再要求处理。患者可能因罪恶妄想而拒食或只肯吃白饭；患者情绪极度低落时可自杀或自我惩罚。

2. 思维联想缓慢

患者语速慢，语音低，语量少，应答迟钝，一言一行都需克服重大阻力，最严重时，可呈木僵状态。激越型抑郁症患者，言语动作都明显增加，焦虑恐惧，激动自伤，危险性很大。

3. 动作减少，行动缓慢

少数抑郁状态严重的患者，可缄默不语，卧床不动，称抑郁性木僵状态。自杀企图和行为是抑郁症病人最危险的症状。可以出现在症状严重期，也可出现在早期或好转时。病人往往事先有周密计划，行动隐蔽，以逃避医护人员的注意，因而自杀往往成功。往往是我们最梦寐以求的东西，它再也不存在了，常常是我们最爱的人，再也不能回到我们身边，每当这些时刻来临的时候，我们都会体验到悲伤、痛苦、甚至绝望。通常，由这些具体事件引起的抑郁和悲伤，是正常的、短暂的，有的甚至有利于个体的成长。但是，有些人的抑郁症状并没有十分明确、合理的外部诱因；另外有一些人，虽然在他们的生活中发生了一些负性生活事件，但是，他们的抑郁症状持续得很久，远远超过了一般人对这些事件的情绪反应，而且抑郁症状日趋恶化，严重地影响了工作、生活和学习。如果是这样，那么很可能，他们患了当今世界第一大心理疾病——抑郁症。

（二）抑郁症的类型

有关抑郁症的临床描述，从希波克拉底至今，已持续几十个世纪。对抑郁症的分类，有的由于科学发现的结果，有的由于主导理论模式的转变，也在发生着历史的转变。

按照《中国精神障碍分类与诊断标准第三版》（CCMD-3），根据对社会功能损害的程度抑郁症可分为轻性抑郁症或者重症抑郁症；根据有无"幻觉、妄想，或紧张综合征等精神病性症状"，抑郁症又分为无精神病性症状的抑郁症和有精神病性症状的抑郁症；根据之前（间隔至少2个月前）是否有过抑郁发作，抑郁症又分为首发抑郁症和复发性抑郁症。

抑郁症患者常觉得生活没有意思，高兴不起来，心情沉重，提不起精神，做事缺乏动力，对外界的兴趣减退或消失，自信心下降。病人整日忧心忡忡、胡思乱想、郁郁寡欢、度日如年、痛苦难熬、不能自拔、思维变迟钝甚至动作变迟缓。严重时可有自杀的念头或行动。在抑郁心境的背景上可出现焦虑、激越症状：病人表情紧张、局促不安、惶惶不可终日、或不停地来回踱步、搓手、揪头发、或无目的地摸索，这种病人特别容易自杀，应严加防范。

第七节 IT人员心理障碍的调适实训

一、心理B超——心理健康状况的临床诊断

以下量表适用于医院和心理门诊的临床诊断：

（一）社会功能缺陷筛选量表（SDSS）

社会功能缺陷筛选量表（social disability screening schedule，SDSS），源于世界卫生组织制定试用的功能缺陷评定量表（DAS，1978），又称DAS简表。主要用于评定最近一个月内精神障碍者的各种社会角色功能及功能缺陷程度。

该量表适用于非住院的或住院时间少于2周的病人。适用年龄在15~59岁之间。评定时由经过培训的评定员，重点通过对知情人的询问，参照每

个项目的具体评分标准对病人做三级评定，评定范围为最近一个月的行为表现。一次评定需 5~10 分钟。SDSS 的信度效度良好。

（二）汉密顿焦虑量表（HAMA）

汉密顿焦虑量表（Hamilton anxiety scale，HAMA）包括 14 个项目，由 Hamilton 于 1959 年编制，它是精神科中应用较为广泛的由医生评定的量表之一。该量表主要用于评定神经症及其他病人的焦虑症状的严重程度。是最经典的焦虑量表，尽管它不尽理想，但在所有同类量表中，它的使用历史最长，用得最多，临床和研究工作者也最为熟悉。它能很好地衡定治疗效果，以及比较治疗前后症状变化。如果利用因子分析法作疗效分析，还能确切地反映各靶症状群的变化情况。

（三）汉密顿抑郁量表（HRSD）

汉密顿抑郁量表（Hamilton rating scale for depression，HRSD）由 Hamilton 于 1960 年编制，是临床上评定抑郁状态时用得最普遍的量表，适用于有抑郁症状的成人，评定抑郁症、躁郁症、焦虑症等多种疾病的抑郁症状。该量表评定方法简单，标准明确，易于掌握，信度和效度良好，是最标准的抑郁量表之一。

（四）症状自评量表（SCL-90）

在本书第三章中已介绍过此量表，它是当前使用最为广泛的心理检查量表，现再次对应用于心理障碍测评做出介绍。本测验为心理健康状况专门测验，目的是从感觉、情感、思维、意识、行为直到生活习惯、人际关系、饮食睡眠等多种角度，评定一个人是否有某种心理症状及其严重程度如何。它对有心理症状（即有可能处于心理障碍或心理障碍边缘）的人有良好的区分能力，适用于测查某人群中哪些人可能有心理障碍、某人可能有何种心理障碍及其严重程度如何，但不适合躁狂症和精神分裂症。

其特点为：①它的应用广泛，可用于教育、医疗方面，是当前心理门诊中应用最多的一种。②适用年龄范围广，初中、高中、大学、成年人都适用。③此量表的评估有比较高的真实性，同时它与其他自评量表如抑郁自评量表（SDS）、焦虑自评量表（SAS）相比，它具有内容大、反应症状丰富、更能准确刻画病人的自觉症状等优点。④省时、省力，20 分钟即可完成。

（五）明尼苏达多项人格调查表（MMPI）

在本书第十章中已介绍过此量表，该量表可用于测试正常人的人格类型，也可以用于区分正常人和精神疾病患者。

（六）简明精神病量表系统（BPRS）

简明精神病（科）量表（the brief psychiatric rating scale，BPRS），由 Overall 和 Gorham 于 1962 年编制。它是精神科应用得最广泛的评定量表之一，

本量表初版为 16 项，以后增加为 18 项。BPRS 是一个评定精神病性症状严重程度的量表，用于具有精神病性症状的大多数重性精神病患者，尤适宜于精神分裂症患者。

（七）抑郁状态问卷（DSI）

本书在第八章中介绍过抑郁自评量表（SDS），1972 年 W.K.Zung 增编了与自评抑郁量表（self-rating depression scale，SDS）相应的检查者用本，改自评为他评，称为抑郁状态问卷（depression status inventory，DSI）。评定时间跨度为最近一周。DSI 由 20 个陈述句和相应问题条目组成。每一条目相当于一个有关症状，按 1-4 级评分。

DSI 为一短程他评量表和问卷，操作方便，容易掌握，能有效地反映抑郁状态的有关症状及其严重和变化，特别适用于综合医院以发现抑郁症病人。如受试者文化程度较低或智力水平稍差不能进行自评，可采用 DSI 由检查者进行评定。DSI 在国外已广泛应用。我国于 1985 年译成中文首先用于评价抗抑郁药米那匹林（minaprine）治疗抑郁症的疗效和抑郁症的临床研究。

二、心理实训

（一）心理策略训练——心理疗法

小故事：华佗激怒太守巧治病

心理治疗的方法，在中国古代就已得到了绝妙的应用。据《后汉书》记载：某地有一太守，因忧思郁结患病，久治无效。后请名医华佗诊治，华佗闻得太守的病情后，开了一个奇妙的治疗"处方"：他故意收取了太守的许多珍宝后不辞而别，仅留下一封讽刺讥笑太守的信札。太守闻讯勃然大怒，命人追杀华佗，但华佗早已远去。于是，太守愈加愤怒，竟气得吐出许多黑血。不料黑血一吐，多年的沉疴顽疾也随之痊愈了。这里，华佗正是采用心理治疗的方法，以"怒胜忧思"之术治好了太守的"心病"与"身病"。

心理治疗是指应用心理学的理论与方法，改变病人的认知、情绪、意志和行为，来消除症状、治愈疾病的一种治疗方法。同时，心理治疗还可以通过改变人们对心理致病因素的认识，改善人们对社会的适应能力而引起预防疾病的作用。心理治疗与精神刺激是相对立的，精神刺激是用语言、表情、动作给人造成精神上的打击、精神上的创伤和不良的情绪反应；心理治疗则相反，是用语言、表情、动作、姿势、态度和行为向对方施加心理上的影响，解决心理上的矛盾，达到治疗疾病、恢复健康的目的。

　　心理治疗的种类及实施方式是多种多样的。医生或其他人用语言、表情、态度或动作来影响病人，从而调节病人的情绪和感受，改变他们对所患疾病的认识和态度，帮助病人树立战胜病魔的信心，达到减轻病情和恢复身体健康的目的的心理治疗方法。属于一般心理治疗。除了一般性心理治疗外，依据心理学的主要理论与治疗实施要点，还有很多种特殊的心理治疗方法。比如精神分析疗法、行为疗法、咨客中心疗法、认知疗法、暗示与催眠疗法、森田疗法等。下面简单介绍几种心理治疗方法：

　　1. 精神分析疗法　由弗洛伊德（Freud）于 19 世纪末创立（本书第一章对精神分析学派做过介绍）。他认为潜意识中的早年时期的心理冲突，在一定条件下可转化为各种心身症状。因此，通过耐心的长期的"自由联想"等内省方法，帮助病人将压抑在潜意潜意识中的各种心理冲突，主要是幼年时的精神创伤和焦虑情绪体验挖掘出来，带入到意识中，转变成为个体可以认知的内容并进行疏导，从而能使病人重新认识自己，改变原有的行为模式，达到治疗的目的。

　　主要采用的技术有：

　　（1）自由联想：鼓励病人无拘无束毫无保留地对自己的不适进行倾拆，治疗者循循善诱，挖掘病人内心深处心理矛盾冲突和痛苦之源，使患者被压抑的情绪、欲望与冲动得以疏导，精神创伤、心理障碍得以排除。

　　（2）梦的分析：梦的分析又称"释梦"，是精神分析疗法的重要组成部分。弗洛伊德认为，"梦是做梦者潜意识冲突和欲望的象征，做梦者为了避免自己的真实动机和欲望被人家察觉，所以用象征性的方式以避免焦虑的产生。""分析者应对患者的梦的内容加以分析，以期发现这些象征的真谛"。

　　（3）移情：在分析会谈过程中，病人可能将治疗者看成是自己过去生活经历中有关的某一人物，并将自己的情感活动转移到治疗者身上，从而有机会重新体验那昔日的情感，或是患者在既往生活经历中从未遇到过像他目前所遇到的对治疗者独特的情绪与感受，因而产生某种相应的情感体验。可分为正移情与负移情。

　　（4）解释和疏泄：在精神分析疗法中，除了倾听之外，心理治疗师的中心工作就是向来访者解释通过自由联想和梦的分析所暴露出来的潜意识含义，对来访者真实的动机、自我、欲望及其他实质问题进行解释和阐述。疏泄则是在医生正确疏导的情形下，让来访者自由表达其压抑已久的各种情绪，特别是过去所感受到的委屈、不满、愤怒甚至攻击情绪，这本身也可以起到治疗作用。

　　精神分析疗法的适应证：一般多用于有明显生活事件的心因性神经症患

者或某些心身疾病的某些症状。

2. 行为疗法　行为疗法又称行为矫正，是指以"行为学习理论"为基础和依据的一系列心理治疗方法。行为疗法认为，每个人的正常或异常行为都是从小到大，在现实生活中长期学习不断"强化"的结果。因此，假如一个人出现了这样或那样的病态行为，同样可以用"重新学习"的方法，使其不正常行为得以改变和矫正。

行为疗法的共同特征与步骤：①治疗者只针对救治者当前的行为问题进行治疗，即以行为和问题为中心。②治疗者把求治者特定的行为做为目标行为，这种行为可以是外显的，也可以是内在的。而那些要改变的行为则是患者心理症状的外在表现。③行为疗法均是从实验中发展演变而来。④对于不同的求治者，治疗者应根据其症状特点，选用不同的行为矫正技术。

行为疗法的各类治疗技术：

（1）系统脱敏疗法：国外有位叫琼斯的心理医生曾治疗了一位患"恐猫症"的男孩。这个小男孩表现为见猫就害怕，后来见到凡有皮毛的东西都感到恐惧。于是，琼斯就采用系统脱敏的疗法：他先用兔子做试验，将一兔笼放在离孩子较远的地方，而后用孩子喜爱吃的食物鼓励孩子去步步靠近兔笼。在食物的引诱下，孩子便不知不觉地走到了兔笼前并用手摸了一下兔子。以后，琼斯又用同样的方法逐渐地消除了男孩对猫的恐惧。这就是系统脱敏法。当患者惧怕并无需恐惧的事物时，医生可诱导他渐渐接近所怕事物，久而久之，他便会见怪不怪，习以为常了。

系统脱敏法是由美国学者沃尔帕创立和发展的。它是通过一系列步骤，按照刺激强度由弱到强，由小到大，逐渐训练心理承受能力、忍耐力，增强适应力，从而达到对真实体验不产生"过敏"的反应，保持身心的正常状态。主要适用于对焦虑和恐惧症的治疗。

（2）冲击疗法：冲击疗法又称满灌疗法。其具体实施方法是：在治疗者陪同下让患者直接接触引起患者恐怖或焦虑的最强烈的情境，坚持到恐怖和焦虑状态消失的一种快速行为治疗方法。冲击疗法不需要经过任何放松训练。需要指出的是：在实施冲击疗法时，由于该治疗的特殊性，应首先向患者和家属讲明实施该项治疗时必须付出的痛苦代价，并且要考虑患者的文化程度、个性特点、发病原因及躯体健康情况等，选择好的适应证。并在实施治疗前，征得患者及家属同意后，在治疗协议书上签字，并做好应激措施以防发生意外。

（3）厌恶疗法：厌恶疗法又叫"对抗性条件反射疗法"，是应用惩罚的厌恶性刺激，通过想象，以消除或减少某种适应不良行为的方法。厌恶疗法将欲戒除的目标行为（或症状）与某种不愉快的或惩罚性的刺激结合起来，通过厌恶性条件作用，而达到戒除或至少是减少目标行为的目的。厌恶疗法的特点是：治疗期较短，效果较好。

　　厌恶疗法的早期运用例子：在我国农村，古来就有采用延长哺乳期避孕的情况，儿童到六七岁时还未断奶，造成不良习惯。等到要断奶时，想用说服的办法禁断儿童这种不良行为很困难。民间采用的断奶方法通常有两种：一是在乳头上涂些黄连一类的苦味剂，儿童在吸吮时感觉苦涩，产生厌恶，于是几次后，就产生条件反射不敢再提吮乳要求。另一种办法是在乳房上涂难看的颜色，使儿童望而生畏，此后连吮奶的尝试都不敢再有。这两种断奶方法就是利用了我们现在所讲的厌恶疗法。

　　厌恶疗法多用于引起躯体痛苦反应的非条件刺激与形成不良行为的条件刺激相结合，使病人发生不良行为的同时出现躯体的痛苦反应，从而对不良行为产生厌恶而使其逐渐消退。此疗法对各种物质滥用如烟酒依赖、贪食、吸毒和性心理变态者疗效较好。治疗中通常采用电击厌恶疗法，药物厌恶疗法和想象厌恶疗法三种。

　　（4）代币法：代币法是行为疗法中运用最广泛的方法之一，也称表征性奖励制。用奖励强化所期望的行为，用惩罚消除不良行为而达到目的。代币法就是运用代币并编制一套相应的激励系统来对符合要求的目标行为的表现进行肯定和奖励。代币起着表征的作用，只是一个符号，如在小学里以小红花，五角星等等为代表，也可以是记分卡、点数等等，可以根据情况灵活运用。也可以换他需要的东西的，不光是精神方面，如少的可以换练习本、多的可以换笔、书包……

　　其主要原理是：①条件反射的形成和建立，就是条件刺激取代无条件刺激，形成特定的"刺激—反应"关系的获得过程。在斯金纳的操作性条件反射里，控制变量是实验者所设定和控制的实验变量，即第三变量。在斯金纳操作箱里，只要老鼠"压杠杆"（第三变量），就能取得"食物"，而在我们日常生活中，也是将这第三变量与我们的目标行为联系在一起。②强化：这里主要是指阳性强化，也就是鼓励法。强化是使一个人积极寻求目标行为或活动的原因。每次完成所指定的行为或没有发生规定禁止的行为，就可以得到相应的奖励。③行为自控：人的行为可以自己调控自己，不一定被外界左右。一个人的认知会有相应的行为反应。因此心理学家认为，个体既然可以通过社会学习形成那些不良或不适应行为，也可以通过社会学习获得这些行为，反之亦然。人的主观能动性起了很大的作用。④消退训练：根据条件反射的原理，当某种行为得不到强化或不被引起重视时，行为就会消退。这种强化是指没有过多的受到重视和批评。如小孩子在班级里调皮捣蛋若不受到老师的过多批评和注意，行为可能就会消退。

（5）生物反馈疗法：生物反馈疗法是利用现代电子仪器，将通常人们不能觉察到的内脏、皮肤、肌肉活动的生物信息，经过处理转换成个体可以察觉得到的电子信号，如声、光等，治疗者帮助患者经过训练，学会自主控制和调节这些电子信号，从而反馈性地达到治疗的目的。反馈是指一个系统的输出信号，重新返回到本系统，对本系统功能起增减作用的现象。对人类而言这种输出信号属生物信号，故命名为生物反馈。

生物反馈疗法的原理：该原理主要源于内脏操作条件反射（行为学习理论），信息论及控制论。生物反馈疗法属于将无意识的生理活动置于意识控制之下，使个体通过"学习"，逐渐建立新的适应性行为，通过生物反馈技术达到有效治疗各种心理与心身疾病的目的。

常见生物反馈仪的种类及作用：①肌电生物反馈仪：肌电生物反馈仪可用于治疗各种紧张、焦虑、失眠、紧张性头痛、高血压、心律失常等心身疾病，还可用于对某些肢体瘫痪病人的康复训练。②皮肤电反馈仪：临床上多用于治疗焦虑症和神经衰弱症等。③皮肤温度反馈仪：临床上多用于治疗偏头痛等。④脑电生物反馈仪：临床上用于治疗焦虑、失眠、神经衰弱以及运动员的松弛训练等。⑤胃酸反馈仪：用于消化性溃疡等病。⑥心率、血压反馈仪：该反馈仪主要用于治疗原发性高血压、心律失常、冠心病等心血管系统疾病。

（二）咨者（来访者）中心疗法

咨者中心治疗，又称来访者中心疗法、询者中心疗法。是美国心理学家罗杰斯所创建的一种心理疗法，是人本主义疗法的代表。

咨客中心疗法认为，任何人在正常情况下都有积极的、奋发向上的、自我肯定的无限的成长潜力。如果一个人的自身体验受到闭塞，或者自身体验的一致性丧失，被压抑、发生冲突，使人的成长潜力受到削弱或阻碍，就会表现为心理病态和适应困难。治疗师所能做的，也是最需要做的，就是创造一个良好的环境使他能够和别人正常交往、沟通，便可以发挥他的潜力，改变其适应不良行为。

治疗者不以专家、权威自居，而是作为一位有专业知识的朋友，与病人建立融洽的医患关系，给病人带来温暖与信任感。治疗时不下指令，也不进行调查分析，主要集中于病人的思维与情感，给求询者提供一个有利的、特定的心理氛围，耐心倾听诉说，表示同情与理解，让病人在充分表达与暴露自己时，体验至自身情感与自我概念的不协调，从而改变自己，取得进步。

（三）认知疗法

认知心理学认为：人们对某种情境的解释和思考的方式，即一个人的认知结构，并非现实生活发生了什么不愉快的事件本身，而是事件发生后，当事人如何认知与看待此一事件，从而决定了他们对此事件的情感与行为反应。不同的认知方式可以导致个体哪怕是同一事件形成不同的认知反应，即，怎么看待此一事件，才出现不同的情感与行为反应结果。

由美国心理学家阿伦·贝克于20世纪50年代所创立的认知疗法正是根据个体的认知态度直接影响其情绪和行为这一理论，通过一定的技术和手段来改变当事人的不良或不正确认知，以达到消除其不良情绪和行为的目的。

认知疗法的适应证：各种类型的神经症、各类反应性精神障碍、行为障碍、心身疾病、人格障碍、性心理障碍、各种重症精神障碍恢复期。认知疗法的各类治疗技术：

1. 阳性强化法　阳性强化法是行为矫正中最基本的方法，又称正强化法或积极强化法。阳性强化法即对正确的行为进行及时奖励，对不利的行为予以漠视和淡化，促进正确的行为更多地出现。简单地说，当孩子某一行为不出现（即正常行为出现）时，立即给予"奖赏"，以建立正常行为。比如，矫正功能性遗尿。白天，当孩子出现尿意时，鼓励他暂时不排尿，每次控制成功后，均给予奖赏。每日延长2~3分钟，直至出现尿意后能控制45分钟。

2. 艾里斯的理性情绪疗法　基于ABC理论的疗法。在本书第八章中有详细介绍。

3. 贝克的认知转变疗法　重视认知加工及歪曲或错误的思维对行为的影响。举个简单的例子，情景是：你的老师在某一节课堂中，未请你发言，使你感到不快。在认知上你的思考告诉自己说"老师认为我很笨，不能提供什么有价值的思想。何况，他是对的，因为每个人都比我聪明，比我会说话。"从例子看出，当事人思考模式的扭曲部分，因此可以使用贝克疗法来矫治。

贝克强调，一个人的思维方式决定了他的感觉和行为反应，认知的歪曲与错误则会导致情绪的紊乱和行为的适应不良，改变不良情绪和行为的关键就是在于纠正错误的自动思维以及由此形成的信念。

4. 自我指导训练　该疗法是由D·迈肯鲍姆在20世纪70年代提出。他将认知看成是在行为技能发展中所运用的自我指导，这些指导在行为的初学阶段处于意识水平，当行为习得之后，这些指导从意识中消失，以后行为可以自动完成。如果学习的指导是错误的或不完善的。以后的行为就可能发生障碍。为此，应让患者想象用一组新的指导去指导一组新的行为。多用于治疗儿童多动症、冲动儿童和精神分裂症患者等。

该疗法的适应证：①神经症：如恐怖症、强迫症、焦虑症、严重神经衰弱等。②饮食障碍：神经性厌食症、贪食症、神经性呕吐等。③物质滥用或依赖。④性功能障碍。⑤各种性心理障碍。⑥冲动控制障碍。⑦儿童多动症、品行障碍。⑧儿童抽动症、图雷式综合征等。⑨儿童遗尿症、异食症、儿童学习障碍。⑩心身疾病。

（四）暗示疗法

心理学上有一个著名的试验：在接受试验者的皮肤上贴一片湿纸，并被告知这是一种特殊功效的纸，它能使皮肤局部发热，要求被贴纸的人用心感受那块皮肤的温度变化。十几分钟过去后，将纸片取下，被贴处的皮肤果然变红，并且摸上去发热。其实，那只是一张普通的湿纸，是心理暗示使皮肤局部的温度发生了变化。

有一个死刑犯，当他被绑起来，蒙上眼睛后，有人在他的旁边对他说，你要接受的刑罚是缺血死亡，然后用叶子在他的手腕上轻轻划了一下，当然，这不可能造成任何伤口。这个犯人的手腕旁边，有一个容器向下'啪嗒，啪嗒'滴着水，一天后，这个犯人果然死掉了，解剖他的尸体，果然就是缺血而死，但事实上他并没有失过血。原因就是他经过了暗示后，以为自己的动脉已被割开，那水滴声就是自己血滴下的声音，在这样的自我暗示下，他竟然真的死了，并且表现出缺血的症状。

心理学认为，人们都有一种倾向，即自觉或不自觉地维护"自主的"地位，不愿意受别人的干涉或控制。从这个观点看，暗示的作用往往比直接劝说、指示或命令的作用大。积极的心理暗示会产生巨大的力量，从而创造奇迹。比如，有一个人到医院就诊，诉说身体如何难受，百药失效。医生检查发现此人患的是"疑病症"，是心病。后来医生对他说：你患的是一种综合征。正巧，目前刚试验成功一种特效药，专治你这种病症，注射一支，保证三天康复。打针三天后，求治者果然病愈出院了。其实，所谓"特效药"不过是极普通的葡萄糖，真正治好病的是积极的心理暗示。

所谓暗示，就是"不加批判地接受某一观点或信念"。暗示疗法，就是医生利用暗示的原理对病人施加影响而使其症状得以消除的一种心理治疗方法。暗示疗法的二个主要前提是：医生的权威性及病人对医生的信赖程度；病人自身的性格特点，情绪状态及接受暗示的程度。

下面介绍几种快乐的心理暗示法。

1. 内省法　"内省法"，就是让人冷静地观察自己的内心深处，然后将观察的结果如实地讲出来，用语言表达出内心的感受。这样可以使紧张的心情得到释放，人就会感到轻松一些。每个人都会有感觉不顺的时候，试着在最不开心和失败时对自己说："这是最糟糕的了，不会再有比这更倒霉的事发生了。"既然"最糟糕的事"都已经发生了，还有什么可怕的呢？既然已经到了最低谷，那么以后就该否极泰来了！把每一次失败都当作最后一次。当你在最不顺利的时候给自己这样的心理暗示，会增强心中的安全感，也会给自己以信心。

2.汽车预热法　司机都知道，汽车上路前都要进行发动机预热，这样才能保证汽车良好的行驶状态，做事也是一样。当星期一早上你还未从"周末综合征"中彻底解脱出来时，先不必急于工作。可以先与同事们交流一下，或是先翻阅一下上周的工作日志，当你给自己的心情"预热"之后，再以崭新的面貌进入工作状态。在状态最好时迎接挑战。

人在良好的状态下迎接挑战，可以淡化畏难情绪。每个人都有自己的"情绪周期"，有时人们难免会陷入莫名的情绪低迷阶段。这时就应该先做些简单的工作，不要给自己增添过重的负担。我们可以在自己情绪高涨的时候处理那些令人感到棘手的问题，因为好心情能激发饱满的工作热情，促使人们增强信心，产生知难而上的挑战欲。

3.自我暗示法　自我暗示指自己接受某种观念，对自己的心理施加某种影响，使情绪与意志发生作用。积极的自我暗示可采取以下几种具体方法：①扩大优点法。有人之所以有自卑感，是看不到自己的优点，注意力却集中于自己的缺陷。实际上每个人都有自己的闪光点，看不到，只能说你没有发现。你现在要做的是，不但努力设法发现它，还得设法扩大它。即使是微小的优点，一天反复思索几遍或请亲朋帮助指出，也能使你感觉到优点多于缺点。②淡化消极因素法。所谓淡化消极因素，就是设法缩小消极面。有许多人被不安和自卑情绪困扰得痛苦不堪，但稍加分析，就会发现他们将极小部分的失败或恐惧扩大化了，我们要做的就是多回忆以前满意及幸福的事情或时刻。不说消极语言。消极语言，是一种消极暗示，这种话说多了，就会产生自卑心理，使人意志消沉，失去自信。③赞美他人法。赞美他人，是一种积极的暗示，而且不仅给他人积极的暗示，同时也给了自己积极的暗示。

积极自我暗示，需遵循四条原则：①简单。不能用复杂语言进行描述，因为潜意识不懂逻辑。②正面。能增强自信；负面的暗示同样会有效，但没有意义。因此永远不要对自己说："我很笨，我不行……"③肯定。不要用否定的字眼，如"我不会失败！"，应该改为："我一定会成功！"④重复。每天多次向自己强调这句话。

（五）催眠疗法

最早将催眠术做为一种治疗方法运用于临床的是奥地利的F.A.mesmer。1775年他用磁铁作为催眠工具，用神秘的动物磁气说来解释催眠机制，1884年，英国外科医师James Braid对催眠现象作的解释，认为是治疗者的暗示所引起的一种被动的、类似睡眠的状态，并借用希腊文 "hypnos"（睡眠）一词改为 "hypnosis"（催眠）一直沿用至今。

1. 催眠概述　催眠是以人为诱导（如放松、单调刺激、集中注意、想象等）引起的一种特殊的类似睡眠又非睡眠的意识恍惚心理状态。其特点是被催眠者自主判断、自主意愿行动减弱或丧失，感觉、知觉发生歪曲或丧失。当我们被某些连续、反复的刺激，尤其是语言的引导时，我们就从平常的意识状态转移到另一种意识状态（似睡非睡），而在这种状态下，会比平常更容易接受暗示。我们把这个过程称为催眠。弗洛伊德认为，催眠是通往无意识的捷径。但不是所有的人都对催眠的暗示反应敏感。

2. 催眠疗法　用言语或其他心理手段，使人进入催眠状态的过程称为催眠术，使用催眠术使病人进入催眠状态，通过暗示和疏泄等手段治疗疾病的过程称为催眠疗法（hypnotherapy）。催眠疗法实际上是在催眠状态下的暗示疗法，故也称为催眠暗示疗法（hypnotic suggestion）。

催眠疗法应用范围很广。如在催眠状态下可使病人重新经历和体验过去曾经发生的东西，从而使病人恢复已遗忘了的记忆。催眠疗法主要用于各种神经症、心身疾病和其他某些心理行为障碍，包括癔病、焦虑和恐惧、神经性呕吐、厌食、顽固呃逆、性功能障碍等病例。

自我催眠能提高体力和脑力劳动的效率25%。通常采取仰卧或坐位，使身体各部均处于舒适放松的姿势下练习。先把注意集中于自己的身体感觉，内视自己，进行自我催眠和暗示。首先不断地利用"信心、勇气和满足"等积极性情感和美好的意象，驱除"烦闷、不安和悲伤"等各种消极性情感，进而有针对性地对自己进行自我规划、自我强化、提高自我控制能力，以达到预期的效果。

（六）森田疗法

日本人森田正马先生在大学期间，经常感到恐惧和焦虑，被东京大学内科医生诊断为神经衰弱和脚气病，常服药治疗，大一时，他父母因农忙，两个月忘记给森田寄生活费，森田误以为是父母不支持他上学，他非常气愤，甚至想到自杀。无奈之下，他暗下决心，非要干出个样子来！从此，他什么药也不吃了，放弃一切治疗，不顾一切地拼命学习，考完试后，他取得了意想不到的好成绩，与此同时，脚气病和神经衰弱等症状也消失了。他将这些切身体验和以后的工作经验进行总结，发现"放弃治疗的心态"顺其自然、为所当为，对神经质症具有良好的治疗作用。于是提出自己独特的心理疗法——森田疗法。森田疗法可以说更像是一种对生活的积极态度。

1. 森田疗法的基本观点　患神经症的人多半和其内向性格有关，加上这些人过于强烈的自我意识，过度追求尽善尽美及过分关注自己的身体或心理状况，因此对自己的心身状态非常敏感，一旦遇上生活环境的改变或哪怕是一点点的生活挫折和精神创伤，比如失眠，就会产生担心和自卑感，而这种担心和自卑感又进一步加重了其焦虑。因此患者极力想反抗摆脱和逃避，这样做的结果，不但不会使原有症状减轻，反而会使症状愈发加重，形成恶性循环。森田称这种"感觉"与"注意"相互强化的现象为"精神交互作用"。因此，森田认为，神经质的各种症状，完全是来自于病人的主观世界，而不是客观世界的产物。

2. 森田疗法治疗原理　森田认为，对自己出现的各种症状，如恐惧、紧张、口吃、强迫观念等，要做到不理、不怕、不对抗、顺其自然。任凭症状起伏，忍受痛苦，带着症状，为所当为。

森田疗法的适应证：森田疗法的主要治疗对象是某些神经症，如恐怖症、焦虑症、强迫症、疑病症、神经衰弱、心悸发作、焦虑发作、呼吸困难等。但对于癔症、抑郁症、重性精神病和老年、儿童精神障碍，则不适宜。

第十二章
IT 人员的心理危机与干预

- 人生在世，谁不希望春风拂面？谁不喜欢晴空万里？但是生活不可能总是洒满阳光。我们可能遇到的心理危机有哪些？怎样解读自身曾经体验、正在经历或者今后可能遇到的心理危机？如何化危机为动力？在危机中成长？

- 21 世纪最牛的一个字是什么？"囧"！为什么这样一个连 90% 的中国人都不知如何读的生僻字会有如此大的"魅力"？

- 为何心理危机折磨着 IT 人员？导致他们成为自杀的高危群体？为何网络新闻标题戾气十足、人肉搜索横行肆虐、网络反腐络绎不绝？

- "我姓曾"、"队被插了"……央视的"你幸福吗"采访节目为何频遇千奇百怪的雷人"回复"，屡遭网友们围观吐槽？

- 你知道心理暗示具有神奇的力量吗？

心理寓言——蝴蝶的启示

一天，一只茧上裂开了一个小口，蝴蝶正艰难地将身体从那个小口中一点点地挣扎出来，有一个人正好看到这一幕。

几个小时过去了……他一直在观察着，接下来，蝴蝶似乎没有任何进展了。看样子它似乎已经竭尽全力，不能再前进一步了……

这个人实在看得心疼，决定帮助一下蝴蝶：他拿来一把剪刀，小心翼翼地将茧破开，蝴蝶很容易地挣脱出来，但是它的身体很萎缩，身体很小，翅膀紧紧地贴着身体……

他接着观察，期待着在某一时刻，蝴蝶的翅膀会打开并伸展起来，足以支撑它的身体，成为一只健康美丽的蝴蝶……

然而，这一刻始终没有出现！

实际上，这只蝴蝶在余下的时间里都极其可怜地带着萎缩的身子和瘪塌的翅膀在爬行，它永远也没能飞起来……

这个好心好意的人并不知道，蝴蝶从茧上的小口挣扎而出，这是上天的安排，要通过这一挤压过程将体液从身体挤压到翅膀，这样它才能在脱茧而出后展翅飞翔……

有时候，在我们的生命中需要奋斗乃至挣扎。

如果生命中没有障碍，我们就会很脆弱。我们不会像现在这样强健，我们将永远不能飞翔……

我们祈求力量，上天设置困难让我们去克服……

我们祈求智慧，上天给出难题让我们去解决……

我们祈求勇气，上天给我们磨难让我们去征服……

我们祈求成功，上天给我们大脑和强健的肌肉……

我们祈求荣耀，上天给我们创造荣耀的机会……

我们祈求爱，上天便指引我们去帮助需要关爱的人……

从上天那里，我们没有得到任何我们所祈求的东西；但我们得到了所有我们生存所必须具备的东西，使我们得以毫无畏惧地生活，直面所有的危机，并充满信心地去克服！

第一节　危机面面观——解读危机

一个人面临危机的时候，如果把握住这个机会，你就会成长。如果放过了这个机会，你就退化。

——马斯洛

人生在世，谁不希望春风拂面？谁不喜欢晴空万里？但是，生活中不可能总是洒满阳光。失败与挫折人人都会遇到，如果两只眼睛只是仅仅盯着失败，那么他就会不自觉地夸大失败，以至于他的心理完全被失败充满，甚至走向绝望。

我们在不断地成长，这就意味着要不断地打破自身的心理平衡状态，寻求新的平衡和发展。社会的变革、家庭的变故、个人的发展都可能随时引发我们的心理危机。对于我们IT人员而言，可能遇到的危机有哪些？怎样解读自身曾经体验、正在经历或者今后可能遇到的危机？如何化危机为动力？在危机中成长？这都是需要学习与讨论的话题。

人生就是一个与危机赛跑的旅程。若能在每一个阶段都能顽强地战胜危机，人生便会阳光明媚，若不能战胜，人生可能走向消沉。

一、心理危机的概述

"无病即健康"的传统观念还在影响着人们，在日常生活中，人们往往注意身体的锻炼，却忽视了心理的保健！一有头疼脑热就赶紧去看医生，可有了心理困惑和心理问题，却不能正视和及时解决。

早在半个多世纪以前，心理学家荣格就曾经提醒人们，要防止远比自然灾害更危险的人类心灵疾病的蔓延。他认为，随着人们对外部空间的拓展，人们在智力方面收获过剩，而心灵方面的建设却被荒废了。

21世纪最牛的一个字是什么？囧！"囧"字的本意是光明，却被网民们赋予了完全相反的意思：悲伤、沮丧、郁闷，如果把"囧"字看成是一张人脸，那么"八"就是两道因郁闷而下垂的眉毛，"口"则是张口结舌的那个口。为什么这样一个90%的中国人不知道如何读的生僻字能有如此大的"魅力"呢？在当今的信息社会里，悲伤、无奈、郁闷的情绪已像荣格所预言的那样侵袭着每个现代人。

（一）心理危机的含义

2008年，因为四川汶川地震，让13亿中国人几乎在一夜之间知道了一个词："心理危机干预"。但是，什么是"心理危机"，在什么情况下需要"心理危机干预"，"心理危机干预"如何操作等等，除了专业人士外，大多数IT人员是不清楚的甚至是概念混乱的。

心理危机的概念由美国心理学家凯普兰首次提出。他认为，当一个人面临困难情景，而他先前的处理危机的方式和惯常的支持系统不足以应对眼前的处境，即他必须面对的困难情境超过了他的能力时，这个人就会产生暂时的心理困扰，这种暂时性的心理失衡状态就是心理危机。

人的一生可以划分为多个阶段，每一个阶段都可能会遇到不同的危机。人生面临着五大重要时刻：出生、求学、求职、求偶、死亡。对于IT人员来说，年轻的IT人员一般遇到诸如升学就业、恋爱婚姻、环境适应方面的危机，中年的IT人员一般会遇到职务升降和社会关系等方面的危机，而老年的IT人员则会出现以精神和躯体疾病为主的危机。

当今社会，人们的生活节奏明显加快，每个人的心灵都要承受来自社会各方面的巨大压力。尤其是近年来，随着现代经济的迅速发展，各种新生事物不断出现，令人眼花缭乱。所有这些，无疑给人们的生活带来巨大的冲击和无尽的烦恼。那些天性脆弱，心理承受能力较差的人，经不起社会方方面面的刺激，从而产生扭曲的心态、变异的心理，导致情感、理智和行为上的"错位"。

心理危机就像幽灵一样正向现代人逼近。心理危机容易诱发抑郁症，抑郁症患者是自杀的高危人群。1999年，中国卫生部公布1993年中国的自杀率为每10万人中22.2人（自1999年之后官方并未有自杀率数据发布），每年有28.7万人自杀，200万人自杀未遂，每两分钟就有一人自杀，8人自杀未遂。中国已经成为高自杀率国家（每年自杀发生率每10万人中高于20人的）。预防自杀已经成为一个重大的公共卫生问题。

（二）心理危机的身心反应

当个体面对危机时会产生一系列身心反应，一般危机反应会维持 6~8 周。心理危机反应主要表现在生理上、情绪上、认知上和行为上。

1. 生理方面　肠胃不适、腹泻、食欲下降、头痛、疲乏、失眠、做噩梦、容易惊吓、感觉呼吸困难或窒息、哽塞感、肌肉紧张等。

2. 情绪方面　常出现害怕、焦虑、恐惧、怀疑、不信任、沮丧、忧郁、悲伤、易怒，绝望、无助、麻木、否认、孤独、紧张、不安，愤怒、烦躁、自责、过分敏感或警觉、无法放松、持续担忧、担心家人安全，害怕死去等。

3. 认知方面　常出现注意力不集中、缺乏自信、无法做决定，健忘、效能降低、不能把思想从危机事件上转移等。行为方面：社交退缩、逃避与疏离，不敢出门、容易自责或怪罪他人、不易信任他人等。

二、心理危机的特征

（一）心理危机的特征

首先，危险与机遇并存。危机有危险和机遇两种含义，如果它严重威胁到一个人的生活和家庭，并使人产生自杀或精神崩溃的可能，这种危机是危险的。但如果一个人在危机阶段得到及时有效的干预，不仅会防止危机的进一步发展，而且还可以帮助其学会新的应对技巧，使心理平衡得以恢复甚至超过危机前的水平，因此也可以说，危机是一种机遇或转折点。

其次，危机缺乏万能的或快速的解决方法。危机是复杂的，许多遭受严重应激影响的求助者总是企图找到迅速解决问题的方法，通常是使用药物，尽管这样的方法可以延缓极端反应的出现，但对造成危机的原因毫无影响，最后只会导致危机的加深。需要注意的是，缺乏快速解决方法并不意味着个体在面对危机时采取消极不作为的态度，相反，采取正确的应对方法、做一些积极的努力才能使人解决困难并最终成长和发展。

再者，心理危机是特殊的，是因为即使面对同样的情况，有些人能够成功地战胜危机，而另一些人却不能。有些人抗挫折的能力比较强，很大的事件对他来讲也扛得起来。有些人很脆弱，一点点小事也能把他摧垮。生活中的一些重大事件比如亲人死亡、婚姻破裂、恋爱失败、工作受挫等，平时的应对方法不能解决时就会出现心理失衡，严重的话很可能出现自杀。

最后，心理危机是普遍的，在特定的情况下，没有人能够幸免。美国职业心理学家雪恩曾说，人的生命历程主要由三种旋律交互影响：工作、职业与事业；情感、婚姻与家庭；个人身心发展与自我成长。人的一生中，每一个阶段都会出现心理危机，每个人都会遇到不同的心理危机，大家可以想一想，从你记事到现在，有没有过不知所措、心理困扰、混乱慌张的时候？我相信每个人都有。当我们每个人在生活中面临大大小小的压力，承受的能力超过了自己的应对能力时，就会出现危机。青年人可能会遇到恋爱和学业等方面的危机，中年人可能会遇到职务升降和社会关系等方面的危机，而老年人则会出现以精神和身体疾病为主的危机。一般来讲，大部分人的心理弹性能够帮助自己逐渐走出困境，重新适应日常生活。但有一些人的危机就很难解决，如果没有有效的应对方法，可能引发心理疾病，还会出现自杀的念头，甚至可能实施自杀的行为。人人都可能出现危机，因此我们要互相关心。如果真的发生危机的时候，自己个人难以应对，最好找同学、朋友倾诉。作为同学、朋友、同事发现了这种情况，要主动热情接近这些人，这才是好朋友、好同事。

（二）心理危机的阶段

人们对危机的心理反应通常经历 4 个不同的阶段。

1. 冲击期　在危机事件发生后不久或当时，感到震惊、恐慌、不知所措。

2. 防御期　表现为想恢复心理上的平衡，控制焦虑和情绪紊乱，恢复受到损害的认识功能。但不知如何做，会出现否认、合理化等。

3. 解决期　积极采取各种方法接受现实，寻求各种资源努力设法解决问题。焦虑减轻，自信增加，社会功能恢复。

4. 成长期　经历了危机变得更成熟，获得应对危机的技巧。但也有人消极应对而出现种种心理不健康的行为，更可能因为心理危机没有得到及时解决可导致精神疾病、物质依赖、自杀或攻击他人等不幸结局。

大体来说，由于应对方法的不同，心理危机最终必归于下面三种结局之一：

一是心理危机未能得到有效的应付与干预，而进一步发展或难以自拔，使经受者陷入绝望之中，并可能采取自杀行为；或沉溺于借酒浇愁与药物滥用的消极应付方式之中，最终成为酗酒者或吸毒者；或变得孤独、多疑、抑郁、自责、焦虑，而成为适应不良或神经质患者。

二是当事人通过自身努力与外界的帮助，问题得以解决而防止了危机的进一步发展，逐渐恢复到危机前的心理平衡状态，这是较理想和出现较多的结局。

三是部分人因经过危机的锻炼和体会，学会了新的应付技巧，心理适应能力同时也得到提高，心理状态变得比以前更成熟、坚强，更具有抵抗危机的能力，其总体的心理结构和心理水平超出了危机前的水平。这无疑是最理想的结局。

三、心理危机的原因

小故事：扛船赶路

一个年轻人背着个大包裹千里迢迢来找无际大师。他说："大师，我是那样的孤独、痛苦和寂寞，长途跋涉使我疲惫至极，尝尽了人间的心酸与苦辣，为什么还不能找到心中的阳光。"

大师问："你的包裹里装的是什么？"年轻人说："它对我可重要了，里面装的是我每次跌倒时的痛苦，每一次受伤后的哭泣，每一次孤寂时的烦恼……靠了它，我才能走到您这儿来。"

于是，无际大师带年轻人来到了河边，坐船过了河。上岸后，大师说："你扛着船赶路吧。"年轻人很惊讶："它那么沉，我扛得动吗？""是的，孩子，你扛不动它。过河时船是有用的，但过了河我们要放下船赶路，否则它会变成我们的包袱。痛苦、孤独、寂寞、灾难、眼泪，这些对人生都是有用的，它能使生命得到升华，但须臾不忘，就成了人生的包袱。放下它吧！孩子，生命不能太负重。"

于是，年轻人放下包袱，轻装前行，他发现自己的步履轻松而愉快，比以前快得多了。原来，生命是不必如此沉重的。

启示　痛苦、孤独、寂寞、灾难、眼泪，这些东西都是人生宝贵的财富，它能使人清醒、成熟、长见识、出智慧，所谓"吃一堑长一智"是也。但是我们如果把当成一个沉重的包袱背在肩上，那就会使我们无法负重前行。最后，在重压之下垮掉、趴下。

人人都有来自内心的魔，这个魔，就是藏匿内心的心理障碍和缺陷。但大多数时间，我们不能够正视自己，审视内心。我们逃避，命运却不可规避；我们背负，命运却不可承受之重。

心理危机产生的原因从整体来说可以分为生理因素和社会因素两类。

生理因素引起的危机是指人在生长发育中不可避免的危机，如青春期发育的生长危机、身患疾病、妊娠、分娩期造成的生理功能的紊乱等。

社会因素引起的危机是指人在社会关系活动中不可避免的危机，包括亲友突然死亡、恋爱关系的突然破裂、失去爱物而产生的情感危机；重要考试失败、失学、失业、晋升失败而产生的事业危机；遭遇灾祸如急性残废或急性严重疾病、破产或重大财产损失、自然灾害、海难沉船、飞机失事、受伤、被奸污及其他意外事故等而产生的心理危机。

个体危机反应的严重程度并不一定与事件的强度成正比，也就是说个体对危机的反应有很大差异，即相同的刺激引起的反应是不同的。那么危机反应程度到底受哪些因素影响呢？一般来说，个体的个性特点、对事件的认知和解释、社会支持状况、以前的危机经历、个人的健康状况、干预危机的信息获得渠道和可信程度、危机的可预期性和可控性、个人适应能力、所处环境等都会影响危机反应。事件发生越突然或事件持续时间越长，心理损害的程度就越严重，越易使人发生危机；当事人对事件的危害性与严重性的评估越严重，越易产生危机；人格健全、心理素质好的人不易产生危机；当事人的应对策略多，方法适当，则不容易发生危机；社会、家庭、亲友能及时给予经受者帮助与支持，防止其精神崩溃，并使之尽快摆脱困难，则不易发生心理危机。

第二节　心灵修复——IT人员的心理危机

每个人来到世上的过程都是一样的，你能来到世上，证明你是优胜者。

——佚名

小故事：有一位教授每天都得乘小船到对面的大学讲课。这一天早上，他又乘小船，途中他忽然兴致勃勃地指着空中问渡船的人："船家，你对天文学认识多少？"

船家很羞愧地回答："教授，我受教育不多，所以对天文学一无所知。"教授得意洋洋地说："天文学你不懂？那你已经失去了25%的生命了。"过了不久，教授又问："船家，那你对生物学又认识多少呢？"船家更羞愧地回答："对不起，教授，我也不懂什么是生物学。"教授惊异地说："连生物学你也不懂？那你可以说已失去了50%的生命了。"又过不久，教授指着水中的芦苇问："那你到底知不知道什么是植物学呢？"船家羞愧得连头也不敢抬，小声地答："我……我不知道。"教授忍不住大笑起来说："你可以说已失去了75%的生命了！"就在这时，忽然刮起了大风，天色大变，暴雨骤来。小船在风浪中撞到大石，船底破了一个大洞，河水马上涌了进来，眼看小船就要沉没了。船家连忙准备跳水逃生，于是他便关心地问教授："你到底会不会游泳？"教授已经吓得面无人色地回答："我就是不会游泳啊！"船家很同情地说："那看来你马上就要失去100%的生命了。"

启示　一个人最大的价值并不在于他受过多高的教育，而是在于他有没有能经得起生活中风浪的打击、重新振作的勇气。在2008年金融危机时，我们看见不少受过高等教育的软件工程师、IT人员们因失去了工作而不知所措，悲观绝望。只有经过风雨的洗礼，危机的磨砺，才能实现理想的生活，更可贵的是，风雨和危机可以把我们训练成一个成熟、自信、有技巧、经得起风浪的人。

危机一词最初来自希腊文，意指转折点，即在事件过程中的任何一个曲折变化点。严格地说，转折点可能是事情突然有所改进，对人有利，也可能是突然变得对人无利。在医学上被用来描述疾病的一个转折点，也常被用来特指个体生活或社会事件的正常进程突然中断，这时必须对个体的行为方式和思维方式加以重新评估。这种日常活动的正常基础的丧失就是危机这一术语的主要含义，并且得到了广泛的应用。

如果在目前的网络时代中选出一个最具代表性的行业，莫过于为知识化、信息化、高科技种种名词的代言"IT行业"。据调查，八成的IT人员自认有心理问题，或轻或重患有心理疾病。如果不采取适当措施，到2020年，心理问题可能超过车祸、艾滋病和暴力而成为全球头号杀手。中国人对心理健康意识的缺乏，加上IT人员所处的工作环境，使IT人成为职场"缺氧"的表现者。因此，如果我们事先能对IT人员面临危机的影响因素追根寻源，进而做出前瞻性的防范，走在危机的前面，则更有意义。

危机事件引发的各种精神卫生问题，包括急性应激障碍，创伤后应激障碍、抑郁与焦虑障碍、自杀、物质滥用、暴力等行为问题在发生后的不同时期会相继出现。

一、创伤后应激障碍

案例　"5.12"地震发生前小李（化名）在四川汶川县的一个镇上开了一家电脑公司，主营电脑兼容机及维修，雇了另外两个员工，生意还算不错。

2008年5月12日下午，他们正在公司维修电脑，突然感到房屋剧烈摇动。意识到发生地震了，他们急忙跑出了房子，刹那间，整个房屋都倒塌了，他当时无法站立，只能趴在地上，眼看着周围的房屋相继倒塌，被吓得不知怎么办才好，只是感到天崩地裂。在地上趴了一会儿，剧烈的震动过去后，看到的世界完全变了。整个镇上叫声一片，有呼救的，有哭喊的……"全完了，全完了！"小李叫喊着，在废墟中挖出了一台电脑，其他的东西都被死死地压在了废墟下……

过去了两个多月，这些情景还依然历历在目，让他一想起来就会不寒而栗。两个多月以来，小李从没有睡过一个安稳觉，经常在夜里惊醒，老婆一翻身，床板一摇动，他就会惊醒并迅速跑出房间，以为又地震了。

【分析】创伤后应激障碍（post traumatic stress disorder，PTSD）的心理反应常表现为情绪极度激动、紧张和恐惧，并常常会以"闪回"的形式不断重复出现灾难的场景。这些强迫回忆导致患者常整夜不能入睡，处于恍恍惚惚之中，有时还会在睡眠中反复出现精神创伤时的景象。同样，一些经历或目睹灾难发生的人群也常常会出现烦躁不安、压抑、悲伤的情绪。小李所表现出的症状正是如此。

1. 什么是 PTSD

PTSD 是重灾后出现的最严重的心身障碍。最初是用来描述各类创伤性战争经历后的种种结果，也称为"战争疲劳"。后来发现，在个体经历威胁生命事件之后，都可能出现。其引发原因可以是自然灾害、事故到刑事暴力、虐待、战争等等。这种压力即可以是直接经历，如直接受伤；也可以是间接经历，如亲眼目睹他人死亡或受伤。

2. PTSD 的心理和躯体反应

PTSD 的心理反应常表现为情绪极度激动、紧张和恐惧，常整夜不能入睡，处于惶惶惚惚之中，有时还会在睡眠中反复出现精神创伤时的境象，经历或目睹恐怖袭击的人群常会同时出现烦躁不安，压抑，悲伤，不能集中注意力，完全或部分丧失工作能力，并可出现心血管、消化、神经系统的躯体症状。其心血管反应可出现心绞痛、心肌梗死、心律失常、高血压以及呼吸困难等等。

人们在遭受天灾人祸之后，亲历了伤痛，失去了亲人朋友，或者目睹了他人的伤亡之后，在身体和心理上都会有一系列的反应。这些反应包括恐慌，忧虑，情绪低落，失眠，频繁做噩梦等等。有的人会烦躁易怒。人们还往往会不由自主地产生对灾难情形的鲜明回忆，这种回忆导致生理和心理上的应急反应（例如出汗，心跳加速，极度恐慌）。同时，有 PTSD 的人们会尽量地避免接触和提及他们所经历的灾难，他们会避免故地重游；他们的情绪通常会持续低落，并会对原来感兴趣的事务丧失兴趣；他们也可能把自己孤立起来，避免和他人交往；他们或许会表现得神情呆滞，对人对事反应迟钝。

以上的反应都是人类正常的应激功能。很多人的症状都会有所缓解。虽然很多症状将会持续一段时间，但是它们没有严重到影响正常工作和生活的地步。所以根据诊断标准，只有当足够多的症状在灾难一个月以后还持续出现，并且这些症状的严重程度已影响到了正常的生活，患者才可以被诊断为"创伤后应激心理障碍"。请注意，有的人，特别是救援人员的症状可能会出现延缓。也就是说，他们可能会在灾难发生 6 个月或更长的时间之后才出现反应。他们也需要及时治疗和帮助。

3. 怎样识别 PTSD

主要通过其经历及表现来识别。PTSD 的核心症状有三组：闯入性症状、回避症状和警觉性增高症状。儿童与成人的临床表现不完全相同，且年龄愈大，重现创伤体验和易激惹症状也越明显。成人大多主诉与创伤有关的恶梦、梦魇；儿童因为大脑语言表达、词汇等功能发育尚不成熟等因素的限制常常无法叙述清恶梦的内容，时常从恶梦中惊醒、在梦中尖叫，也可主诉头痛、胃肠不适等躯体症状。Wilfred 研究指出：儿童重复玩某种游戏是回现或闯入性思维的表现之一，应注意 PTSD 的可能性。

4. PTSD 的主要临床症状

（1）再体验：即个体会产生闯入性的创伤情景再现，而且再现的内容非常清晰、具体。尤其生活中与创伤可能产生联系的任何事物，都可能引起个体对创伤情境的再体验。并且这种体验会给个体带来极大的痛苦，并有可能进一步恶化，产生一些 PTSD 相关的共病（如焦虑、恐惧、自责、失望、抱怨等）。

（2）回避反应：出于对再体验的痛苦，个体会主动回避一些可能引发创伤体验的事与物。这种回避反应一方面对个体是一种保护机制，但另一方面他会延缓个体 PTSD 相关障碍的复原；如：①努力避免有关此创伤的思想、感受、或谈话；②努力避免会促使回忆起此创伤的活动、地点、或人物；③不能回忆此创伤的重要方面；④明显地很少参加有意义活动或没有兴趣参加；⑤有脱离他人或觉得他人很陌生的感受；⑥情感范围有所限制（例如，不能表示爱恋）。

（3）高警觉：就是对许多小的细节事件都引起比较强烈的反应。表现为：①难以入睡，或睡得不深；②激惹或易发怒；③难以集中注意。

注：应激反应是塞莱（H. Selye）（1936）根据机体在寒冷条件下的反应而提出的概念。也可以说是机体遭到侵害而产生反应的状态。心理学家认为，应激反应是机体在各种内外环境因素及社会、心理因素刺激时所出现的全身性非特异性适应反应。即包含造成紧张的刺激物——应激源；特殊的身心紧张状态——应激状态；对应激源的审理和心理反应——应激反应三种含义。

二、成瘾性危机

案例　小杨，今年 38 岁，是一家 IT 公司的高级主管。在外人看来事业有成，婚姻美满，令人羡慕。然而难有人知道小杨在表面风光的背后，也承受着常人难以想象的压力：每天晚上入睡困难，睡着之后又噩梦不断，经常一晚惊醒多次。长期的失眠令小杨痛苦不堪，不但精神萎靡不振，还经常会有头晕、胸闷、心悸等症状，严重影响了他的工作和日常生活。起初他试着吃了一点安眠药以帮助入睡，到后来发展成不吃药就不能入睡，两个多月就对药物产生依赖。

由三九健康网发布的《2008 年度中国网民健康状况调查》白皮书得出的结论显示：在中国的网民中，九成网民濒临过劳，而有六成网民需要通过药物来控制情绪或睡眠，形成药物依赖。

现代人际关系的日益淡漠、生存环境的拥挤与恶化，人们容易产生各种心理负担和心理困惑，镇静催眠类药物成了越来越多人的选择。然而，许多人在贪恋镇静催眠类药物带来的短暂平静或睡眠时，并不清楚其背后隐藏的陷阱。2007年3月7日，卫生部印发的《精神药品临床应用指导原则》便明确指出：长期服用镇静催眠药，容易产生耐药性。当身体产生耐药性，服药量越来越大，加大药量将会给身体带来很大危害。而服用镇静催眠类药物成瘾后，一旦停药便可发生戒断症状，令人痛苦不堪。因此，网民应该严格地在医生的指导下使用镇静催眠类药物，在用药期内，应注意避免使用其他对中枢神经系统产生抑制的药物，以避免增强镇静催眠作用，并且尽量避免长期使用，保持高度的警惕。

（一）成瘾的概念

成瘾是与人类文明共生的一种现象，它的发生至少有5000年的历史，现已发展成为影响人类心身健康的全球性灾难。物质成瘾和精神成瘾主要包括药物滥用、酒瘾、烟瘾、冲动控制障碍、性变态、电子游戏瘾、网络瘾等行为。成瘾也是一种与时俱进的行为，随着新物质或新生活方式的出现，有人染上与之对应的新瘾，如本书前面章节讨论过的手机瘾等。

成瘾还包括各种依赖、癖习和痴迷。指由于反复使用某种致瘾源或反复刺激中枢神经，在一定的人格基础和外界条件下所引起的一种周期性或慢性中毒状态以及发生的特大的嗜好和形成的难以舍弃的习性。成瘾的共同特点是满足需要的强烈愿望，对成瘾行为缺乏控制和节制，只想到成瘾行为的执行，而不考虑结果是否有利。这种病态的行为是由于反复使用"致瘾源"所造成的一种适应状态，表现为耐受性增加和停止或减少"致瘾源"后出现戒断症状，使"使用致瘾源者"产生一种愉快满足的或欣快的感觉，驱使使用者为满足这种感觉反复使用"致瘾源"，表现出一种强烈的渴求状态。

（二）成瘾的分类

1. 按致瘾源分类

任何成瘾现象都有致瘾源。致瘾源是一种能使易成瘾者产生强烈的欣快感和满足感的物质或行为。致瘾源分为：

（1）物质致瘾源：如鸦片、酒精、烟草等精神活性物质是通过人体生理基础而作用的物质致瘾源；精神活性物质是指来自体外，可影响精神活动，并可导致成瘾的物质。

（2）精神致瘾源：又称非物质致瘾源，如刺激性小书、武打电影、电子游戏、网络、赌博等是精神致瘾源。

2. 从现象上分

从现象上说，成瘾可分为物质成瘾和精神成瘾，或药瘾和非药理学的成瘾。精神成瘾和物质成瘾问题有许多共同之处，即表现出一种强烈的追求致瘾源的愿望，也就是说对致瘾源的心理渴求，其目的在于获得一定程度的特殊心理体验，或者心理上的满足。除了体验成瘾行为或药物带来的愉快体验之外，另一些人这么做是为了逃避生活中的难题，宣泄情绪中的烦恼。

3．成瘾的程度分类

按成瘾的程度分类，一般可将成瘾分为瘾、癖、痴迷 3 类。

瘾：是由于神经中枢经常接受某种刺激而形成的习惯性，如酒瘾、药瘾、烟瘾、网络瘾等。

癖：是对某种事物特别爱好而难以舍弃，如纵火癖、偷窃癖、恋物癖、洁癖、恋尸癖、恋童癖等。

痴迷：是对某人或某事物发生特别爱好而沉醉（超过一般的迷恋），如足球迷、武侠迷、影迷等。

4．病理学分类

按病理学标准，成瘾可分为正常"成瘾"和病态成瘾两类。有些人是球迷、戏迷、歌迷，有些人特别嗜好某种食物，有些人爱好集邮，科学家就迷恋科学实验等。只要利大于弊，就属于正常的行为，称为正常的"成瘾"。而如果对某一行为或物质的欲望达到了渴求的程度，其行为影响到正常的心理、生理或社会功能，给个体带来痛苦，造成不良后果，如毒瘾、酗酒、赌博、网络成瘾等就属于病态的成瘾。

（三）成瘾的心理学解释

1．动力心理学派的解释

药物成瘾者要从药物中寻求"快乐"的感觉，以使自己心里踏实，适应环境。追寻人格发育史，发现成瘾者多有缺少父母恰如其分的爱护，缺乏自尊心、责任感、理想和抱负，有过多的愤怒、仇恨、自暴自弃，感觉不到世界的美好。成瘾者的情感承受能力也有缺陷，不善于言语表达，缺乏沟通，依赖性很强，但是又找不到合适可靠的人，只有把自己的情感封闭起来，一旦承受不了失去控制，就破罐破摔。所以，成瘾行为也是一种自我伤害性疾病，伴有意志或道德缺陷。弗洛伊德曾经指出，对成瘾者而言，吗啡充当了其性满足的替代品，除非重建正常的性功能。否则戒断后的复发在所难免。Rado 称药物滥用是一种自恋障碍，是"对天然自我结构的人为的破坏"。当药物作用减弱后，用药者的抑郁情绪便会再度出现，与用药期情绪高涨形成鲜明对比，个体自然会产生强烈的用药渴求。此时，自我成了药物的奴隶，只好继续用药。也有人认为，滥用者在童年早期大多经历了对所爱对象的失望，主要的表现为处于恋母期的儿童对同性别的家长感到失望。

2．行为学派的解释

人们首次使用成瘾物质后，由于体验到成瘾物质所带来的欣快感，并能缓解焦虑、祛除戒断反应，通过奖励机制促使人们再次重复使用这一行为，直至成瘾；而停用成瘾物质所引起的戒断症状又是一种负性强化作用，痛苦体验的出现是一种惩罚，为了逃避这种惩罚，成瘾者只好继续使用成瘾物质，强迫觅药。除了成瘾物质的强化作用外，社会因素也有强化作用，如参加吸毒团伙，臭味相投，贩毒牟利，吸毒的环境及工具等都会强化成瘾行为。Brieno 等以人为研究对象进行科学的观察，发现滥用者承认有的情景会诱发自己对毒品的渴望。

3. 研究人格的学者解释

依赖型人格的人更容易成瘾。依赖型人格的人无主见、意志薄弱、缺乏自信、缺乏自尊，往往需要他人替他做出决定。有时即使勉强决定去做某事，也要反复声明自己无能为力，再三要求他人予以帮助才能把事做成。缺乏独立生活的能力，对他人产生强烈的精神依赖，长期需要一位坚强、能干、果断的人陪伴并支配其生活，否则就很有可能沦落到无依无靠甚至难以生存的地步。具有依赖型人格或具有这种人格倾向的人是非常容易成为药物依赖者。而一个人一旦成为药物依赖者，他就很容易发展成为依赖型人格，而且对于依赖型人格的药物依赖者，停用成瘾物质是异常困难的。孤僻、焦虑、情感紊乱、好奇心、冒险性、好冲动、无自我调节或自我控制力等性格的人与药物使用和滥用行为高度相关。青少年药物使用和滥用与精神病理学密切相关，人格特点与社会环境相互作用可导致与药物使用或滥用高度相关的精神苦恼和抑郁。

4. Kandel 提出药物使用和滥用的阶段发展模型

第一期或体验合法药物期，即青少年使用合法药物，如啤酒或葡萄酒等。这一时期来自社会和环境影响而得到的认可药物的使用信息最重要；第二期或使用大麻期，即体验使用非法毒品（如大麻），此期与对大麻的喜爱程度、同伴使用大麻、参与其他不良行为等因素关系更为密切；第三期或使用非法毒品或所谓的硬性毒品期，即使用和滥用更为严重的非法毒品，此期他们表现为与父母关系差、精神苦恼、重度大麻使用、同伴和父母使用毒品、不良行为等危险因素关系密切。开始使用合法药物的时间越早、年龄越小，以后产生药物依赖和滥用的可能性越大。

三、网络暴力

案例　**女生不堪人肉搜索投河身亡　发照片者被刑拘**

2013 年 12 月 3 日 20 时 24 分，在连续发出"第一次面对河水不那么惧怕"、"坐稳了"两条微博后，网名为"IforeverLm"的琪琪跳入河中，结束了 18 岁的生命。

　　其家人认为琪琪之死与一起"人肉搜索"有关。据警方通报，在陆丰市陆城某中学就读高中的琪琪，曾于2013年12月2日到该市东海镇金碣路的某服装格仔店购物。但没过多久，琪琪购物时的监控视频截图就被该服装店的店主蔡某发布到了网络上，并配文称截图中的女孩是小偷，请求网友曝光其个人隐私。

　　这则"人肉偷衣服女生"的信息引起热烈反响，众多网友纷纷参与"人肉搜索"。很快，琪琪的个人信息，包括姓名、所在学校、家庭住址和个人照片等隐私信息均遭到了曝光，成为身边同学朋友指指点点的对象。同时，网上也不乏批评辱骂之声。

　　琪琪父亲认为此举致使女儿自寻短见。琪琪姐姐在微博上公开指责涉事服装店店主系"诬陷"，参与"人肉搜索"的网友的行为导致"一个花季少女无奈走上绝路"。据琪琪的班主任介绍，琪琪就读于高三（四）班，表现不错，守纪律，比较内向、文静。"12月2日到3日，琪琪身体都不大舒服，她说是胃痛向我请假，我也跟她父母沟通，得到确认后，我就准假了。所以事发前两天琪琪主要在家里。"这名班主任说。

　　该校副校长透露，事后他与琪琪母亲沟通得知，3日吃完晚饭后，琪琪就开电动摩托车离家，其间与母亲一直有联系，琪琪告诉家人，晚上9点左右回，但9点多时已联系不上，其母亲开始向学校反映情况。"她年纪小，估计是微博'人肉'带来了一定的压力。"这位不愿具名的副校长表示。

　　琪琪的一些同学认为，她在班集体并不活泼，朋友不多，加上不善倾诉，面对突如其来的"人肉压力"，消化不了才走上了绝路。

　　心理学把旨在导致他人身体上或心理上的痛苦的有意伤害行为称之为攻击性行为。这种有意伤害行为包括直接的伤害（打人）、语言伤害（骂人、嘲笑人）和间接的、心理上的伤害（如背后说坏话、造谣污蔑）、有伤害他人的意图但未造成后果的攻击性行为。

　　随着网络的普及和发展，网络暴力逐渐成为了一个不可忽略的话题。"新闻标题戾气十足，泄愤帖无处不在，贴吧里遍布人身攻击……看着就觉得心里愤愤的，看完就想回帖骂人。"这不仅是大多数"老网民"网上冲浪后的真实感受，也是网络暴力下的人心写照，网络环境不断"恶化"应该引起社会各界的高度警觉。

　　网络暴力是近年来网上频发的、以暴力形式对他人进行攻击的现象。其特点是参与的网民数量众多，声势浩大，很容易给当事者的生活造成负面影响，并带来心理创伤。

　　集体行动、从众心理、自我表现与英雄情结以及不负责任等是网络暴力重要表现特征。对现实的不满与泄愤心理，现实中的话语权缺失与逆反心理，道德审判的传统与施害者的审判者心理，揭露他人隐私与窥私心理，法制意识的缺失与娱乐化心理等，是网络暴力的重要心理成因。

细数一下这一现象的浅层原因：

一是网站的利益驱使。因为受众者快速阅读的浏览习惯，且相当一部分网民缺乏耐性，只希望在最短时间内获取更多的信息，网站经营者通过"推荐到首页"、"置顶"、"加精"等操作，通过提高流量和点击率来实现经济利益的最大化，于是"惊世骇俗"的标题就随之诞生。二是民众渴求社会更加公平更加正义的心理。我们不难发现，关注度高的新闻主题往往围绕着"富二代炫富、官二代逞威"、"名表门、名烟门"，"房叔房姐"等社会痛点，且由于现实社会中申诉和解决的途径极其狭窄，人们心中渴求公平正义的善良心理就会被唤起。

从社会心理学的角度深究时下热门的戾气标题和暴力回帖、人肉搜索、网络反腐等网络现象的深层原因，更多的是源于大众的心理。众多网友在得不到任何实际酬劳的情况下，不惜耗费大量的时间、精力、成本等去"搜人"，这不仅仅是一种道德冲动；在心理层面上，人们需要一个"被攻击的目标"。在日常生活中，人们总有一些不良嗜好，比如背后说人是非、幸灾乐祸甚至对"倒霉者"落井下石等，尽管人们对当事人并无怨怼。心理学研究揭示了这样一个现象：当别人的不幸遭遇不至于悲惨到引起我们本能同情的程度时，这对我们的心理反而会是一种良性刺激，使我们产生轻微的快感。

二是"从众"心理的体现。"看完就想回帖骂人"、"拍砖"、"人肉搜索"便是有力的证据。从众常被分为表里一致、无心理冲突的"真从众"和认知失调的"权宜从众"，而值得担忧的是网络暴力所带来的大多应是"被说服"和"信息堆积"后的"真从众"。

三是"去个性化"成为了网络暴力行为的催化剂。网络受众者大多数在生活中都是社会中的"文明人"，为何在网络生活中就变得带有攻击性，原因是现实身份的隐匿、责任的模糊化，导致了自我导向功能的削弱和自我意识、责任感的丧失，从而做出一个人单独活动时不会出现的"跟骂"、"泄愤"的攻击心理和行为，"去个性化"就注定了成为暴力行为的催化剂。加之，新闻中所列举的各种社会发展中出现的痛点，在大多数人心中产生了"移情"的心理，种种成因，让戾气更浓且难排。

四是英雄情结。试想，动动鼠标，按按键盘。网络那边都不知道你是谁，就有一个房叔落马，或又有一个情妇专业户落网，又或者有一个贪官被曝光，跟着的，是网友的一片骂声，又或者，是一串快活的表扬，这是多么让人大快人心的事啊。自己虽然坐在电脑前，没有得到半点实际的好处，没有半点表扬落在自己"身上"，但精神上满足了，也觉得自我形象高大了好几倍！最重要的是，没有风险不怕报复，甚至连到警察局去做笔录都免了。

五是公众陶醉于权力和正义幻觉。如今，公众的许多权利是通过网络动员来激活、实现和凝聚的。网络给予了人们平等参与的权利，使人们由被动的信息接受者变成了主动的信息提供者，自我成就感得以提升。而人肉搜索则是进一步地使人人都变成了"警察"、"法官"和"道德审判者"，网民所代表的草根群体这一社会力量似乎已经崛起，并且正体验着一种空前的"权力幻觉"。在普通民众的集体无意识里，往往都存在着某种程度的权力饥渴，为了最大限度地对社会产生影响力，他们的"正义感"就容易逆转成"网络暴政"。登录微博或打开论坛，各类举报信息、爆料内容络绎不绝，看似有真凭实据者，却也有耸人听闻之嫌；在网络上，人人可以随意突破道德的底线，也就意味着人人可能成为被攻击的对象，当大家都在谩骂、攻击、诋毁时，网络也会逐渐失去公信力，"网络反腐"自然也会走到尽头；同时，掘地三尺地挖掘当事人的隐私也暴露了一种病态心理。窥视和好奇心虽是人的一种本能冲动，但把自己的这种欲望公然变成了对别人的一种"私刑"，则是偏离健康心态和健全人格的表现。

人肉搜索、网络发帖爆料并不乏积极的社会意义，它预示着现代公民意识的成熟，并怀抱着捍卫、重建社会道德价值体系的激情。但是，不要让道德变成"绑架"的武器，道德给人带来的应该是归属感、安全感、温馨感，而不是恐惧感。

四、心理危机的极端——自杀

案例 人似碎片一样活着

国内某著名IT代工厂的庞大厂区就像一个气氛压抑的社会。在每平方公里聚居着约15万人的狭小空间里，人和人却似碎片一样存在着。即使像卢某这样唱歌、跳舞、旅游样样喜欢，活泼开朗的"明星"人物，在其社交圈里，也仅限于几个同学和校友之中。

卢某自杀的那个凌晨4时30分，李某（卢某同厂员工）正和同事在厂区2公里外的仓库度过夜班最难熬的一个小时。这个时候，他们通常坐在椅子上，双手不时使劲地"干洗"着脸，盯着前方一动不动。

从学历和阅历上看，卢某和李某互为镜像。前者大学本科，后者中专毕业，前者已经自杀，后者常常念叨自杀。但他们互不认识。甚至，在马某死后（该厂前自杀员工），他宿舍的几个舍友，甚至不知道他的名字。

在这样的孤立中，他们每天上班，下班，睡觉，上班，下班，睡觉。——而这种从表面上看起来统一的"规律"生活，反过来压缩着他们社交的私人时间。"老乡会"、"同学会"这样的"非正式组织"（李某语）在这家 IT 代工厂几乎是没有的。"一旦工作上、生活上有了压力，没有任何人可以倾诉和分担。"李某说。

　　参与这家 IT 代工厂调研的心理学家认为，该厂员工自杀多数是由心理疾病造成。但亦有社会学者指出，IT 代工厂员工实际收入远不如父辈，又缺乏回到农村的退路，他们的焦虑无助是自杀增加的深层原因。

（一）自杀概述

　　死亡教会人一切，如同考试之后公布的结果。虽然恍然大悟，但为时晚矣！自杀是指个体蓄意或自愿采取各种手段结束自己生命的行为。据中国心理卫生协会资料显示（2004 年），自杀在中国已成为位列第五的死亡原因，仅次于心脑血管病、恶性肿瘤、呼吸系统疾病和意外死亡。

　　我们首先应该关注什么样的人容易自杀。

　　自杀者多数患有精神疾病，尤以抑郁症常见。而自杀行为又是精神分裂症和躁狂症的常见症状。临床发现，神经和精神病患者的自杀率较普通人群高；社会地位高的人群自杀率较普通人群高。国外调查，自杀与文化水平、生活水平、富裕程度相关。如英国名牌大学 IT 人员的自杀率比普通人群高，但省立大学则否。研究表明，在个体心理方面，绝望是自杀危机形成的关键。

（二）自杀的表现形式

　　自杀是心理危机的一种极端表现。IT 人员的自杀主要表现为情绪性自杀和理智性自杀两类。

　　情绪型自杀常常由于爆发性的情绪所引起，例如因委屈、悔恨、内疚、羞惭、激愤、烦躁或赌气等情绪而引起的自杀。此类自杀进程比较迅速，发展期短，甚至呈现即时的冲动性或突发性。

　　理智性自杀是由自身经过长期的评价和体验，进行了充分的判断和推理以后，逐渐地萌发自杀的意向，并且有目的、有计划地选择自杀措施。因此，自杀的进程比较缓慢，有计划的自杀往往成功率较高。

　　自杀不是突然发生的，它有一个发展的过程。日本学者长冈利贞指出，自杀过程一般经历：产生自杀意念→下决心自杀→行为出现变化＋思考自杀的方式→选择自杀的地点与时间→采取自杀行为。对于不同年龄、不同个性、不同情境下的人，自杀过程有长有短。

（三）自杀者的性格特点

　　对自杀者及自杀未遂者进行详细的性格倾向分析，可以为自杀预防提供参考。

　　有研究报道，自杀者中性格内向与较内向的占 95.2%，孤僻占 52.4%，虚荣心强占 71.4%。内向性格容易出现焦虑感、绝望感。而认真、固执、责任感强又没爱好的人，一旦遇到困难则强烈自责，易产生自杀。外向性格的人如果同时伴有自我中心，情感变化大、易激惹，对人情感肤浅的癔病性人格时，可能出现自杀行为。

（四）重度抑郁自杀者的内心世界

同样的打击在不同性格、不同人生观的人身上会产生不同的影响。患重度抑郁的自杀者通常都是情绪抑郁，对生活上的转变和打击存在悲观失落的挫败感，重度抑郁情况下他们可能采取有计划的自杀行为，一般而言他们的内心会有以下三种看法感受：

1. 对于自己的看法　通常他们都会感到自己很无能、没有价值，觉得自己无论怎样做都是失败的，倾向于不断反复想着那个打击或不愉快的经历，然后就会自责、内疚、自我贬低等。就算列举出所他们所取得的成就，他们也会把它当作不值一提的事情。

2. 对于其他人的看法　有强烈抑郁和自杀思想的人通常都会感到无助，觉得四周的人怎样也帮不了他，于是他们觉得沮丧，对自己和四周的事物都变得冷漠不关心，一副完全放弃的态度。

3. 对于将来的看法　他们觉得自己不值一文，感到自己没有将来，没有希望。"明天"只会是更痛苦难过，只会带给别人更多烦恼，因此他们便会越来越感到自杀是该行的路。

由此可见，当我们去了解自杀问题时，我们应该留意个人对事物的看法感受，而不单是表面化去看人的遭遇和外来打击因素。

小故事：你是别人的一棵树

有个人一生碌碌无为，穷困潦倒。一天夜里，他实在没有继续活下去的勇气了，就来到一处悬崖边，准备跳崖自尽。自尽前，他号啕大哭，细数自己的种种遭遇和挫折。崖边岩上生有一棵低矮的树，听到它的种种经历，也禁不住地流下了眼泪。此人见树流泪，就问道："看你流泪，难道你同我有相似的不幸吗？"

树说："我怕是这世界上最苦命的树了。你看我，生在这岩石的缝隙之间，食无土壤，渴无水源，终年营养不足；环境恶劣，让我枝干不得伸展，形貌生得丑陋；根基浅薄，又使我风来欲坠，寒来欲僵。看我似坚强无比，其实我是生不如死呀！"

此人不禁与树同病相怜，就对树说："既然如此，为何还要苟活于世，不如随我一同赴死吧！"

树说："我死倒是极其容易，但这崖边便再无其他树了，所以不能死呀。"

此人不解。树接着说："你看到我头上这个鸟巢没有？此巢为两只喜鹊所筑，一直以来，它们在这里栖息生活，繁衍后代。我要是不在了，两只喜鹊可咋办呀？"

此人听罢，忽有所悟，想到了家中的妻子、年幼的孩子、老迈的父母。就从悬崖边退了回去。

启示　给点阳光就灿烂，给点雨露就成长；这就是生命的美丽。每个人都有其价值，我们不只是为了自己而活着，一沙一世界，一花一天堂；一个人再渺小、再卑贱、再一无是处，对于他人来说都是一棵伟岸的树。

（五）IT 人员自杀原因分析

选择自杀是个人精神或情绪困扰已经严重到"崩溃"地步的表现。

国内外心理危机研究证明，63%~97% 的自杀者都有各种各样的精神问题，如抑郁、精神分裂等。从总体上看，心理家们认为 IT 人员自杀主要是以下几点因素相互作用的结果。

1. 年轻 IT 人员抗压能力差、心理脆弱　目前最令人忧虑的是多数企业的 IT 人员过于"年轻化"，年轻得几乎让你感到他们没有太多的工作方法与成熟思路，稚嫩的双肩难以挑起信息化的重任。这代人多是独生子女，抗压、吃苦能力弱，但同时，这代人更自尊、梦想也更大。进入现实工作后，理想与现实的巨大差距让这些心理尚未完全成熟的 IT 人员们难以适从。他们觉得自己怀才不遇，受到了不公正的待遇，逐渐对工作、学习和生活丧失兴趣，产生厌世感。加上工作难以适应、人际关系等方面的影响，一些 IT 人员还会出现抑郁、焦虑等心理问题。

2. 缺乏有效的解决问题的行为模式　当 IT 人员受到挫折感、无助感、恐惧感、焦虑等情绪影响时，不知怎么解决；当发现工作岗位并不适合自己时，也有想辞职的念头，但这种念头并不坚定，于是求助于父母、朋友，在父母、朋友对辞职念头加以劝阻的时候，表面上退缩应许，当内心中仍坚持自己离职的想法，认为除非死亡，没有任何的道路是可以选择的，于是选择了自杀。

3. 人际关系冲突　IT 团队人际冲突产生的原因主要有两种：①利益冲突。大多数人际关系冲突归根到底是利益差异导致分歧和矛盾。因此，利益分化引起冲突是人际冲突最常见的主因，当个人利益与团队利益或与他人利益相悖时，就会产生冲突。②负面情绪引起的冲突。如不信任、恐惧、拒绝和愤怒等不相容的行为。通常，由于个性问题而产生冲突的起因非常简单，仅仅是因为一方对另一方的行动、态度、语气、外表和言语不满。这种不满会导致减少和拒绝合作，双方的关系也由团队协作走向冲突。③个性差异。IT 人员普遍年轻气盛，学历高，自我认知良好，冲突往往起源于 IT 企业成员中以自我为中心的主观意愿。当 IT 人员遇到压力的时候，没有朋友成为他们宣泄压力的通道。④生活单调。IT人员的工作时间相对较长，业余活动较少，致使员工之间缺乏交流的机会。

4. 密集型工作磨损心理 劳动强度较大、工作简单、机械的IT代工厂企业员工一般只需接受简单的培训即可上岗，但入职后工作劳动强度比较大，年轻员工身心难以适应。而每天重复性的工作会磨损人的心理，再加上集体宿舍休息不好、缺乏情感交流，加重了IT装配工的挫折感和孤独感，容易使他（她）们对生活丧失信心。

5. 感情受挫 有男女的地方就会有爱情，IT人员未婚青年居多，"情感孤独"成了这些男男女女们的主要困惑，对爱情的渴求，是人类的天性。有些IT男女由于恋爱不顺，同时又在工作、父母及传统道德观及社会评价等多重困扰的压力下，可能会因为失去理智而自求了断。

6. 缺乏心灵关怀 据报道，国内一家著名IT代工厂的一个厂区就有40万名员工，他们生活在集体管理之下，缺乏个人生活空间，同时又远离家乡和亲人，一旦出现不良情绪，缺少亲情的抚慰和自我救助的条件，找不到宣泄途径，不良情绪日积月累，容易发生极端行为。

7. 工作时间长 近半数的IT人员日工作时间多分布在8~10小时之间，加班1~2个小时在IT行业实属正常现象，这也是IT人员对工作满意度较低的一个原因。

8. 疾病的困扰 各种严重的身体疾病，导致这些IT人员长期受到病魔的煎熬，往往会使他们丧失生存的勇气和信心，导致自杀。

哲学家黑格尔说过，自杀是一种卑贱的"勇敢"。当他们采取结束自己的生命来寻求解脱时，事实上问题并不会随着他们生命的结束而获得解决，自杀非但没有把痛苦带走，而且还让它蔓延到了更广的范围——他们的"解脱"会让关心和爱护他们的家人和朋友悲伤、难过，尤其是家人，这将会是他们一生的痛。自杀不是勇敢，它是弱者才会有的行为，它逃避了正视问题、面对现实、展望未来，是一种怯懦的表现。

（六）自杀的预防

自杀的干预主要在预防，预防自杀不仅是一门科学，而且是一门艺术。美国旧金山的金门大桥，历来被企图自杀者看作是结束生命的"风水宝地"。在那里，投海自杀者的成功率很高，绝大多数人无生还的可能。而在中国南京和武汉长江大桥，尽管那里的风景也独好，但自杀者跳桥成功的只有一半左右，因为这里昼夜都有武警官兵巡逻，他们对发现自杀征兆和抢救的技术与组织都有一套比较成熟的经验。

因为自杀多有前驱症状以及自杀征兆，这种征兆往往与神经症和抑郁症的症状相混淆，易漏诊或误诊。自杀征兆也常被患者家属或同事、同伴所忽略，如一些暗示语或行动没有被进一步的理解。所以，我们应该加强对医生及高危家庭成员进行精神卫生疾病发现方面的技术和知识的培训。

预防自杀可分为三级。

一级预防：是指预防个体自杀倾向的发展。一级预防的主要措施有管理好农药、毒药、危险药品和其他危险物品，监控有自杀可能的高危人群，积极治疗自杀高危人群的精神疾病或躯体疾病，广泛宣传心理卫生知识，提高他们应付困难的技巧。

二级预防：是指对处于自杀边缘的个体进行危机干预。通过心理热线咨询或面对面咨询服务帮助有轻生念头的人摆脱困境，打消自杀念头。

三级预防：是指采取措施预防曾经有过自杀未遂的人再次发生自杀。

五、保持平和心态——直面危机

《小窗幽记》里面有这样一副对联：宠辱不惊，看庭前花开花落；去留无意，望天空云卷云舒。这句话的意思是说，为人做事能视宠辱如花开花落般平常，才能不惊；视职位去留如云卷云舒般变幻，才能无意。

生活，应该说是一条波涛汹涌的大河：穿峡谷、过险滩、漫平原，九曲十八弯，时缓时急，直至奔腾入海。人则是这条大河上的航行者。时而激动万分，时而忧心忡忡，时而又迷茫惆怅，但终归还是保持向着海的航向，这就是生活中人的心理写照。尤其是当代社会网络高度发达，各种信息冲击着人们的心灵，新旧交织、正误杂陈、虚实难辨。于是，有的人心灵底片上就出现矛盾，产生了无穷无尽的"问题"；有的人把自我头脑的独立思考卖给了人云亦云的网络，把亲情友情乃至爱情抛给了手机短信的群发，把心理健康托付给了网络心理小测验，把生命、青春沉迷于网游世界……桃花源不再的 IT 人大多觉得活得很累，不堪重负。大家很是纳闷，为什么社会在不断进步，而人的负荷却更重，精神越发空虚，思想异常浮躁。的确，社会在不断前进，也更加文明了。然而同时又造成人与自然的日益分离，其结果便是陷于世俗的泥淖而无法自拔，追逐于外在的礼法与物欲而不知什么是真正的美。金钱的诱惑、权力的纷争、宦海的沉浮让人殚心竭虑。是非、成败、得失让人或喜、或悲、或惊、或诧、或忧、或惧，一旦所欲难以实现，一旦所想难以成功，一旦希望落空成了幻影，就会失落、失意乃至失志。失落是一种心理失衡，自然要靠失落的精神现象来调节；失意是一种心理倾斜，是失落的情绪化与深刻化；失志则是一种心理失败，是彻底的颓废，是失落、失意的终极表现。而要克服这种失落、失意、失志就要做到喜不能得意忘形；怒不可暴跳如雷；哀不能悲痛欲绝；惧不能惊慌失措。一个快乐的人，不是因为他没有痛苦，而是因为他善于化解痛苦；一个幸福的人，不是因为他没有烦恼，而是因为他善于消除烦恼。

　　一副对联，寥寥数语，却深刻道出了人生对事对物、对名对利应有的态度：得之不喜、失之不忧、宠辱不惊、去留无意。这样才可能心境平和、淡泊自然。一个看庭前三字，大有躲进小楼成一统，管他春夏与秋冬之意，而望天空三字则又显示了放大眼光，不与他人一般见识的博大情怀；一句云卷云舒更有大丈夫能屈能伸的崇高境界。与范仲淹的不以物喜、不以己悲实在是异曲同工，更颇有魏晋人物的旷达风流。宠辱不惊，去留无意说起来容易，做起来却十分困难。我辈俱是凡夫俗子，红尘的多姿、世界的多彩令大家怦然心动，名利皆你我所欲，又怎能不忧不惧、不喜不悲呢？否则也不会有那么多的人穷尽一生追名逐利，更不会有那么多的人失意落魄、心灰意冷了，我国古代的贬官文化即是此明证。这关键是一个你如何对待与处理的问题。首先，要明确自己的生存价值，由来功名输勋烈，心中无私天地宽。若心中无过多的私欲，又怎会患得患失呢？其次，认清自己所走的路，得之不喜，失之不忧，不要过分在意得失，不要过分看重成败，不要过分在乎别人对你的看法。只要自己努力过，只要自己曾经奋斗过，做自己喜欢做的事，按自己的路去走，外界的评说又算得了什么呢？陶渊明式的魏晋人物之所以有如此豁达风流，就在于淡泊名利，不以物喜，不以己悲，才可以用宁静平和的心境写出那洒脱飘逸的诗篇。这正可谓真正的宠辱不惊、去留无意。而我以为将这一精神发挥到极致的是唐朝的武则天。死后立一块无字碑，千秋功过，留与后人评说。一字不着，尽得风流。这正是另一种豁达，另一种宠辱不惊、去留无意。只有做到了宠辱不惊、去留无意方能心态平和，恬然自得，方能达观进取，笑看人生。卓越的佛教领袖赵朴初遗作中写道：生亦欣然、死亦无憾。花落还开，水流不断。我今何有，谁欤安息。明月清风，不劳牵挂。这正充分体现了一种宠辱不惊、去留无意的达观、崇高的精神境界。

　　一句话，宠辱不惊，看庭前花开花落；去留无意，望天空云卷云舒。是真英雄自洒脱，是真名士自风流！

六、幸福的密码

　　你幸福吗？央视2012年国庆中秋双节期间连续播出的街头调查节目——你幸福吗，再次撩拨着国人屡遭冲击的"幸福神经"。按说经过30多年的改革开放，人们的物质生活水平得到了极大的提高，理应"很幸福"，然而面对记者满大街的追问，广大观众看到更多的却是无厘头似的回答："我姓曾"、"队被插了"……这些频频出现的雷人回复不像是答案，反倒更像是黑色幽默。同时亿万网友通过电脑、手机、QQ、微博等网络通讯手段围观吐槽着这些"神回复"，一时间"你幸福吗？"成为2012年国庆期间最热的网络词汇，亦成为了全民调侃的话题。

是什么剥夺了八成多网民的幸福感？

以思考代替吐槽，以理智疏导情绪。对于幸福，不仅先贤哲人有思考，普通人也有自己的见解。特别是经过多年的"被幸福"，国人对"幸福"的理解已经达到了一个前所未有的哲学高度。

幸福是什么？辞海是这样说的：心理欲望得到满足时的状态。一种持续时间较长的对生活的满足和感到生活有巨大乐趣并自然而然地希望持续久远的愉快心情。罗素这样描述：人的幸福来源于"爱、被爱、做自己喜欢的事。"小时候，幸福是一件东西，得到它，便感觉幸福；长大了，幸福是一个梦想，实现它，便感觉幸福；成熟了，幸福是一种心态，领悟它，便感觉幸福。其实，幸福可谓仁者见仁，智者见智，幸福没有一个明确的标准，正所谓"乱石穿云，观心证道，在于自我"，一切幸福，均始于自我的心理感受。

幸福由思想、心态决定。心可以造天堂，也可以造地狱。一个武士问一个老禅师："师父，请问什么是天堂？什么是地狱？"老禅师轻蔑地看了他一眼，说你这种粗糙、卑鄙的人，根本不配和我谈天堂。武士被激怒了，嗖的拔出刀，把刀架在老禅师的脖子上，说糟老头，我要杀了你！老禅师平静地说，这就是地狱。武士明白了，愤怒的情绪是地狱，把刀收回壳中。老禅师又平静地说，这就是天堂。武士听明白了，心情好就是天堂，马上跪下拜谢师父。

当一个人开始探讨幸福时，有可能面临两种状态：一是他已经感受到自己不幸福，开始走上觉醒的道路；一是他正在告别一种混沌的孩子式的幸福，孩子是活在当下的，但成年后却一定会追问幸福。

生活中我们常看到的是，身在福中不知福，失望和遗憾挥之不去。对生活充满失望的人，在人海中浮浮沉沉，总是抱着不切实际的幻想，去刻意地追求幸福，收获的却往往是失败和忧伤。当一个人把幸福定位在永远得不到的事物时，最真实的幸福却悄然从指缝中溜走了，更多的时候，是人们自己在忽略幸福！常听到人们抱怨说，现在的物质生活水平提高了，幸福感却越来越少。其实，不是幸福指数在下降，而是人们心底的欲望越来越高，以至于缺乏了满足感。殊不知，贫困地区的求学儿童能"有书读"、"有学上"，就是最大的幸福。

幸福不是良田千顷，家财万贯，占有得越多，人的贪欲会被刺激得想拥有更多，而那些身外之物可能会在一场地震中被彻底摧毁。同样，拥有得越多，那么害怕失去它，护卫它的焦虑和恐惧会让你患得患失。所以，巴菲特和盖茨才会慷慨地将全部身家捐出。因为他们知道，真正的幸福是追求目标过程中所产生的内心体验，即"最美是过程！"。

幸福也不是功名利禄。心理学家们发现，那些日本 IT 公司高层人士退休后，普遍陷入了焦虑和失落之中。因为退休后，随着那些围绕在身上的光环褪去，他们开始找不到自己。

幸福其实很简单。幸福不是你住的房子有多大，而是房子里的笑声有多甜；幸福不是你能开多豪华的车，而是你开着车能平安到家；幸福不是爱人有多漂亮，而是爱人的笑容有多灿烂。幸福是最平常的，平常到无处不在；幸福又是稀有的，稀有到有人终其一生，不得其门而入。倘若你要问我，幸福到底在哪里？我会说：幸福是寒冷的冬天北风呼啸时心底的春光；是假日里一杯浮晃着淡碧的暖茶；是心存感激、谅解别人后的那善意释然的一个微笑；是远行时亲人的叮咛；是与三两好友在茶肆间爽朗的谈笑；是月华如水的河边恋人的拥抱；是垂暮之时回味的种种坎坷和温情人生。幸福，就是我们的生活。

幸福包含三个层面的含义：第一层面——自己快乐，但不让别人痛苦，这是做人的道德底线；第二层面——自己快乐也让别人快乐，这是社会普遍提倡并为多数人共同践行的道德：利己又利人；第三层面——让别人先快乐，然后自己快乐，那是一种崇高的自我奉献。

释迦牟尼就是这样认知幸福的。一千多年前，印度王子阿摩多在宫中过着无忧无虑的生活。国王希望他不要触碰人间的苦难，于是每天宫里美酒美食，美丽的宫女们跳着艳舞，悠扬的歌声四处飘荡。阿摩多以为这就是一切，但有一天一场盛宴结束，阿摩多王子醒来，看见地下的宫女们满脸疲倦，花容失色，残妆未卸。那些美好仿若一场春梦，很快在时间面前显得支离破碎。阿摩多于是离家出走了，他看见了幸福的假象——那些不可持久的纸醉金迷，他要去寻找真正的幸福。

在一颗菩提树下，他完成了转化，成了释迦牟尼始祖。他日日夜夜思考着幸福，最终他完成了觉悟，并且以自己的思想去影响后世千秋万代的人走上幸福的觉悟之路。

第三节　珍爱生命——IT人员心理危机的干预

生命是一条艰险的狭谷，只有勇敢的人才能通过。

——米歇潘

案例　沉迷"笔仙"游戏，少女相约跳楼

据荆楚网2013年5月31日报道，年仅14岁的初三女生刘英（化名）平时与同校同级邻居李萍（化名）要好，经常在一起玩"笔仙"游戏，老师和同学虽多次劝导，但两人仍然沉迷其中。面对即将来临的中考，刘英倍感压力，在求救于"笔仙"时,"笔仙"劝导跳楼死亡可到极乐世界解脱,于是5月9日22时许,刘英和李萍相约到一空旷工地的6楼,两人拉手喊"123"一起跳楼,刘英先跳下,当场死亡,李萍看到刘英身亡后,顿感害怕,逃离现场。

注:"笔仙"游戏并不是现代的新鲜游戏,是一种很古老的招灵游戏,实际上是基于人体心理暗示的一种潜意识的不自觉行为,通过笔来和一种我们姑且称之为笔仙的"生物"交流。

最难打开的门是心门,最难走的路是心路,最难过的桥是心桥,最难调整的是心态。世界上最难干的工程是改造人的内心世界!我们也许会陷入这样的境遇,在面对自己重要的生活目标时,使用常规的、自己所熟悉的应对方式屡屡失败,无法达成预期,感到无能为力。这样的混乱状态如果持续一段时间,就有可能产生害怕、震惊、悲伤,感到强烈的受挫。当人们真的相信自己无法克服这些障碍,也没有其他可以使用的资源,相信自己不能有意识地去主宰自己的生活,相信自己没有办法去暂时躲避,相信自己的存在不再有价值时,危机就可能发生了。这时,对处于心理危机状态的个人及时给予适当的心理援助,使之尽快摆脱困难变得尤为迫切、重要。

一、心理危机干预概述

国外的总统及成功商人身边离不开三个人,一个是律师,一个是心理顾问,再一个是保健医生。包括美国的部队去打伊拉克时也要配备随军的心理工作者来辅导士兵的心理健康状况,减少因为心理的因素而导致战斗力的下降。在心理学领域中,心理危机干预是指针对处于心理危机状态的个人及时给予适当的心理援助,设立心理咨询机构,以持续、稳定地帮助人们摆脱各种心理困扰,消除各种心理障碍,使之及时恢复心理平衡。心理危机干预的主要目的有二:一是避免自伤或伤及他人;二是恢复心理平衡与动力。

(一)危机的排解

其实,人在遇到困难时,可以求助于他人是件很幸福的事。心理学家指出,干预的迅速、对失望的扭转、并引出切合实际的希望,都是危机排解的重要层面。防止危机最好的办法不是注意危机本身,而是应当广泛注意是什么因素导致了危机的发生。许多自杀者都曾做出了预先的警告,如他们在自杀前都会有意或无意地表现出明显的异常行为,如独处,沉默寡言,生活规律紊乱,情绪极度低落等等,我们要意识到,这是一种求救的呼声。"同情的耳朵"是帮助自杀者度过危机的有效方式,危机干预主要采取支持技术,帮助其表达或发泄内心的积郁,并在此基础上给予关怀、帮助,帮助当事人看清自己面临的问题,并做出切实可行的计划。心理危机干预必须和社会支持系统结合起来,尤其是在遭遇重大灾害的时候,心理危机干预和社会工作服务是紧密结合在一起的。如图 12-1 所示。

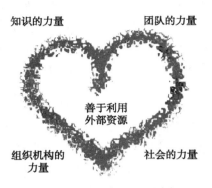

图 12-1　心理危机干预途径

（二）实施心理救助

为了进行有效的危机心理干预，必须了解 IT 人员在危机状态下有哪些心理需要。出现心理危机时，人们会更关心个人基本的生存问题，如环境是否安全、健康是否有保障等；会担心自己及所关心的人（如父母、亲戚、子女、朋友、老师）；会表现出惊慌、无助、逃避、退化、恐惧等行为；想吐露自己对突发事件的内心感受；渴望生活能够尽快安定，恢复到正常状态；希望得到他人情感的理解与支持等。这些心理需要为危机心理干预提供了依据。

心理危机干预的最佳时间是遭遇创伤性事件后的 24 小时到 72 小时。24小时内一般不进行危机干预。若是 72 小时后才进行危机干预，效果有所下降。若在 4 周后才进行危机干预，作用明显降低。危机干预工作者一般必须是经过专门训练的心理学家、社会工作者、精神科医生等。

（三）加强心理重建

心理危机干预的治疗方法有：净化倾诉、危机处理（心理支持）、松弛训练、心理教育、严重事件集体减压等。

图 12-2 和图 12-3 的共同目标是保持圆球不动。图 12-2 保持圆球不动的方法是把外部压力消除掉，释放掉，通过营造稳定均衡的状态以维护稳定。图 12-3 保持圆球不动的方法是努力维持现状，而不是考虑把外部压力消除掉，释放掉，这样去维护平衡稳定，需要付出比较大的代价，稍有不慎，圆球就会滑落。人也是一样，现代社会压力增大，人们往往会有不良心理的产生，心理难免失衡，因而需要重建心理的平衡，其方法可以是：正确地认识压力和挫折，冷静客观地分析原因，不断调整自己，乐观、豁达地看待人生，建立和谐的人际关系，提高自身的心理耐挫力，释放和消除影响自身的外部压力。

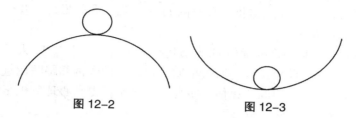

图 12-2　　　　　　　　图 12-3

小故事: 小男孩很伤心, 因为他第一次在课堂上朗读课文的时候就受到了嘲笑。刚开始读的时候还好, 只是偶尔有一些不连贯, 随着同学们的笑声四起, 他慌得更加厉害, 读起来越发结结巴巴, 丢字落句。起初同学们忍着, 窃笑着, 后来简直就变成了哄堂大笑, 要不是老师的制止, 他真不知道该怎样把剩下的课文读完。

小男孩得知自己患了阅读障碍症后, 开始害怕在课堂上朗读课文, 害怕在公共场合大声讲话, 他变得沉默起来。可是这一切并没有阻止他刻苦学习。面对同伴们的嘲笑, 他更加勤奋, 每做一件事情他都要付出双倍的努力, 他发誓要消除那个横在他与别人之间的差距。可怕的缺陷没有击倒他, 反而磨炼了他的意志, 让他从小就养成了努力刻苦的好习惯。当他以第二名的优异成绩毕业于一所中学的时候, 他已经渐渐走出缺陷带来的阴影。

中学毕业后, 他进入杜克大学学习, 后来又转到西弗吉尼亚大学就读法律专业, 在那里, 他很喜欢打篮球, 从这项运动中他体会到了团队精神的重要性。

他 1991 年正式加入思科, 1995 年接任思科总裁之后, 思科一跃成为世界最大的网络设备制造商。他就是美国思科系统公司总裁约翰·钱伯斯先生。如今, 钱伯斯会在任何可能的机会和场合宣传思科的业务, 每逢有他的演说和座谈, 总是场场爆满, 掌声阵阵。但是, 又有多少人知道这是一个曾经患有阅读障碍症和公共场合讲话恐惧症的人呢?

启示 上帝是公平的, 他给你一个优点, 也会给你一个缺点, 反之亦然。缺陷固然令人遗憾, 但并不致命。只要能战胜精神上的"缺陷", 你的不足反而会成为一种动力, 一种激励, 甚至是一种优势。有人说, 世界上每个人都是被上帝咬过一口的苹果, 都是有缺陷的人。有的人缺陷比较大, 那是因为上帝特别喜爱他的芬芳。看看今天的钱伯斯, 谁又能说缺陷不是一种激励呢?

二、心理危机干预的工作环节

为开展有效的心理危机干预工作, 要构建完善的工作系统:

(一)发现系统

首先要积极开展心理素质教育, 鼓励处于心理危机状态的 IT 人员主动寻求心理服务。企业应建立心理档案, 开展危机重点人群的排查工作, 并建立快速反应通道，对有危机或潜在危机的 IT 人员做到及时发现，及时干预。

（二）监控系统

IT 企业应对有心理困扰的 IT 人员进行心理评估，收集 IT 人员心理疾病与危机信息，做好监控工作。通过早期干预、心理咨询和跟踪调查，形成心理问题筛查、干预、跟踪、评估一整套工作机制，提高心理危机干预工作的科学性和针对性。

（三）干预系统

危机干预过程包括：鉴别危机的类型和性质，利用各种方式进行心理卫生的宣传；建立良好的干预关系；耐心倾听，认真记录，甄别危机的程度；通过倾听、关注、共情以及问题解决技术的应用，协助当事人或相关人员减少或摆脱危机的影响，恢复心理平衡。可采用热线电话、个别咨询、团体咨询辅导、心理健康教育等方法。

（四）转介系统

IT 企业应该与当地精神卫生机构建立良好的协作关系，以便及时采取心理治疗或住院治疗等干预措施；对有自杀企图并计划实施自杀行为的 IT 人员一旦发现，应立即对其实行有效的监护；对自杀未遂的 IT 人员，应立即送到专门机构进行救治。

（五）善后系统

即使危机过后，干预工作仍然需要。可以使用支持性干预及团体辅导策略，通过团体辅导等方法，协助经历危机的 IT 人员及其相关人员，如家人、亲属、朋友以及危机干预人员，正确总结和处理危机遗留的心理问题，尽快恢复心理平衡，并进行跟踪调查。

三、心理危机干预的保障措施

心理，是需要平衡的。瑞士的钟表行里时刻都铭记着一个原则：只有和谐平静的心灵才能造出准确度最高的钟表。心理的世界如果不和谐，我们生活的钟表也将不会再精确，而是趋于紊乱。

（一）加强领导

心理危机干预工作需要在 IT 企业领导统一安排下，各个相关部门密切协作，成立危机应对领导小组，并向 IT 人员公布企业心理危机干预机构电话。

（二）人员保证

做到有专职队伍，有专人负责。心理危机干预工作者包括专业人员与相关人员。专业人员指经过专门训练的心理咨询人员、社会工作者、精神科医生等。相关人员包括企业领导和相关职能部门领导。一旦遇到灾难性或重大的心理创伤事件时，有能力提供紧急的、质量有保证的服务。要定期对从事心理咨询工作的人员进行心理素质教育方面的业务培训，帮助他们了解 IT 人员心理发展的特点和规律，鼓励和支持 IT 人员善用企业心理服务的资源，转变歧视心理疾病的态度，提高他们对心理问题的鉴别能力、心理危机的干预能力及他们自身的心理健康水平。

（三）构建预防体系

心理危机干预工作是一项系统工程，要建立部门、企业和社会三级预防体系。部门预防。充分发挥部门领导的骨干作用，在各部门中设置心理健康宣传员或信息员，一旦有异常情况发生，能够做到及时发现、及时向部门领导报告，把可能出现的伤害事故控制在萌芽状态。企业级预防。企业领导应主动学习心理健康知识，了解 IT 企业心理危机干预工作流程。在发现或得知员工有异常心理或行为表现时，立即找部门领导及其周围同事谈话了解相关情况，必要时向社会心理干预部门通报。社会级预防。社会心理咨询和危机干预机构要广泛宣传心理健康知识，引导 IT 人员掌握必要的心理自我调适方法，提高 IT 人员识别及预防心理疾病的能力。对处于危机状态需要立即干预的 IT 人员，及时进行心理评估，并采取相应的干预措施。

我国心理卫生普及和发达国家相比较，还是有一定的差距。心理学家们呼吁尽快展开心理健康保健的推广工作：①逐渐加深民众对心理咨询和心理健康的认识，加强社会心理健康知识的普及工作；②多开展电视、报刊、广播的心理健康系列讲座；③增加更多的专业心理人才，设立更多的心理辅导中心等等。

四、转变认识——化解心理危机

"生活就像是玩扑克，发到的那手牌是定了的，但你的打法是属于你的自由意志的。"

——尼赫鲁

对于 IT 人员来讲，心理干预显然是必要的，但最大困扰是 IT 精英们在工作生活中对此视而不见！就像俄狄浦斯早期对待"真相"一样，内心满存疑虑，但又不敢真正面对——俄狄浦斯相信神谕，但又驱逐了神谕（他内心相信又否认并拒绝接受）；很多 IT 人员们一面说着心中的烦恼，一面又挥挥手拒绝了"真正面对"。就好像要告诉心理咨询师他们是 IT 精英，在从事高科技创新，IT 精英怎么会有时间做无意义的事呢？

注：本书第一章中介绍了俄狄浦斯情结，俄狄浦斯长大后，因为德尔菲（Delphi）神殿的神谕说，他会弑父娶母，不知道科林斯国王与王后并非自己

亲生父母的俄狄浦斯，为避免神谕成真，便离开科林斯并发誓永不再回来。俄狄浦斯流浪到忒拜附近时，在一个岔路上与一群陌生人发生冲突，失手杀了人，其中正包括了他的亲生父亲。

（一）认识差距

乔布斯创造了一个时代，也得到了全世界同道的极大尊崇。很多IT人员不免产生"对理想客体认同"的心理，在工作的时候觉得自己就是乔布斯，自己正做着跟乔布斯一样的创举。

这种感觉如此美好。"成为比尔·盖茨"、"成为乔布斯"成为很多IT人的内心誓言，但接受半个世纪才有一个比尔·盖茨、一个乔布斯的事实需要IT人员们去正视。要正视这一点并不容易，你要克服作为一个人的固有弱点：会焦虑、会疲惫、会孤独等等，你更要克服的一点是你极有可能成为不了下一个乔布斯……

对于IT人员来讲，"成为自己"是最重要且最有意义的！

（二）平衡生活

乔帮主创造了一个时代，但人们也注意到他其实创造了一个有缺口的苹果。这个缺口或许是他的过早离去、或许是他对家庭造成的伤害（有IT人员读到乔布斯传记中关于乔布斯的家庭和个人生活的细节时，痛苦得几乎难以继续。他们感叹：乔布斯不知道如何为人父母），而最大的伤害是他再也没有机会去修复这个缺口。

苹果的成就离不开乔布斯的意志与智慧，但对于乔布斯来讲，他还付出了对家庭的忽视、对健康的忽视。或许接近于成为伟大就需要牺牲，但你愿意做出这样的牺牲吗？

另外，必须牺牲吗？家庭（族）、事业、睡眠、人际关系、社会团体等是个体保持生命力与创造力最重要的系统，当这个系统高效工作时，对个体的创造力帮助最大！那么对于大多数不是"生来就是乔布斯"的人来说，充分发挥这个系统的积极作用就成为了具有实际意义的任务。

这点同样可以从乔布斯的"工作业绩"得到印证——苹果的死而复生与重现辉煌得益于i系列产品最充分考虑了客户生活的需要。

（三）做你自己

当一个IT人员开始成为"自己"以后，很多事情反而变得容易了。

——学习：积极应战并不意味着不能失败，学习提高能避免更多失败；

——生活：IT精英也需要买菜做饭，也需要适当犒赏自己，而且是持续的；

——家庭：成为儿子、成为丈夫、成为父亲；

——交友：宁肯与朋友一起谈笑风生，也不一个人玩网游；

——社会：参加一个团体能得到更多的滋养；

——放弃：当实在走不动时需要换一条路走，放弃IT并不等于放弃自我

（价值）；

……

当自己开始尝试并慢慢习惯觉察这些的时候，你会发现时间（生命）开始真正成为你自己的，而人生或许就会因此有所不同。

（四）活在当下

小故事：一个名叫"我"的人做了这样一个梦。我在梦中见到了上帝。上帝问我："你想采访我吗？"我说："我很想采访你，但不知道你是否有时间。"上帝笑道："我的时间是永恒的，你有什么问题吗？""你感到人类最奇怪的是什么？"上帝答道："他们厌倦童年生活，急于长大，而后又渴望返老还童；他们牺牲自己的健康来换取金钱，而后又牺牲金钱来恢复健康；他们对未来充满忧虑，却忘了现在；于是，他们既不生活于现在之中，也不生活在未来之中；他们活着的时候好像从不会死去，但是死去之后又好像从未活过……"

启示　什么事情是最重要的？什么时间是最重要的？什么人是最重要的？有人会说，最重要的事情是升官、发财、购房、买车；最重要的人是父母、爱人、孩子；最重要的时间是高考、婚礼、答辩。我告诉大家，这些都不是，最重要的事情就是现在你做的事情，最重要的人就是现在和你在一起的人，最重要的时间就是现在，这种观点就叫活在当下。有人问一个禅师，什么是活在当下？禅师回答，吃饭就是吃饭，睡觉就是睡觉，这就叫活在当下。

故事另一则：有一个姑娘挤了一罐牛奶，把它顶在头上，然后就开始胡思乱想了：这罐牛奶可以卖几块钱，这几块钱可以买几只小鸡，小鸡长大了可以下很多的鸡蛋，鸡蛋又可以孵出很多小鸡，小鸡长大又可以下很多鸡蛋，这些鸡蛋卖的钱就够我买一条漂亮的裙子了，我穿上裙子到王宫跳舞，我的舞姿吸引了王子，王子邀请我跳舞，我要显得矜持一些……想到这里，她一歪脑袋，牛奶罐掉在地上摔碎了。

启示　如果你不会活在当下，就会失去当下。活在当下，就要对自己当前的现状满意，要相信每一个时刻发生在你身上的事情都是最好的，要相信自己的生命正以最好的方式展开。曾经拥有的，不要忘记；已经得到的，更要珍惜；属于自己的，不要放弃；已经失去的，留着回忆；想要得到的，必须努力；但最重要的，是好好爱惜自己。

五、心理危机的自助

知人者智，自知者明。胜人者有力，自胜者强。

——老子

（一）危机——操之在我

一次，我去拜会一位事业上颇有成就的朋友，闲聊中谈起了命运。我问：这个世界到底有没有命运？他说：当然有啊。我再问：命运究竟是怎么回事？既然命中注定，那奋斗又有什么用？

他没有直接回答我的问题，但笑着抓起我的左手，说不妨先看看我的手相，帮我算算命。给我讲了一些生命线、爱情线、事业线等诸如此类的话之后，突然，他对我说：把手伸好，照我的样子做一个动作。他的动作就是：举起左手，慢慢地而且越来越紧地握起拳头。末了，他问：握紧了没有？我有些迷惑，答道：握紧啦。他又问：那些命运线在哪里？我机械地回答：在我的手里呀。他再追问：请问，命运在哪里？我如当头棒，恍然大悟：命运就在自己的手里！

他很平静地继续道：不管别人怎么跟你说，不管"算命先生们"如何给你算，记住，命运在自己的手里，而不是在别人的嘴里！这就是命运。当然，你再看看你自己的拳头，你还会发现你的生命线有一部分还留在外面，没有被握住，它又能给我们什么启示？命运绝大部分掌握在自己手里，但还有一部分掌握在"上天"手里。

晋朝的大诗人陶渊明在《读山海经》时写诗赞颂说："精卫衔微木，将以填沧海。刑天舞干戚，猛志固常在。同物既无类，化去不复悔。徒设在昔心，良辰讵可待！"，衔微木的精卫，舞干戚的刑天，追日的夸父，伐桂的吴刚，这些看似荒诞不经的人物，有着离奇的浪漫故事，曾是我们童年的最爱，但当时恐怕我们谁也没有深究这些人物面对明知做不到的事情却偏要做背后的含义。懦弱的人在苦难之中只会怨天尤人——为什么？因为他们的目标都是上天和他人给予的。而强者面对残酷命运的折磨，凭借着永不妥协、永不放弃的坚毅精神，扼住命运的喉咙，将命运牢牢掌握在自己手中。

人生是条无名的河，是深是浅都要过；人生是杯无色的酒，是苦是甜都要喝；人生是首无尾的歌，是高是低都要唱。去爱吧，像不曾受过一次伤一样！跳舞吧，像没有人欣赏一样！唱歌吧，像没有任何人聆听一样！干活吧，像不需要钱一样！生活吧，像今天是末日一样！

（二）建立我的"军团"

小故事：有个小男孩，有一天妈妈带着他到杂货店去买东西，老板看到这个可爱的小孩，就打开一罐糖果，要小男孩自己拿一把糖果。但是这个男孩却没有任何动作。几次的邀请之后，老板亲自抓了一大把糖果放进他的口袋中。回到家中，母亲好奇地问小男孩，为什么没有自己去抓糖果而要老板抓呢？小男孩回答很妙："因为我的手比较小呀！而老板的手比较大，所以他拿的一定比我拿的多很多！"

启示　　这是一个聪明的孩子，他知道自己的能力有限，而更重要的，他也知道别人比自己强。凡事不只靠自己的力量，学会适时地依靠他人，是一种谦卑，更是一种聪明。

我们确实活得很难，一要承受种种外部的压力，更要面对自己内心的困惑。在苦苦挣扎中，如果有人向你投以理解的目光，你会感到一种生命的暖意，或许仅有短暂的一瞥，就足以使你感奋不已。在烦恼的时候，如果有一个值得自己信任的人在身边认真听自己诉说，即使对方没能提供很有价值的建议，但诉说之后的你会感到一种一吐为快的惬意，这是一种很奇妙的心理作用。

（三）传播我的正能量

小故事： 一个小姑娘在公园里玩耍，看到树杈上夹了一只蝴蝶，任凭蝴蝶怎么挣扎，就是挣脱不了。小姑娘爬到树上把树杈轻轻掰开，蝴蝶飞走了。

过了一会儿，一个仙女出现在小姑娘面前，笑吟吟地对她说："我就是你放走的那只蝴蝶。你小小年纪就有如此爱心，真是难能可贵啊！你救了我，我要报答你。你有什么要求尽管提出来，我都会满足你。"小姑娘想了想，说："我什么东西都不要，我希望得到幸福和快乐。"蝴蝶仙女说："那还不容易！"她对小姑娘耳语了几句，飘飘然走了。

小姑娘回家后按照蝴蝶仙女的吩咐去做，果然非常快乐，幸福感也油然而生。时光荏苒，小姑娘变成了大姑娘，变成了少妇，变成了中年妇女，变成了老太婆，幸福和快乐始终伴随着她。她有非常好的人缘，周围的人都非常尊敬她。村里一个小伙子天真活泼、快人快语，他问这位老太婆："大娘，你一生这么幸福和快乐，难道有什么秘诀吗？"大娘思忖片刻，说："是有秘诀。但我承诺过蝴蝶仙女，不到临终的时候，我不能告诉别人。"小伙子奔走相告，全村人都知道了这个秘密。乡亲们内心很矛盾，他们既希望大娘长寿，又希望早日得到秘诀。

多年后，老太婆患了绝症，乡亲们都来看望她。她微笑着说："我已于世不久了，我把秘诀告诉大家。蝴蝶仙女告诉我，要想得到幸福和快乐，就要不断地去关爱别人，世界上的芸芸众生内心深处都是非常脆弱的，都是需要关爱和帮助的，关爱别人其实就是关爱自己。"

有句话说得好，当把快乐告诉别人，快乐就会加倍，当把悲伤告诉别人，悲伤就减少了一半。确实，如果当一个人悲伤难过时，跟朋友倾诉后就会感觉轻松很多。在身边的朋友遭遇困境的时候，我们所要提供的帮助就是心理上的支持和人际的温暖，轻轻地问候一声，"你最近心情不太好，愿意聊聊吗？"然后静静地倾听他们的诉说，体会他们或烦恼或悲伤的心情，在必要的时候提供我们的肩膀让他们流泪，让处于困境的朋友感受到我们的关心和支持，感受到朋友之间的温暖，从而把不良的情绪发泄出来。但也要注意，当处于危机中的朋友愿意把心底的秘密向我们倾诉时，我们要学会为他/她保守秘密，如果出于好心要让其他朋友一起来帮助他/她时，也需要征求本人的同意。

团结就是力量，当一个人面对着难以解决的困难时，同学、朋友的援助会使困难迎刃而解。作为同学和朋友，我们也要尽自己所能，用实际行动去帮助心理危机中的朋友。

1. 如何识别他人有自杀征兆

（1）言语上的征兆：①直接对人说："我想死。""我不想活了。"②间接向人说："我所有的问题马上就要结束了。""没有人可以帮助我。""没有我，他们会过得更好。""我再也受不了了。""我的生活毫无意义。"③谈论与自杀有关的事或开自杀方面的玩笑。④谈论自杀计划，包括自杀方法、日期和地点。⑤流露出无望或无助的心情。⑥突然与亲友告别。⑦谈论一些易获得的自杀工具。

（2）行为上的征兆：①出现突然的、明显的行为改变（如突然中断与他人的交往或出现很危险的行为）；②抑郁的表现；③将自己珍贵的东西送人；④频繁出现意外事故；⑤饮酒或吸毒剧增。

2. 如何帮助有心理危机者

（1）表达你的关心，询问他们目前面临的困难以及困难给他们带来的影响。

（2）保持冷静，多倾听，少说话，让他谈出自己内心的感受。

（3）要有耐心，不要因他们不能很容易与你交谈就轻言放弃，允许谈话中出现沉默，有时候重要的信息就在沉默之后。

（4）要接纳他，不对其做任何道德或价值评判，也不要试图说服他们改变自己内心的感受。

（5）他们可能会拒绝你所提供的帮助，有心理危机的人有时会否认他们面临难以处理的问题，不要认为他们的拒绝是针对你本人。

（6）不要给出劝告，也不要认为有责任找出解决办法，尽力想象自己处在他们的位置时是如何感受的。

（7）你也会有同样的感受，说出您的感受，让他们知道并非只有自己有这样的感受。

（8）不要担心他们会出现强烈的情感反应，情感爆发或哭泣有益于他们的情感得到释放。

（9）大胆询问他是否有自杀的想法；不要害怕这样问会增加他们自杀的可能性。事实上，这样做不会引起他自杀，反而会挽救他的生命，但不要这样问"你没有自杀的想法，是吧？"

（10）相信他所说的话，任何自杀迹象都应认真对待。

（11）不要答应对他的自杀想法给予保密。

（12）让他相信别人是可以给予他帮助的，鼓励他再次与你讨论相关的问题，并且要让他知道你愿意继续帮助他。

（13）鼓励他向其他值得信赖的人谈心，寻求他人的帮助、支持。

（14）给予希望，让他们知道面临的困境能够有所改变。

（15）要尽量取得他人的帮助以便与你共同承担帮助他的责任。

（16）如果你认为他需要专业的帮助，请向他提供专业帮助信息。如果他对寻求专业帮助恐惧或担忧，应花时间倾听他的担心，告诉他一般遇到这种情况的人都需要专业帮助，而且你向他介绍专业帮助并不表明你不关心他。

（17）如果你认为他即刻自杀的危险很高，要立即采取措施：不要让他独处；去除自杀的危险物品，或将他转移至安全的地方；陪他去精神心理卫生机构寻求专业人员的帮助。

（18）如果自杀行为已经发生，立即将其送往就近的急诊室抢救。

（四）在绝望之中看到希望

小故事： 积极心理学家大卫·科尔布做过这样一个实验，将两只小白鼠丢入一个装了水的器皿中，它们会拼命地挣扎求生，一般维持的时间是在8分钟左右。然后，他在同样的器皿中放入另外两只小白鼠，在它们挣扎了5分钟左右的时候，放入一个可以让它们爬出器皿的跳板，这两只小白鼠因而得以活下来。

若干天后，再将这对大难不死的小白鼠放入同样的器皿，结果真的令人吃惊：两只小白鼠竟然可以坚持24分钟，3倍于一般情况下能够坚持的时间。

积极心理学认为：第一次实验中的两只小白鼠，因为没有逃生的经验，它们只能凭自己本来的体力来挣扎求生；而有过逃生经验的小白鼠却多了一种精神的力量，它们相信在某个时候，一个跳板就会救它们出去，这使得它们能够坚持更长的时间。这种精神力量，就是积极的心态，或者说是内心对一个好的结果的期盼。

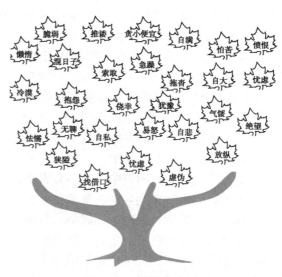

图 12-4　消极心态树

这个故事给我们什么启发呢？当你身陷绝望的时候，你是否心存希望，不轻言放弃？人与人之间只有很小的差异，但这种很小的差异却往往造成了巨大的差异！很小的差异就

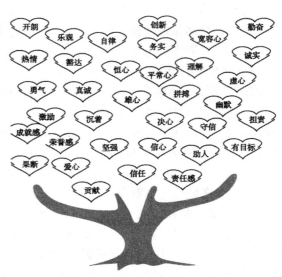

是所具备的心态是积极的还是消极的，巨大的差异就是成功与失败。图12-4和图12-5分别显示了消极和积极两种截然不同的心态。

受挫一次，对生活的理解便加深一层；失误一次，对人生的醒悟便增添一阶；不幸一次，对世间的认识便成熟一级；磨难一次，对成功的内涵便透彻一遍。从这个意义上说，想获得成功和幸福，想过得快乐和欢欣，首先要把失败、不幸、挫折和痛苦读懂。不可否认，每个人都会碰到不愉快的事情，可是过了几年，人们再回头看过去那段不愉快的经历时却往往发现：原来那不愉快的经历只是另外一种形式的好的经验。

图 12-5　积极心态树

有一个民间故事，说的是西邻有5个儿子，老大老实，老二机灵，老三瞎眼，老四驼背，老五跛足。这一家真够凄惨的。但这位西邻却"在绝望之中看到希望，在消极中看到积极"，改变对现实的态度和看法，他让老实者务农，机灵者经商，眼瞎者按摩，背驼者搓绳，足跛者纺线，结果全家衣食无忧，其乐融融。这个故事的题目就叫"西邻五子食不愁"。

美国成功学院对1000名世界知名成功人士的研究结果表明：积极的心态决定了成功的85%。你用什么样的心态对待生活，生活就是怎样对待你；你用什么样的态度对待别人，别人就用什么样的态度对待你。

最后，送给IT人员们一首小诗——从生活中学习

如果我们生活在批评中，就学会责难；

如果我们生活在敌视中，就学会攻击；

如果我们生活在嘲笑中，就学会胆怯；

如果我们生活在宽容中，就学会忍耐；

如果我们生活在鼓励中，就学会自信；

如果我们生活在赞美中，就学会欣赏；

如果我们生活在公平中，就学会正义；

如果我们生活在安全中，就学会信任；

如果我们生活在赞许中，就学会自爱；

如果我们生活在接纳中，就学会从世界中寻找爱。

第四节　IT人员心理危机实训

策略训练一： 音乐疗法

音乐治疗的作用主要表现在：宣泄负性情绪；激发积极的想象，转移消极情绪，摆脱孤独感和无助感，激励斗志。

（一）音乐疗法的形式与内容

音乐疗法，一般分主动式治疗（亦称参与性音乐疗法）与被动式治疗（亦称感受性音乐疗法）两种形式。

1. 主动式治疗

可单独或集体接受治疗，其内容是唱歌、跳舞和演奏等，另外亦可把音乐与体操、音乐与跳舞相结合运用。总之，让患者通过从事音乐活动来调节情绪，逐步建立适应外界环境的能力。这种治疗方式国外多用于康复机构、精神病医院、肿瘤医院等。

2. 被动式治疗

单独或集体接受治疗，主要依靠听觉器官去倾听音乐。欣赏音乐过程中，通过音乐的旋律、节奏、音响、音色等去领悟音乐的各种心理效应，以使患者在心理上达到自我调整作用。

上述两种治疗形式可单独进行，亦可相互结合进行。此外，音乐疗法不应理解为单纯通过音乐音响来进行治疗。所以，在治疗过程中尚需结合进行心理讲座（特殊病例需辅以个别心理治疗）和音乐艺术讲座。具体的实施形式有：

1. 歌唱

具体有以下几种方式：①歌唱前，干预者先用乐器演奏出通俗易懂的乐曲，让当事人哼唱；②当事人自由唱，干预者用乐器伴奏或打节奏；③干预者预先选择好当事人喜欢的歌曲，通过音乐播放与求助者一起哼唱或伴奏；④找一种特定的诗歌，由干预双方商量配什么曲调；⑤把干预对象组织起来（通常4~11人）进行团体合唱，其中一人指挥。

2. 乐器演奏

具体有以下几种方式：①选择与干预对象最近的行为表现有积极矫治作用的演奏乐器。攻击性强者，选择打击乐器；情感变化大者，选择抒情性的乐器；攻击较多者，选择仿古的乐器等。②干预者与当事人合奏，先请当事人选择一种乐器，干预者再选择一种与其相配乐器。③使用大型乐器，注意其节奏变换，因为节奏变化反应情绪，这是情感在音乐中的投射。④自由演奏。⑤团体演奏。

3．音乐创作

具体有以下几种方式：①增加乐曲打击节奏；②变化曲子的快慢节奏；③听自己喜欢的轻音乐乐曲，记下乐谱；④想象性创作，为喜欢的乐曲填词或为喜爱的诗歌谱曲。

4．音乐游戏

音乐游戏是一种围绕某个主题，与音乐治疗师一起互动，随着音乐进行游戏或活动的治疗方式。音乐游戏有助于调节情绪，促进人际关系，增进团队精神。

（二）音乐治疗的原则

音乐治疗是心理治疗的一种方法手段，因此它应遵守与一般心理治疗相同的一些治疗原则。除此之外，音乐治疗还有一些特殊的治疗原则。

1．循序渐进原则

音乐治疗要根据干预对象的心理特点，循序渐进播放音乐。从音乐选择的角度来看，要循序渐进。如引导悲伤情绪的音乐有轻度、中度和重度之分，选择音乐是一般从轻度音乐开始，逐渐过渡到中度悲伤音乐。从播放音量角度来看，音量也要逐渐增大，使干预对象逐渐适应。

2．学习与启发原则

指在进行音乐治疗时，对不懂音乐的来访者进行教育和引导，向来访者介绍有关音乐创作的背景和音乐家所要表达的意境。

3．体验原则

在排除外界干扰的情境下，首先引导患者进入放松状态，确保患者身心处于乐曲的意境之中，接着在营造音乐治疗的氛围中，让患者用心体验自己的情绪或感受，在此过程中，治疗师根据组员的心理特点，循序渐进播放音乐。

（三）运用音乐治疗的注意事项

1．危机干预的音乐治疗　危机干预时运用音乐治疗要因人、因地、因情境而异。选用纯音乐还是歌曲，选择团体还是个体进行的方式，选择听赏还是演奏或者歌唱，要根据当事人的年龄、性别，尤其是创伤的性质、内容以及当下的情境来确定。音乐治疗的效果，在很大程度上取决于音乐主题与当事人的个性、情绪和创伤内容的匹配程度。

2．公共危机事件的音乐治疗　对于公共危机事件的音乐治疗干预，建议采用集体方式效果更好，这样有助于加强人际交往及情感沟通，强化团队意识和社会支持的力量感。对儿童进行音乐治疗时，最好与老师、同学或亲友一起进行，让亲情、友情、师生情渗入音乐治疗活动中，能事半功倍。

3．传统中医音乐疗法　传统中医对于如何选用调节情绪的音乐有独到的认识，认为不同的情绪状态之间可以相互克制，即怒胜思，思胜恐，恐胜喜，喜胜悲，悲胜怒。临床中可以根据中医五志相胜理论来指导音乐曲目的选择。具体来说，过度愤怒，处于激动状态，则选用带有思虑情绪的音乐；过度思虑，处于纠结状态，则选用带有恐怖情绪的音乐等。通过不同情绪的诱发和制约，最终达到情绪整体平衡的治疗目的。

策略训练二：绘画治疗

绘画治疗是表达性艺术治疗的方法之一。艺术是个人经验和自我外化的一种形式，是可视的思想和感情的投射。绘画过程和作品传递了心理危机当事人的情感、思想和联想或幻想。干预对象通过绘画的创作过程，将潜意识内压抑的感情与冲突呈现出来，并且在绘画的过程中获得纾解与满足，从而达到诊断与治疗的效果。

（一）绘画在危机干预中的作用

心理危机的当事人有时候不愿开口说话，或不愿提及危机事件，或拒绝与人沟通。尤其是儿童，也许更不愿意与成年人交流思想和情感。而绘画作品作为当事人内心的投射，往往传递着丰富的内涵，对于危机干预有着独特的价值。

1. 促进心理辅导或心理治疗关系的建立

艺术治疗的过程是心理危机干预者和儿童或其他当事人一起活动的过程，绘画活动在干预者与当事人之间架起了一座连接的桥梁。讨论绘画作品，而不是直接讨论危机事件或危机过程，有助于打破当事人有话说又不想说、不好表达又想别人了解自己的尴尬局面。因此，绘画有助于避免一些咨询关系和谈话中的阻抗，启动咨询关系的建立和推动咨询关系的发展。

2. 表达认知和情绪

绘画不仅是危机和痛苦的一面镜子，也是表现梦想、逃离恐惧和表达其他方式难以表达的经历的途径。绘画尤其适合有心理创伤的儿童。对儿童来说，在能够用语言说出心理创伤之前，使用视觉形式进行表达和交流更容易一些。干预者可以请当事人自己解说视觉形象的意义，与他们一起分享经验，通过绘画过程和作品进入其内心世界。

3. 治疗作用

由于艺术治疗等表达性治疗具有安全、象征性等特点，对创伤后应激障碍者可以起到快速的治疗作用。绘画过程有助于儿童或其他当事人探索内心的冲突和心理危机，把冲突和危机转换成意象的、形象的画面。通过画画，儿童会感受到压力减轻了；绘画过程以及干预者在绘画过程中与当事人的积极互动，使当事人感到安全的治疗关系，可以使遭受创伤的当事人在创造性的活动中得到恢复。

（二）常见的图画技术

1．画人

画人是最基本的图画技术。它是应用最广泛的图画技术之一，从儿童到成人都适用，并且还建立了一系列评判标准。画人时，给作画者的指导语非常简单："请你画一个人。""请不要画火柴人或漫画。""你想画什么样的人都可以。"画人常用来考察绘画者的智力成熟度、情绪状态（包括负面情绪）以及人格特点（如自卑、自我意识、攻击性）等。

（1）自画像：指导语非常简单："请画出你自己。"有些人会迟疑着不愿意动手，或说："我画画很差。"对此可以鼓励："我不是考察你的绘画技术，我只对你画的人感兴趣。""不用担心绘画技巧，你想怎样画都可以。"从自画像中，可以看出一个人对自己的评价，这种评价既包括生理层面的评价，也包含心理层面的评价。

（2）雨中人：最早由布拉姆斯及阿姆钦提出，给出的指导语是："请画一个雨中之人"或"请画一个在雨中的人"。这个测试主要是考察人们在压力情绪下的反应。雨就是象征着外界压力。根据所画的画，可以看到在压力情境下，雨中之人通常有以下几种：一种是在大雨中没有任何遮蔽的地方，没有任何雨具保护自己。这种人在遇到压力时，常感到无力、无助，有一定的依赖性，既不满环境，但又没有离开环境的行动，他们常常是环境的牺牲品。一种人用雨具来遮风挡雨，但觉得雨具不是很有效，或是雨伞被风吹翻，或是身上依然被淋湿。这种人可能会有一定的焦虑，对压力会有一些适应不良。一种人用雨具把自己保护得很好，脸上的表情也非常沉着或乐观，这些人对压力有足够的信息，有良好的应对压力的方法。需要注意的是：这些作画者对画的解释会与以上所说不同，比如有人在画中没有雨具，他解释说："我很喜欢在蒙蒙细雨中漫步。"这时，就要对其压力应对方式进行谨慎的解释。

2．画家庭

画一个家庭，是把画人技术应用在家庭方面。给出的指导语是："画出你的家庭。"从家庭图中可以考察作画者对家庭的态度，家庭成员之间的动态关系。"家庭动态图"模型，给出的指导语有特别的限定："请画出你家庭的每一个人，包括你，正在做某件事或从事某个活动。"家庭图有以下情况：①静态的家庭图，如全家人坐在客厅里看电视，相互之间没有交流，大家注意的焦点都在电视上。这种情形表明家庭成员之间可能缺乏沟通。②作画者省略自己的情况，一般表达作画者感受到被家庭"抛弃"或"不被重视"。传递出作画者拒绝家庭，不能融入家庭的信息。③家庭成员的相对位置。提供其相互关系的重要信息。相互距离近，表明心理距离近；相互距离远，表明彼此之间关系比较远。④家庭成员的比例大小提供作画者对其情感和态度的信息；一般作画者会把对自己而言有正面情感的家庭成员画得比较大，而且多为正面像；把对自己而言有负面情感的人画得比较小，会出现侧面或背影。

3．画树

画树也叫"树木人格图"。由于树的成长与人的成长有相似性，所以用树来比喻人的成长，可以让人产生丰富的联想。画树时给出的指导语是："请画一棵树。"如果作画者问："画一棵自然界有的树，还是想象的树？"可以回答："你想怎么画就怎么画。"通过画树，可以考察一个人的成长历程，可以反映一个人对成长的感受，据一些学者的研究，画树更容易表现一个人对于自我负面的感受，可以表现出较为原始、较基本的层面。

4．画"房 – 树 – 人"

"房 – 树 – 人"也称为 HTP（house-tree-person）测试。传统的 HTP 是指让作画者分别画出三张画，给出的指导语是："请画一间房子，一棵树，一个完整的人。"画房子的纸是横放的，而画人和画树的纸是竖放的。柏恩斯提出动态 HTP 图，给出的指导语是："请在这张纸上画一间房子，一棵树和一个正在做某个动作的人。尝试去画一个完整的人，不要画漫画或火柴人。"纸横着放。HTP 测试可以作为考察作画者智力的辅助工具，可以考察作画者的人格整合程度、对待自我成长的看法，了解作画者对待家庭、亲情的态度。

5．自由绘画

也称自由联想绘画。不论绘画技术怎样强调给予简单的指导语，它一般都限定了主题，这会让一些人感觉不自在。自由绘画可以让作画者画自己想画的东西。给出的指导语是："你可以随意画。""你可以画任何你想画的东西。"通过自由绘画，可以考察出作画者最主要的情结，被压抑最深的情绪、最迫切需要解决的问题等，在自由绘画中表达出的信息是开放的、丰富的，但它对评估者要求较高。评估者对作画者经历的熟悉、双方信任关系的建立、对理解自由绘画作品、充分利用其信息有重要作用。

（三）绘画疗法的注意事项

1．绘画疗法是在西方和北美发展起来的，缺乏本土的研究支持。干预者要注意东西方文化的差别，在治疗分析过程中，要结合东方文化的背景。

2．绘画心理分析对干预者有一定要求，不仅要具备心理学的理论基础和实践经验，还需要对绘画艺术有一定的认识，并且必须经过专业的绘画心理分析训练，否则不宜开展绘画心理治疗。

3．治疗师在进行治疗时要谨慎细心，必要时采用其他心理治疗方法辅助进行。治疗师往往基于自己的知识背景和生活经验对绘画的过程和作品进行解析，因此诊断结果具有一定的主观性。

4. 在时间、内容上力求系统安排，还要力求配合其他手段形成综合治疗能力。

策略训练三：阅读治疗

阅读疗法的英文名称为 bibliotherapy，为希腊文 biblioll（图书）跟 therapeia（治疗）两字的结合。阅读疗法是一种辅助性心理治疗方法，它并不直接教导读者如何做才能解决他们目前所遭遇的情绪问题，而是让读者在接触适合的图书信息资源（例如书本、影片、音乐等）后，对其内容产生认同、净化、领悟，并在经历这些过程后，能对他们目前所遭遇的困难有新的认知与体会，进而解决自身遭遇的问题。

（一）阅读疗法的治疗机制及作用

关于阅读疗法的治疗机制，一般认为当事人在阅读和写作过程中可以有意或无意地获得情感上的支持、认同，并通过体验作者设定情境中的恐惧悲伤使内心的焦虑得以释放，使情感净化。同时，阅读和写作过程还有助于读者通过心理活动和作品内容之间的整合产生领悟。作为一门新兴的交叉学科，有关阅读与写作疗法的基础研究仍较薄弱，尚缺乏高质量的实验数据和具体的应用研究。但是，阅读疗法作为辅助疗法，具有其特定的疗效，正得到越来越多的学者的共识。从心理治疗的角度来看，阅读文学作品的心理治疗作用主要有：

1. 文学也即入学和心学，它们透视人生和社会，描写人对自然美的感知和体验，抒发，宣泄和寄托人内心的情志，替代现实生活中未能实现的愿望。

2. 文学作品还具有认知同化、启迪顿悟的作用和改造人格的力量。

3. 在阅读和写作过程中，当事人会有血管收缩和舒张、神经递质释放等生理反应，可以引发出许多想象中的自然的和社会活动的人工意象，增进对自然和社会生活的审美情感，从而达到促进心理平衡、治疗心身疾病的保健目的。

（二）阅读疗法的操作过程

1. 准备和热身

阅读治疗实施之前应该提高干预对象对该干预方法的兴趣和信心，而信心本身就是提高治疗效果的前提。可以用成功案例的方法，向参加成员介绍文学治疗的功能和作用。分享过去读书的体验，启动对阅读意义与作用的讨论，明确治疗目标。

干预者先向阅读者或团体成员介绍一篇示范的故事材料，让大家倾听或阅读，静思片刻，然后开展讨论。讨论的目标是促进团体共识的达成和个人对自我的独特了解。讨论的内容可以包括：这个故事使你想起了什么事和人？故事中给人印象最深刻的角色和故事是什么？在阅读或倾听中你有什么感受和想法？假如你是故事的主人公或者某个角色，你将怎样做？

2. 阅读改变心理状态

进行阅读治疗时，干预者按以下要点观察和催化当事人的心理变化。

（1）认同阶段：阅读者有选择地注意作品中自己喜欢的角色和词句，对作品中人物的经历和遭遇、问题、思想、情感和行为产生认同和共鸣，无意中触及自己的内心世界，也可能因作品中的某些词句和对话而增进了对过去习以为常或未曾意识到的认知和情感的觉察。

（2）比较与省察：当事人在阅读和欣赏作品时自然会将自己与故事中的人物角色相比较，将自己经历的挫折与别人遇到的困难相比较，觉察自己的责任，澄清自己的迷茫。

（3）投射阶段：当事人不经意地用自己的经验和知识解释书中人物的想法、情感和行为，并设身处地为书中的人物提供解决的策略，如"假如是我，我会……"

（4）作品中对美好自然、复杂情感、曲折情节等的描述，引发当事人的相应的思想、情感及行为的自然反应，形成感同身受的经验，带来情绪和压力的舒缓。

（5）领悟阶段：当事人从与作品角色的对照与反思中，不仅明白了自己的认识、态度和情绪问题，而且还发展出问题解决的新方法，获得面对自己问题的勇气及勇于实践的力量。

（6）应用阶段：当事人将自己的领悟应用到日常生活中去，并通过经验的反馈修改原来不合理的信念和情绪反应。阅读者的心理结构可能因为吸收了新鲜的精神元素和动力而发生自我的重建。

3. 阅读收获与经验扩展

要求当事人写下或交流对故事中人物或情节的看法，以及与自己生活对照的心得体会。鼓励当事人运用想象、创造性地把故事情节或结局发展下去，创造出与原著完全不同的结局等。同时，建议他们根据自己的问题和心理需求选择新的阅读材料，并创造性地推广应用于日常生活中。

4. 整合与评价

在阅读治疗结束前，阅读者应该对自己阅读的体验进行整合。指导者对成员取得新经验和行为反应给予适当的评价和鼓励是十分重要的。意见和观点的整合与治疗效果的评价可以以当事人自评、团体成员互评、当事人亲友评价、指导者评价等不同方式进行。

策略训练四：意念放松法——用意不用力

放松，是养生健身的法宝，是留住青春的灵丹。这里面的关键是要学会"意象"，《太极拳经》中有五个字"用意不用力"，揭示了放松的全部心法。

　　经过一天忙碌的工作，你会感到精神紧张，但只要有几分钟的时间，你会放松下来。以下是简单易行的精神放松法：

　　1．找一个舒适的地方坐下来或靠一会儿，不要让别人来打搅你。

　　2．闭目养神：做深呼吸，把手放在肚子上，小指放在肚脐上，其他手指伸开。要感觉到手在上下移动，好像肚子上有一个小气球在充气。

　　3．在控制住呼吸后，让意念周游全身，从脚趾开始，到头顶结束。让意念在每个部位充气，在感到紧张的部位要多停留一些时间。

　　4．另一个意念是想象自己在海滩上，随着海浪呼吸：在海浪靠近时吸气，在海浪远去时呼气。

　　如果你在电脑前工作了很长时间，身体就会酸疼和疲劳，这与你坐着的姿势不正确有关。为了防止这种酸疼与疲劳，可以采用以下的办法，每天做两次：

　　第一步：在椅子上挺直后背，举起双手，脖子向上伸。右手放在头顶上，脖子向右转5秒钟肩膀不要动。然后将左手放在头顶上，脖子向左转5秒钟。

　　第二步：活动脖子：双手在头后交叉，双肘向后活动，这个姿势保持5秒钟。然后头慢慢地向前倾斜。

　　另外，在电脑前坐的姿势要正确，腰要紧靠在椅背上，头不要往下缩。显示屏与眼睛保持70厘米，脚要着地，这样，身体的酸疼和疲劳就会缓解消失。

第十三章
IT 人员的发展与心理健康

- 为何在学校里屡获奖项的优秀学生毕业后走出校门四处求职，却屡屡碰壁，在职场上屡遭挫折？

- 你喜欢自己目前所从事的职业吗？你知道一项职业或一个岗位与你自身的气质、性格、兴趣和能力密切相关吗？你想不想运用科学的方法让你的气质、性格、兴趣、能力与你所从事的职业和岗位完美匹配？

- 为什么有的人有着别人美慕的工作却仍然感觉不快乐？高额的薪水和出色的工作成绩并不能使他（她）感到满足？

- 有人说，如果知道了将来做什么，那多没意思呀。有人说，我从来不做职业规划，规划得再好也没用，计划没有变化快；有人说，我可不做职业规划，我的工作就是为了赚钱，赚够了钱我就去旅行，没钱了我再赚钱；有人说，我做过职业规划，但是很困惑，规划了就一定能实现吗？亲爱的读者朋友们，你是否有着和他们同样的想法和困惑呢？

案例一　一个准 IT 从业人员的迷茫

　　李明（化名）即将从某高校的计算机专业毕业。当初报考这个专业也是看中了 IT 的好前景。在校期间，软件、硬件、网络等方面的课程都涉及了。李明也算比较努力上进的，成绩一直不错。但择业时却完全找不到方向，只知道选择做与专业相关的 IT 行业，但从来不知道原来 IT 还包括这么多的领域，就算相同的领域也包含众多不同性质的岗位。李明也不知道哪个适合自己，看到有 IT 方面的就投了简历。

　　众所周知，IT 作为一个大的行业，其涉及的范围和领域极广，包括：软件、硬件、网络、通信以及其他的电子方向。IT 从业人员与准 IT 从业人员往往会遇到这样的情况，大学读的计算机专业，虽然所学课程也有所侧重，但实际操作和理论还是有很大的差距。学了很多，但是进入哪一个领域最能发挥自己的能力，以及哪一个领域的发展前景好，自己心里其实并不清楚。

只是将就业的方向定位在了IT这样一个模糊的范围内。对于入行没多久的新人而言，在这方面恐怕是颇有体会的。

案例二　业务骨干刘洋的无奈

刘洋（化名）是公司的业务骨干，技术一流，参加过公司多个大型项目的开发工作。老板对刘洋的表现颇为满意，早就有意要提拔他。之后，公司接到一个大项目，老板于是将它交给刘洋负责。刘洋对老板的赏识与栽培心存感激，决定一定要把项目做好。可是事情并不像刘洋想得那么顺利与简单，刘洋以前只是负责技术，对于组织领导团队没有任何经验。项目组中也有一些老员工很不配合，刘洋也不知道怎么找他们沟通，结果整个项目组的工作效率低下，项目工期一拖再拖。老板对此颇为不满。刘洋则感到既无辜又很无奈。

案例三　IT工程师小李的迷茫

小李和同在技术部门的同事常常谈到自身的发展问题，他们都觉得IT技术领域推陈出新实在太快，虽说活到老学到老，但到底能学到什么时候呢？大家心中也都没把握。小李自己也很怕有一天会被新人嘲笑落伍。

如果一直从事技术开发工作，想象以后的日子可能天天都会像现在这样：没日没夜地写代码，不时被客户叫去改这改那。小李感到迷茫：这是一个三十几岁中青年骨干该有的全部生活吗？

小李还说起有一次到客户那里，看到一位年轻工程师态度非常不客气地在数落一位40岁左右的工程师。回来后他觉得很悲哀，职场上固然不以年龄来决定一切，但尊重总该有吧！作为一位IT技术人员，哪怕你以前技术再好工作再努力，也比不上年轻的IT工程师，毕竟IT行业知识更新太快，自己的精力比不上年轻人，但是自己的发展方向在哪里呢？小李陷入了深深的迷茫……

案例四　换了工作还是错，怎一个惨字了得！

春节后的两三个月里，李杜（化名）一直在为换工作的事奔波。李杜大学读的是计算机专业，毕业后，他先在一家外企做了两年的技术销售，业绩平平，收入尚可，生活并不拮据。

李杜心里明白，销售对他来说不是长期的发展方向，他还是对专业技术工作感兴趣。第二份工作是在一家民企做软件测试，刚开始还觉得这个岗位能发挥自己的专业特长，可时间一长，他就发现这个平台不好，能学习积累的东西太少，接触面也窄。除此之外，工资少得可怜，涨薪周期十分漫长。

今年春节回来，李杜又开始找新工作，经过两个多月的忙碌、奔波后，最终去了一家中等规模的合资企业做软件测试，工作内容和前一份差不多。李杜觉得新公司规模大，技术了得的前辈也多，大多涉及国外业务，是个成长锻炼的好地方。更让人欣喜的是，试用期的薪水就比之前高出15%，转正后的薪资福利更好。

上班第一天，李杜感觉自己会在这里长期发展，美好的前途似乎就在向他招手。可现实往往不尽如人意，希望越大，失望也越大。没过多久，李杜慢慢感觉到这里的局限，表面平静的人际关系后面是暗流涌动的派系斗争，前辈们对新人也不怎么待见。工作中稍微出一点差错，就要被上司训斥，同时还伴着同事们的冷眼冷语。

眼看着试用期就要结束了，李杜的心里越来越纠结。他感觉到了被排挤的危机，但为了工作和生活，又不得不压抑着。"真的让人难以忍受，怎么会那么难呢？难道我的能力很差吗？是主动辞职，还是先拖一天算一天呢？"就这样，李杜每天顶着巨大的压力上班，感觉自己都快神经衰弱了，时常头痛、憋闷难受。离试用期结束不到10天，李杜不得不开始认真面对"跳错槽"这个事实，狼狈、焦虑、惶恐一应俱全……

第一节　找准坐标——IT人员职业生涯的起点

生命是一个过程，可悲的是它不能够重来，可喜的是它不需要重来。

——电影《童梦奇缘》

比利时的一家杂志社以"你最后悔什么？"为题，对该国60岁以上的老人抽样调查，结果显示：75%的人后悔年轻时努力不够，导致一事无成。70%的人后悔在年轻的时候选错了职业。62%的人后悔对子女教育不当。57%的人后悔没有好好珍惜自己的伴侣。49%的人后悔锻炼身体不足，没有善待自己的身体。

一、职业生涯概述

小故事：四只毛毛虫的故事

毛毛虫都喜欢吃苹果，有四只要好的毛毛虫，都长大了，各自去森林里找苹果吃。

（1）第一只毛毛虫：第一只毛毛虫跋山涉水，终于来到一株苹果树下。它根本就不知道这是一棵苹果树，也不知树上长满了红红的、可口的苹果？

当它看到其他的毛毛虫往上爬时，就稀里糊涂地跟着往上爬。没有目的，不知终点，更不知自己到底想要哪一种苹果，也没想过怎么样去摘取苹果。它的最后结局呢？也许找到了一个大苹果，幸福地生活着；也可能在树叶中迷了路，过着悲惨的生活。不过可以确定的是，大部分的毛毛虫都是这样活着的，没想过什么是生命的意义，为什么而活着。

　　这只毫无目标，一生盲目，没有自己人生规划的毛毛虫，不知道自己想要什么。遗憾的是，我们大部分的人都是像第一只毛毛虫那样活着。

　　（2）第二只毛毛虫：第二只毛毛虫也爬到了苹果树下。它知道这是一棵苹果树，也确定它的"虫"生目标就是找到一个大苹果。问题是它并不知道大苹果会长在什么地方？但它猜想：大苹果应该长在大枝叶上吧！于是它就慢慢地往上爬，遇到分枝的时候，就选择较粗的树枝继续爬。于是它就按这个标准一直往上爬，最后终于找到了一个大苹果，这只毛毛虫刚想高兴地扑上去大吃一顿，但是放眼一看，它发现这个大苹果是全树上最小的一个，上面还有许多更大的苹果。更令它泄气的是，要是它上一次选择另外一个分枝，它就能得到一个大得多的苹果。

　　这只毛毛虫虽然知道自己想要什么，但是它不知道该怎么去得到苹果，在习惯中的"正确标准"指导下，它做出了一些看似正确却使它渐渐远离大苹果的选择。而曾几何时，正确的选择离它又是那么接近。

　　（3）第三只毛毛虫：第三只毛毛虫也到了一株苹果树下。这只毛毛虫知道自己想要的就是大苹果，并且研制了一副望远镜。还没有开始爬时就先利用望远镜搜寻了一番，找到了一个很大的苹果。同时，它发现当从下往上找路时，会遇到很多分枝，有各种不同的爬法；但若从上往下找路时，却只有一种爬法。它很细心地从苹果的位置，由上往下反推至目前所处的位置，记下这条确定的路径。于是，它开始往上爬了，当遇到分枝时，它一点也不慌张，因为它知道该往哪条路走，而不必跟着一大堆虫去挤破头。比如说，如果它的目标是一颗名叫"教授"的苹果，那应该爬"深造"这条路；如果目标是"老板"，那应该爬"创业"这分枝。最后，这只毛毛虫应该会有一个很好的结局，因为它已经有自己的计划。但是真实的情况往往是，因为毛毛虫的爬行相当缓慢，当它抵达时，苹果不是被别的虫捷足先登，就是苹果已熟透而烂掉了。

　　这只毛毛虫有非常清晰的职业规划，也总是能做出正确的选择，但是，它的目标过于远大，而自己的行动过于缓慢，成功对它来说，已经是明日黄花。机会、成功不等人。同样，我们的人生也极其有限，我们必须把握，那么单凭我们个人的力量，也许一生勤奋，也未必能找到自己的苹果。如果制定一个适合自己的计划，并且充分借助外界的力量，借助许许多多的望远镜之类的（在我们的现实生活中可以理解为你生命中的贵人，如好的导师、领导、长者等来指引自己），也许第三只毛毛虫的命运会好很多。

（4）第四只毛毛虫：第四只毛毛虫可不是一只普通的虫，做事有自己的规划。它知道自己要什么苹果，也知道苹果将怎么长大。因此当它带着望远镜观察苹果时，它的目标并不是一颗大苹果，而是一朵含苞待放的苹果花。它计算着自己的行程，估计当它到达的时候，这朵花正好长成一个成熟的大苹果，它就能得到自己满意的苹果。结果它如愿以偿，得到了一个又大又甜的苹果，从此过着幸福快乐的日子。

这只毛毛虫不仅知道自己想要什么，也知道如何去得到自己的苹果，以及得到苹果应该需要什么条件，然后制定清晰实际的计划，在望远镜的指引下，它一步步实现自己的理想。

其实我们的人生就是毛毛虫，而苹果就是我们的人生目标——职业成功。爬树的过程就是我们职业生涯的道路。毕业后，我们都得爬上人生这棵苹果树去寻找未来，完全没有规划的职业生涯注定是不会成功的。

启示　现代社会，规划决定命运。有什么样的规划就有什么样的人生。不怕念起，就怕觉迟。我们的时间非常有限，越早规划你的人生，你就能越早成功。要想得到自己喜欢的苹果，想改变自己的人生，就要先从改变自己开始，做好自己的职业生涯规划，做第四只毛毛虫。

无论你的收入是多少，记得分成五份进行规划投资：增加对身体的投资，让身体始终好用；增加对社交的投资，扩大你的人脉；增加对学习的投资，加强你的自信；增加对旅游的投资，扩大你的见闻；增加对未来的投资，增加你的收益。好好规划落实，你会发现你的人生逐步会有大量盈余。

了解以下概念有助于加深对职业生涯的理解。

（一）职业的相关概念

1.职业　一般是指人们在社会生活中所从事的以获取报酬为目的的工作。

2.职业生涯　是指以心理开发、生理开发、智力开发、技能开发、伦理开发等人的潜能开发为基础，以工作内容为确定和变化，工作业绩的评价，工资待遇、职称、职务的变动为标准，以满足需求为目标的工作经历和内心体验的经历。

3.职业生涯规划　是指个人与组织相结合，在对一个人职业生涯的主客观条件进行测定、分析、总结研究的基础上，对自己的兴趣、爱好、能力、特长、经历及不足等各方面进行综合分析与权衡，结合时代特点，根据自己的职业倾向，确定其最佳的职业奋斗目标，并为实现这一目标做出行之有效的安排。

（二）职业生涯发展和选择理论

一个人的职业生涯，贯穿一生。科学地将其划分为不同的阶段，明确每个阶段的特征和任务，做好规划，对更好地从事自己的职业，实现确立的人生目标，非常重要。职业生涯阶段如何划分，各国专家学者有不同的划分理论和方法。

1. 孔子的人生阶段划分

《论语·为政》篇中论述了孔子对人生发展阶段划分的观点："吾十有五而志于学，三十而立，四十而不惑，五十而知天命，六十而耳顺，七十随心所欲，不逾矩。"

第一阶段：从学前期，即从出生到 15 岁。这段时期，人的心智开始形成，已开始学习生活中的基本知识。这一时期的学习主要靠家长的安排或受外界环境的影响，通常并非主动学习。

第二阶段：立志学习时期，并开始社会实践，即 15~30 岁。与从学前期相比，这一阶段的学习更为主动、积极，并且与个人志向相结合，是有目的的学习和实践阶段。

第三阶段：自立时期，即 30~40 岁。这一时期，人的心智已完全成熟，懂得了很多道理，并且在经济上和人格上也独立了。

第四阶段：不惑时期，即 40~50 岁。经过多年的学习与实践，已形成了完整的个人见解，不被外界事物所迷惑，办事不再犹豫，行为果断。

第五阶段：知天命时期，即 50~60 岁。丰富的人生经验可以让人认识自然规律，懂得自己的人生使命。

第六阶段：耳顺时期，即 60~70 岁。总结经验，能够冷静地倾听别人的意见，分真伪，辨是非。

第七阶段：随心所欲、不逾矩时期，即 70 岁以上。随心所欲并非为所欲为，更不是为非作歹。处于这个阶段，能够做到言行自由，同时并不违背客观规律和道德规范。

2. 格林豪斯的职业生涯发展理论

美国心理学博士格林豪斯的研究侧重于不同年龄段职业生涯所面临的主要任务，并以此将职业生涯划分为 5 个阶段：①职业准备。典型年龄段为 0~18 岁。主要任务：发展职业想象力，对职业进行评估和选择，接受必需的职业教育。②进入组织。18~25 岁为进入组织阶段。主要任务是在一个理想的组织中获得一份工作，在获取足量信息的基础上，尽量选择一种合适的、较为满意的职业。③职业生涯初期。处于此期的典型年龄段为 25~40 岁。学习职业技术，提高工作能力；了解和学习组织纪律和规范，逐步适应职业工作，适应和融入组织；为未来的职业成功做好准备，是该期的主要任务。④职业生涯中期。40~55 岁是职业生涯中期阶段。主要任务：需要对早期职业生涯重新评估，强化或改变自己的职业理想；选定职业，努力工作，有所成就。⑤职业生涯后期。从55岁直至退休是职业生涯的后期。继续保持已有职业成就，维护尊严，准备引退，是这一阶段的主要任务。

3. 萨柏的职业生涯发展阶段理论

萨柏的职业生涯发展阶段理论重在对个人的职业倾向和职业选择过程本身进行研究。萨柏以美国白人作为自己的研究对象，把人的职业生涯划分为5个主要阶段：成长阶段、探索阶段、确立阶段、维持阶段和衰退阶段。

（1）成长阶段（0~14岁）：主要任务：认同并建立起自我概念，对职业好奇占主导地位，并逐步有意识地培养职业能力。萨柏将这一阶段，具体分为3个成长期：①幻想期（10岁之前）：儿童从外界感知到许多职业，对于自己觉得好玩和喜爱的职业充满幻想和进行模仿；②兴趣期（11~12岁）：以兴趣为中心，理解、评价职业，开始作职业选择；③能力期（13~14岁）：开始考虑自身条件与喜爱的职业相符合否，有意识的进行能力培养。

（2）探索阶段（15~24岁）：主要任务：主要通过学校学习进行自我考察、角色鉴定和职业探索，完成择业及初步就业。也可分为3个时期。①试验期（15~17岁）：综合认识和考虑自己的兴趣、能力与职业社会价值、就业机会，开始进行择业尝试；②过渡期（18~21岁）：正式进入职业，或者进行专门的职业培训，明确某种职业倾向；③尝试期（22~24岁）：选定工作领域，开始从事某种职业，对职业发展目标的可行性进行实验。

（3）建立阶段（25~44岁）：主要任务：获取一个合适的工作领域，并谋求发展。这一阶段是大多数人职业生涯周期中的核心部分。①尝试期（25~30岁）：个人在所选的职业中安顿下来。重点是寻求职业及生活上的稳定。②稳定期（31~44岁）：致力于实现职业目标，是个富有创造性的时期。职业中期危机阶段职业中期可能会发现自己偏离职业目标或发现了新的目标，此时需重新评价自己的需求，处于转折期。

（4）维持阶段（45~64岁）：主要任务：这一长时间内开发新的技能，维护已获得的成就和社会地位，维持家庭和工作两者间的和谐关系，寻找接替人选。

（5）衰退阶段（65岁以上）：主要任务：逐步退出职业和结束职业，开发社会角色，减少权利和责任，适应退休后的生活。

职业生涯发展阶段如图13-1所示。

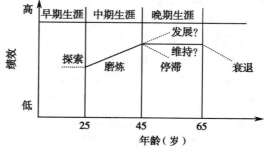

图13-1 职业生涯阶段模型

4．职业生涯自我意识——职业锚理论

职业锚的概念是由美国埃德加·施恩教授提出的。所谓职业锚，又称职业系留点（即某种因素把人"系"在一种职业上）。是指当一个人不得不做出选择的时候，他无论如何都不会放弃的职业中的那种至关重要的东西或价值观（关于工作价值观请读者朋友参见图13-2），选中了一种职业后，就此"抛锚"、安身。比如到底是接受公司将自己晋升到总部的决定，还是辞去现职，转而开办和经营自己的公司。正是在这一关口，一个人过去的所有工作经历、兴趣、资质、性向等等才会集合成一个富有意义的模式（或职业锚），这个模式或职业锚会告诉此人，对他或她个人来说，到底什么东西是最重要的。

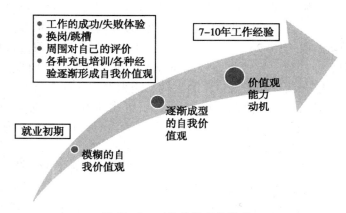

图 13-2　工作价值观的形成

了解职业锚的概念，要注意几个方面：

（1）职业锚以员工习得的工作经验为基础

职业锚是自我意向的一个习得部分。个人在面临各种各样的实际工作生活情境之前，不可能真切地了解自己的能力、动机和价值观在多大程度上适应未来的职业选择。因此，新员工的工作经验产生、演变和发展了职业锚。换句话说，职业锚在某种程度上由员工的实际工作经验所决定，而不仅仅取决于其潜在的才干和动机。

（2）职业锚不是预测

职业锚不是员工根据各种测试出来的能力、才干或者职业动机、价值观，而是新员工在工作实践中，依据自身条件和已被证明了的才干、动机、需要和价值观，现实地选择和确定的职业定位。

（3）职业锚强调个人能力、动机和价值观三方面的相互作用与整合。如图 13-3 所示。

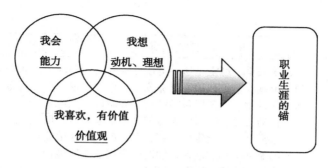

图 13-3　职业锚的形成

（4）员工个人及其职业具有可变性

职业锚是个人稳定的职业贡献区和成长区，但并不意味个人将停止变化和发展。员工以职业锚为其稳定源，可以获得该职业工作的进一步发展，以及个人社会生命周期和家庭生命周期的成长、变化。此外，职业锚本身也可能变化，员工在职业生涯的中后期可能会根据变化了的情况，重新选定自己的职业锚。

施恩教授经过长达 12 年的职业生涯研究，最终分析总结出了以下 8 种职业锚。如表 13-1 所示。

表 13-1　职业锚的类型

职业锚类型	特　点	职　业
技术 / 职能型	①以自己所具备的专业才能而自豪，倾向于一种"专家式"的生活。②不喜欢成为全面的管理人员，但愿意在其技术 / 职能领域管理他人。③追求在技术 / 职能领域的成长和技能的不断提高，他们对自己的认可来于他们的专业水平，他们喜欢面对来自专业领域的挑战	技术主管和职能部门经理等
管理能力型	①倾心于全面管理，掌握更大的权力，肩负更大责任。②具有强有力的升迁动机和价值观，以升职、等级和收入作为成功的标准。③具有分析能力、人际沟通能力和情感能力的强强组合。其分析能力是指在信息不完全以及不确定的情况下发现问题、分析问题和解决问题的能力。④对组织有很大的信赖性	政府机构、企事业组织的主要负责人，如市长、局长、校长、厂长和总经理等
创造型	①有强烈的创造需求和欲望。②意志坚定，勇于冒险。③他们有强烈的冲动向别人证明：通过自己的努力能够创建新的企业、产品或服务，并使之发展下去，赚钱是他们衡量成功的标准	发明家、冒险性投资者、产品开发人员和企业家等

职业锚类型	特　　点	职　业
安全／稳定型	①追求安全、稳定是这一类职业锚雇员的驱动力和价值观。②他们关心财务安全，例如：退休金和退休计划。稳定感包括诚信、忠诚以及完成老板交代的工作。③对组织有较强的依赖性。一般不愿意离开一个给定的组织，个人缺乏职业生涯开发的驱动力和主动性，倾向于根据雇主对他们提出的要求行事，不越雷池半步	银行职员、公务员等
自主／独立型	①希望随心所欲地安排自己的工作方式、工作习惯和时间进度。②追求能施展个人能力的工作环境，最大限度地摆脱组织的限制和制约。③他们宁愿放弃提升或工作扩展的机会，也不愿意放弃自由与独立	学者、科研人员、职业作家、个体咨询人员、手工业者和个体工商户等
服务奉献型	①他们的职业决策通常基于能否让世界变得更加美好。他们一直追求自身认可的核心价值，例如：帮助他人、保护人们的安全和通过新的药品消除疾病。②希望职业允许他们以自己的价值观影响雇佣他的组织或社会。即使意味着要变换单位，他们也不会接受阻碍他们实现这种价值的工作变换或工作提升。③他们需要来自同事及上司的认可和支持，并与他们共享自己的核心价值。如果缺少这些支持，他们可能会走向有一定自主性的职业，如咨询业	志愿者组织和各种公共组织，或以顾客导向的企业组织，如医护、社工等
挑战型	①喜欢解决看上去无法解决的难题，战胜强硬的对手，克服无法逾越的困难障碍等。②对他们而言，参加工作或选择职业的原因是工作允许他们去战胜各种不可能。新奇、变化和困难是他们的终极目标。如果事情非常容易，他们会觉得非常厌烦	适合创新型的工作，如特种兵、专家等
生活型	①他们希望将职业与生活整合为一个整体。正因为如此，他们需要一个弹性灵活的职业环境。②此类型的人更关注组织是否尊重个人和家庭的需要以及能否与组织之间建立真正的心理契约	工作时间灵活的人士等

通过职业锚设计职业生涯的步骤见图 13-4 所示。

二、个性特征与职业生涯

没有人能对你的职业生涯负责，包括你的父母！如果他们为你设定了

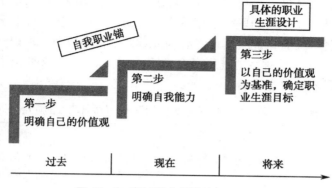

图 13-4 通过职业锚设计职业生涯

一个发展的方向，也无非是希望你能够按照他们已经设定好的路径平稳地前进，因为在他们看来，他们走过的"桥"累积的人生经验，至少比你想要走的未知的"路"要切实可行。但是，这可能并没有考虑到你自身的个性特征，如气质、兴趣、性格，甚至是能力。

这就是为什么我们总看到周围有一些人本身有着一份在外人看来不错及稳定的工作，但内心却时常抱怨苦恼，或像本章开头的几个案例一样，表现出对个人前景的茫然和无助，又或者工作虽然开心，但很辛苦。一般认为，一份好的工作是个人气质、兴趣、性格、能力与市场需求的完美结合。如图 13-5 所示。

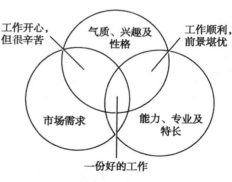

图 13-5 一份好工作

一个合适的职业究竟有多重要？就像鸟儿需要飞翔一样，你的职业就是你飞翔的翅膀，它是你梦开始的地方，能飞多远完全取决于你判断的准确程度。

小活动：请像平常一样在纸上签名，然后换一只手。然后思考：感觉有何不同？

启示 我们在其他事情上也是如此，天生有自己擅长的一面，也有自己不擅长的一面（就如我们的左右手），它们没有好坏或对错之分。职业和个性的最佳匹配使得我们的工作效率和职业成功的可能性大为提高。

（一）气质与职业

我们不难发现这样的现象：有人选择了教师这一职业，可是性情暴躁、缺乏耐心；有人选择了记者这一职业，但生性沉稳、反应迟缓。于是，原先理想的职业失去了原有的色彩。究其原因，并不是这些人能力低下，而是因为他们的气质与所从事的职业不相适应。可见，气质不同不仅会影响到一个人的职业选择，而且可能会直接影响到其具体工作的成败。所以，应根据自己的气质类型，有针对性地选择适合自己的职业。表 13-2 列出了不同气质类型与相应职业的对应关系。

表 13-2　职业生涯规划的心理分析——气质与职业的匹配

气质类型	气质特点	适合的职业	不适合的职业
多血质	活泼、好动、敏感	社交性、多变性的工作，如公关、采购、后勤等	细致单调、环境过于安静的工作
胆汁质	热情直率、外露、急躁	适于应急性强、冒险性强的工作，如抢险、救护、外贸、管理等	整天坐在办公室或不走动的工作
黏液质	稳重、自制、内向	适于一些原则性强、细致、持久的工作，如统计、科研、调查、保管、科研、金融等工作	富于变化和挑战性大的工作
抑郁质	安静、情绪不易外露、办事认真	适于平静的、刻板的、按部就班的工作，如秘书、人事、编辑、保管员等工作	热闹、繁杂环境下的职业，需与各色人物打交道、变化多端的工作

　　需要注意的是，四种气质本身没有好坏之分，在从事的职业中各有利弊，关键在于要认识到自己的气质与所从事的职业之间的匹配程度，做到扬长避短。同时，气质虽然分为四种，然而在现实生活中纯粹单一气质类型的人是不多见的，一般的人都是好几种气质的混合，只是在几种气质中，更倾向于其中的一种，在职业选择上，要根据自己的气质特点来选择适合的职业。关于气质的知识详见本书第十章的相关内容。

（二）性格与职业

　　各种职业对从业者的性格要求各不相同。因此，不同的职业需要不同的性格特征。

　　一般说来，开朗、活泼、热情、温和的性格，比较适合从事外贸、涉外、文体、教育、服务等方面的工作以及其他同人交往的职业；多疑、好问、倔强的性格，比较适合从事科研、治学方面的工作；深沉、严谨、认真的性格，比较适合做人事、行政、党务工作；勇敢、沉着、果断与坚定是新型企业家和管理者不可缺少的性格。同样，一个人身上也往往兼有内向与外向两种性格，生活中屡见不鲜的例子是一个从前腼腆内向的人最后却成了成功的企业家，而一个开朗好动的人在安静的实验室中度过了一生。

近年来，一些心理学研究人员根据我国的实际情况，将职业性格分为9种基本类型。见表13-3。

表13-3　职业与性格

类型	特征	适合的职业
变化型	在新的和意外的活动或工作情境中感到愉快，喜欢有变化的和多样化的工作，善于转移注意力	记者、推销员、演员
重复型	适合连续从事同样的工作，按固定的计划或进度办事，喜欢重复的、有规律的、有标准的工种	纺织工、机床工、印刷工、电影放映员
服从型	愿意配合别人或按别人指示办事，而不愿意自己独立做出决策，担负责任	办公室职员、秘书、翻译
独立型	喜欢计划自己的活动和指导别人活动或对未来的事情做出决定，在独立负责的工作情境中感到愉快	管理人员、律师、警察、侦察员
协作型	在与人协同工作时感到愉快，善于引导别人，并想得到同事们的喜欢	社会工作者、咨询人员。
劝服型	通过谈话或写作等使别人同意自己的观点，对别人的反应有较强的判断力，并善于影响别人的态度和观点	辅导员、行政人员、宣传工作者、作家
机智型	在紧张和危险的情况下能自我控制沉着应付，当发生意外和差错时能不慌不忙出色地完成任务	驾驶员、飞行员、消防员、救生员
自我表现型	喜欢表现自己的爱好和个性，根据自己的感情做出选择，能通过自己的工作来表现自己的思想	演员、诗人、音乐家、画家
严谨型	注重工作过程中各个环节、细节的精确性。愿意按一套规划和步骤工作并尽可能做得完美，倾向于严格、努力地工作以看到自己出色完成工作的效果	会计、出纳员、统计员、校对员、图书档案管理员、打字员

需要注意的是，绝大部分职业同时兼有几种职业性格特征，而一个人也

可能会同时具有几种职业性格特征。在实际的契合过程中，应根据个人的性格与职业的要求，具体情况具体处理，不能一概而论。

"性格决定命运"，但是，性格在很大程度上是来源于后天的培养，性格与职业的不匹配在工作中也许是致命的，但是，别只把它归咎于你的天性，别对自己说它是无法改变的，每个人在社会中都会因为这样那样的原因而改变原先的性格，这种改变未必是坏事，有很多人都是因为改变才意外地发现自己有一些意想不到的潜力。关于性格的知识详见本书第十章的相关内容。

气质和性格回答的是你"适不适合"做，现在，你需要问自己一下"我能不能做?"、"喜不喜欢做?"。

（三）能力与职业

小故事: 19世纪美国著名的作家马克·吐温写了很多文章。看到自己的作品出版后被读者抢购一空，他萌生了发财的念头。心想与其让这些出版商、书贩子赚钱，不如自己写书、自己出版、自己卖书。于是他给自己定了一个目标:两年内变成百万富翁。这位大作家摇身一变成了"产、供、销"一条龙的大书商。然而，还不到两年，由于自己不具备经商的能力便债台高筑，难以维持下去。不仅书商没有做好，就连自己的"主业"写作也荒废了。马克·吐温果断放弃了书商的生意，回头专心致志地搞起了他的文学创作，一番努力终于取得了成功。

启示 了解别人是精明，了解自己才是智慧。别以为自己天生就适合某类工作，每个人的能力各不相同。有的适合经商，有的适合于文学创作，别人具备经商的能力，你可能在另一个方面有一定的天赋。只有扬长避短发挥自己的能力优势才能取得成功。因此，在了解了自己的气质和性格后，还有一个问题不能忽视，这就是能力。

心理学把人的能力分为一般能力和特殊能力两大类，一般能力是指观察力、记忆力、注意力、思维力、想象力等，也就是我们通常说的智力，而计算机程序设计、音乐、绘画等创造性的工作需要一些特殊的能力。

智力是大部分人都具备的，只是突出点不一样，比如一些人的语言能力较强，善于表达自己的思想和观点，对于这类人来说，从事与文字有关的工作较有优势，如教师、记者等;一些人的数理能力较强，能够快速运算，进行推理，解决应用问题，适合的工作有会计师、精算师、工程师等。以下是能力与职业的匹配关系，供广大IT人员们参考。

察觉细节的能力:对物体和图形的有关细节具有正确的知觉能力，适合职业:绘图员、工程师、艺术家、医生、护士等。

运动协调能力:身体能够迅速而准确地作出动作反应。适合职业:舞蹈演员、健身教练、司机等。

动手能力：手，手腕，手指能够迅速而准确地操作小的物体。适合职业：技术工人、检修人员、模型制造人员、手工艺者等。

书写能力：对词、印刷物、账目、表格等的细微部分具有正确的知觉能力。适合职业：校对、录入人员等。

社会交往能力：善于进行人与人之间的互相交往，互相联系，互相帮助，能够协同工作并建立良好的人际关系。适合职业：公共关系人员、对外联络人员、政府新闻官、物业管理人员等。

组织管理能力：擅长组织和安排各种活动，以及协调参加活动中人的关系的能力，适合职业：管理人员、如企业经理、基金管理人等。

不同的职业对能力的要求是不同的，比如医生需要更为敏锐的观察力，教师要有较好的记忆力，而记者在敏锐的观察力之外，还需要思考问题的能力，对自己的能力做一个客观的评估是很重要的，因为有些职业，如果你不具备这个职业所要求达到的能力，你就是再努力再勤勉也收效甚微。有趣的是，人的智力分布呈橄榄形，如图13-6所示。

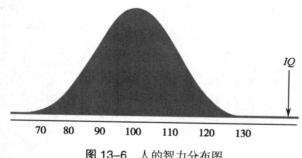

图13-6　人的智力分布图

可见，天才（智商在140以上的）和傻子（智商在70以下的）只是少数，大部分人的智商在中等水平，如果受过良好的教育和系统的训练，再加上自身的努力，则可能由普通变为优秀。因此，我们这里所说的能力并不是一成不变的，也就是说，虽然你现在也许达不到要求，但是，只要你有基本的素质，经过你的努力，你也会胜任此时难于胜任的工作。

现在你能把工作完成得很好，你的性格和气质也很适合你的工作，但是，你的职业选择之路是不是就已经完成了呢？

为什么有的人有着别人羡慕的工作却仍然感觉不快乐？高额的薪水和出色的工作成绩并不能使他（她）满足？可见他没有找到真正属于他（她）的工作，这个时候，仔细倾听自己内心的声音就显得尤为重要了。

（四）人格（兴趣）与职业

爱因斯坦曾经说过："兴趣是最好的老师。"兴趣是个体积极探究事物的认识倾向，这种倾向带有稳定、主动、持久等特征。人的兴趣可以是多方面的，可以是精神的、物质的、社会的等等。兴趣是个人事业的原动力。如果一个人对某种工作产生兴趣，在工作中就会具有高度的自觉性和积极性，就容易在工作中做出成就。反之，则会影响其积极性和自觉性，有可能会导致一事无成。做自己喜欢的事情，选择自己感兴趣的工作，使个人工作和志趣结合的人是真正幸运的人（丘吉尔）。

广义地说，兴趣是一种人格特征。著名的职业指导专家霍兰德提出了"人格—职业"匹配理论。他认为人的人格类型、兴趣与职业密切相关，凡是符合个人兴趣的职业，都可以提高人们的积极性，促使人们积极地、愉快地从事该职业。表 13-4 列出了不同兴趣类型与相应职业的对应关系。

表 13-4   人格（兴趣）类型与职业对应表

人格类型	人格特点	行为表现	代表型职业
现实型	具有顺从、坦率、谦虚、自然、实际、有礼、害羞、稳健、节俭的特征	爱劳动、有机械操作的能力。喜欢做和物体、机械、动物、植物有关的工作，是勤奋的技术家	人际要求不高的技术性工作，如体力员工、机械员、工程师、电工、飞机机械师、农民、司机
研究型	具有分析、谨慎、批评、好奇、独立、聪明、内向、条理、谦逊、精确、理性、保守的特征	有数理能力和科学研究精神。喜欢观察、学习、思考、分析和解决问题，是重视客观的科学家	从事社交要求不高，研究性和创造性的工作，如科研工作者，从事生物、医学、化学、物理、地质、天文、人类等研究的科学家、工程师
艺术型	具有复杂、想象、冲动、独立、直觉、无秩序、情绪化、理想化、不顺从、有创意、富有表情、不重实际的特征	有艺术、直觉、创作的能力。喜欢用想象力和创造力，从事美感的创作，是表现美的艺术家	从事艺术性的、直觉独创性的艺术创作工作，如作家、音乐家、画家、设计师、演员、舞蹈家、诗人
社会型	具有合作、友善、慷慨、助人、仁慈、负责、圆滑、善社交、善解人意、说服他人、理想主义、富有洞察力等特征	有教导、宽容以及与人温暖相处的能力，具备高水平的沟通技能。喜欢与人接触，以教学或协助的方式，增加他人的知识、自尊心、幸福感，是温暖的助人者	从事喜欢与人打交道的、热情助人的工作，如教师、心理师、辅导人员、传教士工作者

人格类型	人格特点	行为表现	代表型职业
企业型	具有冒险、野心、独断、冲动、乐观、自信、追求享受、精力充沛、善于社交、获取注意、知名度高等特征	有领导和说服他人的能力。喜欢以影响力、说服力和人群互动，追求政治或经济上的成就，是有自信的领导者	从事管理、督导工作，如企业经理、政治家、法学家、推销员
传统型	具有顺从、谨慎、保守、自抑、顺从、规律、坚毅、实际、稳重、有效率、缺乏想象力等特征	有敏捷的文书和计算能力。喜欢处理文书或数字数据，注意细节、按指示完成琐碎的事情，是谨慎的事务家	从事注重细节，讲究精确的行政、事务性的工作，如银行人员、财税专家、文书处理、秘书、数据处理人员

兴趣对于职业选择的重要性可能是你所始料不及的，因为一开始的时候，决定你职业选择的因素往往是薪水的高低，可是你慢慢会发现，当你做着你不喜欢的工作的时候可能会备感厌倦，这个时候，你只是一个简单的赚钱机器，虽然有高薪，但你并不快乐。很多人忽视了这样一个事实：工作本身也是生活的一部分，工作质量的高低也决定了你的生活质量的高低，工作并不是毫无感情的，它对于你的意义绝不仅仅在于供你吃穿，实际上，它也是你实现理想的途径，是使你生活得快乐幸福的隐形伴侣。

假如兴趣成为了你职业选择的一个因素，你会发现，做一份你既能胜任同时自己又喜欢的工作，是人生的一大乐事。对自己的气质、性格、兴趣、能力等个性心理特征有一个正确客观的认识，不仅对职业选择十分必要，而且与个人的心理健康有着重要的联系，同时也是 IT 人员直面人生，取得成功的第一步。

三、职业生涯路径

职业生涯路径是指一个人选定职业后选择从什么途径去实现自己的职业目标，是向专业技术方向发展，还是向行政管理方向发展，又或是向双通道（技术 + 管理）方向发展，还是决定自立门户，成为一名 IT 创业者。

IT 人员职业生涯规划的第一步就是要确定好自己的职业生涯发展路径，这就好比爬山，要想"会当凌绝顶"，在爬山之前，就要规划好最佳的上山路线和方式。正所谓殊途同归，上山的道路有很多条，可是哪条路线是捷径，是坦途，能让我们更顺利地达到终点，实现职业目标是我们每个 IT 人员所必须考虑的问题。最可悲的情况是我们自己努力了，方法也是对的，可却离设定的目标渐行渐远，究其原因，要么是自己走了弯路；要么是走了错路；或是走了回头路，让我们在路上耽搁了太多的时间，看着周围的人一个个达到顶峰，享受着"一览众山小"的喜悦，自己却懊恼不已，因此，我们在决定自己的职业生涯路径时，决不能犯"方向性错误"。这就要求我们在确定了自己的职业后，接下来最要紧的就是选择好自己的职业生涯发展路径，使自己的职业成长按照最佳的路径和方向发展。

1. 单通道职业生涯路径

典型的 IT 人员单通道职业生涯路径呈一个"V 字"形图，如图 13-7 所示。假使一位 IT 人员在 22 岁大学毕业后开始参加工作，则 22 岁就是 V 形图的起点。由起点开始分别沿左右两条路径往上发展，V 形图的左侧是管理岗位路径，右侧是技术岗位路径。左右两条路径被分为若干等份，每等份表示一个年龄段，并将专业技术的级别、管理职务的等级分别标在两条路径上对应的年龄段内，作为 IT 人员的职业生涯发展目标。

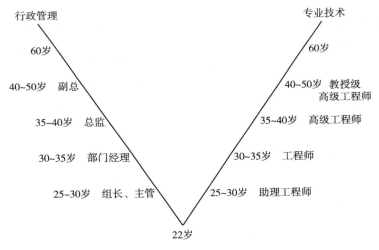

图 13-7 职业生涯路径

IT 人员的职业相较于其他职业有个突出的特点就是技术更新快，要不断地学习新知识。谁的学习速度更快、谁更能熬夜加班、谁更能面对电脑时间长，谁就更有职场竞争力，因为在技术飞速发展、知识更新频繁的 IT 行业里，个人的工作经验显得不再那么重要。加上年长的 IT 人员的精力、体力无论如何也比不上初出茅庐的年轻人，所以 IT 人员在专业技术路径上发展几年以后，随着个人能力、工作经验和社会阅历的逐渐丰富，不一定非要沿着技术岗位这一条路径走到底，从长远的角度来看，IT 人员在 35 岁之后可以考虑转向管理岗位发展，一方面既可充分发挥自己的专业技术特长，另一方面又可参与 IT 项目的管理工作，运用各种激励措施使项目组成员由"执行指令的机器"转变为可开发、可利用的第一资源，充分发挥其积极性、主动性和创造性，将参与项目实施的技术部、财务部、市场部等各部门的资源有效地结合起来，与甲方客户保持良好的沟通，满足其需求，使每个 IT 项目都能保质保量按时交付，做到"客户满意、企业获利"，从而让自身价值得到更为充分的体现和认可，使自己在行业和企业中取得更大的发展和成就。如图 13-8 所示。

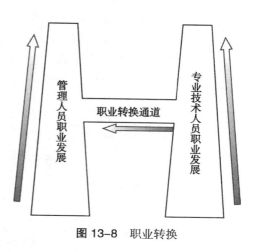

图 13-8　职业转换

2. 双通道职业生涯路径

IT 人员双通道职业生涯路径是指 IT 人员的管理岗位和技术职务可兼任，可互换。典型的 IT 人员双通道职业生涯线如图 13-9 所示。

3. IT 创业者

除了上述两种职业生涯发展路径外，如果你自身具备商业头脑、敢为

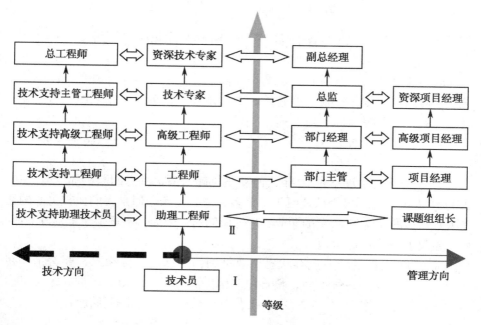

图 13-9　IT 人员双通道职业生涯路线图

人先、创新和冒险精神，在几年的上班工作期间留心拓展累积自己的人脉资源，并善于敏感地发现时代和市场机遇所赋予的"机会之窗"，你可以选择一条艰辛但伟大的职业生涯发展路径——IT 创业者。

职业生涯路径的分析过程如图 13-10 所示：

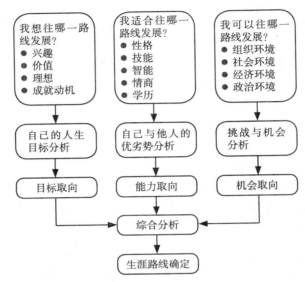

图 13-10　职业生涯路径的分析过程

第二节　走出困惑——IT 人员职业规划

世界上的事情，最忌讳的就是个十全十美，你看那天上的月亮，一旦圆满了，马上就要亏厌；树上的果子，一旦熟透了，马上就要坠落。凡事总要稍留欠缺，才能持恒。

—— 莫言《檀香刑》

IT 在中国的发展不过 30 年，但却是风起云涌、豪杰四起的 30 年。在中国的 IT 人员中也不可否认地诞生了许多天才和富豪，但是我们比较关心的还是人数最多的大众 IT 人员的职业心理健康问题，因为，毕竟是千千万万的他/她们盖起了中国的 IT 大厦。

不少 IT 人员的职业生存状态可总结为：要么混，要么忍，要么走！每天一上班就感受到各种难受，整日浑浑噩噩混日子，忍得很压抑，走又不想走……职场中的你们幸福吗？你是在忍呢？混呢？还是正打算走呢？

一、IT人员职业生涯选择中的心理误区

IT人员面对职业生涯选择的问题，常常产生各种心理矛盾和冲突，导致心理失衡，不但影响着IT人员的择业，而且还影响着IT人员的心理健康。究其原因无外乎为以下几种：

（一）职业需求模糊

刚刚大学毕业进入职场的IT人员，在找工作时往往一个是看哪个单位的牌子大，再有就是看哪个单位的地理位置好，第三就是挑哪家单位待遇高，而并没有考虑到自身的发展问题。

（二）职业期望过高

本科生、研究生只是潜人才，是毛坯，要成为符合市场需求的人才还需要时间与社会的磨炼。我们的IT人员们普遍存在这样的误区：习惯性地将用人单位的门槛放得很低，将自己看得较高，比如，他们经常会问用人单位："你们提供什么样的待遇给我？"、"你们单位是否有利于我的发展？"、"能为我提供什么样的发展平台？"、"收入如何"？很少有IT人员们会讲我能为你们做些什么。事实上单位选择人才主要是考虑你能为单位创造什么样的效益。正确地看待自己、看待别人、看待社会，准确定位才能少走弯路。

（三）职业起点偏高

很多IT人员认为：一个人的起点非常重要，如果毕业时站位不合适，那么将来调整起来就非常困难。诚然，大城市潜藏着巨大的机遇，你有多大的能力就可以有多大的平台，但在大城市不一定都是好事，因为大城市里的竞争压力、生存压力、发展压力都非常巨大，这就要求每位IT人员根据自己的情况适度考虑，不要盲目、盲从、盲行，要审时度势，有时候"背靠大树好乘凉"，但另外一句话是"大树底下不长草"。

（四）职业准备不足

雄心万丈步入人才市场的求职者们在择业时遇到的并非都是鲜花与笑脸，更有可能遭遇到的是冷落甚至拒绝，这可能就是真实的社会。每当此时，部分IT人员就会产生困惑、忧虑，甚至是逃避、失落等心理，这是因为自己的心理准备不足。应当有这样的勇气：当你一百次被拒绝，你要有第一百零一次站起来的勇气！其次，积累你的优势，别人长一寸，你长一尺！职业生涯的成功永远属于那些不畏困难，勇往直前的人们！

二、职业生涯规划方法

有人说，如果知道了将来做什么，那多没意思呀。但是如果你不去想将来要打算做什么，当机会来临时，你还不知道这是个机会；有人说，我从来不做职业规划，规划的再好也没用，计划没有变化快。但是如果没有规划，

当发生变化时，你会显得更加无所适从；有人说，我可不做职业规划，我的工作就是为了赚钱，赚够了钱我就去旅行，没钱了我再赚钱。OK，这就是你的职业规划！有人说，我做过职业规划，但是我很困惑，我规划了就一定能实现吗？当然不能，职业生涯规划不是装帧精美的报告，不是激情洋溢的演讲，不是天马行空的想象。只有行动了，成长了，才是一次真正的职业生涯规划的历程。

职业规划是职业生涯成功的第一步。职业规划永远都不嫌晚，那么如何制定职业发展规划呢？

职业规划有一种结构化方法，如图 13-11 所示。

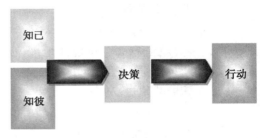

图 13-11　职业结构化规划法

（一）知己

个人发展规划是指为自己的职业生涯制定一个长期目标，然后规划如何实现所制定的目标的过程。然而，在我们确定长远目标之前，需要认真思考几个问题：自己擅长什么？十分擅长吗？机会何在？是否有不在自己掌控中，却会对自己的目标产生影响的因素？

为了回答这些问题，我们通常采用了两个典型的商业分析工具——SWOT 和 PEST，并根据个人情况运用这两个工具。通过分析，您将对自己目前的情况以及如何提高成功的可能性获得深刻的认识。

1. 个人 SWOT 分析

在商业情景中，SWOT 分析揭示了一个企业的优势（strengths）和劣势（weaknesses），以及其所面临的机会（opportunities）和威胁（threats）。SWOT 分析不但对企业非常有用，应用于个人的情况时，SWOT 分析也非常强大：了解自己的优势，就能够精中精力专注于自己擅长的事情；而了解自己的劣势，则能够看清自己有哪些需要避免、改进的地方，做到扬长避短。

下面我们先对 4 个象限进行解释，以便逐步完成自己的 SWOT 分析。

（1）优势：考虑自己的优势时，切忌仅限于工作技能，请考虑自己所积累的全部经验以及所面临的发展机会，包括教育背景、智能、个性因素和兴趣。

同时，不要忘记向朋友、同龄人和家庭成员询问对自己优势的看法。我们常常忽视自我，低估自己的优势。因此，这是获得更多看法的有效途径。此外，真正透彻地了解他人对自己的看法还能够提升自尊！

（2）劣势：与优势分析不同，切忌强迫填写所想到的每项劣势，仅限于对自己的职业满意度产生影响的各项劣势。还需要注意的是，在进行劣势分析时，不要被自己的劣势"打倒"：因为我们都有不足之处，关键在于认清劣势，并进行适当的管理。此外，切忌过分自我批评，对待自己的劣势要宽容。

（3）机会：进行自我审视后，可以将注意力放在外部因素上，确定可以依赖和能够提高成功机率的因素。最好是留出一部分时间，绞尽脑汁，努力发现已经出现在自己面前的一些创新想法。

（4）威胁：最后，分析可能使自己脱离成功轨道的因素。我们对威胁了解得越多，对未来就越有备无患。进行个人 SWOT 分析时，需要反问一系列关于自己现状的问题。个人 SWOT 分析可参见表 13-5 进行。

表 13-5　个人 SWOT 分析表

优势	劣势
自己真正擅长的是什么？	已经非常努力了但好像却无法掌握的是什么？
自己被他人认可的技能是什么？	仅仅是为了满足工作要求而必须要做的是什么？
自己比与自己合作的大多数人做得更好的是什么？	大多数情况下，在他人看来，自己的劣势是什么？
自己被认可或嘉奖的是什么？	个性是否存在一两个阻碍自己的方面？
自己最自豪或最满意的是什么？	自己的弱点是什么？
较之他人，自己独有的经验、资源或关系是什么？	他人拥有但自己缺乏的经验、资源和关系是什么？
机会	威胁
什么方式能够充分发挥自己的优势？	在取得进展前有需要解决的劣势吗？
对于能够妥善处理这些事情的人而言，存在哪些机会？	如果不解决，会造成哪些问题？
所擅长的事情，自己想做什么？	会受到哪些挫折？
如何使劣势最小化？如果劣势不再是一种阻碍因素，应怎么办？	在实现自己想要实现的目标之前，其他人克服了哪些困难？
自己最有发展潜力的地方是什么：在哪家公司、何种行业、何种职业？	自己最有发展潜力的地方是否准确？未来社会需求可能发生什么变化？
以后的发展趋势对自己目前的职业或自己认为以后要从事的职业有何影响？	以后的发展趋势与自己现在从事的职业是否吻合？自己的职业素养与未来社会需求如何匹配？

2. 个人 PEST 分析

SWOT 注重分析影响个人成功的内在和外在因素。PEST 分析则从另一方面更加深入地挖掘职业成功的推动因素，或阻碍职业"宏伟蓝图"实现的外部因素。通过 PEST 分析，你将能够选择一个令人兴奋、与全球变革保持一致的职业，而不会在一个没落行业中苦苦求存。

在 PEST 分析中，P（political）代表政治环境，E（economic）代表经济环境，S（social）表示社会文化环境，T（technological）表示技术环境。在进行个人 PEST 分析时，首先应确定影响所定目标的外部因素，然后，分析每个外部因素固有的机会和威胁。PEST 分析也有一个类似于SWOT分析的表格。大家可以填写下面的个人 PEST 分析表。

其中，就政治因素而言，是考虑政府及其政策可能对关注的机会产生的影响；就经济因素而言，应关注的因素包括对实现部分目标的决策可能产生影响的货币因素；社会文化因素是指影响某个机会吸引力情况的社会趋势；最后，需关注影响职业决策的技术因素。IT 技术变革发展迅猛，不要因对技术变革的潜在影响考虑不周而落后。个人 PEST 分析可参见表 13-6 进行。

表 13-6　　个人 PEST 分析表

政治因素		经济因素	
哪些新颁布的法律法规可能对机会产生影响？		我所感兴趣的职业或行业的平均薪酬水平如何？	
新颁布的法律法规会影响自己在某个领域工作的能力、赚取薪酬的能力或合理的保障能力吗？		在这些行业中，当前和预测的失业率分别是多少？	
预计政府或政府政策会发生变更吗？		预计工资会上涨、下调还是保持不变？	
所发生的变更或事件代表哪些机会和威胁？		从事这些职业的人的长远需求是什么？	
将要从事的行业是否被政府所支持，有无优惠政策？		我期望的薪酬能够满足我的经济需求吗？	
这些变更或情形代表哪些机会和威胁？		这些变更或情形代表哪些机会和威胁？	
机会	威胁	机会	威胁
社会文化因素		技术环境	
人口趋势会对这些职业产生什么影响？		需要考虑哪些影响职业的技术趋势？	
预计教育要求会有何变化？		未来几年，自己所掌握的职业技能会因技术的发展而被淘汰吗？	
存在影响这些职业满意度的生活方式和变化吗？		会出现哪些新兴技术，如何获得相关经验？	

续表

在做职业决策时有必须要考虑家庭的期望吗？家庭会影响自己职业成功吗？		技术会如何影响我们的工作形式和完成工作的方式？	
这些情况代表哪些机会和威胁？		这些情况代表哪些机会和威胁？	
机会	威胁	机会	威胁

3．机会分析

当我们完成 SWOT 分析后，您可能会发现自己拥有许多机会，在完成 PEST 分析后，您会发现有些机会特别振奋人心，但你可否意识到，有些"机会"却根本不值得把握。

通过本部分的"机会分析"，我们将更详细地分析机会的最佳之处，确定值得你专注的机会。这需要你和已经尝试过这些工作的人进行交流，倾听他们关于行业和企业的看法，确认自己的优势是否真正适合这些职业领域。

此外，还要明确自己的兴趣所在。毕竟，目标是要制定一份令自己振奋的发展计划！填写下面的机会分析表，详细地对自己的有利和不利因素进行分析。然后，再将范围缩小到一个或两个能够完全投入自己真正的热情的最优机会，在本阶段，范围缩得越小，对自己的最佳选择就越投入。

个人机会分析可参见表 13-7 进行。

表 13-7　机会分析表

已经识别的机会	有利因素（优势、PEST 趋势与事件、个人兴趣）	不利因素（劣势、PEST 趋势与事件）

（二）知彼

探索职业、行业、企业乃至职场竞争对手，摸准时代的脉搏，抓住发展的机会。职场上，跳错槽的事情时常发生，不少 IT 人不知不觉就掉入了僵局之中，明明是自己的选择，为什么会是错的？

第一，对目标公司（行业）不了解。很多人去到新公司后才发觉，人际关系不和谐、企业文化与个人价值观不吻合、行业不熟悉难以开展业务等，即便公司本身或行业不错，但平台不适合自己，很难在其中发挥才能。

第二，对工作职能了解片面。有的工作虽然看起来差不多，但在不同的环境和行业里，工作职责和内容相差很远。例如跨国公司中，工作职能非常细化，若职业定位不清，不了解情况，很可能在跳槽中迷失自我。

第三，光顾着涨薪，不管职业规划。为涨薪而跳，看起来天经地义，但因此跳失败的人比比皆是。如果没有清晰的职业规划，环境、岗位都不适合你，高薪很可能是短命的。

要避免跳错槽，关键还是要尽早地进行职业规划，少走弯路。跳槽并非加薪升职的捷径，在选择新平台时，必须事先做好考察工作，多一点了解，就能少一分风险。此外，即便是在正确的方向上前进，也难免会遇到挫折和困难，保持积极、乐观的心态非常必要。少些抱怨，多些坚持，才能真正地有所收获。

成长的过程就是探索世界的过程，在大学毕业之前，我们认识这个世界主要靠老师、书本。参加工作以后，为了更好地了解世界，我们需要积极地参加各种类型的会议、讲座、培训、沙龙；抓住机会向过来人、长者、前辈学习；与同学、同事、同行交流；阅读报纸杂志、网络上的各类分析和观点……我们需要研究自己所在的行业和企业，关注职业和行业的发展趋势，对自己和职场竞争对手有一个清醒的认识，然后才能做到摸准时代的脉搏，抓住发展的机会！

（三）决策

当需要做一个决定的时候，你是冲动的、犹豫的、依赖的，还是理性的、分析的、果断的？当你在不同的选择之间苦苦挣扎的时候，你是否希望获得拨乱迷雾的引导？

小活动：反思个人的决策风格

请回忆迄今为止在你人生中你所做的三个重大决定，并按以下几部分予以描述并记录在纸上：

目标或当时的情境＿＿＿＿＿＿＿＿＿＿＿＿＿＿＿＿＿＿＿＿＿＿

你是如何作出决策的＿＿＿＿＿＿＿＿＿＿＿＿＿＿＿＿＿＿＿＿

你对结果的评估＿＿＿＿＿＿＿＿＿＿＿＿＿＿＿＿＿＿＿＿＿＿

你如何描述自己在上述三个事件中的决策风格？它们有何共同之处？

1. 常见的决策模式

（1）痛苦挣扎型：花很多的时间和精力来确认有哪些选择、收集信息、反复比较，却难以做出决定。（"我就是拿不定主意。"）

（2）冲动型：抓住遇到的第一个选择，不再考虑其他的选择或收集信息。（"先决定，以后再考虑。"）

（3）拖延型：将对问题的思考和行动都再往后推迟。（"我还没有准备好工作，所以打算先考研。"）

（4）直觉型：将自己的直觉感受作为决定的基础。（"爱你没商量。"）

（5）宿命型：将决定留给境遇或命运。（"我这个人永远也不会走运。"）

（6）从众／随大流型：顺从别人的计划而不是独立地做出决定。（"他们都觉得好，我就觉得好。"）

（7）瘫痪型：接受了自己做决定的责任，却无法开始决策过程。（"我知道我应该开始了，但想到这件事我就害怕。"）

2．良好的决策方式——CASVE 决策模型

CASVE 循环可以在整个生涯问题解决和决策制定过程中为你提供指导。如图 13-12 所示。

沟通（communication）：查找差距"意识到我需要做出一个选择"的阶段。

分析（analysis）：大量信息的收集和准备"了解我自己和我的各种选择"的阶段。

综合（synthesis）：开始确定选项3~5 个"扩大并缩小我的选择清单"。综合细化。

评估（valuing）：选择最有可能的1~3 个——决策平衡单"选择一个职业、工作或大学"的阶段。

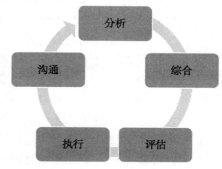

图 13-12　CASVE 循环

执行（execution）：开始执行或者最后关头功亏一篑"实施我的选择"的阶段。

3．职业生涯决策的四条原则

（1）择己所爱：兴趣是最好的老师，是成功之母。调查表明：兴趣与成功几率有着明显的正相关性。在设计自己的职业生涯时，务必注意：考虑自己的特点，珍惜自己的兴趣，择己所爱，选择自己所喜欢的职业。

（2）择己所长：任何职业都要求从业者掌握一定的技能，具备一定的能力条件。而一个人一生中不能将所有技能都全部掌握。所以你必须在进行职业选择时择己所长，从而有利于发挥自己的优势。运用比较优势原理充分分析别人与自己，尽量选择冲突较少的优势行业。

（3）择世所需：社会的需求不断演化着，旧的需求不断消失，新的需求不断产生。新的职业也不断产生。所以在设计你自己的职业生涯时，一定要分析社会需求，择世所需。最重要的是，目光要长远，能够准确预测未来行业或者职业发展方向，再做出选择。不仅仅是有社会需求，并且这个需求要长久。

（4）择己所利：职业是个人谋生的手段，其目的在于追求个人幸福。所以你在择业时，首先考虑的是自己的预期收益——个人幸福最大化。明智

的选择是在由收入、社会地位、成就感和工作付出等变量组成的函数中找出一个最大值。这就是选择职业生涯中的收益最大化原则。

4．决策困难的原因

（1）生涯不确定：如不了解自己的兴趣或能力、兴趣或能力较广泛、缺乏关于工作世界的信息等。通常只需要获取对于自我、工作、世界等相关的信息即可解决。

（2）生涯犹豫：是由个人特质引起的，如个人兴趣与能力有差异，个人偏好与社会期待有冲突，价值观与环境条件限制，非理性生涯信念桎梏等。需要较长时间的个别的生涯辅导、心理咨询与治疗。

（3）非理性信念与刻板印象：如我一定要从事某种职业，自己再怎么努力也无法找到某项工作，认定某种职业不适合自己。

（四）行动

你的时间无限，长生不老，所以最想做的事，应该无限延期？

回答：不，只有傻瓜才会这样认为。

然而我们却常说，等我老了，要去环游世界；等我退休，就要去做想做的事情；等孩子长大了，我就可以……

我们都以为自己有无限的时间与精力。其实我们可以一步一步实现理想，不必在等待中徒耗生命。如果现在就能一步一步努力接近，我们就不会活了半生，却出现自己最不想看到的结局。

行动，不是说给别人听的，是对自己成长的一份责任和承诺。推荐大家采用生涯行动六步法：定目标、找差距、列计划、快执行、勤反省、慎调整。在行动中不断澄清自己的目标、澄清对自己和对世界的认识，坚定该坚定的，调整该调整的，让自己在行动中学习和成长。

知己、知彼、决策、行动——这四个环节丝丝相扣，共同作用于我们职业生涯规划的成长系统。使我们在制定职业规划的过程中更加了解自己，更加了解他人和世界，不断地修正我们的决策，以最终达到我们的目标，并在新的自我认知和外部认知的基础上，开始新的职业生涯规划的旅程！

三、IT 人员职业规划实战

人生就是一部作品。谁有生活理想和实现的计划，谁就有好的情节和结尾，谁便能写得十分精彩和引人注目。

——莎士比亚

制定职业规划，不是说给别人听的，是对自己成长的一份责任和承诺。现在就去抓紧行动吧！

职业生涯规划设计书

目　录

一、自我认知

1. 职业生涯规划测评
2. 360 度评估
3. 橱窗分析法
4. 自我认知小结

二、职业认知

1. 外部环境分析
2. 目标职业分析
3. 职业素质测评
4. SWOT 分析
5. 职业认知小结

三、职业生涯规划设计

1. 确定目标和路径
2. 制定行动计划
3. 动态分析调整
4. 备选规划方案

IT 人员职业生涯规划设计书

一、自我认知

1. 职业生涯规划测评

性格	职业性向	潜能	天赋

2. 个人 360 度评估

内容 ＼ 分类	优点	缺点
自我评价		
家人评价		
老师评价		
亲密朋友评价		
同学评价		
其他社会关系评价		

3. 橱窗分析法（选做，不作强制要求）：

橱窗 1："公开我"	橱窗 3："潜在我"
橱窗 2："隐藏我"	橱窗 4："背脊我"

4. 自我认知小结：

_____

_____

二、职业认知

1. 外部环境分析

① 家庭环境分析	② 社会环境分析
③ 学校环境分析	④ 目标地域分析

2. 目标职业分析

①目标职业名称	②任职资格	③岗位说明
④工作条件	⑤工作内容	⑥就业和发展前景

3. 职业胜任力测评

---

4. 个人 SWOT 分析

优势	劣势
机会	威胁

5. 职业认知小结

三、职业生涯规划设计

①近期职业目标	②中期职业目标
③长期职业目标	④职业发展路径职业目标

1. 确定职业目标和路径

2. 制定行动计划

①短期计划	②中期计划	③长期计划

3. 动态反馈调整

评估、调整我的职业目标、职业路径与行动计划：

4. 备选职业规划方案

　　由于社会环境、家庭环境、组织环境、个人成长曲线等变化以及各种不可预测因素的影响，一个人的职业生涯发展往往不是一帆风顺的。为了更好地主动把握人生，适应千变万化的职场世界，拟定一份备选的职业生涯规划方案是十分必要的。

我的备选职业规划方案：

四、人生发展管理——读故事学人生管理

（一）成长的寓言：做一棵永远成长的苹果树

一棵苹果树，终于结果了。

第一年，它结了10个苹果，9个被拿走，自己得到1个。对此，苹果树愤愤不平，于是自断经脉，拒绝成长。第二年，它结了5个苹果，4个被拿走，自己得到1个。"哈哈，去年我得到了10%，今年得到20%！翻了一番。"这棵苹果树心理平衡了。但是，它还可以这样：继续成长。譬如，第二年，它结了100个果子，被拿走90个，自己得到10个。很可能，它被拿走99个，自己得到1个。但没关系，它还可以继续成长，第三年结1000个果子……

其实，得到多少果子不是最重要的。最重要的是，苹果树在成长！等苹果树长成参天大树的时候，那些曾阻碍它成长的力量都会微弱到可以忽略。真的，不要太在乎果子，成长是最重要的。

心理点评　你是不是一个已自断经脉的打工族？

刚开始工作的时候，你才华横溢，意气风发，相信"天生我才必有用"。但现实很快敲了你几个闷棍，或许，你为单位做了大贡献没人重视；或许，只得到口头重视但却得不到实惠；或许……总之，你觉得就像那棵苹果树，结出的果子自己只享受到了很小一部分，与你的期望相差甚远。

于是，你愤怒、你懊恼、你牢骚满腹……最终，你决定不再那么努力，让自己的所做去匹配自己的所得。几年过去后，你一反省，发现现在的你，已经没有刚工作时的激情和才华了。"老了，成熟了。"我们习惯这样自嘲。但实质是，你已停止成长了。

这样的故事，在我们身边比比皆是。之所以犯这种错误，是因为我们忘记生命是一个历程，是一个整体，我们觉得自己已经成长过了，现在是到该结果子的时候了。我们太过于在乎一时的得失，而忘记了成长才是最重要的。好在，这不是金庸小说里的自断经脉。我们随时可以放弃这样做，继续走向成长之路。

切记：如果你是一个打工族，遇到了不懂管理、野蛮管理或错误管理的上司或企业文化，那么，提醒自己一下，千万不要因为激愤和满腹牢骚而自断经脉。不论遇到什么事情，都要做一棵永远成长的苹果树，因为你的成长永远比每个月拿多少钱更重要，亦更有意义。

（二）动机的寓言：孩子在为谁而玩

一群孩子在一位老人家门前嬉闹，叫声连天。几天过去，老人难以忍受。

于是，他出来给了每个孩子25美分，对他们说："你们让这儿变得很热闹，我觉得自己年轻了不少，这点钱表示谢意。"孩子们很高兴，第二天仍然

来了，一如既往地嬉闹。老人再出来，给了每个孩子 15 美分。他解释说，自己没有收入，只能少给一些。15 美分也还可以吧，孩子仍然兴高采烈地走了。第三天，老人只给了每个孩子 5 美分。孩子们勃然大怒，"一天才 5 美分，知不知道我们多辛苦！"他们向老人发誓，他们再也不会为他而玩了！

心理点评 你在为谁而"玩"

这个寓言是苹果树寓言的更深一层的答案：苹果树为什么会自断经脉，因为它不是为自己而"玩"。人的动机分两种：内部动机和外部动机。如果按照内部动机去行动，我们就是自己的主人。如果驱使我们的是外部动机，我们就会被外部因素所左右，成为它的奴隶。在这个寓言中，老人的算计很简单，他将孩子们的内部动机"为自己快乐而玩"变成了外部动机"为得到美分而玩"，而他操纵着美分这个外部因素，所以也操纵了孩子们的行为。寓言中的老人，像不像是你的老板、上司？而美分，像不像是你的工资、奖金等各种各样的外部奖励？如将外部评价当作参考坐标，我们的情绪就很容易出现波动。因为，外部因素我们控制不了，它很容易偏离我们的内部期望，让我们不满，让我们牢骚满腹。不满和牢骚等负性情绪让我们痛苦，为了减少痛苦，我们就只好降低内部期望，最常见的方法就是减少工作的努力程度。一个人之所以会形成外部评价体系，最主要的原因是父母喜欢控制他。父母太喜欢使用口头奖惩、物质奖惩等控制孩子，而不去理会孩子自己的动机。久而久之，孩子就忘记了自己的原初动机，做什么都很在乎外部的评价。上学时，他忘记了学习的原初动机——好奇心和学习的快乐；工作后，他又忘记了工作的原初动机——成长的快乐，上司的评价和收入的起伏成了他工作的最大快乐和痛苦的源头。

切记：外部评价系统经常是一种家族遗传，但你完全可以打破它，从现在开始培育自己的内部评价体系，让学习和工作变成"为自己而玩"。

（三）规划的寓言：把一张纸对折 51 次

想象一下，你手里有一张足够大的白纸。现在，你的任务是，把它对折 51 次。那么，它有多高？一个冰箱？一层楼？或者一栋摩天大厦那么高？不是，差太多了，这个厚度超过了地球和太阳之间的距离。

心理点评 到现在，我拿这个寓言问过十几个人了，只有两个人说，这可能是一个想象不到的高度，而其他人想到的最高的高度也就是一栋摩天大厦那么高。折叠 51 次的高度如此恐怖，但如果仅仅是将 51 张白纸叠在一起呢？

这个对比让不少人感到震撼。因为没有方向、缺乏规划的人生，就像是将 51 张白纸简单叠在一起一样。今天做做这个，明天做做那个，每次努力之间并没有一个联系。这样一来，哪怕每个工作都做得非常出色，它们对你的整个人生来说也不过是简单的叠加而已。

当然，人生比这个寓言更复杂一些。有些人，一生认定一个简单的方向而坚定地做下去，他们的人生最后达到了别人不可企及的高度。譬如，我一个朋友的人生方向是英语，他花了十几年的努力，仅单词的记忆量就达到了十几万之多，在这一点上达到了一般人无法企及的高度。

也有些人，他们的人生方向也很明确，譬如开公司做老板，这样，他们就需要很多技能——专业技能、管理技能、沟通技能、决策技能等等。他们可能会在一开始尝试做做这个，又尝试做做那个，没有一样是特别精通的，但最后，开公司做老板的这个方向将以前的这些看似零散的努力统合到一起，这也是一种复杂的人生折叠，而不是简单的叠加。

切记：看得见的力量比看不见的力量更有用。现在，流行从看不见的地方寻找答案，譬如潜能开发，譬如成功学，以为我们的人生要靠一些奇迹才能得救。但是，在我看来，通过规划利用好自身现有的资源远比挖掘所谓的潜能更重要。

（四）人生三个真实的道理

毕业了，老师站在讲台上："探讨三个问题。"

其一，"世界上第一高峰是哪座山？"大家哄堂大笑："珠穆朗玛峰！"老师追问："第二高峰呢？"同学们面面相觑，无人应声。老师在黑板上写："屈居第二与默默无闻毫无区别。"

其二，"有人要烧壶开水，等生好火后才发现柴不够，他该怎么办？"有的说赶快去找，有的说去借、去买。老师说："为什么不把壶里的水倒掉一些？"大家一听，表示佩服。

其三，"古代有一人，想学立身的本领。经过反复比较，决心去学屠龙之技。他拜名师，日夜苦练，终有所成。他会怎么样呢？"同学们兴致勃勃，说他能成为英雄、明星，受世人崇拜。老师摇头："这个人一定会潦倒一生，因为世上根本就没有龙。"

通过这节课老师想要学生明白"如何做人、做事、做学问"：做人要力求出色，勇争第一，这样别人才能发现你、记住你；做事要敢于创新，方法灵活，千万不可墨守成规；做学问要学以致用，要懂得将知识转化为效益，闭门造车没有路。

（五）关于智慧的寓言

一个黄昏，大哲学家苏格拉底领着他的三个弟子来到一片麦田前。

"现在，你们到麦田里去摘取一颗自己认为最饱满的麦穗。每个人只有一次机会，采摘了就不能再换。"

三个弟子欣然前行。

第一个弟子没走多远，就看到一颗大麦穗，如获至宝地摘下。可是，越往前走，他越发现前面的麦穗远比手中的饱满。他懊恼而归。

第二个弟子吸取前者的教训，每看到一个大麦穗时，他总是收回了自己伸出去的手：更大的麦穗一定在前头。麦田快走完时，两手空空的弟子情知不妙，想采一颗，却又觉得最饱满的已经错过。他失望而归。

第三个弟子很聪明。他用前三分之一的路程去识别怎样的麦穗才是饱满的麦穗，第二个三分之一的路程去比较判断，在最后的三分之一的路程里他采摘了一颗最饱满的麦穗。他自然满意而归。

如果把苏格拉底的三个弟子归类，那么显然第一个是属于"先做了再说"之列。"先做了再说"，省略了思考过程，必然会导致行为的盲目性与无序性，其结果当然"懊恼而归"。第二个当属于"等等再说"之列。"等等再说"，总是在思索、观望这个台阶上停滞不前，"只想未做"必定两手空空，"失望而归"。第三个弟子则是"先想后做"。对事物有了充分的认识以及足够的判断之后，才不慌不忙地出手，他当然能够"满意而归"。

（六）小故事：成功之道

一个青年向一个富翁请教成功之道，富翁却拿出三块大小不同的西瓜放在青年的面前："如果每块西瓜代表一定程度的利益，你选择哪块？""当然是最大那块。"青年毫不犹豫地回答。富翁一笑："那好，请吧。"富翁把最大的那块西瓜递给青年，自己却吃起了最小的那块。很快富翁就吃完了，随后拿起了桌上的最后一块西瓜得意地在青年面前晃了晃，大口吃起来。青年马上就明白了富翁的意思。富翁吃的西瓜虽然没有青年吃得大，却比青年吃得多。如果每块代表一定程度的利益，那么富翁占的利益自然比青年的多。

吃完西瓜后，富翁对青年说："要想成功，就要学会放弃，只有放弃眼前的利益，才能获得长远的利益，更大的利益，这就是我的成功之道。"

启示　只重视眼前利益，会丧失长远利益；眼前利益与长远利益存在着统一的一面，只有放弃一些眼前利益，才能获得更大的长远利益。

一个人要想成就一番大事业，必须坚持发展的观点，正确处理眼前利益与长远利益的关系，不能只看中眼前的一点点利益，被眼前利益所迷惑，否则沉溺于既得利益中，会不思进取，消磨斗志，没有突破与创新，不能获得更大的成功；要着眼于长远利益，目光远大，并朝着目标不停顿地努力，才能实现人生最大的价值。

第三节　IT人员生涯发展实训

一、心理B超——职业发展心理测评

（一）霍兰德SDS职业兴趣测评

该测评能帮助被试者发现和确定自己的职业兴趣和能力专长，从而科学地做出求职择业的决定。

（二）MBTI职业性格测评

可以帮助解释为什么不同的人对不同的事物感兴趣、擅长不同的工作、并且有时不能互相理解。

（三）职业锚定位测评

职业锚问卷是国外职业测评运用最广泛、最有效的工具之一，能够协助组织或个人进行更理想的职业生涯发展规划。该问卷主要适用于对自己的职业有所了解的在职员工。

（四）瑞文推理测验标准型（SPM）

瑞文推理测验（SPM）是英国心理学家瑞文（J. C. Raren）1938年设计的非文字智力测验。目的是排除言语、文化教育及生活经验的影响，测量一般智力因素。几乎对所有年龄（5岁半至70岁）的人适用，既可采取团体测验的方式也可个别施测；既可作为智力测验也可用于职业测评。因而，瑞文测验成为应用非常广泛的、具有很高实用价值的智力测验。

瑞文测验总共包含60个问题，分为A、B、C、E、F五组，每组12题。五组题目提供难度渐进的对人的智力活动能力的评估。

二、心理实训

（一）策略训练

策略训练一：你喜欢自己的工作和专业吗？原因是什么？有哪些方法可以帮助你摆脱目前对于工作和专业的困扰？请完成以下练习。

（1）我的专业（工作）

我的专业（工作）是怎样选择的_____；

我对专业（工作）了解的情况是_____；

我对专业（工作）的总体感觉是_____；

我的专业（工作）今后可以做_____；

我最喜欢的专业（工作）是_____；

如果有重新选择的机会，我会选择_____；

为什么？上述练习给我的启发是_____。

（2）参加工作后的"五个最"

参加工作后，我最满意的是：＿＿＿＿＿＿＿＿＿＿＿＿＿＿＿＿＿＿＿；

参加工作后，我最高兴的是：＿＿＿＿＿＿＿＿＿＿＿＿＿＿＿＿＿＿＿；

参加工作后，我最关心的是：＿＿＿＿＿＿＿＿＿＿＿＿＿＿＿＿＿＿＿；

参加工作后，我最想做的是：＿＿＿＿＿＿＿＿＿＿＿＿＿＿＿＿＿＿＿；

参加工作后，我最担心的是：＿＿＿＿＿＿＿＿＿＿＿＿＿＿＿＿＿＿＿。

策略训练二：识别你的职业锚类型

确定您所写的每个要求是"必须"，还是"希望"。填写表 13-8。

表 13-8　自己对职业的要求

自己对职业的要求	必须 / 希望
1. 薪水高，工作时间自由	希望
2.	
3.	

所有的"要求"都写完后，分析你选择它们的原因及其重要性。接下来，请认真考虑，当你一个一个失去它们的时候，你的感受会是怎样，并把它们写下来。

请把你不愿放弃的"要求"综合起来考虑，看哪些是你最不愿放弃的，并将它们排序，填写在表 13-9 中。

表 13-9　职业要求排序

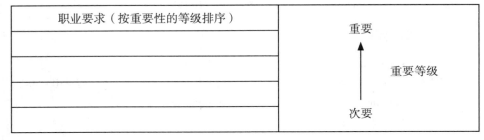

最后，请综合考虑职业锚基本特点，以及上面您对自己职业要求的排序，结合 8 种职业锚类型描述，考察自己属于哪种职业锚类型。

（二）反思体验

反思体验一：想一想，如果你在面试时遇到下列问题，你该如何回答？

1. 我饶有兴趣地看完了你的材料，但觉得你的背景与我们的要求并不符合。

2. 你和绝大多数前来应聘的求职者看上去差不多，为什么我们要录用你呢？

3. 你认为自己最大的缺点是什么？最大的优点又是什么？

4. 薪水和工作哪一个对你而言更重要？

5. 对你而言，工作中最重要的事情是什么？

反思体验二：有人说垃圾其实只是放错了地方的财富。是否可以反过来说，即使是财富，如果放错了地方也会变成一文不值的垃圾。

对此，谈谈你的看法。

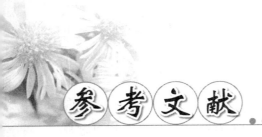

参考文献

[1] 马立骥.警务人员心理健康教育与实训.北京：人民卫生出版社,2009.

[2] 顾瑜琦.健康心理学.北京：中国医药科技出版社,2006.

[3] 顾瑜琦,刘克俭.中华现代行为医学.北京：中国科学技术出版社,2001

[4] 宋凤宁,周永红,余欣欣.大学生心理健康教育读本.桂林：广西师范大学出版社,2008.

[5] 张海燕.绸缪未雨时——大学生心理危机自救.北京：高等教育出版社,2008.

[6] 郝强.我的第一本心理学.北京：新世界出版社,2011.

[7] 朱新月,杨金贵.追随者.北京：新华出版社,2010.

[8] 欧晓霞,曲振国.大学生心理健康.北京：清华大学出版社,2006.

[9] 毕淑敏.风不能把阳光打败.北京：中国青年出版社,2009.

[10] 刘克俭,顾瑜琦.职业心理学.北京：中国医药科技出版社,2005.

[11] 解亚宁,戴晓阳.实用心理测验.北京：中国医药科技出版社,2006.

[12] 曾子航.曾子航时尚说男女.北京：新星出版社,2009.

[13] 何源,凡晓芝.麻木的IT"公民".北京：计算机世界,2010(24)：16

[14] 黄希庭.大学生心理健康教育.第2版.上海：华东师范大学出版社,2009.

[15] 刑群麒.心理学一本通.北京：华文出版社,2010.

[16] 卢爱新.当前我国高校心理健康教育研究热点问题综述.教育与职业杂志,2007(3)：80–82.

[17] 毕淑敏.心灵七游戏.北京：北京十月文艺出版社,2004.

[18] 胡剑虹.大学生心理适应与发展.苏州：苏州大学出版社,2009.

[19] 张日冉,等.大学生心理健康.第3版.大连：大连理工大学出版社,2009.

[20] 叶林菊.心理素质的养成与能力训练.天津：南开大学出版社,2009.

[21] 乐国安.心理学教授谈记忆魔法——艾宾浩斯遗忘曲线.新浪教育.（ 2002–11–21 ）http://www.sina.com.cn.

[22] 宋国林.如何面对挫折.生活时报,2000–10–30.

[23] 职场最新流行词：AQ——挫折商.广州日报,2004–04–19.

[24] 刘迅.八成职人有"下班沉默症".南方日报,2012–09–11.

[25] 刘睿彻.心理专家为"光棍"支招.长江日报,2011–11–09.

[26] 姜旻.昆明光棍节大学生合楼唱单身情歌,心理医生教"剩男"走出困局.春城晚报,2010–11–12.

[27] 邹婵娟. 弄丢密码本 女子街头狂躁致晕厥.武汉晨报,2012–10–07.

[28] 李久兰. 调动你的心理防御功能.武汉晚报,2011–05–04.

[29] 丁道师. 2012年IT从业人员何去何从.丁道师网易博客,（2012–02–06）[2013–03–06]http: //dingdaoshi2011.blog.163.com/blog/static/18189602520121604248335/.

[30] 谈书,李坐廷.世界上最遥远的距离: 我们坐在一起你却在玩手机.重庆商报.（2012–10–16）http: //edu.gongchang.com/f/zhichang–2012–02–06–29635.html

[31] 华牧之.心理学的帮助: 人人受益的心理策略.北京: 电子工业出版社,2010.

[32] 吴海菁.拿什么来拯救你IT焦青.比特网,（2003–03–06）http: //news.chinabyte. com/436/1655436.shtml.

[33] 益派市场咨询有限公司. 42.94%的职场人际关系的压力来源于直属上级.益派咨询新浪博客,（2010–4–22）[2014–03–26] http: //blog.sina.com.cn/s/blog_6587c6ad0100iaq9.html.

[34] 傅洋.七成职场人工作压力导致抑郁倾向.北京晚报,2010–05–31.

[35] 梁剑芳.关注反社会型人格障碍.中国医药报,131（总第2650期）,2003（9）: 16.

[36] 黄堃. 网上行为"羊群效应"明显.新华网.（2010–10–19）http: //news.xinhuanet.com/ society/2010–10/17/c_12668090.ht.

[37] 蔡炜.愤怒小鸟"靠什么横扫全球？填补"碎片时间".新华日报,2011–04–01.

[38] 牧之.心理学常识1000问: 你的第一本心理学常识书.北京: 新世界出版社,2011.

[39] 周伟伟.沉迷网络游戏的心理学原因.天涯博客.（2004–09–12）http: //blog.tianya.cn/ blogger/post_show.asp?BlogID=395128&PostID=7702123.

[40] 社交网络为何让人成瘾？.周末画报,20114（640）: A24.

[41] 尚善.调查显示中关村企业家健康状况不容乐观.北京青年报,2003–11–25.

[42] 魏雅宁.科技人员易患三慢病.健康时报,2009–7–30.

[43] 刘佳.IT宅男偷拍女厕 心理健康引关注.京华时报,2012–7–3.

[44] 王俊秀.思索成年人因何也会痴迷于网络游戏.国际金融报,2006–11–16.

[45] 许沁,肖波. 21世纪是"精神疾病世纪".新闻晚报,2012–10–10.

[46] 肖剑.中国青年: 在网络中重塑自我.南方都市报,2011–7–17.

[47] 惠庆.网络与人际关系.价值中国网,（2008–01–03）www.huiqing.chinavalue.net.

[48] 陈韬.2010中国网民心理健康调查白皮书.三九健康网,（2010–06–27）http: //dc.39.net/ a/2010713/1387441.html 39.

[49] 武菲. 网络文化狂欢背后的心态解读.中国青年报,2010–04–05.

[50] 薛国林."越骂越红"幕后流程揭秘 网络水军迎合大众心理.人民网.（2011–07–08）http: // media.people.com.cn/GB/40606/15110847.html.

[51] 许有磊. 网络购物为何大受追捧?.阿拉善日报,2009–02–27.

[52] 周运来. 你被"年底综合征"突袭了吗？.江门日报,2013–01–14.

[53] 林园. 心理学教授提醒: 过度依赖网络会影响现实交往.羊城晚报,2012–11–14.

[54] 匈牙利YTL项目组. YTL当代青少年教育.北京: 中国社会出版社,2006.

[55] 胡娟. 警察不如网络 "人肉搜索" 折射公共心理危机.南方网,（2008-09-05）http: // epaper.nfdaily.cn/html/2008-09/04/content_6684513.htm.

[56] 郝其宏.大学生网络成瘾的动因及对策——基于马斯洛需要理论的分析.思想教育研究, 2009（8）: 57-59.

[57] 朱翊. 富士康用机器代替人工 难避免自杀.速途专栏.（2011-11-24）http: //www.sootoo. com/content/198013.shtml?order=-grade.

[58] 田嵩燕. 互联网: 虚拟改变现实.时事报告(大学生版),2011,（1）: 62-69.

[59] 王应明. 应城两女生相约跳楼一人死亡 警方称玩笔仙所致.荆楚网.（2013-05-31）http: // news.cnhubei.com/xw/hb/xg/201305/t2588073.shtml.

[60] 胡邓.人际交往从心开始.北京: 机械工业出版社,2008.

[61] 顾瑜琦,孙宏伟.心理危机干预.北京: 人民卫生出版社,2013.

[62] 徐骏. 被指偷窃遭人肉搜索 陆丰一女生投河自杀.京华时报,2013-12-15（011）.

[63] 马立骥. 大学生心理健康教育与实训.杭州: 浙江大学出版社, 2012.

[64] 李晓东. 小学生心理学.北京: 人民教育出版社,2005.

[65] 林崇德等.心理学大辞典.上海: 上海教育出版社,2003.

[66] 黄希庭.人格心理学.杭州: 浙江教育出版社,2002.

[67] 徐小燕、张进辅. 巴昂的情绪智力模型及情商量表简介. 心理科学,2002,25（3）: 332- 335.

[68] 李青栋,许晶.抑郁症的概念及分类研究历史. 医学与哲学: 临床决策论坛版,2009,30 （11）: 78-80.

[69] 刘新民,李建明.变态心理学.合肥: 安徽大学出版社,2003.

[70] 津巴多.心理学与生活,北京: 人民邮电出版社,2003.

[71] 周萌.心理学知识普及的通俗路径.新浪博客.（2009-03-24）http: //blog.sina.com.cn/ zhoumeng521

[72] 朱龙凤,心理压力产生的原因及其影响. 山西师大学报: 社会科学版. 研究生论文专 刊, 2010,37: 153.

[73] 王海艳,张水玲.马太效应综述.湖南工业职业技术学院学报,2007,7（1）: 68-69.

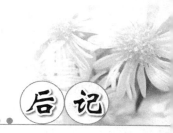

后记

　　心理健康是人类生存和发展的基本要素，不管是哪行人！IT 行业尤其要关注心理问题，因为 IT 行业的心理问题相对高发。面对 IT 这个新生而又成长极快并且正在迅速包围每个人生活方方面面的行业，很多人都是好奇与惊奇并存，羡慕与向往同在。总结一下，局外人看 IT 这个行业有如下几个特征：高薪、年轻、高深、神奇、工作狂。IT 人员普遍工作节奏快，压力大，与电脑机器接触多，与人交往较少，决定了 IT 人员必须具有特殊的心理素质，这就必然要求我们的 IT 人员既要有心理健康方面的知识，同时也必须掌握心理健康调适的技术。

　　本书正是从 IT 人员心理健康教育知识和技能实训这两方面进行编写的，编者以科学的态度，以乐观有趣的内容，衷心希望广大的 IT 人员通过阅读本书"早懂心理学，早有此意识、早来关注它！"不止为心理科学的传播，亦为幸福快乐的生活！在书稿即将付梓之际，回想起在本书的写作过程中，大家给予的帮助和支持，心情格外激动，感激之情溢于言表。

　　首先，感谢尊敬的顾瑜琦教授，感谢顾教授抽出宝贵的时间帮助我们制定本书的写作规划，并为我们提供了重要的参考资料，使我们能够比较顺利地完成了本书的写作，并亲自承担了本书的审定工作。通过种种形式的交流，使我们深深地感受到顾教授对我们的关心和爱护。在此，真诚地祝愿顾瑜琦教授身体健康，幸福快乐！

　　与此同时，本书的审定得到了马立骥教授的悉心指导和热心帮助，马教授严谨的治学态度、渊博的学识给我们留下了深刻的印象，正是得益于马立骥教授的支持和鼓励，让我们有勇气面对写作过程中的种种困难，使我们顺利完成了本书的编著工作，马教授在百忙之中，牺牲了自己大量的业余休息时间逐句逐字地为本书做了详细的审阅，其严谨、认真、务实的治学态度，从容沉稳的处事风格，均让我们受益匪浅，桃李不言，下自成蹊。在此祝愿尊敬的马立骥教授工作顺利，幸福平安！

　　其次，本书在编写过程中参考了国内外不少同行的研究成果，为本书的写作提供了翔实的参考，在书中或参考文献中已经加以注明，在此致以诚挚的谢意！

最后，本书的撰写还得到了其他关心本书出版的专家提供的热心帮助，在此不一一提及，谨一并表达我们的诚挚谢意。此刻我们还要感谢为本书的出版而付出艰辛劳动的编辑们，没有他们的辛勤工作和精心指导，就没有本书的顺利出版。

再一次表示我们最美好的谢意！

此书献给所有的 IT 人员，让我们共同来关注我们的心理世界！

编　者

2014 年 5 月

12检